数字化教材编委会

主　编　李焕德

副主编　文爱东　张毕奎　宫　建　刘　冰

编　者　（以姓氏笔画为序）

王　凌（四川大学华西药学院）
文爱东（中国人民解放军空军军医大学）
任　耘（天津医科大学总医院）
刘　冰（广东药科大学）
杨　男（四川大学华西药学院）
李焕德（中南大学湘雅二医院）
张毕奎（中南大学湘雅二医院）
赵　娣（中国药科大学）
原海燕（中南大学湘雅二医院）
徐　萍（中南大学湘雅二医院）
宫　建（沈阳药科大学）
彭文兴（中南大学湘雅二医院）
蔡本志（哈尔滨医科大学附属第二医院）
蔡骅琳（中南大学湘雅二医院）
颜　苗（中南大学湘雅二医院）

全国高等医药院校药学类专业第五轮规划教材

临床药学

第2版

（供药学类专业使用）

主　编　李焕德
副主编　文爱东　张毕奎　宫　建　刘　冰
编　者　（以姓氏笔画为序）
王　凌（四川大学华西药学院）
文爱东（中国人民解放军空军军医大学）
任　耘（天津医科大学总医院）
刘　冰（广东药科大学）
杨　男（四川大学华西药学院）
李焕德（中南大学湘雅二医院）
张毕奎（中南大学湘雅二医院）
赵　娣（中国药科大学）
原海燕（中南大学湘雅二医院）
徐　萍（中南大学湘雅二医院）
宫　建（沈阳药科大学）
彭文兴（中南大学湘雅二医院）
蔡本志（哈尔滨医科大学附属第二医院）
蔡骅琳（中南大学湘雅二医院）
颜　苗（中南大学湘雅二医院）

中国健康传媒集团
中国医药科技出版社

内容提要

临床药学是以患者为对象，研究药物及其剂型与病体相互作用和应用规律的综合性学科。本书针对临床药学的研究内容、工作任务和服务技能，涵盖临床药动学的一般原理、药物治疗的一般原则、治疗药物监测、药物相互作用、药物不良反应、药物过量与中毒、药学监护、循证药学、药物利用评价、药物经济学评价、中药临床药学等章节。各章节均从基本理论、方法和最新研究进展等方面进行论述。

本书不仅可以作为医药院校药学专业的教材，对临床药师、临床医师等中高级医药卫生人员也是一本很好的参考书。

图书在版编目（CIP）数据

临床药学/李焕德主编．—2 版．—北京：中国医药科技出版社，2020. 1

全国高等医药院校药学类专业第五轮规划教材

ISBN 978 - 7 - 5214 - 1508 - 7

Ⅰ．①临…　Ⅱ．①李…　Ⅲ．①临床药学 - 医学院校 - 教材　Ⅳ．①R97

中国版本图书馆 CIP 数据核字（2020）第 000787 号

美术编辑　陈君杞

版式设计　友全图文

出版　**中国健康传媒集团**｜中国医药科技出版社

地址　北京市海淀区文慧园北路甲 22 号

邮编　100082

电话　发行：010 - 62227427　邮购：010 - 62236938

网址　www. cmstp. com

规格　889 × 1194 mm $^{1}/_{16}$

印张　19 $^{1}/_{4}$

字数　423 千字

初版　2007 年 4 月第 1 版

版次　2020 年 1 月第 2 版

印次　2024 年 6 月第 3 次印刷

印刷　大厂回族自治县彩虹印刷有限公司

经销　全国各地新华书店

书号　ISBN 978 - 7 - 5214 - 1508 - 7

定价　55. 00 元

获取新书信息、投稿、为图书纠错，请扫码联系我们。

常务编委会

出版说明

“全国高等医药院校药学类规划教材”，于20世纪90年代启动建设，是在教育部、国家药品监督管理局的领导和指导下，由中国医药科技出版社组织中国药科大学、沈阳药科大学、北京大学药学院、复旦大学药学院、四川大学华西药学院、广东药科大学等20余所院校和医疗单位的领导和权威专家成立教材常务委员会共同规划而成。

本套教材坚持“紧密结合药学类专业培养目标以及行业对人才的需求，借鉴国内外药学教育、教学的经验和成果”的编写思路，近30年来历经四轮编写修订，逐渐完善，形成了一套行业特色鲜明、课程门类齐全、学科系统优化、内容衔接合理的高质量精品教材，深受广大师生的欢迎，其中多数教材入选普通高等教育“十一五”“十二五”国家级规划教材，为药学本科教育和药学人才培养做出了积极贡献。

为进一步提升教材质量，紧跟学科发展，建设符合教育部相关教学标准和要求，以及可更好地服务于院校教学的教材，我们在广泛调研和充分论证的基础上，于2019年5月对第三轮和第四轮规划教材的品种进行整合修订，启动“全国高等医药院校药学类专业第五轮规划教材”的编写工作，本套教材共56门，主要供全国高等院校药学类、中药学类专业教学使用。

全国高等医药院校药学类专业第五轮规划教材，是在深入贯彻落实教育部高等教育教学改革精神，依据高等药学教育培养目标及满足新时期医药行业高素质技术型、复合型、创新型人才需求，紧密结合《中国药典》《药品生产质量管理规范》（GMP）、《药品经营质量管理规范》（GSP）等新版国家药品标准、法律法规和《国家执业药师资格考试大纲》进行编写，体现医药行业最新要求，更好地服务于各院校药学教学与人才培养的需要。

本套教材定位清晰、特色鲜明，主要体现在以下方面。

1.契合人才需求，体现行业要求 契合新时期药学人才需求的变化，以培养创新型、应用型人才并重为目标，适应医药行业要求，及时体现新版《中国药典》及新版GMP、新版GSP等国家标准、法规和规范以及新版《国家执业药师资格考试大纲》等行业最新要求。

2.充实完善内容，打造教材精品 专家们在上一轮教材基础上进一步优化、精炼和充实内容，坚持“三基、五性、三特定”，注重整套教材的系统科学性、学科的衔接性，精炼教材内容，突出重点，强调理论与实际需求相结合，进一步提升教材质量。

3.创新编写形式，便于学生学习 本轮教材设有“学习目标”“知识拓展”“重点小结”“复习题”等模块，以增强教材的可读性及学生学习的主动性，提升学习效率。

4.配套增值服务，丰富教学资源 本套教材为书网融合教材，即纸质教材有机融合数字教材，配套教学资源、题库系统、数字化教学服务，使教学资源更加多样化、立体化，满足信息化教学的需求。通过“一书一码”的强关联，为读者提供免费增值服务。按教材封底的提示激活教材后，读者可通过PC、手机阅读电子教材和配套课程资源（PPT、微课、视频、图片等），并可在线进行同步练习，实时反馈答案和解析。同时，读者也可以直接扫描书中二维码，阅读与教材内容关联的课程资源（“扫码学一学”，轻松学习PPT课件；“扫码看一看”，即可浏览微课、视频等教学资源；“扫码练一练”，随时做题检测学习效果），从而丰富学习体验，使学习更便捷。

编写出版本套高质量的全国本科药学类专业规划教材，得到了药学专家的精心指导，以及全国各有关院校领导和编者的大力支持，在此一并表示衷心感谢。希望本套教材的出版，能受到广大师生的欢迎，为促进我国药学类专业教育教学改革和人才培养做出积极贡献。希望广大师生在教学中积极使用本套教材，并提出宝贵意见，以便修订完善，共同打造精品教材。

中国医药科技出版社

2019年9月

前言

临床药学这一新兴学科，把传统的医院药学服务重点从以“药”为中心转向以“人”为中心。临床药师除完成传统的药品管理、处方调配等工作外，正在逐步深入到临床，协助临床合理选药，制订个体化用药方案，提高疗效，避免或减少毒副反应，防止药源性疾病的发生。自20世纪80年代初我国开始开展临床药学工作以来，临床药学在我国从无到有，规模从小到大。各级各类医院在不同层面上开展了各具特色的临床药学实践，按照临床药学的内容和工作方法，开展了以合理用药为核心的临床药学服务，包括临床药师深入临床参与合理用药、治疗药物监测（TDM）、药物不良反应监测（ADR）、中毒解救诊疗、药物信息咨询、新药临床药理研究、药物相互作用研究、药物代谢机制研究及个体化用药研究与实践等。实践证明，临床药学在避免不合理用药和防止滥用药物所造成的危害、减少药源性疾病的发生、提高药物治疗水平和医疗质量等方面已产生了良好的效果。

《医疗机构药事管理规定》明确指出，医院应当开展临床药学工作，临床药师应当参与临床药物治疗方案设计；对重点患者实施用药监护，指导合理用药；收集药物安全性和疗效信息，开展循证药学及药物综合评价等工作。

目前，我国药学教育模式正在从“研究药”“制造药”向“使用药”“指导患者用好药”转变，尤其是最近几年，已在近30所高等医药院校开设了临床药学专业，招收从本科、硕士到博士的临床药学专业学生，以培养临床药学人才。

本教材对临床药学的基本理论、工作任务、服务技能等进行了较为详细的论述，内容包括临床药动学的一般原理、群体药物动力学、药物治疗原则、治疗药物监测、药物相互作用、药物不良反应、药物过量与中毒、药学监护、循证药学、药物利用评价、药物经济学评价、中药临床药学等。本教材在上版基础上，增加了临床药师服务与技能要求、药物治疗一般原则、基因检测指导个体化用药、药物综合评价等临床药学最新研究进展和热点内容。各章节均从基本理论、方法和最新研究进展等方面对所涉及的内容进行论述，许多内容也是各位编者多年工作的实践和积累，具有较强的理论性和实用性。本教材不仅可作为医药院校药学专业的教材，而且对临床药师、临床医师等中高级医药卫生人员也是一本很好的参考书。

本教材为书网融合教材，即纸质教材有机融合数字教材，配套教学资源、题库系统、数字化教学服务。

本教材因编写时间仓促，疏漏之处在所难免，恳请广大读者提出批评和意见，以便再版时完善。

编　者

2019年9月

目录

概　论

第一节　临床药学的发展史

"临床药学"（clinical pharmacy）一词于20世纪50年代中期在美国提出，二战以后，随着化学工业、生物工程等科学技术的快速发展，制药工业突飞猛进，新药源源不断地应用于临床，因此药物使用和选择的复杂问题随之而来。同时，随着新药数量的增加，药费上涨，药疗失误率增高，病人住院日延长，因此，20世纪50～60年代首先在美国建立了"临床药学"这一学科，由过去传统的药学工作重点在"药"转向重点在"人"。药学工作者除了完成传统的药品供应分发等工作外，还需深入临床，参与临床药物治疗，协助临床选药，提高药物疗效，降低不良反应发生率。为了适应这种转变，美国临床药学教育得到飞速发展，绝大多数药学院开设了临床药学专业，培养了大批临床药师，并在州以上医院设立临床药学服务中心。由于在美国药学领域的成功实践，世界许多国家也纷纷加入，如英国、法国、日本等。

第二节　临床药学与临床药学学科的概念

1. 临床药学　临床药学是医药结合，探讨药物临床应用规律，实施合理用药的应用科学，主要工作内容为药师参与临床，应用药学专业知识、技能协助临床医师优选治疗药物，制定个体化给药方案，并监测患者的临床用药全过程，从而提高药物治疗水平，最大限度发挥药物的最佳疗效，减少药物不良反应的发生。其主要服务对象是以病人为中心的合理、有效、安全、经济用药，在患者身边开展药学工作，成为临床药学最简单的字面理解。

广义的临床药学是以提高临床用药质量为目的，探索药物与机体及疾病的相互关系，研究和实现药物合理应用的综合性应用科学，其内涵丰富、涉及面广、综合性强。

2. 临床药学学科　临床约学学科作为以临床药学实践、临床药学教育及临床药学科学研究协调发展的综合体系，其学科建设不仅仅是药学部门需要关注的问题，更需要融入临床治疗团队，支撑整个药物治疗体系，我国临床药学学科是在临床药学实践的基础上逐步发展起来的，经历30多年的实践、探索、提高，已初步形成学科体系。2010年原卫生部将临床药学列入重点专科建设项目，2012年中华医学会临床药学分会成立，2016年上海复旦大学医院研究所学科排行榜将临床药学学科纳入学科排名，自此确定了临床药学学科的地位。

第三节　临床药学与其他相关学科的关系

1. 临床药学与传统药学　临床药学的产生和发展受益于整个药学学科的发展，而临床药学又是对药学学科体系的完善，扩大了药学学科的研究领域，从而影响着药学学科发展与研究思路，促进了药学学科的整体发展。

临床药学的基础是药学相关学科，对药物的深刻认识是通过药学基础学科的研究来完成的，没有系统的药学理论就没有临床药学。传统药学研究药物分子结构、理化性质、药物剂型、药品质量控制方法、药物作用机制、构－效关系、量－效关系等，这些知识是临床药师的优势，有利于为医疗团队提供技术支持，更好地服务患者。临床药学重点关注药物临床合理应用，以提高药物治疗水平为学科的宗旨，改变了药学以药为本的传统观念，侧重于以患者为中心，倡导与临床医学、护理学等学科一样承担为患者健康服务的责任。

临床药学关注药物应用结果、提高药物治疗水平，对药学学科进行了新的阐释，它的发展也可以促进药学相关学科的进步，临床药学与药学相关学科紧密联系、相互支持、相互促进。

2. 临床药学与临床医学 临床药学关注药物应用结果，临床药师参与药物临床应用过程，促进了药学与临床医学的紧密结合。

临床药学以提高临床药物治疗水平为学科宗旨，对疾病的认识是学科的重要基础。临床药师通过学习医学相关课程，了解人体生理结构与功能、疾病病理和病因知识，通过临床实践培养医药结合的思维方式、疾病处置技能等。无论是临床药学的理论体系构建，还是临床药学的研究与实践，都与临床医学紧密相关。而临床药学的学科发展和临床实践又可以解决临床的各种用药问题、改善医疗团队知识结构、提高医疗服务的整体水平。

临床药学与临床医学的紧密结合，促进在生命科学领域产生新的视点、新的思路、新的方法，有利于生命奥秘的不断探索。

3. 临床药学与社会科学 人既有生物属性，又有社会属性，人的社会属性决定了临床药学与社会科学之间的密切关系。

生物－心理－社会医学模式更加关注人的社会属性及心理需求。法学、伦理学、心理学等社会科学是临床药学知识体系中的重要组成部分，为临床药师解决职业活动中的法律、伦理、道德及心理问题提供了基础的思路和方法。专业素质、法律素质、道德素质和交流沟通能力，是临床药师素质的必备条件。

4. 临床药学与临床药理学 在我国，临床药学和临床药理学均是在20世纪80年代随医药科学的发展而兴起的新兴学科，两者既有着各自特定的内容和实践范围，又互相交叉。

临床药理学是研究药物和人体间相互作用及其规律的一门科学，是药理学联系临床医学的桥梁，是药理学与临床医学结合的产物，也是药理学研究的最后综合阶段。它是通过运用药理学的基本理论和方法及生物医学知识来研究药物在人体内的作用规律，进而阐明药动学、药效学、药物不良反应及相互作用，从而为新药、新剂型的有效性与安全性的评价提供科学依据，为科学用药提供指导。它的基础是临床药效学、临床药动学及毒理学，并通过临床试用评价新药的疗效与毒性，故仍属药理学范畴。

临床药学是以病人为对象，研究合理、有效与安全使用药物的科学，是现代药学与临床医学相结合的产物。它利用多学科的理论和成果，包括物理学、化学、药物化学、生物化学、生物药剂学、临床药理学、临床基础医学和治疗学，结合病人的具体情况，研究合理应用药物的方法，以达到安全、有效的用药目的。以合理用药为中心的临床药学内容较为广泛，如处方的适宜性分析、参与临床药物治疗、协助医生制定个体化给药方案、提供药物信息、进行治疗药物浓度监测（TDM）、药代动力学试验等。临床药学也是将临床药理学、药剂学的理论落实到剂型设计中以提高药品质量的一种科学实践，对提高用药水平和医疗质量有着十分重要的意义。

临床药学与临床药理学既互相渗透，又存在差别。差别在于临床药理学研究的主要目的是评价新药，对象是群体健康人和病人，而临床药学则是针对临床已经使用的药品在具体应用中实现病人个体化用药，以提高用药水平为主要目的，其对象是病人。

第四节　临床药学的研究内容

临床药学的研究内容主要有：药动学研究、药效学研究、药物利用和评价、药物经济学、药物相互作用研究、药物过量的处理研究、药物不良反应监测、新制剂新剂型的开发和评价、药物情报信息研究以及药学监护等内容。

1. 临床药物动力学　临床药物动力学（药动学）是在经典药物动力学的基础上，利用简单的计算公式和方法研究药物在病人体内的吸收、分布、代谢和排泄的量变规律，特别是研究血药浓度随时间的变化规律的一门科学。它不仅对提高药物治疗的有效性和安全性具有十分重要的作用，而且对指导新药设计、改进剂型及优选给药方案、减少不良反应等方面都有重要临床价值。具体内容如下。

（1）确定每个患者的给药方案（用量、用法、给药间隔、给药途径、用药剂型）。

（2）对药物的不良反应进行监测并做出定量的解释。

（3）发现生物利用度（bioavailability）的差异和未知的药物相互作用。

（4）根据生物利用度算出的特殊药物的动力学参数，可得出给患者投药时有用的数值。

药动学是临床药学的重要内容，而血药浓度监测、药物半衰期和肝、肾功能状态测定所提供的数据则是进行药动学研究的基础。

2. 临床药效学　药效学是以研究药物的作用和反应（包括不良反应）为主要内容，重点是药物作用和作用机制。临床药效学通过药动学和药效学模型，定量评价、分析和预测药物效应与浓度之间的关系，求出药效学参数，预估药效起始和持续时间以及药效强度的动态变化，从而制定给药方案，精确估算具体患者达到所需药效的给药剂量。因此也可以说临床药效学是研究药物在人体内效应部位的浓度与药效之间关系的一门科学，它与临床药动学结合在一起，成为现代药物治疗学的理论基础。其临床意义重大，为正确选药提供依据，从而更好地为临床制定给药方案服务，避免和减少药疗事故及药源性疾病的发生，科学地对新药进行临床评价，为临床合理用药和优选药物提供科学依据。

3. 临床药物相互作用　两种以上药物同时并用或先后序贯应用时，药物的作用和效应因此发生了变化，称之为药物相互作用。药物相互作用可使药物作用增强或减弱，作用时间延长或缩短，后果可以表现为有益的治疗作用或有害的不良反应。随着临床合并用药的增加，研究药物相互作用具有非常重要的临床意义。

药物相互作用主要包括药动学环节的相互作用、药效学环节的相互作用和药物体外配伍禁忌。药动学相互作用可能发生于药物的吸收、分布、代谢及排泄等环节。药效学相互作用包含对靶位的相互作用，对电解质平衡的相互作用以及对同一生理系统或生化代谢系统的相互作用，包括拮抗、协同等。

4. 临床药物利用和评价　药物利用和评价是对全社会的药物市场、供给、处方及其使用进行研究，重点研究药物引起的医药的、社会的和经济的后果以及各种药物和非药物因素对药物利用的影响。目的是用药合理化。包括医疗方面评价疾病治疗的效果以及从社会、经济等方面评价其合理性以获得最大的社会和经济效益。

5. 临床药物过量诊治 包括不合理用药引起的药物过量和生活性中毒机制、解救方法的研究。利用药学、化学和现代分析技术开展体内药物和毒物分析，对于临床安全用药，提高医疗水平及协助急性中毒的诊疗具有重要作用，也是临床药学的一个重要方面，拓展了临床药学的工作内容。

6. 药物不良反应监测的研究 药物不良反应可由多种原因引起，最常见的原因是药物本身的药理学作用的延伸，有些药理学作用对甲病是治疗作用，对乙病可能就是副作用，质量、剂量、剂型、用法以及相互作用等因素均可导致药物不良反应。对药物不良反应的监测可以及时发现并预防严重不良反应引发的后果，提高用药的安全及有效性。新药开发时的临床研究，由于受到研究病例及时间的限制，因此难以发现一些罕见的不良反应。通过对临床用药的不良反应监测，可以发现某些研究时未能预测的、严重的、罕见的不良反应。

7. 临床药物新制剂的开发 为保证医疗质量及医院的特色，医院在有条件时可以设立制剂室，经上级药品监督部门注册批准后，研制一些特殊的制剂，特别是市场紧缺用量极少的抢救药品供临床应用，这不仅可以满足医院特色医疗和科研需要，对药品生产、供应也是一种补充。

8. 药物经济学 药物经济学起源于20世纪80年代初，是以卫生经济学为基础而发展建立起来的一门新型边缘学科，它是一门将经济学原理和方法应用于评价临床药物利用过程，并从经济学角度指导临床医师和药师制定合理用药处方为宗旨的应用科学。药物经济学的评估为药品资源的优化配置、新药的研制开发、临床药学服务、合理用药、药政管理和医疗保险等提供科学的信息基础和决策依据，也是一门应用性的评价科学。

9. 药学监护 药学监护（pharmaceutical care）是近二十年来国外临床药学实践中提出的一个新概念。药学监护既是临床药学的重要组成部分，也是临床药学的发展方向。临床药师在实施药学监护实践中，对患者承担更多的药物治疗责任，从参与合理用药走向被授权处理与药物治疗有关的问题，进一步结合临床直接接触病人和指导病人药物治疗，也有专家将其称为全程化药学服务。

10. 药物情报信息 包括收集整理各类药物的不良反应、合理用药、药物相互作用等信息，及时提供给临床医师，使用药合理化。还应包括新药的临床推荐与介绍，及对患者的用药指导与教育等方面的信息。

第五节 临床药学的主要工作任务

临床药学的出现是药学和医学发展的结果，也是医药结合共同发展的体现。临床药学在国外已实践多年，其在临床工作中的作用也逐渐显现。我国临床药学起步虽晚，但已培养出一批专职从事临床药学工作的临床药师，北京、上海、南京、湖南、湖北、哈尔滨、四川、陕西等地及中国人民解放军各临床教学医院药学部（科）已招收并培养出了大批临床药学硕士及博士研究生。随着工作的深入，有专科特色的临床药学专家队伍也已逐步形成。

临床药学的主要工作任务包括以下几个方面。

1. 参与临床药物治疗团队与合理用药 与医护人员一起组成治疗团队（MDT），正确地选择和使用药物，是临床药师的一项重要任务。临床药师可以运用其药物学知识、最新药物信息资料和药物检测手段，为提高疗效、减少不良反应的发生，在用药和品种选择上提出意见，供临床医师制定药物治疗方案时参考。临床药师不但可以利用自己的药学知识处理有关用药问题，还可以在临床工作实践中发现问题，提出研究课题，写出高质量的论文。

2. 治疗药物监测 采用现代分析检测手段来研究体液、特别是血液中药物浓度与疗效和不良反应的关系，制定最佳给药方案，从而提高药物疗效，避免或减少不良反应的发生，是治疗药物监测的目的。

3. 药物基因组检测 药物基因组学的兴起为临床精准用药提供了重要的理论基础，药物基因组检测手段和方法的成熟则为实现临床精准药物治疗的实现提供了可用的技术，临床药师不仅要懂得药物基因组学的理论，更要知晓基因组测定结果的解读和在精准药物治疗中的应用，将其与治疗药物监测相结合，以更好地解决药物治疗问题。

4. 药物不良反应监测 通过实施药物不良反应监测报告制度，可以把分散的不良反应病例资料汇集起来，并进行因果关系的分析和评价，以提供临床安全用药信息，减少不良反应的发生，提高用药安全性、有效性。

5. 药物信息的收集与咨询服务 临床药物治疗的合理性必然建立在及时掌握大量和最新药物信息的基础上，因此临床药师应经常收集有关药物治疗方面的资料，以便针对临床治疗工作中的问题，提供药物信息。通过开展药物咨询、提供信息，可以促进医药合作，使用药更加安全、有效和合理。同时还应进行药物知识的科普宣传工作，以增强全民的合理用药意识。

6. 临床药物相互作用和配伍问题的观察与处理 临床药物相互作用及配伍问题，目前已从体外理化性质的研究进入人体内的研究，而且日渐深入。其结果对指导临床合理用药具有重要意义，临床药师应熟练掌握并具有处理这些问题的能力，特别是进行体内药物相互作用研究结果的解读与应用。

7. 对药动学与生物利用度信息的掌握和应用 对药动学及生物利用度信息的掌握和应用是临床药师最重要的基本功，涉及药物的合理选择、给药方案的设计、治疗疗程的确定及治疗过程中其治疗结果与理论不相符合的解读，以及用药方案的调整。

8. 对临床新药及新制剂、新剂型的掌握和应用 随着医药工业的高速发展，新药物、新剂型及新制剂不断进入临床，临床药师的重要工作和内容是掌握和了解这些新药、新制剂、新剂型的特点，并在临床药物治疗中正确选用，同时也应及时给临床医师介绍和推荐。

9. 药物的临床评价 药物的临床评价包括上市新药在临床应用中的有效性及安全性评价，其中Ⅲ、Ⅳ期临床试验评价为主要内容，同时也包括在用老药的再评价，特别是近年来的真实世界的评价方法应该成为临床药师的常规工作任务和内容。

第六节　临床药学的工作模式

一定的组织形式和工作模式是保证临床药学工作顺利开展的必备条件。临床药学工作系统基本由三个层次组成，各层次有不同的工作内容。

1. 第一层次 调剂岗位的药师为第一层次的临床药学工作人员，是临床药学工作的前沿，也是联系医护患的纽带。其任务如下。

（1）处方及医嘱审核和药品调剂发放，主要是核对药名、日期、医生签名、剂量及有无配伍禁忌，并按照药效学、药动学理论，审核处方的合理性，2018年国家卫生健康委发布的《处方审核管理规范》已明确规定，药师是保证安全合理用药的第一责任人。

（2）向医护人员、病人及家属提供药物正确使用的咨询服务。

（3）对病人用药进行监护，并收集不良反应病例和上报。

（4）发现并反馈药品质量问题。

2. 第二层次 第二层次的工作由既有较全面的临床药学知识，又有一定的临床医学知识的主管药师或主管药师以上职称人员组成的临床用药小组完成。其任务如下。

（1）深入病房参与会诊、查房、抢救、病案讨论，并结合临床实际参与病人给药方案的制定，即合理用药会诊。

（2）协助临床医师正确地应用体液药物浓度及药物基因组检测结果和参数分析结果，制定并调整合理的给药方案，实现个体病人用药方案的精准化。

（3）对病人用药的全过程进行监护，收集不良反应病例，分析因果关系，并呈报。

（4）向医护人员、病人提供药物信息咨询服务。

（5）对第一层次的药师进行带教与指导。

3. 第三层次 第三层次的工作由高年制的有高级职称的临床药师承担，并根据前二个层次的反馈和临床需求开展相应工作，其主要任务如下。

（1）参与临床疑难病例的会诊，解决急危重症病人的药物治疗问题。

（2）参与药物体液浓度监测和研究，并依据测得的药物浓度计算病人的药动学参数，作为结果分析，供临床制定或修正给药方案时参考。

（3）根据临床药物治疗中的问题进行课题研究，并总结成供同行应用的论文或成果，推动学科的发展和进步。

（4）进行体内药物代谢/代谢动力学和生物利用度及临床用药配伍和相互作用的实验研究，解决临床药物配伍及药物相互作用的问题，并将研究成果转化为合理用药的实践与应用。

（5）对第一、第二层次的药师进行指导和带教，同时参与临床药学本科生、进修生及研究生的带教工作，培养临床药学的高端人才。

第七节　我国临床药学的发展与展望

自20世纪80年代初，受国际、国内临床医学发展的影响和药学知识的丰富与提高，我国一批老药学专家倡导开展临床药学工作，经过广大药学工作者的不懈努力，临床药学已在我国得到较大的发展，在认识程度、工作内容、工作方法、研究方法和手段等方面都有了很大进步，充分显示了临床药学在提高药物治疗水平及提高医疗质量、减少药物不良反应和杜绝药疗事故、安全合理用药上的巨大成绩。目前我国县级以上医院均在不同水平上开展了卓有成效、各具特色的临床药学工作。

1. 临床药学教育体系的建立 开设临床药学专业，在药学院或医学院设立临床药学系，已迫在眉睫。教育在先，新的专业必然会培养出新型的人才，从而促使临床药学向前推进。其次，应加大现职临床药学人员再教育的力度。目前，从事临床药学的药师多是传统药学或工业药学专业的毕业生，由于缺乏临床医学知识，因而要适应临床有一定难度。鉴于新专业的建立尚需一定时间，因此重视现有临床药师队伍的再教育，仍是今后工作的重点，也是提高人员素质的最佳方法。

2. 临床药师的规范化培训 规范化、同质化的在职培训是合格临床药师成长的必由之路，自2005年由中国医院协会药事管理专业委员会开展临床药师培训以来，我国有将近10000名临床药师接受了培训，他们中一些人已经成长为临床药学学科的优秀带头人及合格的药物治疗学专家。2016年，中华医学会临床药学分会启动了临床药师培训工作，中国中医药学会也启动了中药临床药师培训。虽然这些培训对于扩大我国临床药师队伍，解决各大医院的人才需求起到了推动作用，但各培训中心在规范化和同质化方面尚存在较大差异，因此，进一步统一和提高培训质量，制订可在全国推行的培训大纲和标准，完善考核制度从而培养出更多的合格临床药师是下一步的工作方向。在此基础上，还应开展专业化培训，培训专科药师，提供其在临床选药上的权威性内容，同时明确用药在医疗中的责任。

3. 临床药师的职业准入 在美国等西方国家，临床药师已经是一种职业，在取得药学博士学位并完成临床培训后，经过临床药师学会资格准入考核并取得临床药师资格证者即可进入医院或药房担任临床药师，我国目前还没有建立临床药师资格准入制度，因此，职业准入制度的制订和推进是未来发展的重点。

4. 临床药学工作的深化与提高 目前我国临床药学工作已经初具规模，在大型三甲医院已经得到临床的认可，但作为一个新兴学科，与临床医学学科相比较仍然有较大的差距，因此在未来一段时期内，必须紧紧抓住学科建设的核心，加大临床药师队伍建设，深入临床，提升解决药物治疗学问题的能力，提升自身的专业水平，以适应新的医学发展模式。

5. 临床药学研究与转化 科学研究水平、研究成果的产出与临床转化是学科建设成就的标志，临床药学作为一门新兴的应用学科，更应该关注科学研究，努力将前沿的研究成果转化为以病人为中心，解决临床合理、安全用药问题为目标，不断创新与转化。

（李焕德）

扫码“学一学”

第一章　临床药师服务技能与要求

临床药师是以系统药学专业知识为基础，并具有一定医学和相关专业基础知识与技能，直接参与临床用药，促进药物合理应用和保护患者用药安全的药学专业技术人员。

第一节　临床药师发展史

临床药学兴起于20世纪50年代中到60年代初，1962年美国Kentucky大学医疗中心成立药物情报中心，同年美国医院药师学会（American Society of Health - System Pharmacists，ASHP）批准医院药学毕业生实习标准方案并推行至全国。1971年美国国立卫生研究院阐述了药师在卫生保健机构的临床任务，并于1976年提出，对药学生必须提供临床训练。在医疗、保健和教育的大纲设计中，应包括临床药师，特别是对医学生在安全、有效、经济用药方面提供指导。1990年美国Minnesota大学药学院Helper和Strand两位教授提出Pharmaceutical Care（药学服务或药学监护、药疗保健）是药学实践宗旨。Pharmaceutical Care的定义是：负责提供患者安全、有效、经济的药物治疗，保证确实有益的效果并改善患者的生活质量，使临床药学提高到一个新的水平。

ASHP概括临床药学发展为三个阶段。第一阶段是20世纪50~80年代，临床药师开始参与医院药物治疗工作，以确保患者合理用药为主要内容，工作关系是医生-药师-患者，药师对患者药物治疗开始承担直接责任，这一时期可称为以医院药学被动服务为主的临床药学阶段。第二阶段是20世纪80~90年代，临床药学工作实践范围逐渐扩大，药师参与对患者具体药物治疗工作，并更注重于直接面对患者进行服务，临床药师的工作范围已扩展至医院以外患者药物治疗，如已涉及在健康中心开展合理用药工作，可称为从临床药学向药学服务的过渡时期。第三阶段是20世纪90年代以后，临床药师职业观念发生根本改变，药师服务转变为直接和患者打交道、以患者为中心的工作模式。扩展了药师职能，拓宽了实践工作范围。现在的临床药师已直接面向患者、面向所有医疗机构、面向整个社会，他们不仅为来医院就诊的患者，而且为社区居民提供药学服务。

我国的临床药学萌芽于20世纪60年代初期。在1964年全国药剂学研究工作经验交流会上，汪国芬、张楠森等药学专家首次提出在国内医院开展“临床药学”工作的建议，20世纪70年代末至80年代初，一些大型综合性医院根据各自的条件，开展了不同程度的临床药学工作。中国药学会于1983年在黄山召开了全国首届临床药学学术论文交流与专题研讨会，也引起了国家卫生部门对临床药学服务工作的高度重视。2002年1月，原卫生部与国家中医药管理局联合颁布的《医疗机构药事管理暂行规定》中指出：“药学部门要建立以病人为中心的药学保健工作模式，开展以合理用药为核心的临床药学工作，参与临床药物诊断、治疗，提供药学技术服务，提高医疗质量。”且提出要“逐步建立临床药师制。”原卫生部于2005年3月颁布的《医院管理评价指南（试行）》“二、医疗质量管理与持续改进”中，对临床药学工作提出了更加具体的要求。2005年经原卫生部授权，我国启动了临床药师继续教学培训（试点）工作。2011年3月原卫生部、国家中医药管理局、原总后勤部卫生部联合下发《医疗机构药事管理规定》指出，“医疗机构应当配备临床药师。临床药师应当全职参与临床药物治疗工作，对患者进行用药教育，指导患者安全用药。”截至2018年，全国累计已建立300多家临床药师继续教育培训基地，培养临床药师及师资万余名。

第二节 临床药师的培养与教育

一、国外临床药师的培养与教育

美国是最早发展临床药学的国家之一，美国临床药师教育、培训、资格认证和专业实践与临床医师培养模式非常相似，是与临床医学博士学位并行的。2007年美国药学会提出美国临床药学教育目标：培养能提供以患者为中心的药学监护学生；参与患者、其他卫生保健提供者和未来药师的教育；能够开展临床药学科研；为社区患者提供临床药学服务和指导。2000年药学博士（PharmD）成为临床药师入门级学位，PharmD课程包括为期4年的专业学位理论课程和至少2年的临床实践。理论课程主要包括药理学、药物治疗学等临床药学专业课程，同时开设生物医学课程，如病人情况评估、临床毒理学、临床营养学等课程，并开设伦理与沟通交流技巧等人文课程。美国临床药学教育重视实践，临床实践渗透于PharmD教育各学年间，采用早期见习，后期强化的制度：即Pharmacy year1（PY1）与PY2学生参加为期4周的专业必修药学实践课程EPPE（early pharmacy practice experience，早期药学实践），内容包括为患者提供药学服务、参与调剂和填写临床相关表格，以初步了解临床药学服务具体内容、调剂、药政法规、药品经营等知识；在PY2、PY3之间视学生就业选择方向，可选择进行IPPE（introductory pharmacy practice experience，进阶药学实践）；PY3主要进修药学实践、临床药物治疗学等临床药学专业课程，辅助以大量的实验室教学；PY4学生将全程投入为期1年的强化临床实践，学生由临床工作人员指导参与临床查房、会诊等，实践内容包括医院药学、社区药学、药物选择等。通过药学专业委员会（BPS）进行的专业认证是临床药师高级实践的要求和必须的凭证。药剂师认证与美国医学专业委员会的医师认证保持一致。药剂师的BPS认证包括门诊护理、重症监护、药剂学、营养支持、老年病学、肿瘤学、儿科、药物治疗和精神病药学，新增的有传染病和心脏病学。

PharmD毕业后，学生们如果选择做临床药师，需要接受1~2年住院药师培训（pharmacy residency program），分为两个阶段：PGY1（post - graduate year 1）和PGY2（post - graduate year 2）。PGY1注重培养全科临床药师（general pharmacy residency），PGY2则注重专科临床药师培训（specialty pharmacy residency）。

二、我国临床药师的培养与教育

（一）临床药学高等本科教育

培养目标：培养具备临床药学基础知识、基本理论和基本技能，具有创新思维，能够从事以合理用药为核心的药学服务工作的临床药师。教育部在《普通高等学校本科专业目录（2012年）》中设置了临床药学专业，鼓励高校增设临床药学专业。1989年，原华西医科大学首开临床药学本科专业，随后北京大学药学院、沈阳药科大学、大连医科大学、徐州医学院和中国药科大学等院校相继开始招收临床药学本科生。目前我国开展临床药学高等教育的高校达48所，分为综合类（13所）、医学类（30所）、药学类（3所）及中医药类（2 所）等类型，年招生 2700 人。临床药学专业设置包括临床药学、药学（临床药学方向）、临床中药学等，学制以 5 年制为主，采用“4+1”教学模式，即 4 年理论课加 1 年临床药学实践。

（二）临床药学本科课程体系设置

目前我国的临床药学课程大致分为基础课程、核心课程和实践课程。基础课程包括：基础化学、生物化学与分子生物学、微生物与免疫学、人体解剖学、生理学、病理生理学、药物分析、生物药剂学、生药学、临床医学基础课程、医学伦理学、医患沟通与技巧等。核心课程包括：药物化学、药剂学、药理学、临床药理学、临床药物动力学、临床药物治疗学、药事管理等。实践课程包括：实践课程、见习、实习、社会实践等。

（三）临床药学本科毕业生技能要求

（1）具备全面、系统、正确收集患者信息以及规范书写药历的基本技能。

（2）具备运用循证药学的理论，收集和评价药物情报，提供药物信息服务的基本技能。

（3）具备开展审核处方（医嘱）、调配处方，进行用药指导等能力。

（4）具备合理用药所需要的药物咨询、药物不良反应监测、治疗药物监测和个体化给药方案设计等临床药学服务的能力。

（5）具备开展药品（质量）管理，以及充分考虑患者及其家属利益，开展药物利用评价的能力。

（6）具备与患者及其家属、医务人员进行有效沟通交流的能力。

（7）具备对患者和公众进行药物基本知识、合理用药等方面健康教育的能力。

（8）具备检索和阅读中外文献的能力。

（四）临床药学本科实践技能培训

实践技能教学环节如上所述包括实践课程、见习、实习、社会实践等。实践课程包括化学类、生物学类、医学基础类与药学类专业课的实验课、专题讨论、案例分析等。见习应在医院病房、医院药房、社区药房或其他药品生产、经营企业中完成。实习由药学部门实习和临床科室（应涵盖临床主要科室）实习两部分组成，由符合资质的临床药师和临床医师共同组成带教组进行实习带教，开展临床药学教学查房。实习教学应紧密结合临床所关注的药物治疗问题，内容为与药物治疗学相关的病例报告，包括药物治疗方案分析、药品不良反应报告与分析、药物相互作用报告与分析等。社会实践要求学生参与医院、社区等的医疗志愿活动，加深学生对患者或身体障碍者的心理和需求的理解。

（五）继续教育

2005 年，原卫生部委托中国医院协会药事管理委员会启动“临床药师培训试点基地建设”工作，开创了我国临床药师继续教育的培训工作。2016 年 7 月，为建立健全我国可持续发展的临床药师规范化培训制度，提高培训质量，培养一支高素质的临床药师专业队伍，满足日益增长的临床药学服务需求，原国家卫生计生委授权中华医学会临床药学分会开展了临床药师培训工作，建立了临床药师规范化培训与考核标准体系；2017 年首套《全国临床药师规范化培训系列教材》出版，进一步健全了我国临床药师继续教育培训体系。该教材明确了继续教育培训目标：掌握与各类服务对象的沟通技巧，掌握医药学信息检索、文献阅读报告、病例讨论与分析、药历书写等基本技能。掌握药学查房、会诊、处理医疗纠纷、开展药学监护的能力与技巧。熟练应用药学伦理学技能。具备良好的职业道德。熟悉药物相关知识、药事法规及临床医学基础知识。熟悉并能判断及处理药物不良反应。具备良好的心理素质。具备用药教育、咨询及宣传等药学服务能力。具备一定的科研能力。能融会贯通相关基础知识，制订合理、个体化给药方案。

1. 培训体系　目前我国临床药师继续教育培训体系包括通科和专科两部分。专科主要包括呼吸内科、ICU、抗感染、心血管、肿瘤、血液、神经内科、传染病、精神、免疫、肾病、器官移植、消化、内分泌、妇产、儿科、疼痛、肠外肠内营养、急救等。

教育方式包括理论授课和临床实践两大部分。理论授课主要内容为：岗前培训（院内相关管理制度与法规等）、临床药师职业道德素养、药学伦理学、医学心理学、沟通技巧、特殊人群用药、基础临床医学知识、药事管理法规、药物信息学、药物治疗学、药事管理临床实践、药品不良反应判断与处置、围手术期抗菌药物合理使用，常见感染性疾病临床表现、病原菌特点与抗菌药物的合理使用，常见慢性病的临床表现、治疗原则及治疗指南，医学基础知识、临床药学常见科研方法等。临床实践教学采用基于问题引导式教学（problem - based learning，PBL）实践形式，设置文献阅读报告、病例讨论、病例分析、药历书写、药品不良反应判断与防治、个体化用药设计、会诊讨论、医疗纠纷处理、药学查房、药学监护、药学咨询等环节。临床实践主要内容：床旁教学（药学查房，沟通技巧；采集患者用药史及用药后疗效及不良反应等信息，用药教育，患者用药，保护患者隐私权、知情权等）；病区用药安全评估（在药学带教老师的指导下对所在病区医嘱进行审核，检查护士药品摆放、存储及药品配制情况等）；药学信息咨询服务：在药学带教老师的指导下对所在病区医、护、患提供合理用药咨询服务，定期进行用药宣讲。

2. 考核体系　考核分基础理论知识、临床实践能力、人际沟通能力、职业道德素质四大板块，综合素质考核包括理论考核、作业审核、实践考核三部分。

（1）理论考核　考察基本药学知识和临床技能。

（2）作业审核　审核患者用药教育、文献阅读、病例讨论、药历书写、病例分析、会诊及用药咨询等药学文书书写水平及质量。

（3）实践考核　专业知识、用药建议、医护患知晓率及满意度、患者用药教育、不良反应上报等。

3. 考核流程

（1）理论考核及作业审核　考核组抽查学员两次理论考核以及作业的完成情况，并随机抽取相应份数对作业质量进行评价。

（2）住院病历调阅　由考核组负责住院病历调阅与抽查，抽查内容包括药师的用药建议及采纳率、会诊记录、不良反应上报、是否对患者进行用药教育及相关专业知识现场考核等。

（3）问卷调查　通过问卷调查对学员所在病区的医护患知晓率及满意度进行的检查，考核组可进行抽查。

（4）随访　由考核组对出院患者或监护人进行药学随访，调查临床药师是否对患者进行过正确的用药教育。

第三节　临床药师职责

（1）负责为医院基本药物供应目录提供科学合理的评价和建议、处方审核、药品调剂、药物配伍审核，指导病房（区）护士请领、使用与管理药品。

（2）参与临床药物治疗，进行个体化药物治疗方案的设计与实施，开展药学查房，为患者提供药学专业技术服务。

（3）参加查房、会诊、病例讨论和疑难、危重患者的医疗救治，协同医师做好药物使用遴选，对临床药物治疗提出意见或调整建议，与医师共同对药物治疗负责。

（4）开展抗菌药物监测，实施处方点评与超常预警，促进药物合理使用。

（5）开展药品质量监测，药品严重不良反应和药品损害的收集、整理、报告等工作。

（6）掌握与临床用药相关的药物信息，提供用药信息与药学咨询服务，向公众宣传合理用药知识。

（7）结合临床药物治疗实践，进行药学临床应用研究；开展药物利用评价；参与新药临床试验和新药上市后安全性与有效性监测。

（8）基于临床合理用药需求的药学科研工作。

第四节　临床药师实践

一、药学查房

（一）药学查房目的

（1）获取电子病案中无法得到但必须掌握的与用药相关的信息。

（2）观察患者临床表现，分析与用药之间的关系。

（3）面向医生、护士、患者及其家属开展用药知识宣传与咨询。

（4）检查用药方案，护士的医嘱执行、给药操作情况，护士工作站的药品保管与贮存状况。

（5）判断药物不良反应及药源性疾病与用药的关系，参与病人的救治。

（6）评估治疗效果，形成最优化的药物治疗方案。药学查房流程如图1－1。

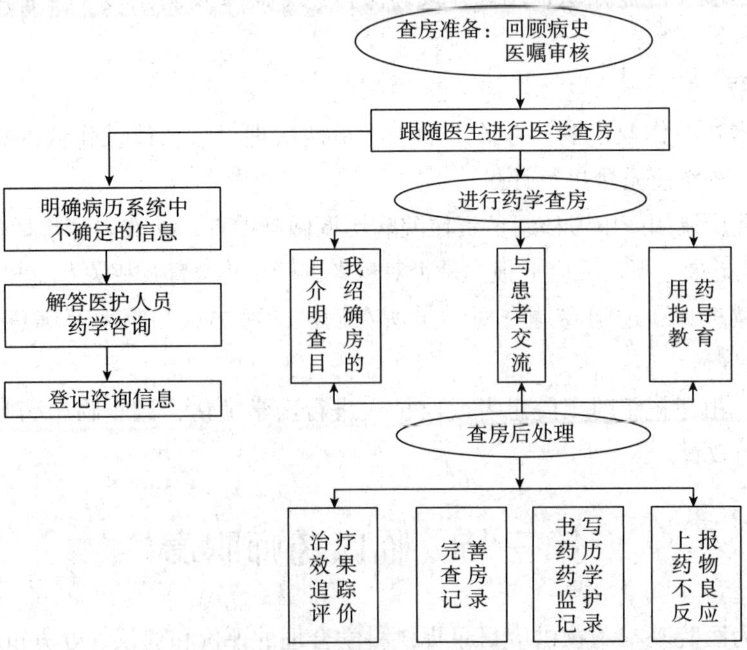

图1－1　药学查房流程图

（二）药学查房步骤

1. 信息梳理　患者基本信息（年龄、身高、体重、家庭情况、受教育程度、工作类型）；体格检查、实验室检验、检查结果，尤其注意异常指标；既往病史及用药情况、家族史、过敏史等。

2. 医嘱审核　审核医嘱发现用药错误及时与医生沟通，并对不合理用药情况进行记录、系统归纳整理；对普遍性的不合理用法，应及时进行公布指正，并督促临床医师更改。常见问题：无适应证用药、有诊断而未用药；不符合用药原则，无指征使用抗菌药物进行预防、治疗、联合用药；溶剂、剂量、用法、疗程不当（超剂量用药、围术期用药不规范或用药时间过长、给药方法不当、特殊病理状况下用药不当）；药物相互作用（药物相互拮抗，毒性作用增加，影响药动学过程）；相同作用机制重复用药。

3. 问题沟通　与医生沟通的问题：医嘱审核中存在的不合理用药情况、需要特殊关注的药物及其注意事项、调整药物治疗方案。

与护士沟通的问题：具体用药事宜，例如静脉用制剂的溶剂选择、滴速、输注顺序与给药间隔、避光等问题。

与患者沟通的问题：目前服用的药物和自备药，药品通用名称、剂量、使用理由、开始及持续时间、效果如何；了解告知患者药物的使用方法和服药期间的注意事项，如患者使用的药物中包括特殊剂型，关注药物的使用，如患者为老年、儿童、肝肾功能不全者、孕妇和哺乳期妇女等特殊人群，密切监护药物种类与剂量；询问住院过程中是否出现与药物相关的不良事件，如药物不良反应、药物相互作用；出院带药注意事项，包括药物的应用时间、用法用量、潜在的药物不良反应及预防与处理方法、药物与药物之间或药物与食物之间的相互作用等；告知患者应定期监测的指标与监测时间；出院后的生活方式及注意事项；对需随访的患者制订药学随访计划。

4. 效果追踪　综合临床表现和检验指标对每日治疗效果进行评价，逐步建立科学的药学查房评价体系，定期对药学查房的内容设定指标进行回顾性分析，在一定范围进行问卷调查。

5. 完善记录　临床药师日常参与医疗活动均应有记录，查房记录可采用教学药历的格式，将每次的查房结果写入药物治疗日志部分，查房记录不仅是岗位工作的要求，同时也便于药师进行阶段性的总结与整理，从记录中归纳患者的药物治疗情况，提取关键要素，以便进一步完善药学监护工作（表1－1）。

表1－1　查房交流后获得的信息

信息种类	具体内容
基本信息	出生年月；身高和体重；种族和（或）人种；居住状态；教育；职业
膳食信息	饮食禁忌；膳食营养品摄入情况；喜欢的食物；不喜欢的食物
社会习惯	吸烟；饮酒；是否非法使用毒品
当前处方药	通用名和（或）描述；剂量；时间表（规定和实际）；服药原因；开始日期；治疗结果
既往服药史（1个月之内）	通用名和（或）描述；剂量；时间表（规定和实际）；服药原因；开始日期；治疗结果；停止原因
过敏史	药品名称和说明；剂量；过敏描述；是否进行处理以及处理结果
药物不良反应	药品名称和说明；剂量；ADR 日期；ADR 描述；是否进行处理以及处理结果
免疫接种	疫苗种类；接种时间

二、药学会诊

（一）临床药师在会诊中的职责与作用

2011 年，原卫生部颁布的《医疗机构药事管理规定》中明确指出，药师工作职责之一为“参加查房、会诊、病例讨论和疑难、危重患者的医疗救治，协同医师做好药物使用遴选，对临床药物治疗提出意见或调整建议，与医师共同对药物治疗负责。”2012 年 4 月，原卫生部颁布《抗菌药物临床应用管理办法》，规定临床药师参与特殊使用级抗菌药物的会诊。随着医院临床药学工作的深入开展，临床药师在临床药物治疗、合理用药管理中的作用逐步提升，会诊已成为医疗机构临床药师日常工作中很重要的一部分。临床药师参与临床药物治疗，根据患者临床表现、治疗效果及个体差异等，结合药物不良反应、相互作用、PK/PD 理论、药物经济学、药学伦理学等综合分析，协助临床医师选择合适的治疗药物，适宜的给药剂量、途径、频次及时间，实现个体化给药，为患者提供高质量的药学服务，促进临床合理用药，提高医疗质量，推进社会的合理用药进程，节省医疗卫生资源，提高人民健康水平。

（二）会诊要求与内容

为了实现药学会诊目标、确保会诊效果，临床药师应按照如下要求参与会诊。

1. 会诊资质要求 药学会诊分为普通会诊、急诊会诊及全院会诊，具有中级及以上药学专业技术职称的药师参加药学会诊。

2. 会诊步骤及准备

（1）药学会诊前 ①与临床科室进行沟通，明确本次药学会诊的药学问题与需求；②查阅患者住院病历，明确患者病情发展状况、会诊前用药情况、分析前期治疗效果、梳理相关药学问题。

（2）药学会诊中 ①听取主管医生和患者的病情转归、药物治疗相关情况的汇报；②床旁查看患者情况、询问患者的不适症状（昏迷患者除外）、跟患者家属或陪护人员询问患者住院期间的病情情况；③听取其他参与会诊科室医师关于患者病情的分析；④结合患者病历情况、药师床旁查看情况，综合分析给出可操作性强的药学会诊意见、书写会诊意见；⑤跟主管医生沟通药学会诊意见，与医师及护士交代药物使用方法及注意事项。

（3）药学会诊后 积极随访患者，了解药学会诊意见采纳情况、执行状况、患者疗效及药源性疾病情况（住院患者可采取床旁查看、出院患者可进行随访），跟进评估患者药物治疗的效果，鉴别发现药物治疗的问题，针对性完善药物治疗方案。

3. 会诊内容

（1）根据患者最新症状体征及实验室检查结果，分析与用药的关系。

（2）阐述患者会诊前所用药物与患者当前状况的关系及存在问题。

（3）在当前治疗状况下，给出更安全、有效、经济的药物个体治疗方案。

（4）回答医师或护士关于患者治疗中的疑惑。如：特殊使用级抗菌药物（如美罗培南、万古霉素等）的申请；围术期预防使用抗菌药物方案制订；特殊患者（孕妇、哺乳期妇女、老年人、婴幼儿、肾功能不全者、肝功能不全者）个体化用药方案制订及药物治疗监护；疑难危重患者（混合感染、多重耐药菌感染、病情危重、疗效不佳）治疗药物选择问题；药物不良反应或药源性疾病的鉴别和处置；参保患者的药物选择；医疗纠纷处理等。

4. 会诊完成时限要求

（1）急诊会诊　应在10分钟内到达邀请会诊的科室。

（2）普通会诊　按照各医疗机构规定时限要求进行。

（3）全院会诊　按照邀请会诊的部门或科室制定时间，参加会诊。

（三）会诊流程

临床药师会诊流程见图1－2。

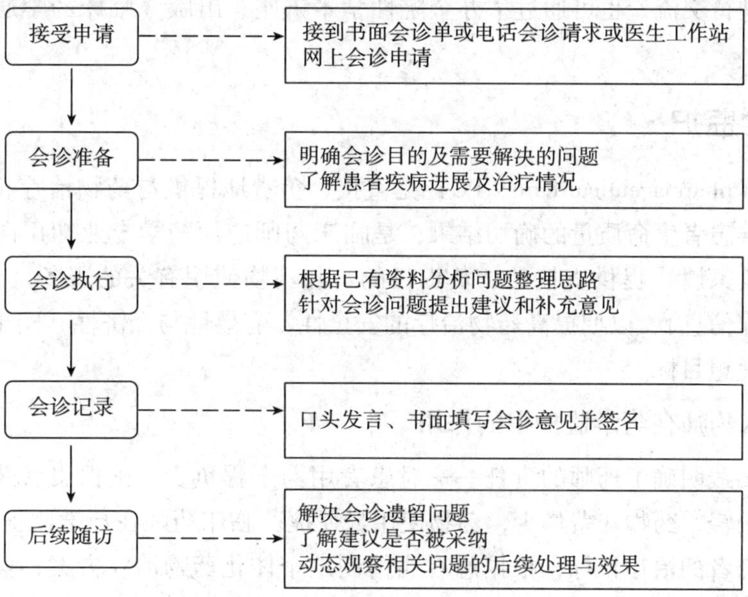

图1－2　临床药师会诊流程图

1. 接受申请　临床药学室接到书面会诊单或电话会诊请求或医师工作站网上会诊申请。

2. 会诊准备　按照会诊步骤中药学会诊前准备内容进行。

3. 会诊执行　听取主管医师及检验、影像、超声等科室的病情介绍，针对患者的问题，给出更安全、有效、经济的会诊意见。

4. 会诊记录　临床药师形成会诊意见、填写会诊单并签名。

5. 后续随访　解决遗留问题（会诊当时未能解决或有待进一步提供资料、需要动态观察后方可决策等），了解临床药师建议是否被采纳，动态观察相关问题的后续处理与效果，会诊完毕发现不妥之处及时沟通并进行调整，后续观察中若发现患者病情变化及时提出调整意见。

（四）会诊记录书写

会诊记录书写内容包括申请会诊记录和会诊意见记录。申请会诊记录应当简要载明患者的基本信息（姓名、性别、年龄、ID号、床号等）、病情及诊疗情况，申请会诊理由和目的，申请会诊时间、科室及医师签名等。会诊意见记录包括会诊意见、会诊时间、会诊药师签名、随访（会诊意见执行情况、患者病情恢复情况）等。会诊意见中应简单概述目前患者病情进展、临床表现、相关实验室检查及主要治疗措施，会诊药师分析评价治疗药物及疗效，提供治疗方案、患者监护疗效和不良反应监护计划等。

（五）会诊后随访与评价

临床药师回复会诊意见后应有后续追踪，从患者临床表现、相关实验室检查等方面继续评估治疗效果，同时监测药物不良反应的发生，如有效应维持原方案治疗，如无效则应重新评估患者病情，分析治疗失败的原因，再次制订新的治疗方案。可通过多种形式对会诊进行评价，逐步建立科学的会诊评价体系。目前的评价工作主要是听取医护专家和患者的意见，同时进行一些自我评价。对于会诊中典型案例的用药问题，可通过医院药事管理委员会会议等进行交流，也可通过举办全院性学术讲座、出版《临床药学通讯》等形式反馈信息。

三、药学监护

药学监护（pharmaceutical care，PC）是直接、负责地提供与药物治疗相关的监护，其目的是达到改善患者生命质量的确切结果，是临床药师应用药学专业知识向公众（含医务人员、患者及其家属）提供直接的、负责任的、与药物使用有关的服务（包括药物选择、药物使用知识和信息），以期提高药物治疗的安全性、有效性与经济性，实现改善和提高人类生活质量的理想目标。

（一）临床药师在药学监护中的作用

药学监护实践明确了药师的责任——对患者用药全程负责，确保患者药物治疗效果最佳、药物伤害最轻，药物花费最少，药物使用最便捷。临床药师在药学监护中的作用包括：协助医生明确患者的治疗目标，根据患者病情制定个体化药物治疗方案，监测患者用药全过程，对药物治疗做综合评价，发现和报告药物过敏反应及副作用，最大限度降低药物不良反应及药物相互作用的发生，防止药源性疾病的发生；协助护士用正确的方式及流程储存、配制、使用、观察药物的临床应用。综合管理所有药学监护所需资源，包括药物使用管理，以及对医师、护士、患者进行药学指导，提供有关药物的信息咨询服务；建立患者用药档案，评价患者生活质量。

（二）药学监护原则

临床药师在实施药学监护的过程中应该遵循以下基本原则。

1. 收集数据原则 临床药师直接面对患者及其家属，进行专业性交流，收集患者的主观信息、原始药物记录等，必要时可利用健康评估技术（如血压监测等）收集患者的客观信息，建立患者用药记录。

2. 信息评估原则 评估从患者或者其他途径收集的主客观信息。

3. 治疗方案优化原则 评估并选择最佳治疗计划，确保治疗安全有效，最大限度控制目前和将来潜在的健康问题。

4. 执行计划原则 按照必要的步骤执行计划，其步骤主要包括临床药师与其他医疗人员交流、阐明或更改处方、开始药物治疗、教育患者与护理人员、调整药品需求及其相关供应。

5. 监护和更改计划原则 临床药师应经常回顾主客观监测参数，必要时需与其他医疗人员共同商讨更改计划和执行更改的计划。

（三）药学监护内容

药学监护内容包括药物适应证、禁忌证、慎用证、给药方案、药物不良反应、药物相互作用、个体化用药等方面。具体内容涉及无适应证用药；某些疾病症状未用药；特殊疾病症状用药不合理；药物剂型选择，给药剂量、疗程、途径或方法不合理；重复用药；患者对药物过敏；存在实际或潜在的药物不良反应；药物与药物、疾病、营养、实验室检验之间有实际或潜在的有害相互作用；药物治疗效果不理想；药物经济学因素影响患者治疗；患者对药物治疗缺乏理解；患者不能坚持药物治疗方案。

药学监护内容可归纳为 PRIME（pharmaceutical risks to patients，interventions mismatch between medications and indications，and efficiency issues），详见表 1－2。

表 1－2　PRIME 药物治疗问题类型

药物	
给药剂量	给药时机
剂型	给药疗程
给药途径	给药频率
患者风险	
已知的禁忌证	不合理使用
药物过敏	常见/严重的 ADR
药物导致的问题	考虑用药错误
相互作用	
药物－药物	药物－食物
药物－疾病	药物－实验室检验
药物与适应证/病情不相符	
无适应证用药	病情未治疗
治疗效果	
药物对适应证非最优选择	治疗效果极小或无效
治疗药物非最优选择	考虑药物可用性
考虑患者依从性或用药	

（四）药学监护步骤

药学监护过程主要包括 3 个步骤。

（1）评估患者的药物治疗需要。

（2）在对患者药物有关需要评估以后，要制定患者监护计划来实现治疗目标，解决药物相关问题及预防药物相关问题的发展。

（3）随访评价以了解患者需要是否得到满足（详见第八章）。

四、处方点评

2007 年 5 月实施的《处方管理办法》中明确规定：医疗机构应当建立处方点评制度。2010 年 2 月原卫生部颁布《医院处方点评管理规范（试行）》，进一步强调了处方点评的重要性，意在遏制临床药物滥用。处方点评是近年来在我国医院管理系统中发展起来的用药监管模式，以促进临床合理用药，保障患者用药安全为目的的处方质量综合评价管理工作，是医院持续医疗质量改进和药物临床应用管理的重要组成部分，是提高临床药物治疗水平的重要手段。

（一）药师在处方点评中的作用

处方是指由注册的执业医师和执业助理医师在诊疗活动中为患者开具的、由取得药学专业技术职务任职资格的药学专业技术人员审核、调配、核对，并作为患者用药凭证的医疗文书。处方包括医疗机构门急诊处方和病区用药医嘱单。处方点评是根据相关法规、技术规范，对处方书写的规范性及药物临床使用的适宜性（适应证、品种选择、给药途径、用法用量、药物相互作用、配伍禁忌等）进行评价，发现存在或潜在的问题，制定并实施干预和改进措施，促进临床药物合理应用。处方点评是医疗机构中所有药师的基本工作职责和内容，而临床药师是点评处方的主体。通过随机抽查门急诊处方或病区用药医嘱进行点评，可了解医生的诊疗习惯和治疗特点，及时发现不规范处方，促进规范、科学、合理用药，提高服务质量。

（二）处方点评的标准

处方点评结果分为合理处方和不合理处方。不合理处方包括不规范处方、用药不适宜处方及超常处方。

1. 不规范处方情况

（1）处方的前记、正文、后记内容缺项，书写不规范或者字迹难以辨认的；

（2）医师签名、签章不规范或者与签名、签章的留样不一致的；

（3）药师未对处方进行适宜性审核的（处方后记的审核、调配、核对、发药栏目无审核调配药师及核对发药药师签名，或者单人值班调剂未执行双签名规定）；

（4）新生儿、婴幼儿处方未写明日、月龄的；

（5）西药、中成药与中药饮片未分别开具处方的；

（6）未使用药品规范名称开具处方的；

（7）药品的剂量、规格、数量、单位等书写不规范或不清楚的；

（8）用法、用量使用“遵医嘱”“自用”等含糊不清字句的；

（9）处方修改未签名并注明修改日期，或药品超剂量使用未注明原因和再次签名的；

（10）开具处方未写临床诊断或临床诊断书写不全的；

（11）单张门急诊处方超过 5 种药品的；

（12）无特殊情况下，门诊处方超过 7 日用量，急诊处方超过 3 日用量，慢性病、老年病或特殊情况下需要适当延长处方用量未注明理由的；

（13）开具麻醉药品、精神药品、医疗用毒性药品、放射性药品等特殊管理药品处方未执行国家有关规定的；

（14）医师未按照抗菌药物临床应用管理规定开具抗菌药物处方的；

（15）中药饮片处方药物未按照“君、臣、佐、使”的顺序排列，或未按要求标注药物调剂、煎煮等特殊要求的。

2. 判定为用药不适宜处方情况

（1）适应证不适宜的；

（2）遴选的药品不适宜的；

（3）药品剂型或给药途径不适宜的；

（4）无正当理由不首选国家基本药物的；

（5）用法、用量不适宜的；

（6）联合用药不适宜的；

（7）重复给药的；

（8）有配伍禁忌或者不良相互作用的；

（9）其他用药不适宜情况的。

3. 判定为超常处方情况

（1）无适应证用药；

（2）无正当理由开具高价药的；

（3）无正当理由超说明书用药的；

（4）无正当理由为同一患者同时开具2种以上药理作用相同药物的。

（三）处方点评的实施

在医院药物与治疗学委员会（组）和医疗质量管理委员会领导下，建立处方点评专家组和处方点评工作小组，由医院医疗管理部门和药学部门共同组织实施医院处方点评工作。其中处方点评专家组由医院药学、临床医学、临床微生物学、医疗管理等多学科专家组成，为处方点评工作提供专业技术咨询，处方点评工作小组由医院药学部门成立，负责处方点评的具体工作。

处方点评的具体实施如下。

1. 抽样方法　全样本或随机抽样。

2. 抽样率　门急诊处方的抽样率不应少于总处方量的1‰，且每月点评处方绝对数不应少于100张；病房（区）医嘱单的抽样率（按出院病历数计）不应少于1%，且每月点评出院病历绝对数不应少于30份［参考《医院处方点评管理规范（试行）》（卫医管发〔2010〕28号）］。

3. 抽样范围　抽取符合相关要求的门急诊处方或住院医嘱。

4. 点评依据　《处方管理办法》（卫生部令第53号）、《医疗机构药事管理规定》（卫医政发〔2011〕11号）、《医院处方点评管理规范（试行）》（卫医管发〔2010〕28号）等相关法律法规和规范性文件，以及临床诊疗规范、临床路径、指南或专家共识、药品说明书、国家处方集等。

5. 点评流程　包括不合理用药分析、合理用药建议、向处方者反馈意见、填写处方或医嘱点评相关表格、提出下阶段工作计划五个环节。

（四）处方点评结果的干预

处方点评结果干预方式：按方法可分为技术干预和行政干预，按时效可分为事前干预和事后干预。

1. 技术干预　目的在于通过不断提高临床医师的用药水平，使医师按照安全、有效、经济合理的用药原则为患者制定最优的用药方案，包括用药分析；药师下临床与医师讨论用药方案；药师下临床与患者和医师交流；收集与合理用药的相关信息；提出合理用药建议；接受用药会诊；推行基本用药目录；实施用药指南；用药疗效追踪；进行合理用药教育（包括医护交接班时医、药、护讨论）；对医师进行合理用药评价等。

2. 行政干预　目的在于通过行政管理对临床的不合理用药进行持续改进，包括通报严重或重复出现或有代表性的不合理用药问题；对医师的合理用药情况进行绩效管理等。

3. 事前干预　目的在于纠正正在发生或可能将要发生的不合理用药，包括药师处方前置审核时发现的不合理用药，及时与医师沟通或讨论，并提出合理用药建议；对纠正情况及疗效进行追踪等。

4. 事后干预 目的在于减少存在的用药安全隐患，预防再次发生，包括以医生为单位定期随机抽查门急诊处方或住院医嘱，对出现的不合理用药进行评价；以会议的形式与医师讨论不合理用药问题；以书面形式反馈不合理用药问题等。

（五）处方点评的应用和持续改进

（1）医院药学部门应会同医疗管理部门对处方点评小组提交的点评结果进行审核，定期公布处方点评结果，通报不合理处方；根据处方点评结果，对医院在药事管理、处方管理和临床用药方面存在的问题，进行汇总和综合分析评价，提出质量改进建议，并向医院药物与治疗学委员会（组）和医疗质量管理委员会报告；发现可能造成患者损害的，应当及时采取措施，防止损害发生。

（2）医院药物与治疗学委员会（组）和医疗质量管理委员会应当根据药学部门会同医疗管理部门提交的质量改进建议，研究制定有针对性的临床用药质量管理和药事管理改进措施，并责成相关部门和科室落实质量改进措施，提高合理用药水平，保证患者用药安全。

（3）各级卫生行政部门和医师定期考核机构，应当将处方点评结果作为重要指标纳入医院评审评价和医师定期考核指标体系。

（4）医院应当将处方点评结果纳入相关科室及其工作人员绩效考核和年度考核指标，建立健全相关的奖惩制度。

（六）处方点评工作的监督管理

（1）各级卫生行政部门应当加强对辖区内医院处方点评工作的监督管理，对不按规定开展处方点评工作的医院应当责令改正。

（2）卫生行政部门和医院应当对开具不合理处方的医师，采取教育培训、批评等措施；对于开具超常处方的医师按照《处方管理办法》的规定予以处理；一个考核周期内5次以上开具不合理处方的医师，应当认定为医师定期考核不合格，离岗参加培训；对患者造成严重损害的，卫生行政部门应当按照相关法律、法规、规章给予相应处罚。

（3）临床药师未按规定审核处方、调剂药品、进行用药交代或未对不合理处方进行有效干预的，医院应当采取教育培训、批评等措施；对患者造成严重损害的，卫生行政部门应当依法给予相应处罚。

（4）医院因不合理用药对患者造成损害的，按照相关法律、法规处理。

五、药学门诊

药学门诊是药师在门诊直接面对患者提供用药咨询服务和用药教育的一种方法和途径。临床医师精于诊断，但药物不良反应、药代动力学、药物相互作用和配伍禁忌等知识不足，药学门诊可以起到有效补充作用。

（一）目的

药学门诊是为了协助医师提高患者用药安全性、有效性和依从性，减少不良反应的发生；从药学角度入手体现人文关怀，提高患者对药物治疗的满意度；通过对患者用药信息的收集与药物重整，减少用药相关损害和不必要的药物治疗，减轻医保部门和患者疾病治疗的经济负担。

（二）工作内容

根据我国医疗机构的实际情况，参考美国药物治疗管理（Medication Therapy Management，MTM）模式，药学门诊的工作内容主要包括如下内容。

（1）建立患者药物治疗管理档案　患者基本信息，包括现病史、既往史、用药史、过敏与不良反应史；生活习惯与饮食；生育、手术计划等。

（2）制定用药记录　整理目前用药，制作个人药物记录表，包括处方药（非处方药）、中草药等，评估药物疗效与药物不良反应等相关问题。

（3）提出药物治疗干预方案　针对患者目前药物治疗存在的问题，或需要调整的生活方式或饮食，进行适当的干预，如处方精简、药物重整、生活方式调整或饮食教育，必要时与主诊医师沟通进行药物治疗方案的调整。

（4）提供个体化用药教育　增强患者对药物的了解，使其能够正确使用药物。

（5）解答患者关于用药的问题。

（6）随访，预约复诊。

通过临床药师规范化、专业化的药学服务，提高患者用药依从性、预防用药错误，最终实现患者自我用药管理，保证安全性。药学门诊充分发挥了临床药师的专业技能，体现了药师价值，拉近了患者与临床药师的距离，提高了临床药师社会认知度和认可度。

六、“互联网＋”药学实践

随着互联网、人工智能、云技术和新媒体等信息化技术的快速发展和应用，智能化的药学实践模式更加丰富。2015 年《国务院关于积极推进“互联网＋”行动的指导意见》（国发〔2015〕40 号）印发，依托该意见实施基于云技术和新媒体传播方式的药学实践新模式具有以下特点：①记忆储存信息量大；②克服时空感和距离感；③快速高效；④使用便捷。目前，“互联网＋”药学实践新模式包括智慧药房以及远程药学会诊、远程处方审核、远程药学教育等。

（一）云技术与新媒体

云技术基于云计算商业模式应用的网络技术、信息技术、整合技术、管理平台技术、应用技术等的总称，可以组成资源池，按需所用，灵活便利。新媒体是以数字技术为基础，以网络为载体进行信息传播的媒介。随着科学技术的发展，新媒体的创新成果与社会各领域深度融合，医疗服务的模式也在快速的裂变和重组。

伴随互联网行业的高度发展和应用，未来药学实践过程中有可能存在特殊的识别标志，不同程度级别的数据需要传输到后台系统进行逻辑分级处理，云技术的应用可为药学实践数据提供强大的信息系统后盾支撑。基于云技术和新媒体，可以推动真实世界研究、医疗数据挖掘、临床诊疗标准凝练、药源性疾病预警提示、患者用药教育、用药自动提醒等。

（二）医疗大数据与药学实践

医疗大数据挖掘和应用，通过回顾性归纳和分析，寻找有价值的循证医学证据，制定更科学合理的临床常见疾病的药物治疗标准和方案，利用大数据技术形成的临床用药决策支持系统，对临床处方做到事前提醒、事中审方和事后点评，促进临床药师和临床医师间的协作，助力实现临床精准用药决策，提高医院药事管理效率，推动药学服务转型。通过医疗大数据挖掘发现药物新的适应证和最佳配伍治疗原则。

（三）药师远程审核处方

按照 2012 年国务院印发的《国家药品安全“十二五”规划》的要求，利用网络设备，药师集中审方，使多个医疗机构共享药学资源，为患者提供高品质的药学服务，最大程度保障患者安全合理用药。远程审方能够有效解决目前高层次药学技术人员缺乏的问题。

（四）智慧药房

智慧药房通过互联网、大数据、人工智能实现处方系统与药房配药系统无缝对接，加速药房从传统模式向创新模式升级。智慧药房主要利用人工智能和机械传输手段，极大提高了药品的储运效率，有效利用了工作区域，降低药品收发差错率，将药师从烦琐的“收方发药”中释放出来，对全面提升医院药学服务起到了积极推动作用。

（五）远程药学会诊

远程药学会诊是远程医疗服务中的一部分，药师运用信息化手段，通过网络的方式为患者提供药学服务，即通过视讯终端与医师、患者远程交流、会诊。该模式的运用可促进优质医疗资源共享，为区域百姓提供优质、便捷、高效的药学服务。

（六）远程药学教育

远程药学教育的显著特征是便捷、灵活，不受时间、地域、授课对象的限制，使优质的药学教育资源得到最大化利用。远程药学教育提倡主动学习，教学管理平台可对学习情况进行系统的记录和分析，方便评估教学效果，为药学教育提供有效途径。

第五节　临床药师技能

一、药物不良事件处置

（一）药物不良事件相关概念

药物不良事件（adverse drug event，ADE）是指药物治疗期间所发生的任何不利的医疗卫生事件，而该事件不一定与该药物有因果关系。ADE包括药品标准缺陷、药品质量问题、药品不良反应、用药错误和药品滥用。从涉及的部门和人群看，ADE涉及监管者、生产和研究者、流通商、药师、医生、护士、患者或消费者。

药品不良反应（adverse drug reaction，ADR）我国《药品不良反应报告和监测管理办法》规定，药品不良反应是指合格药品在正常用法用量下出现的与用药目的无关的或意外的有害反应。包括副作用、后遗效应、变态反应、继发反应、特异性反应、致癌、致畸、致突变等。ADR与药品应用有因果关系。ADE与ADR区别见表1－3。

表1－3　ADR和ADE的区别

比较类别	ADR	ADE
反应性质	有害且非期望的反应，不可避免	不利的临床事件，部分可避免
用法用量	正常用法、正常剂量	不强调与用法、剂量的关系
因果关系	药物与不良反应有因果关系	药物与不良事件未必有因果关系
用药行为	排除了意向性和意外性过量用药与用药不当的行为，即不包括药物滥用和用药错误等	不排除意向性和意外性过量用药与用药不当的行为，包括药物常规使用、滥用、误用、故意使用、药物相互作用等引起的各种不良后果
药品质量	合格药品	合格药品和(或)不合格药品
风险责任	不属医疗纠纷，不承担赔偿责任	常规用药，且药物与事件有因果关系，不属医疗纠纷；误用、滥用、故意使用、使用不合格药品等因医方导致的后果，属医疗纠纷并承担相应责任

用药错误（medication error，ME）指药物使用过程中发生的任何能导致药物错误使用的可预防事件。用药错误可出现于处方、医嘱、药物标签与包装、药物名称、配方、发药、给药、用药指导、监测及应用等过程中。用药错误大多是由于违反治疗原则和规定所致。ME 的含义不同于药品不良反应，但 ME 也可以导致药品不良反应。

（二）药品不良反应的预防

为了减少药品不良反应发生，临床药师应做到以下几点。

（1）详细了解患者的病史和过敏史，对症用药。

（2）严格掌握药物的用法、用量，注意特殊人群用药。

（3）用药品种应合理，避免不必要的重复或联合用药。

（4）密切观察患者用药反应，必要时监测血药浓度。

（5）慎用对器官功能有损害的药物，必要时监测器官功能。

（6）提高患者防范意识，及时报告异常反应。

（7）加强临床药师、医师、护士的专业水平和进行职业道德教育，避免用药错误。

（三）药品不良反应的判断

ADR 与药物因果关系判断原则如下。

（1）开始用药与可疑 ADR 出现的时间有无合理的先后关系。

（2）可疑 ADR 是否符合该药物已知的 ADR 类型。

（3）可疑 ADR 能否用药物的药理作用、患者的临床症状或其他疗法的影响来解释。

（4）停药或减少剂量后，可疑 ADR 是否减轻或消失。

（5）再次接触可疑药物后，同样的反应是否重新出现。

根据上述五条判断原则，我国对药品不良反应关联性评价分为肯定、很可能、可能、可疑和不可能（详见第六章）。

（四）药品不良反应的处理程序

（1）在临床治疗中一旦发生 ADR，原则上应立即停药，视情况判断是否给予相关治疗。若怀疑药品质量问题，应与药剂科联系，由药学人员、医护人员共同进行相关药物的封存工作。

（2）临床科室应按规定时限填写《药品不良反应/事件报告表》，并及时上报药剂科 ADR 监测组。若 ADR 症状仍未消失或转归，药学人员应继续监测事件的发展，并负责与患者沟通，进行情况进展登记。

（3）新的、严重的药品不良反应应于发现或者获知之日起 15 日内报告，其中死亡病例须立即报告，其他药品不良反应应在 30 日内报告。有随访信息的，应当及时报告。

（4）对于新的、严重的 ADR 应立即停药，给予积极治疗，尽最大可能降低对患者的不利影响，按规定时限填写《药品不良反应/事件报告表》，并将情况上报医务科和药剂科。药剂科 ADR 监测人员应及时到科室调查，并组织相关人员进行病例讨论，研究不良反应与可疑药品的相关性，若与药品相关，分析是药品质量、多种药品相互作用，还是由于患者自身等原因造成，整理总结后及时上报。必要时可采取暂停药品使用等紧急措施，将损害降至最低。

（5）若因一种药物，同剂型、同批号在一周内连续出现 3 例或以上不良反应，药剂科应立即通知各医疗区停用该批号药品，并在临床重点监测已用该药品患者的情况，通知生产厂家，告知其情况，共同分析 ADR 发生原因。若为药品质量原因，药剂科将上报药事管理委员会，提请处理意见。

（6）药学人员对医护人员及患者进行药品不良反应信息传达和用药安全知识的宣传。

（7）药剂科负责定期将国家 ADR 通报及院内 ADR 发生情况通报临床医护人员。药品不良反应上报流程详见图 1－3。

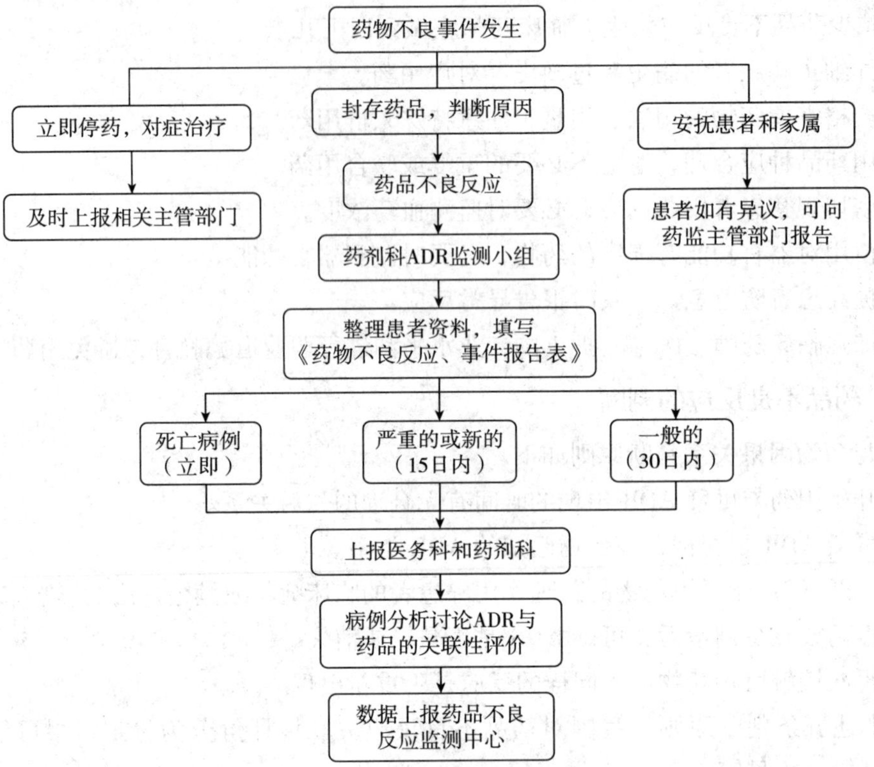

图 1－3　药品不良反应上报流程

二、基于 PK/PD 参数的抗菌药物合理应用

药物动力学（pharmacokinetics，PK）阐明不同部位药物浓度与时间的关系。药效学（pharmacodynamics，PD）主要探讨药效和药物浓度的关系。PK 和 PD 同步结合能较客观地描述时间－药物浓度－效应三者间的关系，在给药方案的优化、预测药物疗效、不良反应和药物相互作用方面发挥重要作用，特别对抗菌药物、心血管药物、抗肿瘤药物、中枢神经系统药物及疼痛治疗等类型药物给药方案的确定和调整具有重要意义。

抗菌药物与其他药物的不同之处在于其靶点是致病菌，而不是机体组织细胞，所以药物、人体、致病菌是决定抗菌药物给药方案的三要素，PK 与 PD 是决定三要素相互关系的重要依据，已成为优化抗菌药物治疗的主要参考。抗菌药物的疗效取决于药物在靶部位能否达到有效浓度并清除感染灶中的病原菌。一定剂量的抗菌药物在血液、体液和组织中达到杀灭细菌或抑制细菌生长的浓度，并维持一定的时间所涉及的一系列体内过程即为 PK 过程；而在感染部位发挥治疗作用同样要求药物达到相应浓度和维持足够时间，即 PD 的研究内容。抗菌药物 PK/PD 研究已应用于指导抗菌新药临床试验中给药方案的确定、上市后优化、药敏折点的制定及再评价，以及指导临床抗菌治疗给药方案优化等方面。

（一）抗菌药物的药代动力学参数

抗菌药物的药代动力学主要用于研究抗菌药物在体内的动力学过程，包括吸收、分布、代谢和排泄四个阶段，以及人体在不同生理或病理状态下对这一过程的影响，主要参数有吸收速率常数（K_a）、血药浓度－时间曲线下面积（AUC）、达峰时间（T_{max}）、血药峰浓度（C_{max}）、分布半衰期（$t_{1/2\alpha}$）、消除半衰期（$t_{1/2\beta}$）、消除速率常数（K_e）、药物清除率（Cl）、生物利用度（F）等，见图1－4。

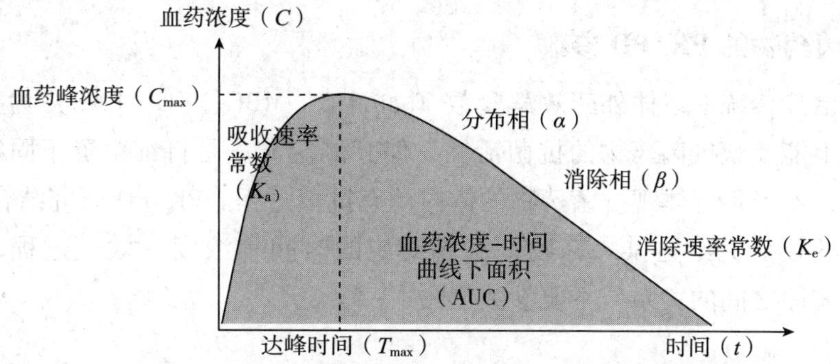

图1－4　单次口服给药后的血药浓度－时间曲线

（二）抗菌药物的药效学参数

抗菌药物的药效学主要用于描述抗菌药物抑制或杀灭病原微生物的能力及动力学过程，主要以最低抑菌浓度（minimal inhibitory concentration，MIC）、最低杀菌浓度（minimal bactericidal concentration，MBC）、抗菌药物后效应（postantibiotic effect，PAE）等为指导。抗菌药物活性变化的时间过程是研究抗菌药物的核心问题，与临床疗效密切相关，而给药剂量和给药方法是决定是否成功治疗的关键。

1. 最低抑菌浓度（MIC）　指在体外培养细菌18～24h后能抑制培养基内病原菌生长的最低药物浓度。能抑制50%或90%受试菌生长所需的MIC，分别称为MIC_{50}及MIC_{90}。最低抑菌浓度是测量抗菌药物抗菌活性大小的重要指标。

2. 最低杀菌浓度（MBC）　指杀死99.9%的供试微生物所需的最低药物浓度。MBC_{50}和MBC_{90}分别指杀死50%或90%的供试微生物所需的最低药物浓度。

3. 累积抑菌百分率曲线　是以MIC试验中的药物浓度为横坐标、累积抑菌百分率为纵坐标描记的量效曲线，可用于比较不同抗菌药物的效价强度。

4. 杀菌曲线（killing curve，KC）　是抗菌药物的药效学曲线，是以药物作用时间为横坐标、不同时间点细菌计数（lgcfu/ml）为纵坐标绘制的时间－菌落数对数曲线（h－lgcfu/ml），一般分延迟期、杀菌期和恢复再生长期3个时相。

5. 联合药敏指数（fractional inhibitory concentration index，FICI）　用于联合应用两种或两种以上抗菌药物的评价。FICI指数＝MICA药联用/MICA药单用＋MICB药联用/MICB药单用。当FICI＜0.5时提示为协同效应，1≥FICI＞0.5为相加效应，2≥FICI＞1为无关效应，FICI＞2提示拮抗效应。

6. 抗菌药物后效应（postantibiotic effect，PAE）　指细菌与抗菌药物短暂接触，当药物清除后，细菌生长仍然受到持续抑制的效应。PAE较长的抗菌药物有氟喹诺酮类、氨基糖苷类、碳青霉烯类、大环内酯类、硝基咪唑类、糖肽类等。多数β－内酰胺类药物对革兰阳性球菌有一定的PAE，对革兰阴性杆菌的PAE则很短。PAE是评价抗菌药物疗效的一个重要指标，目前已将 PAE 作为评价新的抗菌药物药效学和设计合理给药方案的重要依据。

7. 首剂效应（the first - exposure effect）和亚 MIC 效应 如氨基糖苷类药物在初次接触细菌时有强大的杀菌活性，但当再次接触或连续接触时，并不再次出现或显著增加这种明显的抗菌效应，而须间隔相当时间后才能再起作用。此效应支持氨基糖苷类药物日剂量单次给药方案。当细菌暴露于低 MIC 水平时，细菌生长受到暂时抑制的现象称为亚 MIC 效应。

（三）抗菌药物的 PK/PD 参数

抗菌药物治疗传统上以体外药效学参数（如 MIC、MBC、KC、PAE）为指导，虽然它们在一定程度上能反映抗菌药物的抗菌活性，但其测定方法是将细菌置于固定的抗菌药物浓度中测得的，不能很好体现抗菌药物的体内动态抗菌过程。PK/PD 研究结合 PK 与 PD 的研究方法，目的是研究给定某一药物剂量相对应的时间 - 浓度 - 效应过程，可以反映药物 - 人体 - 致病原之间的关系。主要参数见图 1 -5。

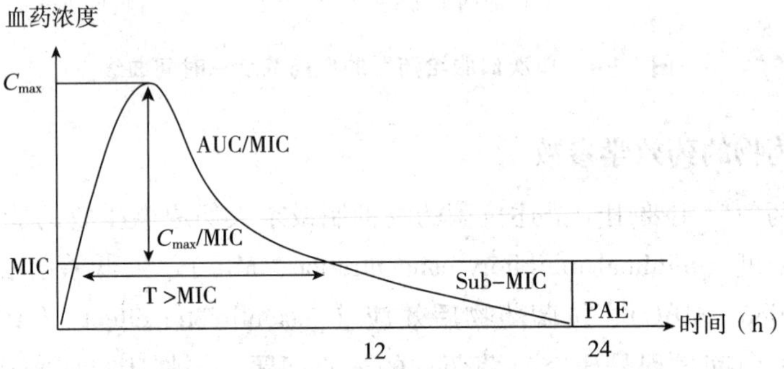

图 1 -5 抗菌药物 PK/PD 参数与血药浓度 - 时间曲线的关系模式图

AUC/MIC（AUIC）：指在血药浓度 - 时间曲线图中，MIC 以上的 AUC 部分，一般以 0 ~24 小时 AUC 与 MIC 的比值表示。

C_{max}/MIC：抗菌药物血药峰浓度（C_{max}）与 MIC 的比值。

T > MIC（time above MIC）：药物的有效时间。表示在给药后，血药浓度大于 MIC 的持续时间，通常以占一个给药区间的百分比表达，即 T > MIC%。

（四）抗菌药物 PK/PD 分类

依据不同抗菌药物 PK/PD 参数，即抗菌药物抗菌作用与血药浓度或作用时间的相关性，抗菌药物大致可分为浓度依赖性、时间依赖性且半衰期较短、时间依赖性且抗菌活性持续时间（如 PAE）较长者 3 类，这种分类为确定不同药物的给药方案提供重要依据。

1. 浓度依赖性抗菌药物 包括氟喹诺酮类、氨基糖苷类和两性霉素 B 等。其特点是具有较长的 PAE 和首剂效应（the first - exposure effect）。这类药物的杀菌作用与时间关系不密切，而取决于峰浓度：即血药峰浓度越高，其杀菌效果越好。所以要提高临床疗效，可以通过提高此类药物的峰浓度实现。用于评价浓度依赖性药物杀菌作用 PK/PD 的参数主要有 C_{max}/MIC、AUC/MIC。

2. 时间依赖性且 PAE 较短的抗菌药物 包括 β - 内酰胺类、大环内酯类和林可霉素类等。该类药物的抗菌作用与同细菌接触时间密切相关，而与峰浓度关系较小，主要评价参数为 T > MIC。当 40% ~60% 时间体内血药浓度超过了 MIC 时，药物的疗效达到最佳。

3. 时间依赖性且 PAE 较长的抗菌药物　包括阿奇霉素等大环内酯类、糖肽类和唑类抗真菌药等，其特点是对浓度杀菌依赖很小，具有时间依赖性，并表现一定的 PAE。在临床上用药的主要依据指标为 AUC/MIC。

综合以上，按 PK/PD 分类的三类抗菌药物总结如表 1 -4 所示。

表 1 -4　基于 PK/PD 参数的抗菌药物分类

抗菌药物类别	PK/PD 参数	抗菌药物
浓度依赖性抗菌药物	AUC_{0-24}/MIC 或 C_{max}/MIC	氟喹诺酮类、氨基糖苷类、两性霉素 B 等
时间依赖性且 PAE 较短的抗菌药物	T > MIC 和 AUC/MIC	青霉素类、头孢菌素类、氨曲南、碳青霉烯类、部分大环内酯类、克林霉素、氟胞嘧啶
时间依赖性且 PAE 较长的抗菌药物	AUC_{0-24}/MIC	阿奇霉素、四环素、万古霉素、替考拉宁、氟康唑、利奈唑胺

（五）不同类别抗菌药物的 PK/PD 参数与合理用药

临床上使用抗菌药物的目标是：①减少对人体的不良反应；②清除细菌，使患者痊愈；③将耐药菌的出现率降到最低。随着人们对药物与人体及致病菌以及药效学和药代动力学以及之间相互作用的深入研究，依据不同种类抗菌药物的 PK/PD 特点及抗菌机制，在临床应用中，用 PK/PD 参数作为制定合理、安全有效的用药方案的基础，以达到良好的抗菌作用和临床疗效，降低不良反应的发生率，同时提高患者的依从性，减轻患者的医疗负担。

1. β - 内酰胺类抗菌药物　包括头孢菌素类、青霉素类、β - 内酰胺酶抑制剂、碳青霉烯类、单酰胺环类等，为时间依赖性抗菌药物。用头孢唑林治疗金黄色葡萄球菌感染中，在 24 小时疗程中高于 MIC 的时间占总时间 55% 时，该药的细菌清除率最大，但并不代表所有 β - 内酰胺类抗生素都需要通过增加给药次数来提高临床疗效。对于一些 PAE 比较长的此类抗生素，增加给药次数并不增加疗效，如头孢曲松，它的半衰期为 8.5 小时，在 12 ~24 小时中，给药 1 次就能维持血药浓度，而且治疗效果也不会降低。临床治疗结果证实：T > MIC 为给药间隔时间的 40%（青霉素）以及 50%（头孢菌素），都能获得高的细菌学治愈率。

2. 氨基糖苷类抗菌药物　属于浓度依赖性抗菌药物，对其临床疗效评价的主要 PK/PD 参数为 C_{max}/MIC。临床试验表明，当 C_{max}/MIC 比值达到 8 ~11 时，该抗生素可以达到最大杀菌率，治疗有效率可以高达 90%。传统临床治疗中，该类药物的日剂量是分为 2 ~3 次给药的，在对此进行 PK/PD 参数分析的基础上，把日剂量分次给药改为单次给药，获得了更大的 C_{max}，从而增大了 C_{max}/MIC 比值，但要注意不能超过最低毒性剂量。这样在日剂量保持不变的情况下，把分次给药改为单次给药，可以明显提高抗菌活性，从而提高了临床疗效，而且还可以降低耳、肾毒性的发生率和减少耐药菌株的产生。

3. 大环内酯类抗菌药物　从分类上基本属于时间依赖性抗菌药物，但在研究 PK/PD 时必须考虑到，该类药物在细胞和组织内比其他抗菌药物同期血药浓度高，应该将细胞内药物浓度和感染部位药物浓度结合起来进行分析，不能仅仅以血药浓度为分析基础。显示时间依赖性的有阿奇霉素和克拉霉素，其血药浓度高于 MIC 时间与临床药学评价相关，其 PAE 与细菌和药物的接触时间及药物浓度都有关系，PAE 作用只有当药物浓度大于等于最低抑菌浓度时才会产生，在 5 ~10 倍的最低抑菌浓度时达到最长。因为从峰浓度到低浓度与最低抑菌浓度产生叠加的 PAE，新型大环内酯类在感染组织将会在体内产生较长的 PAE。因此，对于这类药物如克拉霉素采用 2 次/天 给药方案；罗红霉素和阿奇霉素，在临床上应采用 1 次/天 的给药方案，这样给药能够收到良好的效果。但是，对于 PAE 和半衰期较短的乙酰螺旋霉素、琥乙红霉素、红霉素等，为了保证血药浓度高于 MIC，应该按照 3～4 次/天给药。

4. 氟喹诺酮类抗菌药物 属于浓度依赖性抗菌药物，具有良好的快速杀菌作用，AUC/MIC 和 C_{max}/MIC 是评价此类药物抗菌活性最重要的 PK/PD 指标。AUC/MIC 与细菌学疗效最为相关，当 AUC/MIC≥100 和（或）C_{max}/MIC＞8 时可发挥良好的细菌学疗效，多数给药为日剂量分 1～2 次给药。对于肺炎链球菌，当 AUC/MIC 比值在 30～40 时，该药物的治愈率和细菌清除率较高。当此类药物在一定范围的血药浓度时，容易出现选择性耐药突变株。对于 PAE 较长的，如莫西沙星可以 1 次/天给药，用于防治成人结核病时司帕沙星、氧氟沙星可以 1 次/天给药。

5. 糖肽类抗菌药物 万古霉素属于时间依赖性抗菌药物，对金黄色葡萄球菌的清除率与 T＞MIC 有关，与 C_{max}/MIC 无关。使用万古霉素在最初的 4h 内对金黄色葡萄球菌的杀菌作用最明显，在此之后，药物浓度的变化对杀菌的清除率没有影响，通过进一步的研究发现，其 4～5 倍的最低杀菌浓度是杀菌的最佳浓度。

6. 抗真菌药物 两性霉素 B 为浓度依赖性且有较长 PAE 的药物，氟胞嘧啶属于时间依赖性药物，而咪唑类属于时间依赖性且 PAE 较长的药物。应用氟康唑治疗真菌感染时，应使 AUC/MIC 值大于 20，其对真菌的 MIC≤8mg/L 时，只需 200mg 的氟康唑即可达到该比值，而当其对真菌的 MIC 在 16～32mg/L 时，则需剂量 400～800mg 氟康唑才可达到该比值。

扫码“练一练”

（文爱东）

第二章　临床药动学的一般原理及其在临床给药方案中的应用

第一节　临床药动学的一般原理

扫码“学一学”

一、临床药动学概念

为了合理应用药物，不仅要了解药物吸收、分布和消除的机制，还应知道其动力学过程。药物在体内的动态变化规律称之为药物动力学（pharmacokinetics），简称药动学，这些原理在临床上的应用称为临床药物动力学（clinical pharmacokinetics），简称临床药动学。

用药后药物的作用分为以下两个过程：药动学过程（pharmacokinetic phase），药物的剂型、用药次数、给药途径等均与体内浓度－时间密切相关。药效学过程（pharmacodynamic phase），该过程中作用部位的药物浓度与效应强度密切相关，只有弄清这两个过程，才可能设计给药方案以达到治疗目的。

临床药动学的一个基本思想就是药物的治疗反应和毒性强度是作用部位药物浓度的函数。药物浓度太低，达不到治疗效应；浓度太高，则产生毒性。在这两个浓度之间限定一个合理治疗区域，该浓度区域常称为“治疗窗”（或称为治疗范围）。一个理想的治疗方案可以定义为维持药物的血浆浓度在治疗窗内的给药方案。

二、药物在体内的处置

1. 吸收　药物从给药部位至血液（大循环）的体内过程。药物到达血循环前，任何部位对药物的破坏都可造成吸收下降。胃肠道和肝脏是药物破坏的主要器官。这种在药物吸收过程中通过某些器官，如胃肠道壁及肝脏所造成的药物破坏，使进入循环的药量减少，定义为首过效应。

2. 分布　药物进入血液后，分散于不同的组织中，这一过程是可逆的。典型的例子是药物在血液与肌肉之间的分布的过程。药物进入的通道与返回的通道可以不同。例如，药物可排入胆汁，储存于胆囊，然后排入小肠，最后又被吸收入血液，这个过程称为肝肠循环。

3. 消除　一种不可逆的药物从体内排泄的过程。

排泄：指原型药物不可逆的丢失。

代谢：指原型药物转化为另一种化学物质。有时代谢物也可转化回原型药物。

处置：发生于吸收过程之后的另一体内过程。这个过程包括分布与消除。

药物与蛋白结合是影响药物分布和消除的重要因素。药物的蛋白结合是可逆的，是药物贮藏的一种形式。只有游离的药物才有药理活性，才能在体内分布和消除。药物在血浆内与血浆蛋白结合，在红细胞内与血红蛋白结合，在组织内与组织蛋白结合。血浆中药物结合的蛋白主要是白蛋白。弱酸性的药物及许多中性药物与白蛋白结合。碱性药物主要是与 α－酸性糖蛋白（AAG）结合。球蛋白对某些甾体化合物（如泼尼松）有特异性的结合作用。有少数药物（如氯丙嗪、丙米嗪）可与脂蛋白结合。γ－球蛋白能同抗原结合，但基本上不与药物结合。

蛋白与药物作用过程如下。

$$[\mathrm{Pf}] + [\mathrm{Df}] \longleftrightarrow [\mathrm{P-D}]$$

式中，Pf 表示游离蛋白；Df 表示未结合药物；[ ] 表示摩尔浓度。

三、房室模型

药物的体内过程是复杂的，但血液循环是连接各组织与器官的纽带，是药物吸收、分布与消除的枢纽，所以从速度论的角度把血液与一切能很快同血液循环建立起转运平衡的组织与器官（也即供血丰富的组织与器官）合并起来视为一个隔室，称为中央室。若某一药物的分布可视为仅一隔室，称之为一室模型药物。与中央室相对应的隔室称为周边室。从速度论的角度看，根据转运的速度可分为二室或多室模型。假若药物是非静脉给药，有吸收过程，因此还应有一个吸收室。口服二室模型药物在各室之间的转运关系如下。

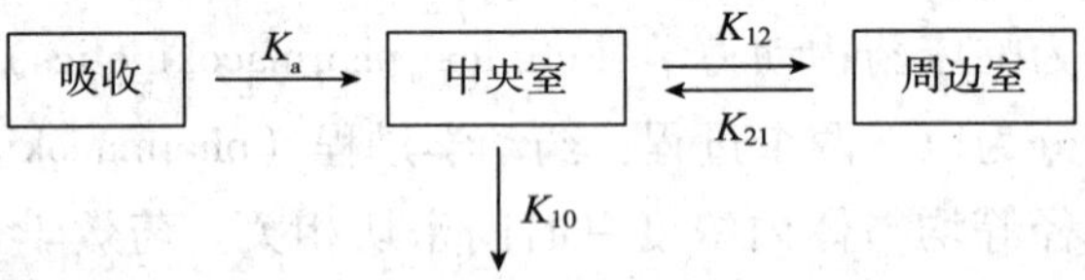

式中，K_a 表示吸收速度常数；K_{12}表示药物由中央室向周边室转运的速度常数；K_{21}表示药物由周边室向中央室转运的速度常数；K_{10}表示药物在中央室的消除速度常数。

若药物遵守一室模型，则无 K_{12}、K_{21}。K_{10}常写为 K，即药物总消除速度常数。

临床药动力学中应用最多是一室模型。

房室模型的缺陷：①同一药物给一批病人后，有的病人血药浓度可能符合二室模型规律，而有的病人的数据则用三室模型拟合更合理；②同一药物给同一病人静脉注射后其实验数据应用多室模型特性还与采样频率有关，而且多室模型的计算公式复杂，要求计算的参数较多，而有的参数临床价值不大，要求较多的参数所取的血样也多，这也给实验工作带来一定困难。

非室模型理论就是不考虑药物的室模型特性而用较简易的公式直接计算各常用的参数与设计给药方案。

四、单室模型药动学

（一）静脉注射

1. 建立模型图找出血药浓度与时间的关系

$$X_0 \longrightarrow \boxed{X(t)\cdot V} \xrightarrow{K}$$

式中，X_0表示剂量；$X(t)$ 表示 t 时体内药量；V 表示表现分布容积；K 表示消除速度常数。

由于单室静脉注射药物在体内的过程只有消除过程，而消除过程按一级过程进行，则：

$$X/\mathrm{d}t = -KX$$

式中，负号表示体内药量随时间下降。

上式积分得：

$$X = X_0\,\mathrm{e}^{-Kt}$$

取对数得：
$$\lg X=-\frac{Kt}{2.303}+\lg X_0$$

因 $X=V\cdot C$，$X_0=V\cdot C_0$（V 表示表现分布容积；C_0 表示 $t=0$ 时的血药浓度；C 表示 t 时体内血药浓度），则：

$$C=C_0\mathrm{e}^{-Kt}$$

$$\lg C=-\frac{Kt}{2.303}+\lg C_0$$

上式表明 $\lg C$ 与 t 呈直线关系。

2. 药动学参数的计算

（1）图解法　用静脉注射血药浓度数据，可以求算消除速度常数（k），半衰期（$T_{1/2}$），表观分布容积（V），曲线下面积（AUC），清除率（Cl）等。

$$\lg C=-\frac{Kt}{2.303}+\lg C_0$$

以血药浓度与时间的数据在半对数坐标纸上作图，得直线。

①K、$T_{1/2}$、V 的计算：在直线上找两点求斜率。

$$斜率=\frac{\lg C_2-\lg C_1}{t_2-t_1}$$

$$K=-斜率\times 2.303$$

$t=T_{1/2}$ 时：

$$C=\frac{C_0}{2}$$

$$T_{1/2}=\frac{2.303}{K}\lg\frac{C_0}{C_0/2}=\frac{0.693}{K}$$

$$V=\frac{X_0}{C_0}$$

②AUC、Cl 的计算

$$\mathrm{AUC}=\int_0^{\infty}C\mathrm{d}t=\int_0^{\infty}C_0\mathrm{e}^{-Kt}\mathrm{d}t$$

积分得：

$$\mathrm{AUC}=\frac{C_0}{K}=\frac{X_0}{KV}$$

清除率：

$$\mathrm{Cl}=KV$$

（2）线性回归法

$$\lg C=-\frac{Kt}{2.303}+\lg C_0$$

一般线性方程：

$$y=bx+a$$

$$y=\lg C;\ x=t;\ b=-\frac{K}{2.303}$$

根据一般线性回归方法，可计算结果。

x 的离差平方和 $L_{xx}=\sum x^2-(\sum x)^2/n$

y 的离差平方和 $L_{yy} = \sum y^2 - (\sum y)^2/n$

x，y 离差乘积之和 $L_{xy} = \sum xy - (\sum x \sum y)/n$

$$b = \frac{L_{xy}}{L_{xx}}, a = \sum y/n - b\sum x/n$$

$$|r| = L_{xy}/\sqrt{L_{xx}L_{yy}}$$

$$K = -b \times 2.303$$

（二）静脉滴注

1. 血药浓度与时间的关系

$$\xrightarrow{K_0} \boxed{X\ (t)\ \cdot V} \xrightarrow{K}$$

式中，K_0表示滴注速度，$K_0 = \frac{X_0}{t_0}$；t_0为滴注时间，因滴注速度保持恒定，故为零级速率。

$$\frac{dX}{dt} = K_0 - KX$$

$t = 0$，$X = 0$

用 Laplace 变换

$$S\overline{X} = \frac{K_0}{S} - K\overline{X}$$

$$S\overline{X} + K\overline{X} = \frac{K_0}{S}$$

$$\overline{X} = \frac{K_0}{S\ (S + K)}$$

求原函数得

$$X = \frac{K_0}{K}\ (1 - e^{-Kt})$$

$$C = \frac{K_0}{VK}\ (1 - e^{-Kt})$$

2. 稳态血药浓度（steady state plasma concentration）

随着药物不断滴入，达一定量时就建立稳态。

$$C = \frac{K_0}{VK}\ (1 - e^{-Kt})$$

当 $t \rightarrow \infty$，则 $e^{-Kt} \rightarrow 0$

则

$$X_{ss} = \frac{K_0}{K}$$

$$C_{ss} = \frac{K_0}{VK}$$

式中，X_{ss}表示稳态血药量；C_{ss}表示稳态血药浓度。因一般 V 与 K 均是常数，故 X_{ss}与 C_{ss}只取决于滴注速度 K_0。如 K_0增加 1 倍，则 X_{ss}或 C_{ss}也增加 1 倍，但达到稳态的速度与滴注速度无关。

3. 达稳分数时间的求法

达到稳态某一分数（如99%）所需时间，可计算如下：

$$C = \frac{K_0}{VK}\ (1 - e^{-Kt})$$

$$C = C_{ss}\ (1 - e^{-Kt})$$

如f_{ss}为达稳分数，则$f_{ss} = C/C_{ss}$

例：

$$f_{ss} = 99\% = 0.99$$

$$f_{ss} = \ (1 - e^{-Kt})$$

$$0.99 = 1 - e^{-Kt}$$

解得 $t = 6.64T_{1/2}$。

（三）单室模型非血管给药

1. 血药浓度

（1）建立模型图找出血药浓度与时间的关系　因为口服或肌内注射有个吸收过程，而且药物是逐渐进入血液循环。

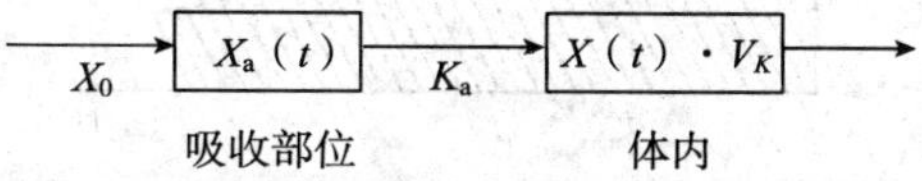

式中，X_a表示 t 时吸收部位的药量；X 表示 t 时体内药量；K_a表示吸收速度常数。

一般药物吸收进入大循环速度按一级速率过程，药物消除也为一级过程，故可建立方程组

$$\frac{dX_a}{dt} = -K_aX_a$$

$$\frac{dX}{dt} = K_aX_a - KX$$

用 Laplace 变换法求解

$$\frac{dX_a}{dt} = -K_aX_a$$

两边取拉氏变换，$t = 0$，$X_a = X_0$，则

$$S\overline{X}_a - X_0 = -K_a\overline{X}_a$$

解得

$$\overline{X}_a = \frac{X}{S + K_a}$$

$\frac{dX}{dt} = K_aX_a - KX$，两边取拉氏变换，又 $t = 0$，$X = 0$，故

$$S\overline{X} = K_a\overline{X}_a - K\overline{X}$$

将 X_a代入上式求得：

$$\overline{X} = \frac{K_aX_0}{(S + K_a)\ (S + K)}$$

查表得：

$$\overline{X} = \frac{K_aX_0}{K_a - K}\ (e^{-Kt} - e^{-K_at})$$

考虑到胃肠道对药物吸收不一定很充分，故在上式中 X_0 前加一系数 F，F 为口服或肌内注射 X_0 剂量后的吸收分数，也可称绝对生物利用度。

$$X = \frac{K_aFX_0}{K_a - K}\ (e^{-Kt} - e^{-K_at})$$

两边除 V 得

$$C=\frac{K_{a}FX_{0}}{(K_{a}-K)\ V}\ (e^{-Kt}-e^{-K_{a}t})$$

令 $A=\frac{K_{a}FX_{0}}{(K_{a}-K)\ V}$，则

$$C=A\ (e^{-Kt}-e^{-K_{a}t})$$

口服药物血药浓度与时间关系见图 2－1。

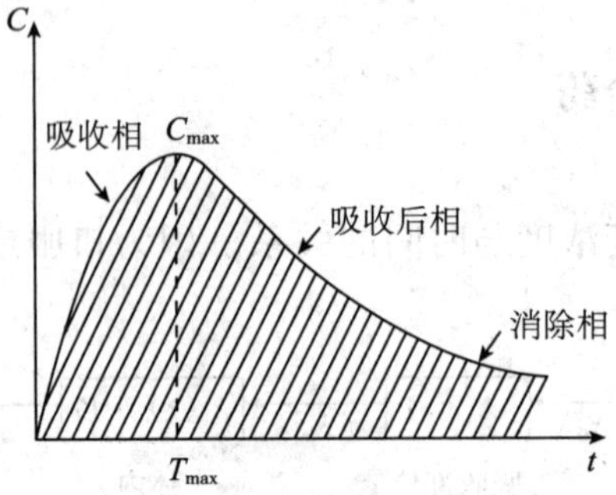

图 2－1　口服药物血药浓度－时间关系

图 2－1 中，C_{max}为峰浓度；T_{max}为达到峰浓度所需的时间；画斜线的部分为血药浓度－时间曲线下的面积，用 AUC（area under curve）表示，AUC 是生物利用度计算所需要的基本数据。

（2）药动学参数的计算

①用残数法求 K、K_a，同时计算 $T_{1/2}$、$T_{1/2(a)}$。

根据

$$C=A\ (e^{-Kt}-e^{-K_{a}t})$$

一般 $K_a \geqslant K$，当 t 充分大时，$e^{-K_{a}t} \to 0$，得

$$C=Ae^{-Kt}$$

取对数则

$$\lg C=-\frac{Kt}{2.303}+\lg A$$

以 $\lg C$ 对 t 作图，得一双指数曲线，而尾端几个点成直线，从直线斜率求出 K。

口服给药血药浓度－时间半对数图见图 2－2。

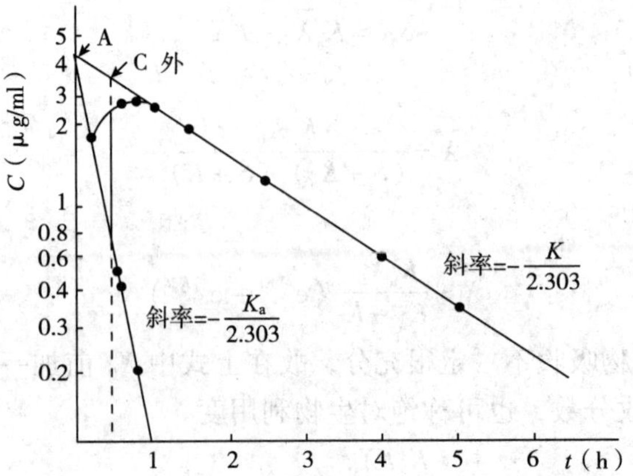

图 2－2　口服给药血药浓度－时间半对数图

$$斜率 = -\frac{K}{2.303}$$

$$K = -斜率 \times 2.303$$

$$T_{1/2} = \frac{-0.693}{K}$$

读取直线在对数坐标上的截距得 A。

将 $C = A\ (e^{-Kt} - e^{-K_a t})$ 展开后移项

$$C = Ae^{-Kt} - Ae^{-K_a t}$$

$$Ae^{-Kt} - C = Ae^{-K_a t}$$

取对数得

$$\lg\ (Ae^{-Kt} - C) = -\frac{K_a t}{2.303} + \lg A$$

式中，Ae^{-Kt}为外推浓度。某时间 t 的外推浓度可以将曲线尾段直线外推得外推线，以时间 t 与该时间的浓度 C 的连线向上延长至外推线，便得外推浓度 $C_{外}$，C 为实测浓度，以外推浓度减去实测浓度，便得残数浓度（C_r）。

$$\lg\ (Ae^{-Kt} - C) = -\frac{K_a t}{2.303} + \lg A$$

可写成

$$\lg C_r = -\frac{K_a t}{2.303} + \lg A$$

以 $\lg C_r$对 t 作图得直线叫残数线，从残数线的斜率便可求出 K_a。

$$K_a = -斜率 \times 2.303$$

$$T_{1/2(a)} = \frac{0.693}{K_a}$$

$T_{1/2(a)}$称为吸收半衰期。

②求 V、T_{max}、C_{max}

$$A = \frac{K_a F X_0}{(K_a - K)\ V}$$

$$V = \frac{K_a F X_0}{(K_a - K)\ A}$$

为求 T_{max}先作如下推导

$$C = A\ (K_a e^{-Kt} - K e^{-K_a t})$$

对 t 求导数，得：

$$\frac{dC}{dt} = A\ (e^{-Kt} - e^{-K_a t})$$

在时间 T_{max}时，血药浓度达极大值，$\frac{dC}{dt} = 0$，故

$$K_a e^{-K_a T_{max}} - K e^{-K T_{max}} = 0$$

$$\frac{K_a}{K} = \frac{e^{-K T_{max}}}{e^{-K_a T_{max}}}$$

取对数，整理后得：

$$T_{max} = \frac{2.303}{K_a - K} \lg \frac{K_a}{K}$$

C_{max}可以用T_{max}代入动力学方程式中直接求出。

③求 AUC 与 Cl

$$\mathrm{AUC} = \int_0^{\infty} C\mathrm{d}t$$

$$= \int_0^{\infty} A\left(\mathrm{e}^{-Kt} - \mathrm{e}^{-K_a t}\right)\mathrm{d}t$$

$$= A\int_0^{\infty}\left(\mathrm{e}^{-Kt} - \mathrm{e}^{-K_a t}\right)\mathrm{d}t$$

$$= A\left(\frac{1}{K} - \frac{1}{K_a}\right)$$

$$= \frac{K_a F X_0}{(K_a - K)V}\left(\frac{1}{K} - \frac{1}{K_a}\right)$$

$$\mathrm{AUC} = \frac{FX_0}{KV}$$

在实际工作中 AUC 多用梯形法计算，准确方便。

清除率 $\mathrm{Cl} = KV$。

（四）多剂量给药

1. 多剂量函数　首先看多剂量注射给药的血药浓度 - 时间曲线，见图 2 - 3。

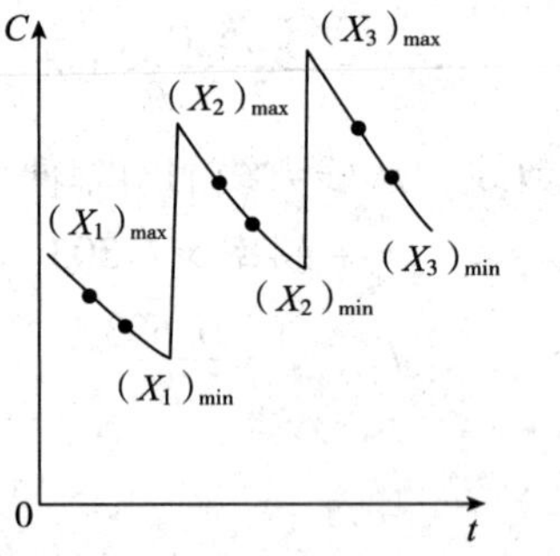

图 2 - 3　多剂量注射给药血药浓度 - 时间关系

第 1 次给药

$$(X_1)_{max} = X_0$$

当给药时间间隔为 τ，此时

$$(X_1)_{min} = X_0\mathrm{e}^{-K\tau}$$

第 2 次给药时

$(X_2)_{max} = (X_1)_{min} + X_0 = X_0\mathrm{e}^{-K\tau} + X_0 = X_0(1 + \mathrm{e}^{-K\tau})$

$(X_2)_{min} = (X_2)_{max}\mathrm{e}^{-K\tau} = X_0(1 + \mathrm{e}^{-K\tau})\mathrm{e}^{-K\tau}$

第 3 次给药时

$(X_3)_{max} = X_0(1 + \mathrm{e}^{-K\tau})\mathrm{e}^{-K\tau} + X_0 = X_0(1 + \mathrm{e}^{-K\tau} + \mathrm{e}^{-2K\tau})$

$(X_3)_{min} = (X_3)_{max}\mathrm{e}^{-K\tau} = X_0(1 + \mathrm{e}^{-K\tau} + \mathrm{e}^{-2K\tau})e^{-K\tau}$

第 n 次给药

$(X_n)_{max} = X_0[1 + \mathrm{e}^{-K\tau} + \mathrm{e}^{-2K\tau} + \cdots + \mathrm{e}^{-(n-1)K\tau}]$

令 $r = 1 + \mathrm{e}^{-K\tau} + \mathrm{e}^{-2K\tau} + \cdots + \mathrm{e}^{-(n-1)K\tau}$

乘 $\mathrm{e}^{-K\tau}$，得 $\mathrm{e}^{-K\tau} + \mathrm{e}^{-2K\tau} + \cdots + \mathrm{e}^{-(n-1)K\tau} + \mathrm{e}^{-nK}$

$$r-r\mathrm{e}^{-K\tau}=1-\mathrm{e}^{-nK\tau}$$

整理得：

$$r=\frac{1-\mathrm{e}^{-nK\tau}}{1-\mathrm{e}^{-K\tau}}$$

写成一般式

$$r=\frac{1-\mathrm{e}^{-nK_i\tau}}{1-\mathrm{e}^{-K_i\tau}}$$

式中，r 表示多剂量函数；n 表示给药次数；K_i表示速度常数。

2. 多剂量血药浓度与时间的关系　多剂量血药浓度公式，只要在单剂量公式单项（多项）指数中每项都乘以多剂量函数即得。

（1）静脉注射血药浓度与时间的关系　多剂量静脉注射，第 n 次给药后的间隔时间内任何时间的体内药量 X_n 等于在单剂量公式 $X_n=X_0\mathrm{e}^{-Kt}$ 中指数项乘以多剂量函数。

$$X_n=X_0\left(\frac{1-\mathrm{e}^{-nK\tau}}{1-e^{-K\tau}}\right)\mathrm{e}^{-Kt}$$

t 为第 n 次给药后所经过的时间，用浓度表示，可写成

$$C_n=\frac{X_0}{V}\left(\frac{1-\mathrm{e}^{-nK\tau}}{1-\mathrm{e}^{-K\tau}}\right)\mathrm{e}^{-Kt}$$

（2）非血管给药血药浓度与时间的关系　即在单剂量公式 $C=A\ (\mathrm{e}^{-Kt}-\mathrm{e}^{-K_a t})$，每项指数前乘以多剂量函数。

$$C_n=A\left[\frac{1-\mathrm{e}^{-nK\tau}}{1-\mathrm{e}^{-K\tau}}\mathrm{e}^{-Kt}-\frac{1-\mathrm{e}^{-nK_a\tau}}{1-\mathrm{e}^{-K_a\tau}}\mathrm{e}^{-K_a t}\right]$$

3. 稳态血药浓度　多剂量给药时，随着 n 的增大，血药浓度不断增加，当增加到一定程度时，血药浓度曲线不再升高，药物进入体内的速度等于排出的速度，这时的血药浓度叫稳态血药浓度或坪浓度（plateau level）记为 C_∞。

（1）多次静脉注射

$$C_n=\frac{X_0}{V}\left(\frac{1-\mathrm{e}^{-nK\tau}}{1-\mathrm{e}^{-K\tau}}\right)\mathrm{e}^{-Kt}$$

当 n 充分大时 $\mathrm{e}^{-nK\tau}\to 0$，则

$$C_n=\frac{X_0}{V}\left(\frac{1}{1-\mathrm{e}^{-K\tau}}\right)\mathrm{e}^{-Kt}$$

在注射的瞬间 $t=0$，$\mathrm{e}^{-Kt}=1$，此时稳态血药浓度叫最大稳态血药浓度 $(C_\infty)_{max}$。

$$(C_\infty)_{max}=\frac{X_0}{V}\left(\frac{1}{1-\mathrm{e}^{-K\tau}}\right)$$

在 C_∞ 最小时，$t=\tau$，此时稳态血药浓度叫最小稳态血药浓度 $(C_\infty)_{min}$。

$$(C_\infty)_{min}=\frac{X_0}{V}\left(\frac{1}{1-\mathrm{e}^{-K\tau}}\right)\mathrm{e}^{-K\tau}$$

（2）非血管给药

$$C_\infty=A\left[\frac{1}{1-\mathrm{e}^{-K\tau}}\mathrm{e}^{-Kt}-\frac{1}{1-\mathrm{e}^{-K_a\tau}}\mathrm{e}^{-K_a t}\right]$$

但要注意 $(C_\infty)_{max}$ 不是在 $t=0$ 时达到，因其口服后不能立即达到，而是在稳态达峰时，t'_{max} 达到最大稳态血药浓度。

$$C_n=A\left[\frac{1-\mathrm{e}^{-nK\tau}}{1-\mathrm{e}^{-K\tau}}\mathrm{e}^{-Kt}-\frac{1-\mathrm{e}^{-nK_a\tau}}{1-\mathrm{e}^{-K_a\tau}}\mathrm{e}^{-K_a t}\right]$$

$$T'_{\max} = \frac{2.303}{K_a - K}\lg\left[\frac{K_a\ (1 - e^{-K\tau})}{K\ (1 - e^{-K_a\tau})}\right]$$

$$(C_\infty)_{\max} = \frac{FX_0}{V}\left(\frac{1}{1 - e^{-K\tau}}\right)e^{-Kt'_{\max}}$$

$$(C_\infty)_{\min} = A\left[\frac{1}{1 - e^{-K\tau}}\ e^{-Kt} - \frac{1}{1 - e^{-K_a\tau}}\ e^{-K_a\tau}\right]$$

因 K_a 较大在 T 时吸收相基本结束，故 $e^{-K_a\tau}\to 0$ 则上式可简化为

$$(C_\infty)_{\min} = A\left(\frac{1}{1 - e^{-K\tau}}\right)e^{-K\tau}$$

五、多室模型药动学

（一）二室模型的静脉注射与静脉滴注

1. 血药浓度

（1）建立模型图，静脉注射可用下图表示：

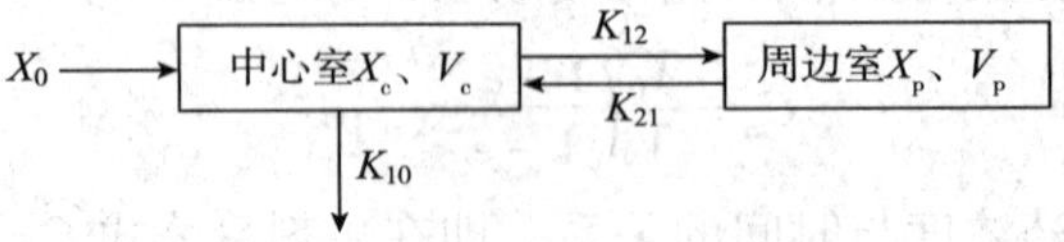

式中，X_c 表示中心室的药量；V_c 表示中心室分布容积；X_p 表示周边室的药量；V_p 表示周边室的分布容积；K_{12} 表示中心室向周边室的转运速度常数；K_{21} 表示周边室向中心室的转运速度常数；K_{10} 表示中心室的消除速度常数。

中心室任何时间 t 药量的变化，一是从周边室返回部分，另一是向周边室输出部分与从中心室消除部分，因此可以建立以下速度方程：

$$\frac{dX_c}{dt} = K_{21}X_p - K_{12}X_c - K_{10}X_c$$

用 Laplace 的变换法解出得

$$X_c = \frac{X_0\ (\alpha - K_{21})}{\alpha - \beta}\ e^{-\alpha t} + \frac{X_0\ (K_{21} - \beta)}{\alpha - \beta}\ e^{-\beta t}$$

用浓度表示

$$C = \frac{X_0\ (\alpha - K_{21})}{V_c\ (\alpha - \beta)}\ e^{-\alpha t} + \frac{X_0\ (K_{21} - \beta)}{V_c\ (\alpha - \beta)}\ e^{-\beta t}$$

令

$$A = \frac{X_0\ (\alpha - K_{21})}{V_c\ (\alpha - \beta)} \qquad B = \frac{X_0\ (K_{21} - \beta)}{V_c\ (\alpha - \beta)}$$

则公式可变为：$C = Ae^{-\alpha t} + Be^{-It}$

式中，A、B 表示经验常数；α 表示分布速度常数；β 表示处置速度常数。

α、β、A、B 又叫混杂参数，它们是由模型参数（K_{21}、K_{12}、K_{10}）构成，混杂参数 α、β 与模型参数之间的关系如下。

$$\alpha\beta = K_{21} \times K_{10}$$
$$\alpha + \beta = K_{12} + K_{21} + K_{10}$$

（2）药动学参数的计算

①α、β、$T_{1/2(\alpha)}$、$T_{1/2(\beta)}$、A、B 的计算。$T_{1/2(\beta)}$ 叫消除或处置半衰期。

$$C = Ae^{-\alpha t} + Be^{-\beta t}$$

因 $\alpha > \beta$，当 T 充分大时，$Ae^{-\alpha t} \to 0$，则 $C = Be^{-\beta t}$

取对数，$\lg C = -\dfrac{Bt}{2.303} + \lg\beta$，以 $\lg C$ 对 t 作图，如图 2-4，消除相呈直线，由直线的斜率就能求出 β。

双室模型静脉注射给药血药浓度-时间关系见图 2-4。

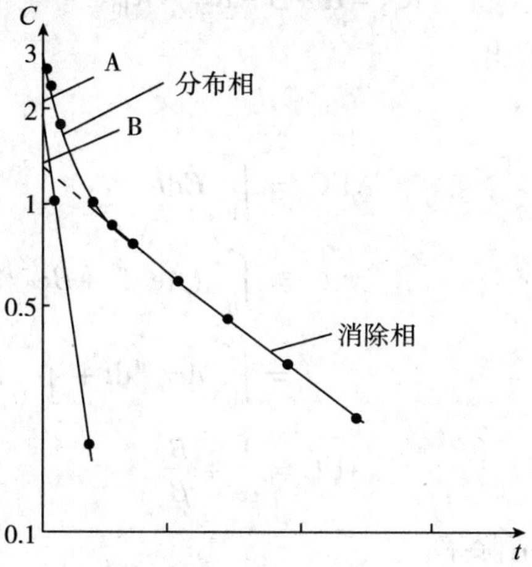

图 2-4　双室模型静脉注射给药血药浓度-时间关系图

$\beta = -$斜率$\times 2.303$　　$T_{1/2(\beta)} = \dfrac{0.693}{\beta}$

读取直线在对数坐标的截距，就得 B。

对 $C = Ae^{-\alpha t} + Be^{-\beta t}$ 进行整理得

$$C - Be^{-\beta t} = Ae^{-\alpha t}$$

取对数

$$\lg (C - Be^{-\beta t}) = -\frac{At}{2.303} + \lg A$$

式中，C 表示实测浓度；$Be^{-\beta t}$ 表示外推浓度；$(C - Be^{-\beta t})$ 表示残数浓度 (C_r)，在分布相求出各个时间的外推浓度，就可算出残数浓度。然后以残数浓度的对数对时间作图，就得残数线，根据残数线的斜率，就能求出 α。

$$\alpha = -\text{斜率} \times 2.303 \quad T_{1/2(\alpha)} = \frac{0.693}{\alpha}$$

读取残数线在对数坐标上的截距得 A。α、β、A、B 也可用线性回归法求得。

应该注意，在分布相时间内若取样太迟太少，可能看不到分布相，而将二室模型当成一室模型。这点在设计实验时必须考虑。

②V_c、k_{21}、K_{12}、K_{10} 的计算

$$C = Ae^{-\alpha t} + Be^{-\beta t}$$

当 $t = 0$ 时，$e^{-\alpha t} = 1$，$e^{-\beta t} = 1$

$$C_0 = A + B$$

$$V_c = \frac{X_0}{C_0} = \frac{X_0}{A + B}$$

因 $B = \dfrac{X_0 (K_{21} - \beta)}{V_c (\alpha - \beta)}$，将 $\dfrac{X_0}{V_0} = A + B$ 代入，得

$$K_{21}=\frac{A\beta+B\alpha}{A+B}$$

根据 $\alpha\beta=K_{10}K_{21}$，故

$$K_{10}=\frac{\alpha\beta}{K_{21}}$$

根据 $\alpha+\beta=K_{12}+K_{21}+K_{10}$，故

$$K_{12}=\alpha+\beta-K_{21}-K_{10}$$

这样 V_c、K_{21}、K_{10}均可求出。

③AUC、V、Cl 的计算

$$\begin{aligned}\text{AUC}&=\int_0^{\infty}C\mathrm{d}t\\&=\int_0^{\infty}(A\mathrm{e}^{-\alpha t}+B\mathrm{e}^{-\beta t})\,\mathrm{d}t\\&=\int_0^{\infty}A\mathrm{e}^{-\alpha t}\mathrm{d}t+\int_0^{\infty}B\mathrm{e}^{-\beta t}\mathrm{d}t\end{aligned}$$

$$\text{AUC}=\frac{A}{\alpha}+\frac{B}{\beta}$$

机体清除率等于中心室清除率

$$\text{Cl}=\beta V=K_{10}\cdot V_c$$

又根据 $\text{Cl}=\dfrac{X_0}{\text{AUC}}$

可导出分布容积公式

$$V=\frac{X_0}{\beta\cdot\text{AUC}}$$

$$V=\frac{K_{10}V_c}{\beta}$$

2. 静脉滴注

$$C=\frac{K_0}{V_cK_{10}}\left[1+\left(\frac{\beta-K_{10}}{\alpha-\beta}\right)\mathrm{e}^{-\alpha t}+\left(\frac{K_{10}-\alpha}{\alpha-\beta}\right)\mathrm{e}^{-\beta t}\right]$$

（二）血管外给药（一级吸收）

1. 建立模型找出血药浓度与时间的关系

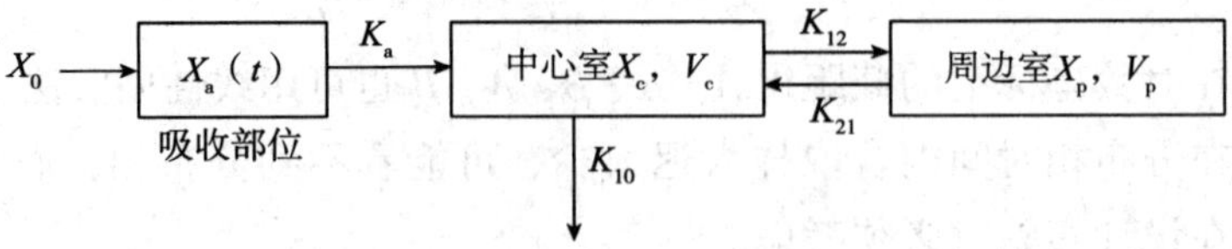

可以列出三个方程：

$$\frac{\mathrm{d}X_a}{\mathrm{d}t}=-K_aX_a$$

$$\frac{\mathrm{d}X_c}{\mathrm{d}t}=K_aX_a-K_{21}X_p-(K_{12}+K_{10})X_c$$

$$\frac{\mathrm{d}X_p}{\mathrm{d}t}=K_{12}X_c-K_{21}X_p$$

解方程组得中心室的浓度 C 为：

$$C=\frac{K_aFX_0\ (K_{21}-K_a)}{V_c\ (\alpha-K_a)\ (\beta-K_a)}e^{-K_at}+\frac{K_aFX_0\ (K_{21}-\alpha)}{V_c\ (K_a-\alpha)\ (\beta-\alpha)}e^{-\alpha t}+\frac{K_aFX_0\ (K_{21}-\beta)}{V_c\ (K_a-\beta)\ (\alpha-\beta)}e^{-\beta t}$$

令：

$$\frac{K_aFX_0\ (K_{21}-K_a)}{V_c\ (\alpha-K_a)\ (\beta-K_a)}=N$$

$$\frac{K_aFX_0\ (K_{21}-\alpha)}{V_c\ (K_a-\alpha)\ (\beta-\alpha)}=L$$

$$\frac{K_aFX_0\ (K_{21}-\beta)}{V_c\ (K_a-\beta)\ (\alpha-\beta)}=M$$

则
$$C=Ne^{-K_at}+Le^{-\alpha t}+Me^{-\beta t}$$

2. 药物动力学参数计算

（1）β、M、α、L、$T_{1/2(\beta)}$、$T_{1/2(\alpha)}$、K_a、N、$T_{1/2(\alpha)}$的计算

$$C=Ne^{-K_at}+Le^{-\alpha t}+Me^{-\beta t}$$

当 t 充分大时，因 $K_a>a$，$\alpha>\beta$

因 $e^{-k_at}\to 0$，$e^{-\alpha t}\to 0$，得 $C=Me^{-\beta t}$

取对数

$$\lg C=-\frac{\beta t}{2.303}+\lg M$$

以 $\lg C$ 对 t 作图，如图 2-5，曲线尾段呈直线，从直线斜率求出 β。

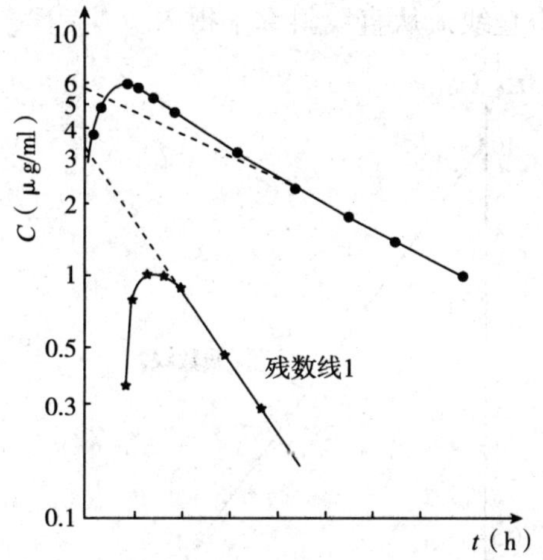

图 2-5　二室模型口服给药血药浓度-时间关系

$$\beta=-斜率\times 2.303\qquad T_{1/2(\beta)}=-\frac{0.693}{\beta}$$

为了求算 α，先将公式 $C=Ne^{-K_at}+Le^{-\alpha t}+Me^{-\beta t}$ 进行调整得

$$C-Me^{-\beta t}=Ne^{-K_at}+Le^{-\alpha t}$$

因 $K_a>\alpha$，当 t 充分大时，$e^{-K_at}\to 0$，故得

$$C-Me^{-\beta t}=Le^{-\alpha t}$$

取对数得

$$\lg\ (C-Me^{-\beta t})\ =-\frac{\alpha t}{2.303}+\lg L$$

式中，C 为实测浓度；$Me^{-\beta t}$ 为外推浓度；$(C-Me^{-\beta t})$ 为残数浓度（C_{r1}）。

$$\lg C_{r1} = -\frac{\alpha t}{2.303} + \lg L$$

以 $\lg C_{r1}$ 对 t 作图得残数线 1，此线尾段直线，由直线斜率求出 α。

$$\alpha = -斜率 \times 2.303 \quad T_{1/2(\alpha)} = -\frac{0.693}{\alpha}$$

为了求算 α，先将式 $C = Ne^{-K_a t} + Le^{-\alpha t} + Me^{-\beta t}$ 进行调整得

$$C - Me^{-\beta t} = Ne^{-K_a t} + Le^{-\alpha t}$$

因 $K_a > \alpha$，当 t 充分大时 $e^{-K_a t} \to 0$，故得

$$C - Me^{-\beta t} = Le^{-\alpha t}$$

由截距求出 L。

因 $C = Ne^{-K_a t} + Le^{-\alpha t} + Me^{-\beta t}$，调整为：

$$C - Me^{-\beta t} - Le^{-\alpha t} = Ne^{-K_a t}$$

因 $C - Me^{-\beta t} = C_{r1}$，整理得：

$$C_{r1} - Le^{-\alpha t} = Ne^{-K_a t} 或 Le^{-\alpha t} - C_{r1} = -Ne^{-K_a t}$$

令 $Le^{-\alpha t} - C_{r1} = C_{r2}$，即残数浓度 2，$Le^{-\alpha t}$ 为残数线 1 上的外推浓度。故有：

$$C_{r2} = -Ne^{-K_a t}$$

取对数得：

$$\lg C_{r2} = -\frac{K_a t}{2.303} + \lg(-N)$$

以 $\lg C_{r2}$ 对 t 作图 2-6 得直线，从直线斜率求得 K_a。

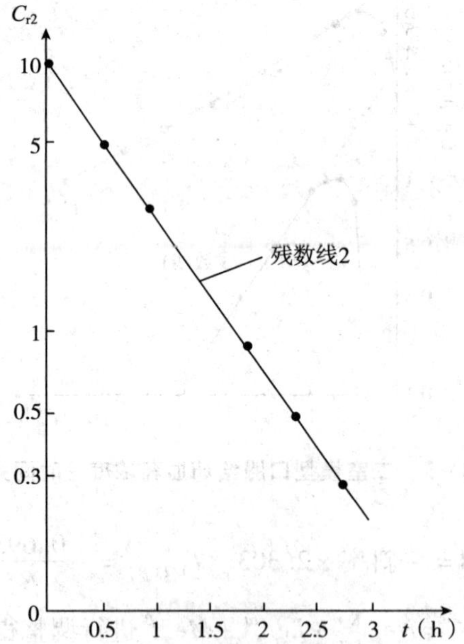

图 2-6 双室口服给药 $\lg C_{r2}$ 与 t 关系

$$K_a = -斜率 \times 2.303$$

读取残数线 2 在对数坐标上的截距得 N。

（2）K_{21}、K_{10}、K_{12}、AUC、V、V_c 的计算

$$K_{21} = \frac{L\beta(K_a - \alpha) + Ma(K_a - \beta)}{L(K_a - \alpha) + M(K_a - \beta)}$$

由公式

$$\alpha\beta = K_{21} \cdot K_{10}$$

$$\alpha + \beta = K_{12} + K_{21} + K_{10}$$

可求出 K_{10}、K_{12}。

$$\text{AUC} = \int_0^{\infty} c\text{d}t = \int_0^{\infty} (N\text{e}^{-k_a t} + L\text{e}^{-\alpha t} + M\text{e}^{-\beta t})\ \text{d}t = \frac{L}{\alpha} + \frac{M}{\beta} + \frac{K_a}{N}$$

$$V = \frac{FX_0}{\beta \cdot \text{AUC}} \quad V_c = \frac{F\ X_0 K_{21}}{\alpha\beta\text{AUC}}$$

（三）多室模型简介

1. 三室模型静脉注射

（1）血药浓度与时间的关系

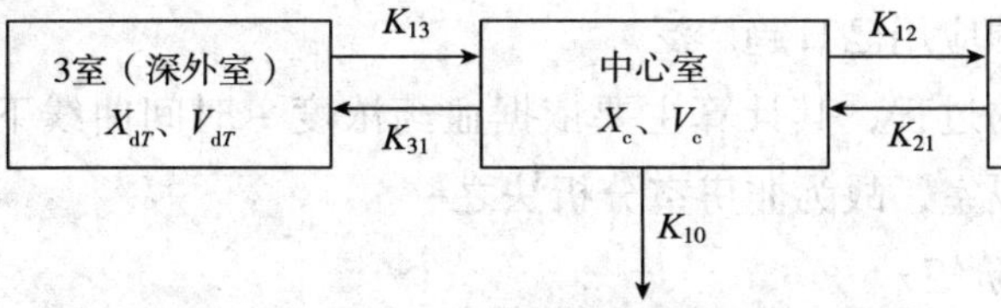

K_{13}、K_{31} 为中心室与深外室之间的转运速度常数。

三室模型静脉注射给药血药浓度与时间的关系式可表示为：

$$C = \frac{X_0\ (K_{21} - \pi)\ (K_{31} - \pi)}{V_c\ (\pi - \alpha)\ (\pi - \beta)}\text{e}^{-\pi t} + \frac{X_0\ (K_{21} - \alpha)\ (\alpha - K_{31})}{V_c\ (\pi - \alpha)\ (\pi - \beta)}\text{e}^{-\alpha t} + \frac{X_0\ (K_{21} - \beta)\ (K_{31} - \beta)}{V_c\ (\pi - \alpha)\ (\pi - \beta)}\text{e}^{-\beta t}$$

令

$$\frac{X_0\ (K_{21} - \pi)\ (K_{31} - \pi)}{V_c\ (\pi - \alpha)\ (\pi - \beta)} = P$$

$$\frac{X_0\ (K_{21} - \alpha)\ (\alpha - K_{31})}{V_c\ (\pi - \alpha)\ (\pi - \beta)} = A$$

$$\frac{X_0\ (K_{21} - \beta)\ (K_{31} - \beta)}{V_c\ (\pi - \alpha)\ (\pi - \beta)} = B$$

上式简化为：

$$C = P\text{e}^{-\pi t} + A\text{e}^{-\alpha t} + B\text{e}^{-\beta t}$$

（2）药动学参数计算

当 $t = 0$ 时，$C_0 = P + A + B$

$C_0 = \frac{X_0}{V_c}$，故得 $V_c = -\frac{X_0}{P + A + B}$

$$\text{AUC} = \frac{A}{\alpha} + \frac{B}{\beta} + \frac{P}{\pi}$$

$$K_{21} = \alpha + \frac{A\ (\pi - \alpha)\ (\alpha - \beta)}{(P + A + B)\ (\alpha - K_{31})}$$

$$K_{31} = \beta + \frac{B\ (\pi - \alpha)\ (\alpha - \beta)}{(P + A + B)\ (K_{21} - \beta)}$$

$$K_{10} = \frac{\alpha\beta\pi}{K_{21} \times K_{31}}$$

$$K_{12} = \frac{(\alpha\beta + \alpha\pi + \beta\pi)\ - K_{21}\ (\alpha + \beta + \pi)\ - K_{10}K_{31} + K_{21}{}^2}{K_{31} - K_{21}}$$

$$K_{13} = \alpha + \beta + \pi - (K_{10} + K_{12} + K_{21} + K_{31})$$

六、非室模型药动学简介

（一）概念

非室模型理论就是不考虑药物的室模型特性而用较简易的公式直接计算各常用的参数与设计给药方案。

由于其公式简易方便，所以很快得到推广应用。统计矩在药动学中的应用与发展，使非室模型理论更加系统化。

（二）统计矩原理

统计矩原理或称矩量分析或矩量法，在化学工程上它被广泛用于数据分析。近十年来矩量分析在药物动力学方面的应用已日趋广泛。

用统计矩分析药物的体内过程，其计算主要依据血药浓度－时间曲线下面积，不受数学模型的限制，适用于任何隔室，故为非房室分析法之一。

1. 零阶矩、一阶矩与二阶矩

（1）零阶矩　血药浓度－时间曲线下面积（时间从零到无限大）定义为血药浓度－时间曲线的零阶矩。通常血药浓度只观察到某一时间 t^*，故时间由 t^* 到∞时曲线下的面积应用处延方程 C^*/K 进行计算，C^* 表示 t^* 时的血药浓度，K 为血药浓度－时间曲线末端直线求得的速度常数。故

$$\text{AUC} = \int_0^{\infty} C\text{d}t$$

$$\text{AUC} = \int_0^{t} C\text{d}t + \frac{C^*}{K}$$

时间由 0 到 t^* 血药浓度－时间曲线下的面积，可用梯形法或对数梯形法求出。

梯形法　$\text{AUC}_{0-t^*} = \sum_{i-1}^{n} \frac{C_i + C_{i-1}}{2}(t_i - t_{i-1})$

对数梯形法　$\text{AUC}_{0-t^*} = \sum_{i=1}^{n} \frac{(C_i + C_{i-1})(t_i - t_{i-1})}{\ln\left(\frac{C_i}{C_{i-1}}\right)}$

（2）一阶矩　一阶矩可用下式定义。

$$\text{MRT} = \int_0^{\infty} tC\text{d}t / \int_0^{\infty} C\text{d}t = \frac{\text{AUMC}}{\text{AUC}}$$

式中，MRT 为平均驻留时间（mean residence time）；AUMC 称为一阶矩血药浓度－时间曲线下的面积，即以（$t \times C$）对 t 作图，所得血药浓度－时间曲线下的面积

$$\text{AUMC} = \int_0^{\infty} tC\text{d}t = \int_0^{t^*} tC\text{d}t + \int_{t^*}^{\infty} tC\text{d}t$$

同样 $\int_0^{t^*} tC\text{d}t$ 可用梯形法求出，$\int_{t^*}^{\infty} tC\text{d}t$ 则可用积分求得。

梯形法 $\int_0^{t^*} tC\text{d}t = \sum_{i=1}^{n} \frac{t_iC_i + t_{i-1}C_{i-1}}{2}(t_i - t_{i-1})$

$$\int_{t^*}^{\infty} tC\text{d}t = \frac{t^*C^*}{K} + \frac{C^*}{K^2}$$

（3）二阶矩　平均驻留时间的方差（variance of mean residence time，VRT）可表示如下：

$$\mathrm{VRT} = \int_0^{\infty} (t - \mathrm{MRT})^2 C\mathrm{d}t / \int_0^{\infty} C\mathrm{d}t$$

二阶矩在药动学中应用不多。

2. 半衰期、清除率和稳态时的表观分布容积　一阶矩即平均驻留时间，它和半衰期有类似性质，若静脉注射后，对一室模型药物，则

$$\mathrm{MRT_{iv}} = \frac{1}{K}$$

$$T_{1/2} = 0.693\mathrm{MRT_{iv}}$$

对于多室模型药物，其 MRT 将是分布与消除速度数的函数。

平均驻留时间取决于给药方法，对于短时间恒速静脉输液，其平均驻留时间如下。

$$\mathrm{MRT_{inf}} = \mathrm{MRT_{iv}} + \frac{T}{2}$$

式中，T 表示输液时间，由此可见 $\mathrm{MRT_{iv总}}$ 大于 $\mathrm{MRT_{iv}}$。

清除率是表征药物动力学特征最重要的参数，它可定义如下。

$$\mathrm{Cl} = \frac{X_{0(\mathrm{iv})}}{\mathrm{AUC}}$$

清除率常用静脉注射一定剂量求出。

稳态表观分布容积 V_{ss}，可在药物单剂量静脉注射后通过清除率与平均驻留时间相乘求得：

$$V_{ss} = \mathrm{Cl} \cdot \mathrm{MRT} = \frac{X_{0(\mathrm{iv})} \cdot \mathrm{AUMC}}{\mathrm{AUC}^2}$$

尿排泄速率—时间平均驻留时间 $\mathrm{MRT_u}$ 可定义为：

$$\mathrm{MRT_u} = \int_o^{\infty} (\mathrm{d}X_u/\mathrm{d}t)\ \mathrm{d}t / \left[\int_0^{\infty} (\mathrm{d}X_u/\mathrm{d}t)\ \mathrm{d}t\right]$$

3. 生物利用度、平均稳态血药浓度与达稳态时间预测　前面提到，统计矩是根据血药浓度－时间曲线下的面积进行计算的，因此生物利用度与平均稳态血药浓度可表示如下。

$$F = \frac{\mathrm{AUC_{(po)}} X_{0(\mathrm{iv})}}{\mathrm{AUC_{(iv)}} X_{0(\mathrm{po})}}$$

$$\overline{C} = \mathrm{AUC}/\tau$$

若静脉注射与口服量相等，则 F 为静脉注射后零阶矩之比，同时假设两种给药途径清除率相等，$\overline{C} = \mathrm{AUC}/\tau$ 中 AUC 是单剂量给药后血药浓度－时间曲线下的总面积，故多剂量给药时平均稳态血药浓度 $\overline{C}$ 可用单剂量的数据求算。

近年来有学者指出，可用单剂量给药后曲线下的面积 AUC_{0-t} 与总面积 AUC 来预测多剂量给药后的达稳分数 f_{ss} 或达稳分数所需的时间。

$$f_{ss} = \mathrm{AUC}_{0-t}/\mathrm{AUC}$$

（彭文兴）

扫码“学一学”

第二节　个体化给药方案设计

一、给药方案设计的一般步骤

目前药理学和药物治疗学等教科书中推荐的剂量，大多是平均剂量，事实上只有少数安全、低毒的药物按照既定的平均剂量给药能使用药者获得满意疗效，多数药物并非如此。其主要原因是患者存在个体差异，包括种族、年龄、性别、病理和生理情况、饮食、环境等，故血药浓度也存在较大的差异。通过对患者的血药浓度进行监测，利用临床药动学的原理制定出个体化给药方案，从而达到最适合的用药剂量，最佳的疗效和最小的不良反应。

在临床实践中，个体化给药方案实施的步骤可用图 2－7 表示。

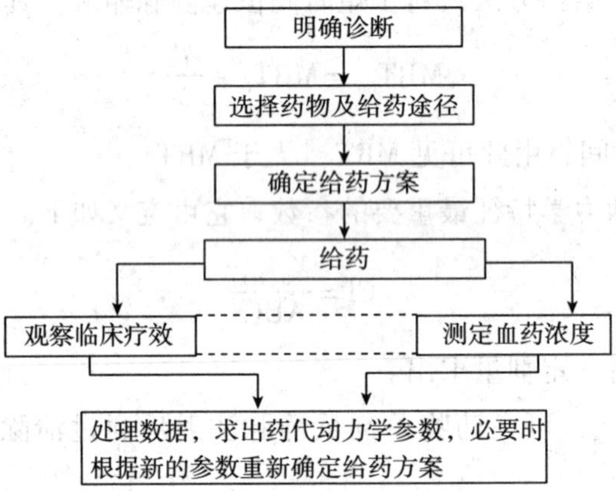

图 2－7　个体化给药的程序图

值得指出的是当一个药物的有效血药浓度没有建立时，谈及个体化给药没有任何意义。而要建立安全有效的血药浓度范围并不是一件容易的工作，这需要熟练的临床判断，对一部分患者进行密切观察，要有治疗成功与中毒的指标，如果治疗成功的程度很难定义的话，那么这种范围就很难建立。据中南大学湘雅二医院临床药学研究室研究数据，在确定氯氮平有效血药浓度范围（治疗窗）时，其研究中以简明精神量表（BPRS）评定患者的临床症状，以副反应量表（TESS）评定患者的不良反应，BPRS 减分率≥25% 表示临床上有效，以 TESS 总分 >1 表示有不良反应。对 350 例服用氯氮平患者的血药浓度与临床疗效、不良反应进行分析，发现氯氮平血药浓度在 400～600ng/ml 范围内临床疗效较好，高于 700ng/ml 以上时临床疗效并不增加，副作用反而增多。目前国内很多著作和文献中所收载的某些药物的血药浓度范围与药代动力学的参数值多数来自国外的文献资料，由于我国人和西方人之间存在较大的个体差异。因此引用文献参考值时应注意这一问题。图 2－8 是 28 例精神分裂症病人服用氯氮平治疗期间体内血药浓度的测定结果。

由图 2－8 可见，用患者自身的平均参数求算的血药浓度理论值与实测值较为接近，但用国外文献参数求算的理论值与实测值相差甚远。提示给药剂量个体化应尽量采用患者自身血药浓度测定后求得的参数，某些时候必须采用文献平均参数时应充分考虑存在种族差异的问题。

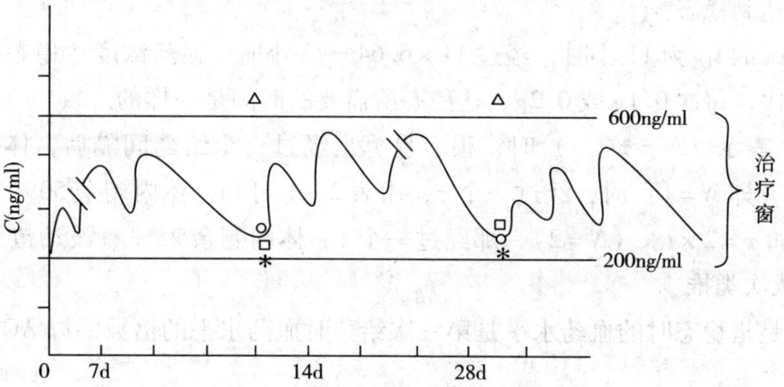

图 2-8　28 例精神分裂症患者服用氯氮平治疗期间体内血药浓度的测定结果

用不同药代动力学参数计算 28 例患者服药后的理论血药浓度值与实际测定值；

用本组 28 例患者的参数值求得第四周时的理论浓度；

* 表示用顾氏等的参数值求得的理论值；

△表示用国外的参数求得的理论值；

—表示实测值

二、临床上常用的给药调整方法

1. 生物半衰期（$t_{1/2}$）在给药方案中的应用　$t_{1/2}$为药物在体内消除一半所需要的时间，也就是药物在体内经历一个半衰期，就消除一半，只剩下原来药量的一半，如果经历了 2 个半衰期，药物在体内消除了 3/4，而剩下的只有原来药量的 1/4，依次类推（表 2-1）。

表 2-1　半衰期与剩留量

半衰期	剩留量	消除累积量
1	0.5	0.5
2	0.25	0.75
3	0.125	0.875
4	0.0625	0.9375
5	0.0313	0.9687
6	0.0156	0.9844
7	0.0078	0.9922

经计算可以知道，药物在体内累积消除 90% 需要 3.32 个 $t_{1/2}$，累积消除 99% 的药物需要 6.64 个 $t_{1/2}$。

表 2-1 有以下作用。

（1）判断药物停止使用后，经过一定时间后体内药物的残留量。

例 1：患者口服氧氟沙星 200mg，问 12 小时后血药浓度为多少？

解：口服氧氟沙星 200mg，一般在 0.7 小时达峰值 2.64μg/ml，氧氟沙星的 $t_{1/2}$为 6.7 小时，到 12 小时后，峰浓度经历了差不多 2 个半衰期，故血药浓度消除 75%，浓度为 0.66μg/ml。

（2）判断多剂量用药时，血药浓度达到稳态的时间。药物达到稳态，即给药剂量与消除量相等，达到稳态的时间与 $t_{1/2}$有关，而与用药剂量大小及给药间隔的长短都无关。

例 2：患者口服 0.1g 的氨茶碱片，每天 2 次，问何时达稳态？如果改为每日 0.2g，每天3次，何时达到稳态？

解：氨茶碱的$t_{1/2}$为11小时，经过$11\times6.64=73$小时，血药浓度达稳态的99%。无论每日1次或2次，每次0.1g或0.2g，达稳态所需要的时间是一样的。

当τ以$t_{1/2}$表示（$N=\tau/t_{1/2}$）时，很容易算出经过一个给药间隔后，体内药量剩余多少。如$\tau=t_{1/2}$（即$N=1$）时，经过一个τ，由表2－1可知，体内剩余50%（即0.5），波动范围0.5；如$\tau=2\times t_{1/2}$（$N=2$），那经过一个τ，体内剩余25%，波动范围为75%（即0.75），其他依次类推。

累积因子是指稳态时的血药水平是第一次给药时血药水平的倍数，以AC表示，其公式如下。

$$AC=\frac{1}{1-e^{-k\tau}}=\frac{1}{1-e^{-0.693/t_{1/2}\cdot\tau}}=\frac{1}{1-e^{-0.693\times N}}$$

体内药量波动范围与累积因子关系见表2－2。

表2－2　体内药量波动范围与累积因子

N（$\tau/t_{1/2}$）	剩余分数	波动范围	累积因子（AC）
0.5	0.71	0.29	3.41
0.6	0.66	0.34	2.91
0.7	0.62	0.38	2.6
0.8	0.57	0.43	2.35
0.9	0.54	0.46	2.15
1	0.5	0.5	2
1.1	0.47	0.53	1.87
1.2	0.44	0.56	1.77
1.3	0.41	0.59	1.68
1.4	0.38	0.62	1.61
1.5	0.35	0.65	1.55
1.6	0.33	0.67	1.49
1.7	0.31	0.69	1.44
1.8	0.29	0.71	1.4
1.9	0.27	0.73	1.37
2	0.25	0.75	1.33

累积因子可以用于估算达稳态时体内药量是维持量的倍数以及负荷剂量（loading dose）的计算。

例3：某患者口服地西泮（安定）5mg，每晚1次，达稳态时，体内药量是多少？

解：地西泮的$t_{1/2}$是48小时，每天1次，$N=24/48=0.5$，由表2－2查得AC为3.41，体内的药量为$5\times3.41=17.05$mg。

例4：某患者口服SMZ片，1日2次，每次0.5g，问它的负荷剂量为多少？

解：SMZ的$t_{1/2}$为11小时，$N=\tau/t_{1/2}=12/11=1.09$，由表2－2查得AC为2，首次的负荷剂量为$0.5\times2=1.0$g。

有些药物如剂量大时吸收较慢，或者进入体内分布较慢，此时可将负荷剂量分2次服用，如地高辛就是这样给负荷剂量的。

2. 稳态时平均血药浓度在给药设计中的应用

（1）由稳态时平均血药浓度确定给药剂量　当多剂量给药至体内达稳态时，每一个给

药间隔平均给药量（D/τ）与体内消除的药量（$Cl_s \cdot C_{ss}$）相等，即

$$D/\tau = Cl_s \cdot C_{ss} \quad (2-1)$$

式中，D 为剂量；τ 为给药间隔；C_{ss} 为稳态时平均血药浓度；以 F 表示吸收分数时，上式可变化为

$$FD/\tau = Cl_s \cdot C_{ss} \quad (2-2)$$

$$D = \frac{Cl_s \cdot C_{ss} \cdot \tau}{F} \quad (2-3)$$

例 5：静脉滴注庆大霉素治疗感染，要求维持 C_{ss} 为 5μg/ml，滴注的速度应是多大（已知：$Cl_s = 5.2L/h$，$F = 1$）？

解：求 $\tau = 1$ 时滴注速度

$$D = 5 \times 5.2 \times 1/1 = 26mg/h$$

到达稳态后，维持 $C_{ss} = 5\mu g/ml$ 所需的庆大霉素维持剂量为 26mg/h，亦即每小时滴注 2.6 万单位。

（2）由稳态时 C_{ss} 来确定血药浓度的波动范围　根据式（2-2），由清除率求得稳态时平均血药浓度，在静脉滴注时，就是实际维持的血药水平，但当快速静脉注射时，在一个给药间隔内，血药浓度在一定范围内波动。最大的血药浓度以 C_{max} 表示，也称为峰浓度，最小的血药浓度以 C_{min} 表示，亦称为谷浓度，根据药动学原理，C_{ss} 并不等于 C_{max} 与 C_{min} 相加后的平均值，其计算公式如下。

稳态时

$$C_{max} = \frac{FD}{V} \times \frac{1}{1 - e^{-k\tau}} \quad (2-4)$$

$$C_{ss} = \frac{FD}{V} \times \frac{1}{N\ln 2} \quad (2-5)$$

$$C_{min} = \frac{FD}{V} \times \frac{e^{-k\tau}}{1 - e^{-k\tau}} \quad (2-6)$$

C_{max}/C_{ss} 与 C_{min}/C_{ss} 的比值可按下式求出。

$$C_{max}/C_{ss} = \frac{N \times \ln 2}{1 - e^{-k\tau}} = \frac{N \times \ln 2}{1 - (1/2)^N} \quad (2-7)$$

$$C_{min}/C_{ss} = \frac{N \times \ln 2}{1 - e^{-k\tau}} \cdot e^{-k\tau} = \frac{N \times \ln 2 \times (1/2)^N}{1 - (1/2)^N} \quad (2-8)$$

式中，N 为 $\tau/t_{1/2}$。C_{max}/C_{ss} 与 C_{min}/C_{ss} 比值随 N 变化见表 2-3。

表 2-3　C_{max}/C_{ss} 与 C_{min}/C_{ss} 比值随 N 变化表

N	C_{max}/C_{ss}	C_{min}/C_{ss}	N	C_{max}/C_{ss}	C_{min}/C_{ss}
0.2	1.07	0.93	3.0	2.38	0.3
0.4	1.15	0.87	3.5	2.66	0.24
0.6	1.22	0.81	4.0	2.96	0.19
0.8	1.30	0.75	5	3.56	0.11
1.0	1.39	0.69	6	4.23	0.066
1.5	1.61	0.57	8	5.57	0.022
2.0	1.85	0.46	10	6.94	0.001
2.5	2.11	0.37			

如果稳态时平均血药浓度 C_{ss} 已知，根据给药间隔及 $t_{1/2}$，求出 N 值，从表 2-3 中查出

比值，C_{max}与C_{min}就可以算出来。

例6：一患者，静脉滴注庆大霉素治疗感染，每8小时1次，每次80 mg，求算C_{ss}、C_{max}及C_{min}（已知$Cl_s=5.2L/h$，$t_{1/2}=2h$）。

解：$C_{ss}=80/(8\times5.2)=1.92\mu g/ml$

$N=8/2=4$，由表2－3查得：

$C_{max}=2.96\times1.92=5.68\mu g/ml$

$C_{min}=0.19\times1.92=0.36\mu g/ml$

3. 按血清肌酐清除率设计肾衰患者给药方案 肾脏是药物及其代谢产物的重要排泄器官，因而肾衰必然会影响到许多药物的消除，所以在肾衰条件下如何调整给药方案就成了临床用药的重要课题之一。

在肾衰情况下要设计该患者的给药方案，最理想的方法是求出该药物在肾衰条件下的K值，然后再代入上述药动学公式计算在肾衰条件下的给药间隔与剂量。但这种方法需要较多的血样与尿样，要较长时间，难以在临床推广。不难理解，在肾衰情况下，不但药物的排泄受到影响，体内其他内源性物质的排泄也会受到影响。肌酐（Creatinine，Cr）是一种内源性物质，它反映肾脏排泄特征的参数即肌酐清除率Cl_{cr}。肌酐能被肾小球自由滤过，但不被肾小管重吸收，肾小管的主动分泌也非常小，所以肌酐的肾小球滤过清除率就等于肌酐的肾清除率，也等于单位时间内肾小球滤过的血浆量，即肾小球的滤过率。但肾小管的分泌与重吸收常随着滤过率的改变而改变，所以临床上常用它来估计肾损害的程度。此法适用于主要由肾排泄的药物。临床上表示肾功能好坏最常用的指标之一是肌酐清除率，肌酐清除率可由血清肌酐与24小时尿中肌酐总量来计算。但在临床药学研究过程中，要存留24h尿很不容易，时间也不允许，因此常由血清肌酐直接计算肌酐清除率，公式如下。

$$K_{(r.f)}=K_{正常}\{[(Cl_{cr(r.f)}/Cl_{cr(norm)}-1)\times F_u]+1\} \quad (2-9)$$

$$T_{1/2(r.f)}=0.693/K_{正常}\{[(Cl_{cr(r.f)}/Cl_{cr(norm)}-1)\times F_u]+1\} \quad (2-10)$$

在临床药代动力学研究中，Cl_{cr}常根据血清肌酐（Scr）按下列公式计算：

$$Cl_{cr(male)}=(140-A)\times BW/(72\times S_{cr}) \quad (2-11)$$

$$Cl_{cr(female)}=Cl_{cr(male)}\times0.9 \quad (2-12)$$

式中，Cl_{cr}为肌酐清除率（ml/min）；A为年龄（年）；BW为体重（kg）；S_{cr}为血清肌酐（mg/100ml）；F_u为药物由肾排泄的分数；$K_{r.f}$、$T_{1/2(r.f)}$、$Cl_{cr(r.f)}$分别代表肾衰患者的药代动力学参数；Cl_{cr}正常值男性为120，女性为108。

例7：今有一肾衰女性患者，64岁，体重50kg，$S_{cr}=3$（mg/100ml），每日服地高辛治疗心衰，试求此患者地高辛的半衰期。

解：地高辛的$F_u=0.76$，正常人的$t_{1/2}=43h$

$Cl_{cr}(male)=(140-64)\times50/(72\times3)=17.6ml/min$

$Cl_{cr}(female)=17.6\times0.9=15.84ml/min$

$K_{r.f}=(0.693/43)\times\{[(15.84/120-1)\times0.76]+1\}=5.4\times10^{-3}/h$

$t_{1/2}=0.693/(5.4\times10^{-3})=128.33h$

由于肾功能衰竭$t_{1/2}$延长了近2倍，故剂量也应缩小2倍。

在临床用药过程中，对肾功能不全患者，须注意以下用药原则。

（1）在肾功能减退时，首先按肾功能正常的情况确定适宜的给药方案，尽可能选择具有相同药理作用的不影响肾功能或影响甚微的药物。如治疗深部真菌感染，可选用酮康唑，避免使用有严重肾损伤的两性霉素 B。

(2) 每个具体药物，弄清它在体内的消除方式，例如经肾排泄的原型药物及其活性代谢物的比例。据内源性肌酐清除率测定结果判断肾功能受损程度。

(3) 据每个药物的具体情况计算给药剂量或给药间隔。

(4) 用药过程中，密切监测患者的肾功能。

(5) 注意药物相互作用。对于有相同肾毒性的药物要禁用或慎用，如氨基糖苷类和多黏菌素类，以免加重肾损害。有相同肾脏排泄途径的药物要注意药物间的竞争现象。如乙酰水杨酸能阻碍甲氨蝶呤从肾小管分泌而增加其毒性。呋塞米（速尿）与乙酰水杨酸合用，因竞争肾小管分泌系统而使水杨酸排泄减少，造成蓄积中毒。

4. 一点法　在临床治疗的实践中，利用药动学参数设计给药方案是最科学可靠的方法，但药动学参数，尤其是个体药代动力学参数的求算往往需要采集较多的血样。目前，通过一个血样标本来确定给药方案的“一点法”在临床实践中得到越来越多的应用，同时也得到不断改进、发展和完善。

(1) 一点法（one - point method）　这是用一点血药浓度数据预测给药方案的方法，当患者水肿、肥胖、心肌梗死、肝肾功能不良等时，表观分布容积（V_d）将会变化，肝肾功能不良时，会影响消除速率常数（K_e），使其发生变化，在 V_d、K_e 中，如果只有一个参数变化，而另一个不变或变化很小时，可以应用一点法。

一点法通过 τ 时刻采一次血样，同时测定药物浓度（C_τ）和血清肌酐百分率（C_s），后者可按式 2 - 11 换算为肌酐清除率（Cl_{cr}），进而按式 2 - 10 计算 K_e：

$$K_e = K_{正常}\{[(Cl_{cr(r.f)}/Cl_{cr(norm)} - 1] \times F_u] + 1\} \quad (2-13)$$

K_e得到后可求解 C_0，因

$$V_d = D/C_0 \quad (2-14)$$

多次用药的预期最小稳态浓度（C_{min}）由下式计算。

$$C_{min} = C_\tau\ (1 - e^{-K\tau}) \quad (2-15)$$

当 K_e不能通过 Cl_{cr}正确预测，则必须采用“重复一点法”，即利用头两次给药的血药浓度数据计算 K_e。

$$K_e = \ln\ [C_1/\ (C_2 - C_1)]\ /\tau \quad (2-16)$$

为了在肝肾功能发生变化（V_d是否变化无关），使药物浓度维持在期望值（C_{ss}），其投药剂量可通过试验数据计算而得。

$$D = D_{试} \times C_r/C_{ss} \quad (2-17)$$

(2) 一点法预测维持剂量　这个方法用于预测血管外给药的给药剂量。根据药动学原理，血管外给药的平均稳态血药浓度可用下式表示：

$$C_{ss} = FD_m/Kv\tau \quad (2-18)$$

另外，如果投药（D_1）后，吸收和分布都较快，t_1时刻的血药浓度为 C_1，其 $C - t$ 关系可近似表示如下。

$$C_1 = FD_1 e^{Kt_1}/V \quad (2-19)$$

将上述式 2 - 18、式 2 - 19 整理得

$$D_m = D\tau C_{ss}/C_1 \times Ke^{-Kt_1} \quad (2-20)$$

由上式可知，D_m与临床要求的 C_{ss}、τ 有关，与实验条件及结果 D_1、t_1、C_1也有关，且与参数 K 也有关。由于只有一个实验数据，K 无法确定，D_m也无从预测；如果我们能在允

许的误差范围内，给 K（或 Ke^{-Kt_1}）一个值，D_m就可预测了。

本法是否可行取决于给 K 一个假定值造成的误差是否可接受。为解决这个问题，可令 $Y = K_e - Kt_1$，并假设 K 在 $K_m \sim K_n$ 间波动。可以证明，当 $K = 1/t_1$，Y 取得极大值（$Y_{max} = e^{-1/t_1}$），而当 Y 取极小值时，不是 $K = K_m$，就是 $K = K_n$，我们不妨设定 $K = K_m$（实践中可比较看出），此时 $Y_{min} = K_m \times e^{-K_m t_1}$。一般而言，选择 K 的原则是使 $Y_k =（Y_{max} + Y_{min}）/2$，也即处于中间值。有了以上的假定，$K$ 值的选择造成的最大误差为：$E_{max}\% =（Y_{max} - Y_k）/Y_k \times 100\% =（e^{-1} - K_m \times t_1 \times e^{-K_m t_1}）/（e^{-1} + K_m \times t_1 \times e^{-K_m t_1}）\times 100\%$

除此之外，尚可证明，$t_1 = 1/K_m$时，$E_{max}\%$ 最小，t_1 的其他取值均加大误差，因而 t_1 的妥善确定也应引起注意。

5. Bayesian 法 在临床个体化给药实践中，为解决多点采血不便的情况，曾提出上述各种一点法。近些年来，随着群体药动学研究和计算机辅助技术的发展，在群体药动学参数的基础上，结合患者的个体特征，以 1、2 个血样浓度作为反馈，可以得到较准确的个体药动学参数，进而制定、优化个体化给药方案，称 Bayesian 反馈法。应用此法设计个体化给药方案的步骤如下。

（1）群体药动学参数的获得。

（2）应用 Bayesian 反馈法得到患者的个体药动学参数。

（3）个体化给药方案的设计。

分析群体药动学数据有 3 种方法：单纯聚集法（NPD）、标准二步法（STS）、非线性混合效应模型法（NONMEM），当前运用最多的为 NONMEM 法。专家们设计、研制的临床药动学给药个体化程序（CPKDP）、NONMEM 程序为国内临床药学工作者应用 Bayesian 反馈法开展临床个体化给药提供了一个实用的工具。它们既根据患者的药动学参数的群体值及具体患者的参数，又根据血药浓度测定的结果来调整与估算现在的给药方案是否能使血药浓度在预定的范围内，具体方法如下。

（1）建立模型，即确定计算某药物血药浓度的数学公式。

（2）模型的初始化，代入初始参数与数据。

（c）模型的修改，应用程序，通过参数的修改，使下列 Bayes’公式得到最小值。

$$SS = \sum_{i=1}^{n}\left(\frac{\overline{P_i} - \hat{P}_i}{\omega_i}\right)^2 + \sum_{i=1}^{n}\left(\frac{\overline{C_i} - \hat{C}_i}{\sigma_i}\right)^2 \qquad (2-21)$$

式中，$\overline{C_i}$ 表示血药浓度实测值；$\hat{C}_i$ 表示血药浓度估计值；$\overline{P_i}$ 表示药动学参数实测值；$\hat{P}_i$ 表示药动学参数群体估计值；$\sigma_i{}^2$表示血药浓度实测值的变异；$\omega_i{}^2$表示群体参数的变异。由此法可以得到最佳药动学参数。

下面介绍 Bayesian 反馈法估算体外循环术后患儿静脉注射头孢拉定的药动学参数。

先心病室间隔缺损全麻体外循环下室缺心内修复术后患儿 8 例，男 3 例、女 5 例。年龄（6.3 ± 3.5）岁，体重（19.9 ± 9.0）kg，肝肾功能正常。静脉注射头孢拉定 1000mg，于给药后 5、15、30、60、120、240、360min 分别取静脉血 1ml。用 3P87 实用药动学程序处理，药动学参数为 $t_{1/2\alpha}$（17.9 ± 6.3）min，$t_{1/2\beta}$（184.6 ± 100.8）min，V_d（1.087 ± 0.6）L/kg，Cl（248.3 ± 55.4）ml/（h · kg）。以二步法求得的药动学参数群体值和个体间变异为基础，依据 1 个实测血药浓度，用 CPKDP 反馈拟合，使目标函数得到最小值时，所得药动学参数为个体药动学参数估算值。求出个体药动学参数估算值 $t_{1/2\alpha}$（18.9 ± 5.4）min，$t_{1/2\beta}$（179.3 ± 92.6）min，V_d（1.14 ± 0.4）L/kg，Cl（251.3 ± 49.6）ml/（h · kg），两者

无显著性差异（$P>0.05$）。用个体药动学参数计算的血药浓度预测值与实测值有较好的相关性（$r=0.91$，$P>0.05$）。

CPKPD 程序也用于地高辛、茶碱、阿米卡星、妥布霉素、利多卡因等药物的个体化给药和临床药动学研究。

三、药物体内过程的非线性特征与给药方案设计

对于大多数药物来说，药物在体内的过程（吸收、分布、代谢和排泄）都是按一级动力学过程进行的，其体内的规律性可以用微分方程来进行描述。这些药物的血药浓度、AUC 和给药剂量成正比关系，而药物的消除半衰期（$t_{1/2}$）与给药剂量无关。但在临床中发现有些药物如苯妥英、水杨酸盐类、乙醇等在体内呈现出与线性动力学不同的动力学特点，表现为血药浓度、AUC 随剂量的增加不成正比的显著增大，同时，消除半衰期随剂量的增加而延长，其在体内的消除遵循非线性动力学特点（nonlinear pharmacokinetics），由于动力学参数的改变都是依赖于剂量的改变，所以也有人称其为剂量依赖性药动学（dose - dependence pharmacokinetics）。但药物体内过程的非线性动力学并不都只是剂量依赖性的，药物体内规律的改变有时具有时间依赖性（time - dependence），即使药物（如自身代谢酶诱导剂或抑制剂）的剂量不改变，随着用药时间的延长，药物体内过程的变化规律也可能发生从非线性动力学到线性动力学（或相反）的改变。这些药物给药方案的设计与一般药物不同，在制定给药方案时需要根据非线性动力学原理进行设计，下面主要介绍非线性动力学的有关理论及其在临床给药方案中的应用。

（一）非线性动力学的形成

药物在体内的吸收、分布、代谢、排泄过程中，每一个环节都有可能因为某些原因而使药物的体内过程偏离线性药动学的特点。

1. 药物吸收过程　药物本身的溶解度小，药物的吸收不能与给药剂量成比例的增加，如灰黄霉素；由主动转运吸收的药物，由于转运能力的限制，给药剂量增加时生物利用度下降，如核黄素；药物在胃肠道和肝脏的可饱和性分解或首过代谢，如尼卡地平、阿莫西林、甲氧氯普胺等。

2. 药物分布过程　血浆蛋白和组织蛋白与药物结合的可饱和性；药物在分布的跨膜过程中与载体转运系统有关，当药物浓度超过载体转运系统的容量限制时即表现出非线性动力学特征，如保泰松、卡那霉素、甲氨蝶呤、萘普生以及部分 ACE 抑制剂。

3. 药物代谢过程　这是最具非线性动力学特点的典型代表，大部分药物的代谢是酶促反应，尽管生物催化具有高效性，但也有被饱和的时候，这就是所谓的能力限制性（capacity limited）代谢。因此，可以用酶促反应动力学方程——米氏方程对其进行描述，这些药物包括苯妥英、乙醇、茶碱、水杨酸等。

4. 肾排泄过程　肾排泄包括肾小球滤过、肾小管分泌和肾小管重吸收，滤过和重吸收这两个过程在通常情况下属于被动过程，二者速率直接与血中药物浓度有关。但分泌和重吸收也存在主动转运的情况，因此是一个可被饱和的过程，当药物浓度超过其能力限制时，肾清除率发生改变，药物的排泄就偏离线性动力学特征，如维生素 C、双氯西林等。有时重吸收为 pH 依赖性的，当药物引起 pH 值的改变时，肾清除率会与浓度改变有关，如水杨酸。

具有非线性动力学特点的常见药物见表 2－4。

表 2-4 剂量(时间)依赖性非线性动力学常见药物

药 物	原 因
吸收	
灰黄霉素	溶解度小
阿莫西林、核黄素	主动吸收载体饱和
尼卡地平，普萘洛尔、维拉帕米	胃肠道或肝首过效应饱和
甲氧氯普胺、氯喹	影响胃肠道运动
分布	
保泰松、水杨酸盐、萘普生	血浆蛋白结合饱和
卡那霉素、硫喷妥钠	组织蛋白结合饱和
甲氨蝶呤	组织透过可饱和性
肝代谢	
苯妥英钠、乙醇、茶碱、水杨酸	代谢酶容量限制
卡马西平	酶诱导
对乙酰氨基酚	肝毒性
泼尼松龙	饱和性血浆蛋白结合
普萘洛尔	肝血流减少
利多卡因、地西泮	代谢物抑制
肾排泄	
维生素 C	主动重吸收饱和
青霉素 G、双氯西林	主动分泌饱和
水杨酸	尿 pH 值变化
氨基糖苷类	肾毒性
茶碱、乙醇	利尿作用
丙吡胺	饱和性血浆蛋白结合

（二）药物吸收过程中的非线性动力学

1. 溶解度限制 药物在体内的溶出（溶解）是药物吸收的前提，由于胃肠道内能将药物溶解的溶剂（胃液、肠液等）是有限的，因此，能溶解的药物也是有限的。在通常情况下，对于溶解度足够大和吸收几乎不受限制的药物，药物的吸收与给药剂量有一种较好的比例关系。但对于难溶性药物，由于受到吸收的限制，药物在胃肠道内可能呈现出一种饱和溶液状态，此时，增大剂量，溶解的药物量不会明显增加，因此，单位剂量的吸收比例下降，生物利用度下降。典型的例子如灰黄霉素，见图 2-9。该类药物应设法增加其溶解度，同时可以采取小剂量多次给药的方式，以提高生物利用度。

2. 胃肠道吸收的主动转运过程被饱和 有些药物在胃肠道的吸收为主动转运过程，由于转运载体的数量有限，其转运能力有限，表现为当给药剂量足够大时，药物的吸收总量保持基本恒定，因此，吸收总量/给药剂量的比值下降，如核黄素，一些极性较强的药物，如阿莫西林。口服不同剂量的阿莫西林，随着剂量的增加，生物利用度下降，见图2-10。因此，小剂量给药是该类药物的合理用药方式，或在餐后服药，通过减缓胃排空来增加药物的吸收。

3. 胃肠道代谢或肝脏首过代谢饱和 具有胃肠道分解或肝脏首过作用的药物，由于这

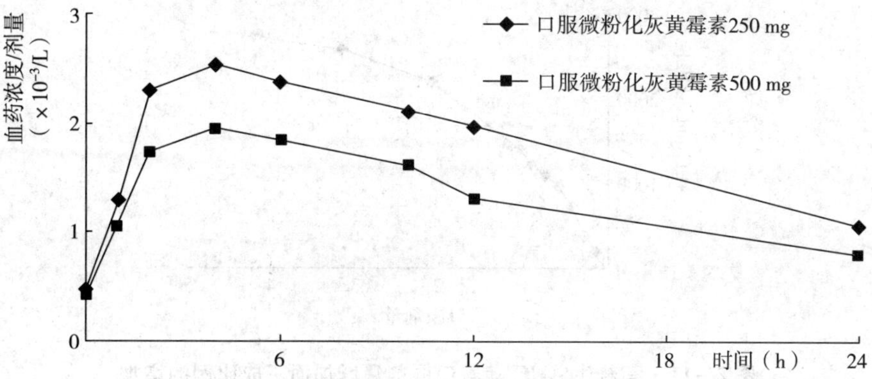

图 2－9　口服不同剂量灰黄霉素后，单位剂量的血药浓度随剂量的增加而下降

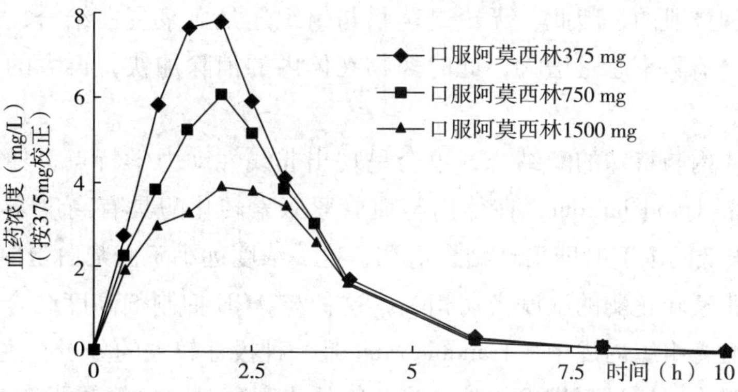

图 2－10　口服不同剂量阿莫西林后，单位剂量的血药浓度随剂量的增加而下降

些代谢过程的酶有限，随着剂量的增加，药物吸收进入大循环的比例增加，生物利用度提高，这类药物在临床中较为常见，如口服给予尼卡地平 10mg 时，生物利用度仅为 19%，但当剂量增大为 20mg、30mg 和 40mg 时，生物利用度分别达到 22%、28% 和 38%。表 2－5 列出了常见有胃肠道或肝脏首过代谢的药物。

表 2－5　常见有胃肠道或肝脏首过代谢的药物

烯丙洛尔	尼卡地平	维拉帕米	氟尿嘧啶
丙氧酚	水杨酰胺	肼屈嗪	普萘洛尔
部分青霉素			

（三）药物分布过程中的非线性动力学

药物与血浆蛋白结合和药物与组织结合是引起药物在分布过程中形成非线性动力学特性的主要因素。血浆蛋白的结合位点是有限的，因此，能结合的药物也是有限的。随着浓度的增加，药物对结合位点逐步占有，血浆中结合药物浓度与非结合药物浓度的比例逐步发生变化，游离药物浓度增加，因此，药物继续向组织分布的可能性增大，表观分布容积增大。如萘普生，当剂量较小（＜1g）时，AUC 随着剂量增加成比例增加，继续增加剂量，AUC 的增加明显减慢，这可能是因为清除率随剂量增加而加快引起的，见图 2－11。

药物与组织结合是向相反的方向进行的，随着药物浓度的增加，组织结合位点被饱和，药物在组织附近的浓度增加，药物向血浆内方向分布的机会增加，因此药物的分布容积是下降的。这些药物有乙醇、苯妥英、水杨酸盐等。

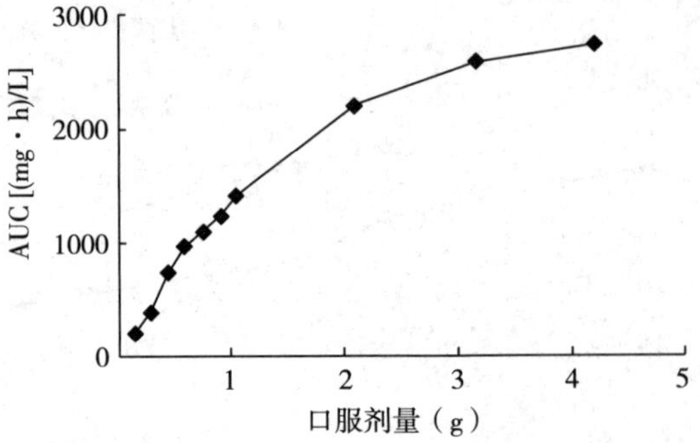

图 2－11　萘普生 AUC 随着口服剂量增加而不成比例的增加

药物与血浆蛋白结合或组织结合对药物表观分布容积的影响是相反的，但由于结合药物是不能被代谢和排泄的，因此，无论是药物与组织还是血浆蛋白结合，药物浓度增加时游离药物的增加，清除率总是增大，此时药物在体内的消除加快，再大的剂量也难以出现蓄积现象。

有些药物在体内与特殊的酶结合，也会呈现出非线性动力学特点，如血管紧张素转化酶（ACE）抑制剂 Trandolaprilat，在体内与血管紧张素转化酶具有高度亲和力，实验发现 Trandolaprilat 在很低的浓度时即出现结合饱和，这一浓度远小于血浆白蛋白或α_1－酸性糖蛋白，但与血管紧张素转化酶的浓度密切相关，这种与 ACE 抑制剂高度结合的酶既存在于血浆中，也存在于血管组织内皮中。Trandolaprilat 是一种极性较大的分子，主要局限分布于细胞外间隙，通过肾小球滤过而排出体外。当药物的浓度高时，血管紧张素转化酶结合饱和，肾清除率高，清除加快。浓度下降时，结合药物分数相对提高，药物消除速度下降，所以 Trandolaprilat 单次给药时有很长的半衰期，但连续多次给药却不会出现根据单次给药预测的累积效应。

（四）药物代谢过程中的非线性动力学

药物在体内的代谢主要是通过各种酶的催化作用完成的，但参与药物代谢的酶的数量和催化能力是有限的，即酶的催化有一个容量限制，当药物浓度超过酶的容量限制时即呈现出非线性动力学特点。此时药物动力学具有以下特点。

（1）药物在体内的过程不遵循一级动力学过程。

（2）剂量增加时，药物的血浆半衰期延长。

（3）平均稳态血药浓度和 AUC 不成正比，药物剂量增加，AUC 显著增加。

（4）药物代谢产物的组成比例与剂量有关。

（5）药物的代谢可能受其他药物的影响。

酶容量限制引起的非线性动力学过程可以用酶动力学方程——米氏方程（Michaelis－Menten）较为完整地表述。

$$-\frac{\mathrm{d}C}{\mathrm{d}t}=\frac{V_m C}{K_m + C}$$

式中，V_m 为该过程的最大速度，即药物浓度足够大时该酶促反应的速度，单位为浓度/时间；K_m 为米氏常数，相当于该过程最大速度一半时的药物浓度。这两个参数均与酶性质和药物性质密切相关，表示某一特定酶催化某一药物代谢的能力的大小。

米氏方程在药物浓度足够大或充分小时，药物代谢规律分别符合零级和一级动力学过程，这是米氏方程的两个特例。

当 C 充分小时，米氏方程可以简化为：

$$-\frac{dC}{dt}=\frac{V_m}{K_m}\cdot C$$

V_m 和 K_m 均为常数，所以$\frac{V_m}{K_m}$为常数，因此，药物在低浓度时，其代谢符合一级动力学过程。

当 C 充分大时，米氏方程可以简化为：

$$-\frac{dC}{dt}=V_m$$

此时药物的消除与药物浓度无关，药物符合零级动力学过程。

应该指出的是，理论上讲，任何通过药酶代谢的药物，随着药物浓度增加，其代谢规律是从一级动力学到零级动力学的转化过程。但对于绝大多数药物来说，其体内代谢并不出现这一变化，主要是因为这些药物的浓度远未达到代谢酶的米氏常数，因此，多数药物在治疗浓度附近都遵守一级动力学过程。但在一些特殊情况，如药物过量、药物中毒等，药物的浓度可能太高而使代谢规律发生改变，此时，临床药师和临床医师就不能根据一般规律进行简单推算，而应该根据血药浓度进行针对性抢救，并在抢救过程中注意药物动力学规律是否改变。

苯妥英：苯妥英是一个代谢型非线性动力学的典型例子，苯妥英在临床主要用于治疗癫痫，其治疗浓度范围为 10～20mg/L，比较窄，无效血药浓度和中毒血药浓度的剂量差别小，同时药物中毒的症状和癫痫发作症状类似，不容易诊断。因此，研究苯妥英的体内代谢规律具有重要意义。

苯妥英血药浓度随剂量增加而增加，在治疗浓度范围内，浓度与剂量的变化不成比例关系，见图 2－12。

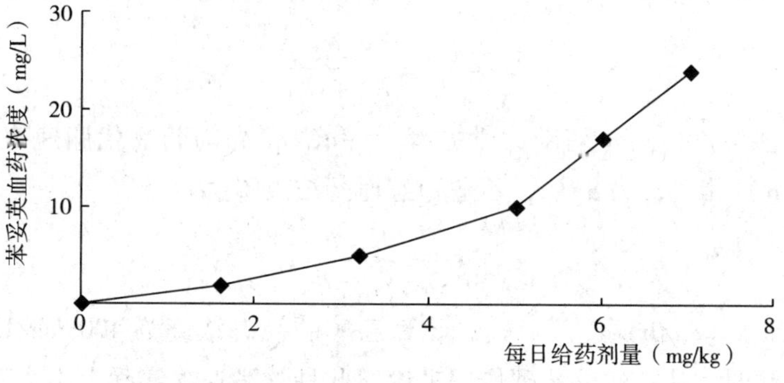

图 2－12　苯妥英血药浓度与给药剂量之间的关系

这种特殊的非比例的血药浓度增加，在临床上有重要意义。即使是改变苯妥英的剂型，甚至不同厂家生产的同一剂型因为生物利用度的微小差异而引起苯妥英药物中毒或癫痫失控。如一男性患者，其 K_m 和 V_m 分别为 3mg/L 和 425mg/h，每 12 小时服用 200mg 时，其稳态血药浓度为 12mg/L，如改用另一厂家生产的产品，若前者的生物利用度为 85%，而后者为 95%，由米氏方程计算，此时稳态血药浓度将达到 25mg/L，已经超过其最小中毒浓度。因此，临床更换药品的生产厂家时，应注意进行血药浓度监测和进行剂量调整。

乙醇：乙醇在体内代谢是通过乙醇脱氢酶和 CYP2E1 完成的，但其消除动力学仍符合单一酶催化的米氏方程。其最大代谢速率 V_m 和米氏常数 K_m 分别为 10g/h 和 100mg/L，但乙醇浓度需要达到 200mg/L 时才表现有明显的药理作用，而致死浓度在 5000mg/L 以上。无论是药理作用浓度还是致死浓度均明显大于其 K_m 值。

乙醇在体内的代谢速率随浓度增加而增加，但到达一定浓度后，其代谢速率达到一常数，接近 V_m 值，此时乙醇无论浓度如何增加，乙醇总是以固定的 10g/h 的速度进行代谢。见图 2－13。此时，乙醇的摄入速度如果继续超过其最大代谢速度，则其体内浓度迅速增加，引起酒精中毒。

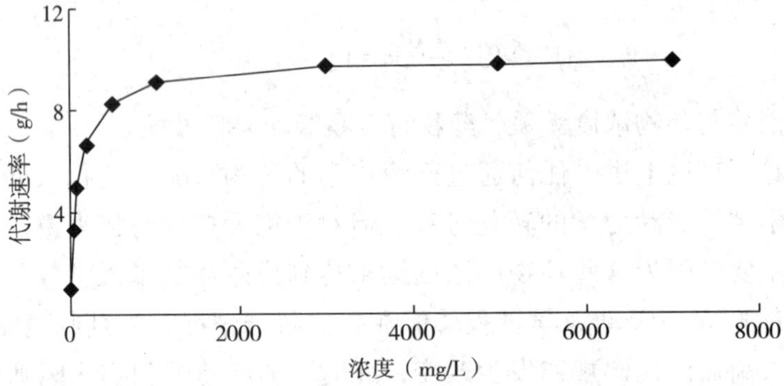

图 2－13　乙醇的代谢速率随浓度增加而增加，最后达到或接近其 V_m 值

乙醇在体内较为均匀地分布于水中，分布容积约为 42L，因此，要使体内的乙醇浓度达到致死 5000mg/L，至少需要 200g 乙醇。如果乙醇的摄入速率为 12g/h，要使体内乙醇蓄积至 200g，需要连续饮用 100 小时。但如果乙醇的摄入速率达到 60g/h，4 小时后即可出现严重酒精中毒。因此，饮酒是否发生醉酒的情况，主要取决于饮酒速度，当乙醇的摄入速度小于最大代谢速度（10g/h）时，无论饮酒多长时间，可能都不会发生醉酒情况。下面以公式计算加以说明。当以 8g/h 的速率连续饮酒达稳态，此时乙醇的消除速率和摄入速率达到平衡。米氏方程可表达如下。

$$-\frac{dC}{dt}=\frac{V_m C_{ss}}{K_m+C_{ss}}$$

C_{ss} 为稳态乙醇浓度，对于酶动力学方程，$-dC/dt$ 即为药物代谢速率，稳态时代谢速率和摄入速率（R）相等，为 8g/h，乙醇稳态血药浓度 C_{ss} 为：

$$C_{ss}=\frac{K_m. R}{V_m-R}$$

将 K_m、V_m 和 R（8g/h）代入上式，计算乙醇的稳态浓度为 400 mg/L，此浓度远没有达到中毒浓度，此时，从乙醇的药理作用来说，此种饮酒速度实际上不会对人体造成伤害。

苯妥英和乙醇是代谢型非线性动力学中的两个极端例子，因为它们几乎所有的消除都是通过单一的饱和代谢途径进行的。但临床药物更为常见的是多途径代谢，即使一种或两种代谢途径被饱和，也可能不会对总消除造成很大的影响，但当通过饱和途径代谢的比例超过 50% 时，饱和代谢途径就会对总清除率产生较大影响，使药物代谢表现为非线性动力学的特点，如普萘洛尔、茶碱、水杨酸等药物。在此不作详细介绍。

（五）药物排泄过程中的非线性动力学

药物的排泄途径有肾排泄和非肾排泄，主要经肾排泄的药物，可能由于肾分泌和重吸收是一个可饱和的过程而出现非线性动力学变化。通常情况下，肾小球滤过和肾小管重吸收均是一个被动过程，二者的速率都直接和血药浓度成正比增加。

但对于一些通过主动分泌和（或）肾小管主动重吸收的药物，随着血药浓度的增加会出现下面两种相反的情况，主动分泌被饱和后，主要经肾分泌排泄的药物的肾清除率下降；肾小管主动重吸收被饱和后，肾清除率则显著增加。

双氯西林是一个主要通过肾分泌排泄的抗生素，当静脉注射剂量从 1g 增加至 2g 时，肾清除率下降约 35%，但肾外清除则基本保持不变。维生素 C 在剂量增加时，AUC 并不明显增加，稳态血药浓度也不明显增加，这不仅与其吸收是一个可饱和的主动过程，也与其肾小管主动重吸收有关，通常维生素 C 被滤过至肾小管，通过肾小管的重吸收使维生素留在体内，当血药浓度增加时，主动重吸收过程被饱和，大量维生素 C 不能被重吸收而大量经尿排出。因此，血药浓度的增加不随剂量的增加而成比例增加，见表 2－6。

表 2－6　健康成人口服不同剂量维生素 C 达稳态后的血药浓度＊

组别	维生素稳态血药浓度
空白对照组（除饮食外不另补充维生素 C）	9 ±0.6 （n =6）
低剂量组（每天补充维生素 C 1～3g）	15.4 ±1.6 （n =11）
高剂量组（每天补充维生素 C 8～12g）	19.5 ±2.0 （n =6）

＊Mega dose vitamin C supplementation and ascorbic acid levels in plasma and lymphocytes. Nutr Rep Interm，1984，30：597－560

由于分泌从来不是单独进行的，总是与滤过相伴随，滤过率是不随药物浓度的变化而改变的（药物不与血浆蛋白结合），对无重吸收或仅有被动重吸收的药物，无论血药浓度如何变化，总是有相同的肾清除率。因此，分泌在肾清除中所占的比例是决定药物是否有非线性肾排泄的关键因素。随着血药浓度的增加，有主动分泌的药物的肾清除率下降，最终下降至滤过和被动重吸收所决定肾清除率值。

药物主动分泌和主动重吸收是引起非线性排泄的主要因素，但其他一些因素也能出现非线性排泄。如水杨酸能引起尿 pH 值的变化，而肾小管对水杨酸的重吸收是 pH 依赖性的，药物浓度增加时 pH 下降，重吸收增加，药物的肾排泄减少。如茶碱，为利尿性药物，同时其肾清除率是浓度依赖性的，浓度增加时药物的肾清除率增加，但随着用药时间的延长，利尿作用和由此引起的肾清除均下降。

（六）时间依赖性非线性动力学

时间依赖性非线性动力学是指随着时间的变化，药物动力学参数发生改变的现象，如前面提到的茶碱的利尿作用随着用药时间的延长而下降，利尿作用引起的肾清除率的增加也下降。这里说的时间的变化可以是同一天的不同时间段，也可以是病程发展的各个时间段。这可以分为以下几种情况。

维拉帕米　维拉帕米在一天不同时间点服药，血药浓度的变化明显，其中早上 8 点服药 AUC 最高，中午次之，下午 8 点服药后最低，维拉帕米这种血药浓度随时间的变化规律主要是因为食物影响药物的吸收，还可能和肝血流量、酶活性及蛋白结合的改变有关。

氨基糖苷类抗生素　具有肾脏毒性的氨基糖苷类抗生素的消除主要是通过肾脏排泄，随着用药时间的延长，肾功能下降，药物的清除率下降，血药浓度增加而加重肾毒性。因此，使用该类抗生素应监测血药浓度并限制疗程，对肾功能不全的患者更应引起高度重视。

自身酶诱导或抑制　一种情况是自身酶诱导或酶抑制，如卡马西平具有酶诱导作用，多次用药后峰浓度下降，表明生物利用度随时间降低或清除率随时间增加。自身诱导的药物在临床用药时达稳态时间较预期的延长，也不能根据单剂量用药的数据对多次给药的动力学进行预测。

四、个体化给药方案设计的新进展——抗菌药物的 PK/PD 研究方法

抗菌药物是临床应用最广泛、品种最多的一类药物，其合理应用一直是临床药物治疗中的热点问题。由于滥用抗生素导致现有抗生素的耐药性不断增加，针对感染的一些传统治疗方案面临失效。研发新的抗菌药物投资大、周期长而回报有限，因此，如何使用科学的方法优化现有抗生素的给药方案以充分发挥药物的治疗潜力成为一项重要课题。

抗菌药的作用靶点是致病菌，药物、人体和致病菌是确定给药方案的三要素，药动学（PK）与药效学（PD）是决定三要素间相互关系的重要依据。理想的给药方案优化需要对抗生素的作用机制和患者体内抗生素浓度的变化有充分的了解。PK/PD 模型将它们结合起来，研究提高抗生素治疗成功率所需的剂量，同时最大限度降低副作用和耐药性。

抗菌药物的药动学参数与抗菌效应间的量化关系称为 PK/PD 指数，主要有 3 种：药物浓度高于最小抑菌浓度的时间（T > MIC），峰浓度与最小抑菌浓度之比（C_{max}/MIC），药 - 时曲线下面积与最小抑菌浓度之比（AUC/MIC），见图 2 - 14。不同的抗菌药物使用不同的 PK/PD 参数作为疗效的替代指标，此外还应注意抗菌药物指标的数值（表 2 - 7）。

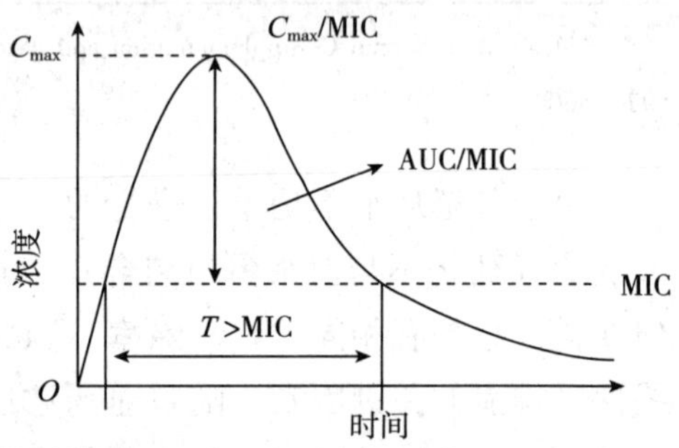

图 2 - 14　抗生素疗效相关 PK/PD 指标

1. 浓度依赖性抗菌药　该类药物的 PK/PD 参数是 C_{max}/MIC 和 AUC/MIC。特点是杀菌作用与时间关系不密切，而取决于峰浓度，即血药峰浓度越高，杀菌作用越好。该类药物往往具有较长的抗生素后效应（postantibiotic effect，PAE），主要包括氟喹诺酮类、氨基糖苷类、多黏菌素、达托霉素、甲硝唑等。使用此类药物时需优化给药剂量以达到最佳抗菌活性，但应注意不致出现毒性反应。

2. 时间依赖性抗菌药　特点是达到合适的抗菌浓度后，继续增加药物浓度对其杀菌速度和程度影响不大，盲目加大给药剂量对疗效无益。该类药物的抗菌作用与同细菌接触时间密切相关，PAE 很短，血清和靶组织部位药物浓度低于 MIC 后细菌又恢复生长。因此合适的评价指标为血药浓度维持在 MIC 以上的时间占比（$f\%_{T>MIC}$），制定临床给药方案时应重点考虑体内血药浓度维持在 MIC 以上的时间。该类药物的代表是青霉素、头孢菌素、碳青霉烯等 β - 内酰胺类抗生素。

3. 非浓度依赖且具有 PAE 的抗菌药　这类药物对浓度的依赖小，但表现出 PAE。机制可能是药物在细菌靶部位的结合时间长，导致细菌非致死性损伤，恢复再生长延迟。由于 PAE 较长，给药间隔时间可以适当延长，也可适当提高给药剂量。该类药物包括四环素类、克林霉素、利奈唑胺、部分大环内酯类、磺胺类、氯霉素和万古霉素等，合适的 PK/PD 评价指标应是 AUC/MIC。

表 2-7　常见抗生素的 PK/PD 指标及目标值

抗生素	PK/PD 指标	目标值
青霉素类	$f\%_{T>MIC}$	50～60
头孢菌素类	$f\%_{T>MIC}$	60～70
碳青霉烯类	$f\%_{T>MIC}$	40～50
氨基糖苷类	C_{max}/MIC	10
氟喹诺酮类	AUC/MIC	125
四环素	AUC/MIC	25
万古霉素	AUC/MIC	400
利奈唑胺	AUC/MIC	100
达托霉素	AUC/MIC	666
阿奇霉素	ubAUC/MIC	25
多黏菌素	ubAUC/MIC	27.6～45.9
克拉霉素	ubAUC/MIC	25

ubAUC：游离药物血药浓度－时间曲线下面积

（王　凌）

第三节　特殊人群的合理用药

扫码"学一学"

特殊人群是指怀孕妇女（胚胎和胎儿形成发育期）、新生儿、儿童和老年人等处于特殊时期的人群。这些人群的药物动力学与药物效应动力学与一般成人有明显的差异。重视这类群体的安全、有效、经济、适当地用药，对于执行我国计划生育政策，做好优生优育、提高人口素质、适应老龄化社会的需要，具有重要的意义。本章重点讨论妊娠期合理用药、儿科合理用药和老年人合理用药的有关问题。

一、妊娠期、哺乳期合理用药

妊娠期合理用药是指在给孕妇用药之前，要了解妊娠期母体和胎儿的药动学特点，充分考虑孕妇用药可能对胚胎、胎儿的影响，以求达到既能实现对孕妇实施安全、有效的治疗，又能保证胚胎或胎儿的正常发育和生长。

（一）妊娠期母体药动学特点

由于胎儿生长发育的需要，在妊娠期不同阶段孕妇体内会发生一系列适应性的生理变化。药物在孕妇体内的吸收、分布、代谢和排泄等过程，均有不同程度的变化。

1. 药物吸收　在孕激素的作用下，妊娠期间孕妇的胃肠运动减弱，胃排空时间延长，使口服药物进入肠道的时间较慢；药物进入肠道后，在肠道的停留时间相对延长，药物吸收延迟，血药浓度达峰时间后推，峰值降低。在妊娠早期和中期，胃酸分泌减少，而到了妊娠晚期，而胃酸分泌增多，这一变化可能会影响到弱酸、弱碱性药物的吸收。但由于多数药物是在肠道吸收，所以，这一变化对药物吸收可能没有太大的意义。

2. 药物分布

（1）分布容积　孕妇血容量增加 35%～50%，血浆增加多于血细胞增加，体液总量平均增加8000ml，所以药物的分布容积明显增大，尤其是水溶性大的药物，分布容积增大更明显。一般来说，孕妇的用药量应高于非孕期妇女。

（2）药物血浆蛋白结合率　由于血浆容积的增加，血浆蛋白的浓度相对下降；同时，在妊娠期，孕妇体内分泌更多的激素占据蛋白结合位点，所以药物的蛋白结合能力和结合率下降，血浆中游离药物比例增大，这种变化，一是使药物的效应增强，不良反应增多并加重；二是药物更容易通过血－脑屏障和胎盘屏障，对中枢神经系统和胚胎或胎儿产生作用。体外试验已证明，孕妇药物蛋白结合率下降的药物有地西泮、苯妥英钠、苯巴比妥、哌替啶、地塞米松、普萘洛尔、水杨酸类以及磺胺甲基异噁唑等。

3. 药物消除

（1）药物代谢　妊娠期母体的肝药酶活性增加，对药物的代谢能力增强。

（2）药物排泄　妊娠期母体肾血流量增加25%～50%，肾小球滤过率和肌酐清除率增加，一些以肾排泄为主要排泄途径的药物排泄加快。值得注意的是，妊娠晚期孕妇体位变化对肾血流量有较大影响，一般仰卧位时肾血流减少，使药物肾排泄减少，体内作用延长。必要时，孕妇应采用侧卧位，以免影响药物的消除。

（二）药物经胎盘的转运

在妊娠期，母体、胎盘、胎儿三者相互联系组成了一个生物学、药代动力学的整体。胎盘既起到联系着母体和胎儿的作用，又构成了母体物质进入胎儿的屏障作用，在评价母体服药对胎儿产生何种作用方面具有重要的影响。

胎盘主要由叶状绒毛膜构成。这层膜由滋养层合体细胞、基底层、基质及胎儿毛细血管构成，即胎盘屏障，母体血液必须经过绒毛膜才能进入胎儿体内。随着妊娠的发展，叶状绒毛膜数目增多，直径变小，表面积增大，有利于母体与胎儿进行充分的物质交换。

物质或药物通过胎盘的方式有简单扩散、主动转运、胞饮作用和膜孔通过等方式。多数药物以简单扩散的方式经过胎盘。影响药物以简单扩散的方式通过胎盘的因素来自两个方面：一是药物因素。一般来说，脂溶性高，解离度小，分子量小于500，蛋白结合率低的药物容易通过胎盘。二是胎盘因素。首先是胎盘的血流量。正常情况下，胎盘血流量变化不大。但在胎盘循环障碍时，如妊娠后期子宫压迫腹部大血管或脐带时，可引起胎盘血流量改变，减少药物的转运。孕妇患感染性疾病，合并糖尿病时，常能破坏胎盘屏障，使胎盘的通透性增大，正常情况下不能通过胎盘的药物变得容易通过。其次是胎盘绒毛膜厚度。在妊娠晚期，绒毛膜厚度变薄，胎盘面积增大，药物较容易通过胎盘。

此外，除发挥半透膜屏障作用外，胎盘还具有许多生物合成和降解的酶，这些酶具有羟化作用、*N*－去烷基作用、去甲基作用等。有些药物通过胎盘时经代谢活性降低，有些则活性增加。试验证明，泼尼松通过胎盘时转化为失活的11－酮衍生物，而地塞米松不被胎盘代谢。因此，治疗孕妇疾病可用泼尼松，治疗胎儿疾病可用地塞米松。

（三）胎儿药动学特点

孕妇服用的大多数药物都能通过胎盘进入胎儿体内，对胎儿产生有利的或不利的影响。了解胎儿对药物的处置规律和特点对于评估药物对胎儿的作用具有重要意义。

1. 药物在胎儿体内的吸收　药物除了经胎盘进入胎儿血液循环以外，还可以经羊膜进入羊水，通过胎儿吞咽羊水而进入胎儿胃肠道，进而被吸收进入胎儿血液循环。由于羊水的蛋白含量低，游离药物浓度较高，加上胎儿的代谢能力低，药物在胎儿体内的量较大。

此外，胎儿排出的药物及其代谢物进入羊水后，又可以被胎儿再次吞入，形成“羊水循环”，造成药物的反复作用。

2. 药物在胎儿体内的分布　胎儿的肝、脑相对较大，血流丰富，经脐静脉进入胎儿体内的血流有40%～60%进入肝脏，故胎儿肝脏药物浓度高。胎儿的血－脑屏障发育不完全，药物容易进入中枢神经系统。胎儿血浆蛋白的含量较少，故胎儿体内游离药物浓度较高，这也会对药物在胎儿体内分布产生影响。

3. 药物在胎儿体内的代谢　胎儿的肝脏缺少药物代谢酶，对药物的代谢能力极低。因此，许多药物在胎儿体内的浓度高于其在母体内的浓度，药物半衰期也比在母体的半衰期长。据报道，孕妇服用巴比妥、镁盐或维生素B后，胎儿的药物浓度较母体高出一倍或数倍。

4. 药物在胎儿体内的排泄　妊娠11～14周后，胎儿肾已有排泄功能。但肾排泄功能很弱，而且因存在着羊水循环，使药物及其代谢物可反复进入胎儿体内。此外，多数药物的代谢物水溶性增大，较难通过胎盘屏障向母体转运，转运速度较药物从母体经胎盘进入胎儿血液循环要慢得多。这造成了药物及其代谢物常在胎儿体内形成蓄积。

（四）妊娠期合理用药与药物的致畸作用

大多数药物可以通过胎盘，对发育中的胚胎或胎儿发挥药理学或致畸作用。影响药物经胎盘转运，并且对胎儿产生作用的因素有：①药物的物理化学性质；②药物通过胎盘的速率和进入胎儿体内的量；③药物作用的持续时间；④药物在胎儿各组织分布的情况；⑤药物作用于胚胎或胎儿发育的阶段；⑥联合用药的综合效应。在不同孕期用药，药物对胎儿的损害作用差异很大。在受孕后的3～12周左右，胚胎、胎儿各器官高度分化、快速发育，此阶段的药物作用常会造成某些系统和器官的畸形。故此阶段用药要特别谨慎小心。如流行病学调查发现，在此阶段孕妇即使在很短时间内服用过沙利度胺，都会造成胎儿肢体畸形。妊娠四个月以后，胎儿绝大多数器官已形成，药物致畸的敏感性下降。但对于尚未分化完全的系统和器官，仍可能受到药物的影响，如神经系统，在整个妊娠期持续分化，发育，药物的影响一直存在。有些药物的致畸作用不表现在新生儿期，而是在若干年后才显现出来，使用过己烯雌酚的孕妇，其女性后代直到青春期才出现阴道腺癌及苗氏生殖管畸形。表2－8列出对胎儿有明显不良作用的常用药物。

1979年，美国FDA根据药物对胎儿致畸作用的危险性，将药物分为以下五类。

A类：已证实此类药物对人类无不良作用，最安全。

B类：动物试验显示对胎仔有害，但临床试验未能证实；或动物试验无害，但无临床资料。

C类：仅在动物试验证实有致畸或杀死胚胎作用，但未有临床试验证实。

D类：已证实对人类有一定的危害，但在临床上疗效确切，无替代药物，必要时，可使用。

X类：已证实对人类胎儿有危害，妊娠期应禁用。

表2－8　常见药物对胎儿的不良作用

药物	时期	对新生儿的不良作用
ACEI	整个妊娠期，特别是妊娠四～九个月	肾损害
甲氨蝶呤	头三个月	多发性大体畸形

续表

药物	时期	对新生儿的不良作用
苯丙胺类	整个妊娠期	心智发育异常，学习障碍
雄性激素	妊娠第四个月～九个月	女性胎儿男性化
三环类抗抑郁药	妊娠第六～九月	新生儿戒断症状
巴比妥类	整个妊娠期	长期用药致新生儿依赖性
白消安	整个妊娠期	先天畸形，体重过低
卡马西平	妊娠头三个月	神经管缺陷
氯磺丙脲	整个妊娠期	长期症状性新生儿低血糖
氯米帕明	妊娠第六～九月	新生儿嗜睡，发绀，体温过低，张力减退
可卡因	整个妊娠期	习惯性流产，早产，胎盘早期脱落，新生儿脑梗死，发育异常，学习障碍
环磷酰胺	妊娠头三个月	先天畸形
阿糖胞苷	整个妊娠期	先天畸形
地西泮	整个妊娠期	长期使用导致新生儿药物依赖性和腭裂
己烯雌酚	整个妊娠期	女儿青春期阴道腺癌
乙醇	整个妊娠期	乙醇综合征，神经系统发育缺陷
阿维A酯	整个妊娠期	多发性畸形
海洛因	整个妊娠期	长期用药导致药物依赖性
碘化物	整个妊娠期	先天甲状腺肿，甲状腺功能低下
异维甲酸	整个妊娠期	易发中枢神经系统、面部、耳及其他部位畸形
锂盐	妊娠头三个月	心血管畸形
美沙酮	整个妊娠期	长期用药导致药物依赖性
甲氨蝶呤	妊娠头三个月	多发性先天畸形
甲硫氧嘧啶	整个妊娠期	甲状腺功能低下
甲硝唑	妊娠头三个月	可能致突变（人类尚未见）
有机溶剂	妊娠头三个月	多发畸形
青霉胺	妊娠头三个月	皮肤松弛，其他先天畸形
苯妥英	整个妊娠期	唇裂，腭裂
丙硫氧嘧啶	整个妊娠期	先天甲状腺肿
链霉素	整个妊娠期	第Ⅷ对神经毒性
吸烟	整个妊娠期	宫内生长缓慢，早产，围产期并发症，婴儿突然死亡综合征
他莫昔芬	整个妊娠期	习惯性流产以及胎儿损害
四环素	整个妊娠期	牙齿畸形和染色，骨骼生长异常
三甲双酮	整个妊娠期	多发性先天畸形
丙戊酸	整个妊娠期	神经管损害
华法林	头三个月	鼻梁发育不全，软骨发育不良
	四～六个月	中枢神经系统畸形
	七～九个月	出血危险，分娩前一个月停止使用

常用药物的归类，见表2－9。由于多数药物的作用特点尚未明确，分类不详，所以妊娠期用药应谨慎。

妊娠期的用药原则是：①单用药物有效的，避免联合用药；②老药疗效肯定的，避免用新药；③小剂量有效的，避免用大剂量；④尽量避免用C类、D类药物。

表2-9　可能影响胎儿发育的药物分类

A、B、C类药物	D类	X类
青霉素、头孢菌素、制霉菌素、抗过敏药、肼屈嗪（C）、左甲状腺素钠、异烟肼（C）、β受体拮抗剂（C）、支气管扩张药、氯霉素（C）、庆大霉素（C）、卡托普利（C）、新霉素（C）、利福平（C）、阿昔洛韦（C）、维拉帕米（C）、硝酸甘油（C）、地高辛（C）、拉贝洛尔（C）	四环素类、卡那霉素、氯喹、三环类抗抑郁药、噻嗪类、糖皮质激素、地西泮、氯氮草、戊巴比妥、利血平、口服降糖药	抗代谢药、抗叶酸药、锂盐、碘化物、乙醇、香豆素类、雄激素、抗雄激素、孕激素、炔诺酮、己烯雌酚、异维甲酸、青霉胺、抗甲状腺药、丙戊酸、喹诺酮类、利巴韦林

（五）哺乳期合理用药

研究证明，大多数药物可以随乳汁排出。药物通过母乳进入新生儿体内的量，主要与两个方面有关：一是药物分布在乳汁中的量，分子量小于200，解离度小，脂溶性高的药物易进入乳汁，但一般乳汁中药物量不超过母体内一日药量的1%。二是新生儿能从母乳中摄入药的量，由于各种药物在新生儿胃肠道吸收的程度不同，所以对新生儿和婴儿的影响不同。乳儿从乳汁摄入的药量一般难以达到有效治疗量。通过调整给药时间，如母亲在下次哺乳前3~4小时服药，就能保证有足够的时间清除血中药物，使乳汁中药物浓度处于低水平，从而减少药物对乳儿的影响。

总之，如果药物的安全性高，则在哺乳期间不必停药，通过适当调整服药时间和哺乳时间即可；如果药物安全性低，或缺乏足够的安全性资料，最好停用以保证安全。

药物进入新生儿体内后，因新生儿血浆蛋白含量低，导致游离药物浓度高，约是成年人的1~2倍。加上新生儿肝、肾功能较成人低，所以一些药物更容易在新生儿体内蓄积。从乳汁中排出。足以影响乳儿的药物主要有：①哺乳期妇女禁用的药物，如抗代谢药、雌激素、孕酮、糖皮质激素、避孕药、碳酸锂、异烟肼、氯霉素、麦角生物碱、甲硝唑等；②哺乳期妇女慎用的药物，如氨茶碱、氨基糖苷类抗生素、β受体拮抗剂、卡马西平、大剂量阿托品、巴比妥类、吩噻嗪类、口服降糖药、乙胺丁醇、利血平、溴丙胺太林、地西泮、硫脲类、甲状腺素、磺胺类、维生素A、维生素D、华法林、苯妥英等。

二、儿科合理用药

儿童时期包括新生儿期、婴儿期、幼儿期、学龄前期、学龄期、青春期等生长阶段。目前对人类年龄段的划分没有统一的标准，一般来说，未足月分娩的早产儿指胎龄在26周到37周的婴儿；足月分娩到满月（28日内）称为新生儿期，其中1~7天为新生儿早期，7~28天为新生儿晚期；从满月到1周岁称作婴儿；1~3周岁称为幼儿期；女性3~12周岁、男性3~14周岁称为学龄期；女性12~18周岁、男性14~18周岁称为青春期。这些年龄段的区分没有明确的界限，各个年龄段的小儿的特点只是群体的平均情况，而非特定的个人。需要强调的是，小儿不是小型化的成人，他们在药动学和药效学方面与成人有明显的“质”和“量”的差异。

（一）新生儿药动学特点

新生儿与年长的儿童或成人在机体组成成分的比例、水分含量、血浆蛋白的含量、肝肾功能及血－脑屏障的发育和功能等方面有较大差异，从而使药物在新生儿体内的吸收、分布、代谢和排泄具有自己的特点。

1. 药物的吸收

（1）口服给药　药物在胃肠道的吸收主要取决于胃肠道的 pH、吸收表面积、胃排空时间、肠蠕动程度、胆汁分泌的多少、肠道菌群及其他病理状态。

①胃液的 pH　新生儿的胃液呈中性，出生几小时后 pH 即降至 1 ~ 3，约 10 天左右回升到中性，随后一直到 2 ~ 3 岁都稳定在成人水平。胃酸的变化，可使某些药物受到分解破坏，使之吸收减少，生物利用度下降。如新生儿口服青霉素 G 或氨苄西林等，可因酸性低而破坏少，生物利用度增大。

②胃排空时间　新生儿出生后胃蠕动无规律，一般胃排空时间延长，经 6 ~ 8 个月后才达到成人水平。对酸不稳定的药物常因胃内酸度降低，药物在胃肠道的停留时间延长，而使吸收峰后移，生物利用度增加；苯妥英钠、苯巴比妥等弱酸性药物在偏碱性条件下，解离度增加，药物的生物利用度降低。

③胆汁的合成与分泌　新生儿及婴儿胆汁的合成与分泌较少，对脂溶性药物乳化能力低，因此，对某些脂溶性高的药物，如维生素 A、维生素 E 等的生物利用度减少。

（2）胃肠道外给药

①静脉注射　静脉注射的药物，不经吸收，直接进入体内发挥作用，具有快速起效、剂量准确的特点，是危重病患儿可靠的给药方法。必须指出的是，给患儿静脉注射高渗性药物有致高渗血症的危险。高渗血症可引起颅内出血和坏死性肠炎。10% 葡萄糖注射液是新生儿常用的基本溶液，因新生儿糖利用率低，故过快或持续滴入此液，可造成医源性高血糖。临床上常用此浓度的葡萄糖稀释碳酸氢钠或其他高渗药物，对于早产儿、新生儿来说，这是不恰当的。有人提出应改用 2% 葡萄糖注射液作稀释液。为预防高渗血症对新生儿、早产儿造成的危害，临床医师和药师应了解所用药物的渗透压，避免在短期内大剂量使用高渗药物，必要时，可监测血渗透压。

②肌内注射　肌内注射吸收量决定于肌肉的收缩力、局部血流量和肌肉大小。新生儿及婴儿肌肉尚未充分发育、血流较少、活动弱，因此药物吸收缓慢。脂溶性药物比水溶性药物易于吸收。此外，要注意一些弱酸弱碱性药物在肌肉组织局部因 pH 的原因析出沉淀，形成硬块，所以一般不宜大剂量给药或同一部位多次给药。

③皮下注射　新生儿皮下脂肪少，注射容量有限。过大量的注射常可损害临近组织，且吸收不良。有人认为皮下注射不适于儿童。

④皮肤黏膜给药　新生儿、婴幼儿皮肤角化层薄，药物易于透过。新生儿、婴幼儿的体表面积与体重之比是成人的两倍左右，所以药物吸收的速率快，吸收量大。皮肤黏膜给药对新生儿和婴幼儿影响大。

2. 药物的分布　药物的分布是药物的理化性质、分子大小、体液分布、血液流量、脂肪分布、体液 pH、血浆蛋白水平及药物蛋白结合率以及屏障系统发育状况等因素综合作用的结果。新生儿体内特征和药物分布的特点如下。

（1）新生儿体液及细胞外液容量大　新生儿机体组织中，总体液占体重的 80% 左右（成人只有 60%），其中细胞内液占 30%（成人占 40%）。由此可见，新生儿的水分不仅多，而且主要分布在细胞外液。所以，水溶性药物的分布容积增大，导致：①血药浓度降低，可能会减弱药物的最大效应；②药物的代谢及排泄减慢，延长了药物作用时间；③细胞内药物浓度比成人高，水溶性药物能较快地在靶细胞内达到有效浓度。

（2）血-脑屏障发育不健全　新生儿，尤其是早产儿血-脑屏障发育不健全，多数中枢抑制药、吗啡、全身麻醉药、四环素类抗生素、游离胆红素等均易穿过血-脑屏障，导致新生儿对吗啡、巴比妥类药物敏感性增高，易发生核黄疸等症。婴儿在酸中毒、缺氧、低体温、低血糖和脑鞘膜不完全、脑膜炎等病理条件下，屏障功能减退，药物入脑量增加。

（3）新生儿脂肪含量低，脂溶性药物分布少　新生儿脂肪含量少，脑组织脂肪分布相对较多，导致脂溶性药物分布容积减少，血中药物浓度增高，易出现药物中毒，尤其是中枢神经系统受到的影响较大。

（4）血浆蛋白结合率低　新生儿血浆蛋白结合率低的原因有以下几方面：①新生儿血浆蛋白水平较成人低。②药物与蛋白亲和力低。③存在蛋白结合竞争物。新生儿体内存在较多的来自母体的游离脂肪酸、激素、胆红素及其他竞争性底物，这些物质占据了蛋白结合位点，并诱导蛋白构型改变，使蛋白与药物的亲和力下降。新生儿胆红素与白蛋白亲和力易受磺胺类、阿司匹林和人工合成的维生素 K 等高结合率和高亲和力的药物的影响，服用此类药物的新生儿，血中会出现大量游离的胆红素，由于新生儿血-脑屏障不健全，易导致核黄疸。故出生 1 周以内的新生儿，禁用此类药物。④某些病理状态使药物蛋白结合率降低。慢性严重营养不良或严重肝病常导致蛋白合成量减少，肾病综合征造成大量蛋白经尿流失等，均能使血浆蛋白含量下降，从而影响血浆药物蛋白结合率。此外，新生儿动脉导管尚未完全关闭，存在动静脉短路，使血液 pH 值较低，药物蛋白结合减少。于是，血浆中游离药物的比例增高，同样剂量的药物易向组织和靶器官分布，导致不良反应增加和药物中毒。

3. 新生儿体内药物代谢　大多数脂溶性药物需经肝脏代谢才能经肾脏排出体外。虽然新生儿肝脏占体重的比例较成年人大（约占 4%，而成人只占 2%），但与药物代谢有关的酶活性低。新生儿、婴幼儿Ⅰ相代谢酶（CYP450）活性低，药物的氧化、还原、水解和羟化作用弱，使得磺胺类、对乙酰氨基酚、水杨酸盐、强心苷、巴比妥类、可待因和异烟肼等药物的代谢延缓。新生儿血浆或组织的酯酶活性较低，阿司匹林、普鲁卡因及氨苄西林等药物水解慢。此外，药物与葡萄糖醛酸结合是Ⅱ相反应中药物主要的结合途径，新生儿葡萄糖醛酸转移酶活性仅为成年人的 1%，至 3 岁才能达到成人水平，故新生儿药物Ⅱ相反应中的葡萄糖醛酸结合减少，因氯霉素、吲哚美辛和水杨酸盐经此途径代谢，新生儿用一般剂量的氯霉素就能引起严重毒性反应即灰婴综合征。新生儿肝药酶活性同样受酶诱导剂和酶抑制剂的作用，临床上给产前母体或给新生儿用巴比妥防治新生儿核黄疸，就是通过肝药酶诱导作用，加速胆红素代谢。总之，影响新生儿药物代谢因素较多，要全面考虑，综合分析，个体化给药。

4. 药物排泄　肾脏是药物的主要排泄器官。新生儿肾组织结构未发育完全，肾小球数量较少，药物清除较慢。按体表面积计算，新生儿有效肾血流量仅为成年人的 40%，肾小球滤过率为成人的 30%，半岁左右肾小球滤过率只有成人 70%，1～2 岁才接近成人水平。新生儿服用主要以原型经肾排泄的药物时，药物排泄慢，半衰期延长。新生儿肾小管的分泌和重吸收能力约 7 个月后才达到成人水平，近曲小管的排泌能力受底物刺激而增加，所以应用青霉素类药物的半衰期会延长，反复用药可使半衰期缩短。此外，新生儿肾对酸、碱、盐和水代谢调节能力差，应用利尿剂时，易出现酸碱及水盐平衡失调。

总之，新生儿药物的排泄减慢，半衰期延长，个体差异较大，药动学的特征随年龄增长而变化，加上疾病的影响，药物的体内过程常难以准确估计，所以儿科临床开展治疗药物监测对制订和调整给药方案具有重要意义。

（二）小儿用药的特有反应

多数药物小儿的药效学作用性质与成年人是相似的。但是，正如新生儿、婴儿的药动学与大龄儿童和成人有较大差异一样，有些药物在新生儿和婴儿身上会出现特殊的药效学作用，这一点在临床选择用药、确定剂量等方面要引起特别的注意。

1. 药物的敏感性增加 新生儿、婴儿，特别是早产儿，中枢神经系统尚未健全，对中枢神经系统药物的作用敏感，如用常规剂量吗啡可引起呼吸抑制；应用氯丙嗪容易引起麻痹性肠梗阻；常规剂量的洋地黄可导致中毒；新生儿和婴儿对酸、碱和水、电解质的平衡调节能力差，利尿剂易造成电解质紊乱等。

2. 高铁血红蛋白血症 由于新生儿红细胞内的6－磷酸葡萄糖脱氢酶和谷胱甘肽还原酶不足，以及高铁血红蛋白还原酶的活性低，致使新生儿服用具有氧化性的药物后，使亚铁血红蛋白易被氧化成高铁血红蛋白，而形成的高铁血红蛋白又无法逆转成亚铁血红蛋白，于是出现高铁血红蛋白血症。因此，新生儿应慎用非那西丁、长效磺胺、亚甲蓝、苯佐卡因及其类似局麻药、硝酸盐、次硝酸铋等药物。

3. 神经系统毒性反应 新生儿由于血－脑屏障发育不完全，用药后易出现神经系统反应。常见的中毒反应有：抗组胺药、苯丙胺、氨茶碱和阿托品可致昏迷或惊厥；氨基糖苷类药物可致第Ⅷ对脑神经损害；呋喃妥因引起前额头痛及多发性神经根炎；四环素、维生素A导致颅内压增高。

4. 灰婴综合征 新生儿应用氯霉素的剂量超过100mg/（kg·d）时易发生此综合征，表现为厌食、呕吐、腹胀，进而发展成循环衰竭，全身呈灰色，病死率很高。临床新生儿应用氯霉素时，应进行血药浓度监测，其治疗浓度范围是10～25mg/L。

5. 生长发育障碍 长期应用皮质激素，可对抗生长激素的作用，抑制儿童骨骼发育及蛋白质的合成；应用苯妥英钠、苯巴比妥，诱导肝药酶，使维生素D分解代谢加强，造成儿童缺钙；对氨基水杨酸、磺胺及保泰松可抑制甲状腺素的合成，硫脲类、硫氰化合物可对抗甲状腺素的作用，这些药物均可造成儿童生长发育障碍。长期应用中枢抑制药，如苯二氮䓬类药物、苯巴比妥、苯妥英钠和丙戊酸钠等药物，可致儿童学习、记忆功能障碍，智力发育迟缓或障碍。

6. 牙色素沉着 四环素类药物可沉积于骨组织和牙齿，引起这些部位永久性色素沉着，如牙齿发黄、骨骼生长抑制等。故妊娠四个月后、哺乳母亲、8岁以下儿童除局部应用于眼科外，不得应用四环素。

（三）小儿药物剂量计算

小儿用药剂量的计算是治疗中重要的内容。由于小儿不同年龄段的差异较大，同一年龄段因身体发育条件不同，也有较大的个体差异，所以每个小儿的用药量都应做到个体化给药。一般药物剂量的选取原则是：①急病、重病应用大剂量；②用药时间短，药物疗效呈浓度依赖性的，可用大剂量；③毒性小，安全范围大的药物，可用大剂量；④慢性病，需长期用药的，宜用小剂量；⑤毒性大，安全范围小的药物，宜用小剂量；⑥体质差，营养不良的，宜用小剂量。

临床上小儿用药剂量的确定有许多经验的计算公式。这些公式大体上分为按年龄计算、按体重计算和按体表面积计算。现分述于下。

1. 按年龄计算的剂量确定公式　根据年龄计算的小儿剂量，准确性稍低，常用于治疗窗较宽的药物（表2－10）。

表2－10　根据年龄计算的小儿药物剂量折算表

年龄	按成人剂量折算
新生儿	1/10～1/8
6个月	1/8～1/6
1岁	1/6～1/4
4岁	1/3
8岁	1/2
12岁	2/3

小儿剂量＝成人剂量×4 ×年龄（岁）×1/100

小儿剂量＝成人剂量×［年龄（岁）－1］×1/20

小儿剂量＝成人剂量×［年龄（岁）＋3］×1/30

小儿剂量＝成人剂量×年龄（岁）×1/20

小儿剂量＝成人剂量×月龄（月）×1/150（用于小于1岁婴儿）

小儿剂量＝成人剂量×年龄（岁）×1/［〔年龄（岁）＋12〕×100］

2. 按体重计算的药物剂量公式

小儿剂量＝成人剂量×［1.5×体重（kg）＋10］/100

小儿剂量＝成人剂量×$[体重(kg)/70]^{0.7}$

3. 按体表面积计算药物剂量　机体很多生理指标，如心排出量、肝血流量、肾血流量和肾小球滤过率等都与体表面积呈相关关系。这些生理指标体表面积的关系较之与体重的关系，前者更为密切。所以，按体表面积计算的小儿剂量更为合理，常用于治疗窗窄的药物剂量换算。

30kg以下者，体表面积（m^2）＝0.035×体重（kg）＋0.1

30kg以上者，每增加5kg，体表面积增加0.1m^2。

小儿剂量＝成人剂量×小儿体表面积/1.72

药物剂量的确定，除上述关系以外，还涉及机体对药物的敏感性和耐受性的大小，小儿的年龄、性别、体重、代谢类型、解剖生理特点、病理状态和心理状态等因素，所以很难甚至是不可能找到一个通用的公式把成人的用药剂量准确地计算成等效的小儿剂量。在利用这些公式时，仍要根据药效学反应和药动学监测，对小儿用药剂量小心地进行调整。

三、老年人合理用药

老年人一般指年龄65岁以上的人。我国目前已进入老龄化社会，老年人的保健将成为医疗保健事业的重要组成部分。随着年龄的增长，老年人的解剖、生理、生化功能发生许多与成年人明显不同的变化；老年人常患多种慢性疾病，用药的疗程长，药物的种类多，治疗依从性差等。所以必须特别关注老年人的用药问题。只有充分了解老年人机体的一系列变化，熟悉老年人药物治疗的特点和问题，掌握老年人药动学和药效学的规律，才能合理用药。

（一）老年人药动学特点

1. 吸收　一方面，老年人胃肠黏膜萎缩，使吸收面积减少，加上消化道血液供应减少，多造成药物吸收减少；另一方面，老年人胃排空减慢、肠蠕动减弱，药物由胃进入肠道时间推迟，在肠道停留时间延长，所以药物的吸收峰滞后，药物吸收量可能增加。但多数情况下，由于药物吸收增加和减少两种因素的共同作用，总的效应是，老年人药物吸收的变化不明显。此外，老年人胃酸分泌减少，使弱酸药物或弱碱药物的解离和脂溶性发生改变，可能会影响药物的吸收。

2. 分布 老年人体重减轻，体内水分绝对量及占体重的百分比下降，精瘦组织（骨骼肌、肝、脑、肾等）重量减少，脂肪组织增加。这些特点造成对乙酰氨基酚、氨替比林、乙醇、吗啡、哌替啶等水溶性药物的表观分布容积变小，血药浓度增加；而地西泮、利多卡因等脂溶性药物表观分布容积变大，半衰期延长，药物作用持久。

3. 老年人血浆白蛋白的量减少 α酸性蛋白的量增加。因弱酸性和中性药物与白蛋白结合，弱碱性药物与α酸性蛋白结合，所以，游离药物与结合药物的比例将发生变化。这种比例的变化对药效的影响，要结合原来的药物蛋白结合率大小来考虑。如华法林原来与白蛋白的结合率是99%，即使结合率下降2%，游离华法林浓度也将增加2倍，可能引起出血的危险。此外，蛋白结合率的下降对药物效应的影响还与药物的表观分布容积的大小有关，表观分布容积越小，血药浓度变化越大，反之，血药浓度变化小。

4. 药物代谢 绝大多数药物的代谢是在肝脏完成的。成人肝重量占体重的2.5%，肝重量在50岁以后开始减小，老年人肝重量占体重的1.6%，老年人肝血流量减少40%～45%，肝细胞数量减少，肝药酶的活性降低。所以，老年人药物代谢较年轻人慢，药物半衰期延长。老年人服用某些脂溶性药物，V_d 增大；加上肝代谢减慢，则药物半衰期的延长更加明显，如年轻人服用脂溶性药物氟西泮，半衰期为74小时，而老年人为160小时。多次给药时血浆药物稳态浓度也会升高，故老年人用药剂量一般是年轻人的1/2～2/3，也可按公式调整剂量。此外，老年人肝药酶诱导作用较差，所以，注意老年人用药剂量。需要指出的是，老年人肝脏代谢药物能力的变化，与常规的肝功能化验指标没有平行关系，肝功能正常，不一定肝脏药物代谢能力正常。

5. 药物排泄 大多数药物及其代谢产物经肾排泄。老年人肾重量及体积、肾血流量、肾单位数减少，肾小球滤过率、肾小管分泌和重吸收功能降低，所以肾排泄药物在体内蓄积，药物的血浆浓度增大，药理作用增强，甚至出现毒性作用。

随着年龄的增长，肾肌酐清除率会逐年下降。肾肌酐清除率与年龄、体重和血清肌酐的水平的关系可用Cockcroft－Gault公式大致算出。由于老年人肌肉萎缩，内源性肌酐生成量减少，所以，即使血清肌酐水平正常，也不能说明肾肌酐清除率一定正常。对于年龄较大，怀疑肾功能不良者，评价肾功能时，必须直接测定肾肌酐清除率。

$$\text{老年人剂量} = \text{成年人剂量} \times \frac{[140 - \text{年龄（岁）}]}{153} \times \text{体表面积（}m^2\text{）}$$

$$\text{肌酐清除率} = \frac{[140 - \text{年龄（岁）}] \times \text{体重（kg）}}{72 \times \text{血清肌酐（mg/dl）}}$$

女性再乘以0.85。

（二）老年人药效学特征

老年人由于药动学的变化和自稳态调节功能的减弱，对多数药物的敏感性增加。临床研究表明，老年人大脑重量减轻，脑血流量减少，高级神经功能减退，因此对包括镇静催眠药、抗精神病药、抗抑郁药、镇痛药在内的中枢作用药物的敏感性增加；老年人对抗凝血药物的敏感性也增加，相同的抗凝血疗效，在老年人的血药浓度常常比成年人低；由于老年人对体内电解质平衡和心血管系统的调节功能减退，所以，老年人在应用利尿剂、降压药物时，对药物的敏感性增高。然而，也不是所有药物在老年人体内都会敏感性增加，例如，老年人因体内β受体数目的下调和信号转导能力的下降，对β受体拮抗剂和激动剂的敏感性下降。

（三）老年人常用药物的特点

1. 镇静催眠药物　在30~70岁成人，许多苯二氮䓬类药物和巴比妥类药物的半衰期延长50%~150%，其中半衰期延长最明显的是在60~70岁。老年人肝肾功能的降低，脂肪组织的增多，使这类药物排泄减少，分布容积增大，药效延长。劳拉西泮、奥沙西泮的半衰期延长不大。老年人对此类药物的药效作用敏感性增高。在不良反应中，应特别注意此类药物易引起老年人共济失调和运动功能损害。

2. 镇痛药　随着老年人年龄的增长，阿片类镇痛药的药动学特征变化非常大。影响最大的是这类药物对老年人的呼吸抑制作用。

3. 抗精神病药物和抗抑郁药物　吩噻嗪类药物和氟哌啶醇在治疗老年人精神疾病方面应用广泛。老年人对这类药物比较敏感，易出现不良反应，如吩噻嗪类药物应用于老年人时，有较强的镇静作用，而且因α受体拮抗作用，易导致体位性低血压，故老年人的用药剂量应小于成年人。当不需要镇静作用时，抗精神病治疗可选用氟哌啶醇。氟哌啶醇的锥体外系反应较大，不适用于已患有锥体外系疾病的老年人。

锂盐用于治疗老年人的躁狂症。该药治疗窗窄，完全经肾排泄，故老年人用药时，要适当调整剂量。噻嗪类利尿剂可降低锂盐的肾清除率，合用药物时，要减少锂盐的剂量，并做好血药浓度监测。

抑郁症是老年人高发的精神疾病。临床研究表明，所有对成年人抑郁症有效的药物，对老年人同样有效，而且老年人用药更易出现药物不良反应。所以，老年人在用这类药物时，一要掌握用药剂量，二要密切观察不良反应的出现。如果需要服用三环类抗抑郁药，可选抗胆碱作用相对小的药物，如地昔帕明和去甲替林。应用选择性5－羟色胺再摄取抑制剂可将自主神经方面的副作用降到最低。单胺氧化酶抑制剂不宜用于老年人，因为这类药物易引起体位性低血压和肝脏毒性。

4. 治疗阿尔茨海默病药物　阿尔茨海默病表现为进行性记忆和认知功能的丧失，患者最终可能成为植物人。研究表明，此病患者体内神经细胞脂蛋白处理功能异常，体内胆碱乙酰化酶显著减少，多巴胺、去甲肾上腺素、5－羟色胺和生长抑素等激素或递质的水平下降。

治疗阿尔茨海默病的方法很多，大多数集中在中枢拟胆碱药上。MAO Ⅱ型抑制剂司来吉林也是治疗此病的有效药物。塔克林是一种长效的胆碱酯酶抑制剂和毒蕈碱样作用调节剂。此药可以阻断乙酰胆碱酯酶和丁酰胆碱酯酶的作用，阻断M_1和M_2受体，促进乙酰胆碱、去甲肾上腺素、多巴胺和5－羟色胺等兴奋性递质的释放，抑制GABA的释放、抑制MAO等。塔克林可引起恶心、呕吐和严重的肝毒性。多萘哌齐是一种新的胆碱酯酶抑制剂，毒副作用较塔克林轻。该药的生物利用度大，消除半衰期达70h。由于该药经CYP2D6和CYP2A4代谢，所以在联合用药时，应防止药物出现不良反应。

5. 抗高血压药物　高血压是老年人常见病。老年人高血压治疗原则与方法与成年人一样，但要特别注意老年人药动学的改变及药物作用敏感性的变化。降压作用较强的降压药物哌唑嗪、卡托普利等易致低血压、心脏供血不足和脑缺血性昏厥；应用β受体拮抗剂时，可诱发和加重老年人哮喘；老年人对甲基多巴和可乐定等中枢性降压药物非常敏感，用药后可出现极度镇静、嗜睡和眩晕等不良反应，突然停药可出现焦虑、激动、心悸、出汗、血压急剧升高等停药反应；老年人应用噻嗪类利尿剂降压时，应注意是否合并有糖尿病、心律失常和痛风等疾病，因为利尿剂在老年人更容易导致低血钾，诱发痛风和高血糖。所以，利尿剂应小剂量使用为宜。钙离子拮抗剂是老年人理想的高血压治疗药物。总之，要充分考虑老年人的体质，各个器官的功能、有无合并症等因素，结合药物的作用特点和可能发生的不良反应，合理、慎重地选择药物，并加强用药监护。

6. 强心苷 多数老年人对强心苷敏感，药物中毒发生率约为成年人的1～1.5倍。强心苷类药物主要经肾排泄，老年人肾功能减退，强心苷肾清除率降低，半衰期延长可达50%以上，血药浓度升高；同时服用排钾利尿剂时，导致低血钾，更易发生强心苷中毒。故老年人强心苷的用量宜为常用量的1/2或1/4，并且根据肌酐清除率来调整剂量。

7. 抗心律失常药物 由于老年人血流动力学储备少，易发生电解质紊乱，常患有冠心病，抗心律失常药物治疗变得复杂。奎尼丁和普鲁卡因胺的半衰期随年龄增长而延长，清除率下降；利多卡因的清除率虽不变，但半衰期延长；老年人不宜应用丙吡胺，因该药在老年人常可致负性肌力作用，导致心力衰竭。

8. 抗微生物药物 老年人的机体免疫防御能力下降，常会引起各类微生物感染，所以抗微生物药物是老年人常用药物之一。β－内酰胺类、氨基糖苷类和喹诺酮类等经肾排泄药物在老年人常有半衰期延长，毒性增大的现象，如氨基糖苷类药物易导致老年人肾毒性和其他器官毒性。

9. 抗炎药物 关节炎和类风湿性关节炎是老年常见病和多发病。非甾体抗炎药是有效的治疗药物。但应特别注意这类药物在老年人的毒副作用。如阿司匹林是一个常用而且重要的非甾体抗炎药。老年人使用时，常导致溃疡加重，消化道刺激和出血。一些非甾体抗炎药有不可逆的肾损害，肾功能不良的老年人使用这类药物后，常导致药物在肾脏蓄积，加重肾损害；肾损害加重，又可增加药物蓄积，由此形成恶性循环。目前还没有证据表明COX－2选择性药物肾损害减轻。故老年人使用非甾体抗炎药时，应密切观察肾功能的变化。

皮质激素类药物也是老年人常用药物。但该类药物易造成骨质疏松，在老年人更是如此。故在老年人用药时，应注意观察药物的作用情况，鼓励患者经常运动。

（四）老年人的用药原则

老年人药动学和药效学反应与成年人有很大不同。在给老年人用药时，要充分考虑到一般性的差异，又要结合某个老年人具体的情况，个体化用药，以减少用药导致的不良反应和药源性疾病的发生。一般性用药原则如下。

1. 在明确诊断基础上，根据药物的适应证和药物的作用特点，正确选择药物。如西咪替丁的适应证是消化性溃疡和其他病理性胃酸分泌过多，不应用于治疗消化不良。

2. 减少用药种类，防止产生不良的相互作用 老年人常是多器官疾病合并存在，病情复杂，所以老年人常同时服用多种药物。由于药物之间的相互作用复杂，常会造成严重不良反应，如抗抑郁药、抗精神病药、抗胆碱药、抗组胺药都具有抗胆碱作用，合用后会加剧口干、视物模糊、便秘和尿潴留等不良反应；镇静剂、抗抑郁药、血管扩张药、降压药、利尿药等均可引起老年人直立性低血压，应尽量减少合用。老年人一般合用药物不超过3～

4 种。

3. 严格掌握用药剂量　《中国药典》规定 60 岁以上的老年人用药剂量为成年人的 3/4，也有人主张根据具体情况，老年人剂量范围应当为成年人的 1/2 ~ 2/3 或 3/4；还可根据前述公式换算来确定给药剂量。总之，老年人用药剂量在一般性原则的指导下，还应根据具体情况，个体化给药，同时，在任何剂量下，都要注意观察药物的反应。

4. 简化用药方法，提高服药者的依从性　老年人不依从性的原因有很多种。其中常见的是：用药方法太复杂，执行起来有难度；健忘；经验用药，随意加大或减少剂量、变更疗程等。所以，老年人的服药方法宜简不宜繁；服药时间宜在早晨或临睡前；用药后，最好有明显标记；尽可能地跟踪老年人用药的过程，强化用药监督。

（王　凌）

第四节　群体药动学理论及其应用

扫码“学一学”

药动学参数对药物治疗方案制定的指导意义是广泛认可的。特殊个体的个体化给药方案制定，在很多时候也取决于该个体的生理因素对药物体内过程产生的影响。但是，在药物开发研究的进程中，存在着如下问题：儿童、妇女、老人等特殊群体一般不作为新药Ⅰ期临床药动学研究的对象，而他们的病理生理情况与Ⅰ期中的受试者有很大区别；其次，Ⅲ、Ⅳ期临床研究中的受试群体由于管理和伦理的原因，药动学研究的样本采集数受限，不易获得通常药动学研究所需采样点数。这些问题都促使建立利用稀疏数据（sparse data）探索药动学特征的方法。此外，在药物临床应用中对不同群体特征及其变异对药动学影响的关注，也促使了群体药动学理论与方法的建立。此后，群体药动学的理论与方法进一步应用于临床个体化给药，同时也逐步应用于新药开发与研究，至 1999 年，美国 FDA 批准群体药动学方法作为新药开发研究中临床药动学研究的推荐方法之一。群体药动学方法的建立与发展，紧密地与药物开发研究与临床应用相关联，成为临床药学的重要组成部分或重要研究方法。

一、简介

（一）定义

群体药动学（population pharmacokinetics，PPK），即药动学的群体分析法，是将经典药动学原理与统计学方法相结合，研究药物体内过程的群体规律和药动学参数的统计学分布及其影响因素的药动学分支学科。研究给予标准剂量方案时个体间血浆药物浓度的变异性（图 2 – 15），即不仅在群体内测量变异性，而且还以患者的变数如年龄、性别、体重或疾病状态对变异性加以解释。

（1）描述在特定群体中的药物处置过程，常以参数的群体值（平均值）表示。

（2）描述生理的（如年龄、体重等）、病理的（如肾衰、心衰、肝功能异常等）及其他因素（如合并用药，食物等）对药动学参数的影响，这些因素是相对固定的，其影响有一定规律，称为固定效应，常用参数 θ 表示，在回归方程中用来估算药动学参数的均值。

（3）描述药动学参数个体间及个体内（也称残差）变异等，前者用 η 表示，其方差为 ω^2，后者用 ε 表示，其方差为 σ^2；个体间变异是除固定效应变异外，不同病人之间的随机误差，个体内变异是指研究者、实验方法及患者自身随时间的变异及模型选定误差等，个体间变异比个体内变异要大，这两种变异也称随机效应。固定效应与随机效应统称为混和效应。

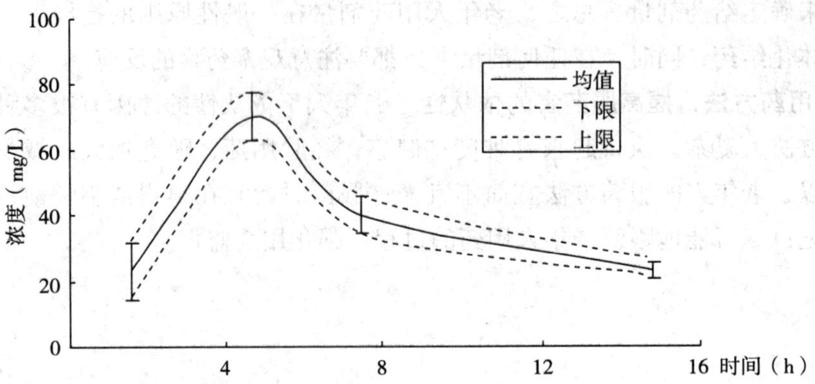

图2－15　群体药动学定义示意图

（二）传统药动学与群体药动学的区别

传统药动学的研究对象通常是健康志愿者或经严格挑选的患者，是均质（homogeneous）群体，且多数情况只考察其平均情况，对于个体间的差异往往采用复杂的实验设计或经严格入选标准加以消除，但由于这些研究始终在人为条件下进行，因此难以较好地指导实际的药物临床使用。群体药动学主要应用于药动学信息中心趋势的评价并利用稀疏资料进行分析，要求有特殊的资料分析技术，但也能用于分析通常的药动学研究得到的数据，有些非均匀的数据也可用群体药动学进行分析；它把群体而不是个体作为分析单位，通常对每个患者只需较少几个数据点，但病例要求数较多；群体药动学可以表征与描述个体参数的离散程度与分布情况，确定各种动力学参数的平均值与标准差以估计单个患者的药动学参数，并研究各种生理、病理状态对药动学的影响。

二、群体药动学参数的求算

（一）单纯集合法（naive pooled data，NPD）

合并所有个体的原始数据，共同对模型拟合曲线，确定群体参数。该法完全忽略了个体，没有考虑各类数据来源的差异，所有拟合模型的误差都混合在一起，只能估算单项参数的均值，既不能估算出相应于个体差异的各自药动学参数，也不能确定由于个体内差异及测量误差所造成的残余误差（不能估算标准差），参数估算精确度最差，临床使用价值不大。

（二）标准二步法（standard two－stage，STS）

首先将个体的药时数据各自作曲线拟合，求得药动学个体参数；第二步作统计处理，求得各参数的均值，个体间差异和个体内差异。二步法是传统的药动学研究方法，通常对每例受试者采集血样的次数较多，且一般为健康志愿者或轻症病例，未必能代表临床治疗的群体，尤其考虑到Ⅰ期临床试验中受试者通常为8～12人，而且个体特征为均质性的情况下，所估算出的药动学参数值通常只显示很有限的变异范围，且研究费用甚大，国内目前在经费与受试者来源方面都存在困难。该法最大的缺点是它估算个体间变异随机效应参数的方式，一般认为，它会高估生物参数的变异程度，因为每次参数估算都伴有误差，结果造成随机个体间变异估计过高，且无法评估病理生理因素对药动学参数的影响，而在患者身上取多点血样也不易为患者接受，故该法适用于临床前药动学及生物等效性评价等研究，对于临床个体化给药方案的设计尚不具有实际意义。

（三）迭代二步法（iterative two stage method，ITSM）

首先建立一个近似的群体预模型，群体药动学参数可通过文献报道、STS 法计算结果、NPD 法结果再加上对参数变异性的合理选择来获得，将这些近似参数作为患者个体参数 Bayesian 估计值初值，以新的个体参数重新计算得到的群体参数作为新的近似群体参数，再重复 Bayesian 估定步骤以得到更为准确的个体参数，如此重复直至新老近似值的差值为零。此法适合于稀疏数据、充足数据或混合数据，可同时求出个体参数与群体参数，可用支持 Bayesian 估定及最小二乘法的软件来求算，目前常用的有 USC 软件包、PPHARM 软件。

（四）非线性混合效应模型法（nonlinear mixed effects modeling，NONMEM）

NONMEM 法由 Sheiner 1977 年提出并用于临床监测稀疏数据的群体分析，该法不测定个体药动学参数，而是把患者群体常规检测数据（如体液浓度、肌酐清除率等）、各种相关信息（剂量、给药途径和生理病理学特性）以及可能引入的误差用一个药动学 - 统计学模型（Pharmaco - Stastic Model，PS 模型）来处理，用广义的最小二乘法（Extended Lesdt Square，ELS 法）一步求算出群体药动学参数。NONMEM 法把经典的药动学模型与各固定效应因素影响的结构模型，个体间、个体内变异的统计模型结合起来，数据来源为不均匀（Heterogeneous）的群体，对不同个体在不同时间取不同次数的血样测定；对每一具体个体取样次数不多，易被接受，而对较多的个体来说，却可以得到很多数据并包含着随机变异。它用固定效应模型描述遗传、环境、生理或病理等因素对药物处置的影响，用假设检验来鉴别各因素是否存在显著性影响。

NONMEM 法是迄今为止最被认可的群体药动学参数测定法，它以固定效应参数 θ_k 和随机效应参数来描述观察得到的药时数据，前者包括药动学结构模型相关参数的均值以及若干联系结构模型与人口学及病理学变量的参数，后者包括 θ_k 或个体结构参数的方差或离散度（群体内的个体间变异 ω^2 和由个体参数值的随机波动，测量误差和未被其他参数考虑到误差所引起的残余个体内变异 σ^2）；具较传统药动学方法具有许多优点：能处理临床收集的零散数据；每个个体取样点少，顺应性较好；随机设计实验；一步法估算各类参数；定量考察生理、病理因素对药动学参数的影响；各类参数有较好的点和区间估算。缺点是模型比较复杂，目前已有美国加利福尼亚大学开发的 NONMEM 软件可供应用，国内也有基于 NONMEM 法和 Bayesian 反馈法开发的临床药动学给药个体化程序（CPKDP）。

（五）非参数法（nonparametric methods，NPM）

参数法求解药动学参数的前提是假设未知参数的概率分布符合正态或对数正态分布。而非参数法则没有这些限制。它可以适用于多种概率分布。目前基于这种原理的算法有 3 种：①Mallet 提出的非参数最大似然法（nonparametric maximum likelihood，NPML）；②非参数最大期望值法（nonparametric expectation maximization，NPEM）；③拟非参数法（semi nonparametric，SNP）。

（六）吉布斯取样法（Gibbs sampling，GS）

Best 等提出了一种更为通用的分析群体数据的方法，它可应用于较广范围的复杂模型，却没有诸如 NONMEM 法中的某些限制。此法不需要计算出确切的或近似的参数值，而是通过一种称为 Gibbs sampling 的计算法对所感兴趣的参数给出一系列模拟值，这些值可用来重新组成每一参数的概率，或进行适当简化以提供确切值或某个范围的数值。

（七）人工神经网络（artificial neural network，ANN）法

人工神经网络是模拟生物的神经网络结构和功能的一种对信息处理的方法，是用软件或硬件等工程技术手段模拟生物神经网络结构和功能特征，可用于模式识别、预测参数、建模等多个领域，尤其对非线性问题具有良好的处理能力。近年来其越来越多地应用于药物动力学研究中，利用其非线性、学习性、适应性和自组织性对药动学数据进行处理。

人工神经网络通常包含一个输入层、输出层以及一个或几个隐含层。输入层用于输入信息，与多元统计中的协变量向量相仿；输出层用于输出网络对信息的处理结果，与多元统计中的应变量相仿；隐含层位于输入层和输出层之间，对输入的信息进行处理，并将其处理后的信息传给输出层（或下一个隐含层）。从信息处理的角度来看，把人体视为一个系统，给药剂量、剂型等相当于输入层；血药浓度相当于人体对输入信息（剂量）的处理结果，可看作是输出层；年龄、性别、体重、清除率或消除速率常数、吸收速率常数、肝肾功能状况等直接或间接影响血药浓度的病理、生理等因素则形成一个网络，将输入人体系统的信息（药物剂量）进行处理后传递给输出层，从而产生了网络对输入信息的处理结果——血药浓度，因此这些因素相当于隐含层。

人工神经网络由许多处理节点相互连接而成，每个节点输入值由前一层各节点输出值经加权后加和得到，而该节点的输入值经激励函数转换后得到该节点的输出值。通过训练调整网络的各层节点间的权重系数，使得网络的节点经激励函数转换后的输出值与实际输出值之间的误差最小，从而在网络的输入与输出之间建立起稳定的关系，即在网络两端的输入值与输出值之间建立定量的响应关系。

人工神经网络能很好地模拟多变量系统包括非线性系统，因此特别适用于模拟复杂的动力学行为，同时它不需事先假定一个特定的模型，而只需从提供给它们的数据中学习建立输入与输出的关系，极大地简化了传统药动学数据分析的建模过程，因此目前已有人将其应用于群体药动学数据的分析。因为群体药动学数据多为稀疏数据，难以按传统药动学数据的分析方法建立模型，同时有大量的生理、病理等多变量因素的数据被收集，因此人工神经网络法用于群体药动学数据的处理有着重要作用。

Brier 等在庆大霉素的常规血药浓度监测过程中，收集了患者的年龄、身高、体重、剂量、给药间隔、体表面积、血清肌酐等信息，利用这些信息采用人工神经网络法对 111 个峰浓度在 2.5 ~ 6.0μg/ml 的患者进行了预测。结果表明，人工神经网络法对庆大霉素血清峰浓度与谷浓度的预测平均误差分别为 16.5% 与 48.3%，而常用的 NONMEN 法的平均误差分别为 18.6% 与 59.0%，由此可见，神经网络法能够更好地预测庆大霉素的血清峰浓度和谷浓度。Chow 等利用神经网络法研究儿科患者使用妥布霉素后的 PPK 数据，发现人工神经网络法与 NONMEM 法的预测结果基本一致，在平均预测误差等一些指标上甚至优于 NONMEM 法。

这些工作为群体药动学数据的分析提供了一种新的方法，但人工神经网络法用于群体药动学数据的分析目前尚处于理论摸索阶段，尚未见有成熟的程序包开发成功，关于人工神经网络法还有待进一步研究。

三、NONMEM 法求算群体药动学参数

（一）基本原理

设想两种极端情况，一种是考察的患者完全均匀，每例具有相同的药动学参数，则在给药后不同时间点对不同患者各测一个血药浓度，就可得到一条完整的血药浓度－时间曲线，由此可求算群体药动学参数；另一种是患者完全不均匀，每例具有完全不同的药动学参数，只能按 TS 法测群体药动学参数。

实际情况介于这两者之间，患同种病的患者是相似而不相同的。NONMEM 法假设待测参数（F、V_d和 Cl）都属（对数）正态分布，当病例数足够大时（如 100 例以上），即使每例只测 2～3 个血药浓度甚至 1 个血药浓度，但根据数理统计原理，可以通过适当的药动学方程确定每个药动学参数的均值 x 和变异程度 SD，其计算原理示意图见图 2－16。

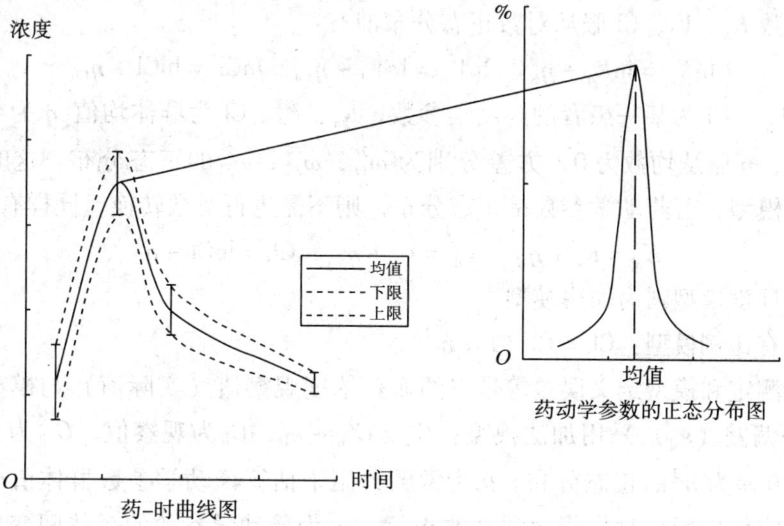

图 2－16　NONMEM 法求算群体药动学参数的原理示意图

（二）NONMEM 法的模型和参数

包括基础药动学模型、固定效应模型和统计学模型。

1. 基础药动学模型（basic pharmacokinetic model）　根据具体情况选用不同模型，通常为线性隔室模型、非线性模型或生理模型，与传统药动学模型一致。

2. 全量回归模型（full regression model）　充分考虑个体生理病理等因素对药动学参数的影响，通过回归模型建立起这些因素（表现为临床常规测定数据）与药动学参数的函数关系，包括线性、乘法、饱和、指示变量与组合式模型。

如某一室模型药物口服给药的药动学参数（主要为 K_a、V_d、Cl）可用以下线性模型表示：

$$K_a=\theta_1,\ V_d/F=\theta_2$$

$$Cl=\theta_3+\theta_4\times A+\theta_5\times B+\theta_6\times B+\theta_7\times C+\theta_8\times D+\theta_9\times E$$

式中，$\theta_{1\sim9}$为固定效应参数，θ_3是一级结构参数，又称群体标准值，A、B 等表示各种影响药动学参数的因素，$\theta_{4\sim9}$为二级结构参数，在式中表示各种固定效应对清除率 Cl 影响的定量常数。

乘法模型的公式如下：$Cl=\theta_1 \cdot CrCl^{\theta_2}$。其中 CrCl 为肌酐清除率，此时肌酐清除率与清除率 Cl 之间为非线性关系。

饱和模型的公式如下：$Cl=\theta_1-\dfrac{\theta_2 C_{SS2}}{\theta_3+C_{SS2}}$，$C_{SS2}$是指某一合用药物的稳态浓度，该模型形式上与米氏模型一致。

指示变量模型：$Cl=\theta_1-\theta_2 \cdot HF$，HF 是定义的心衰指示变量，在心衰患者中其值取 1，非心衰患者其值则取 0。

另外，根据不同情况可将上述几种结构模型联合使用建立更复杂的组合式固定效应模型。回归模型常通过预先查阅文献，了解对药动学参数有影响的因素而初步确定。

3. 统计模型（statistical model） NONMEM 法的特点就是将经典药动学模型与群体统计模型结合起来。通常情况下，药动学参数（如 AUC、C_{max}）的分布呈单峰，常为偏态而非正态，如果将参数经对数转换，则可以得到更为对称的分布即对数 - 正态分布。假设上述药动学参数 K_a、V_d、Cl 服从对数正态分布即有：

$$\ln K_{aj}=\ln K_a+\eta_{Ka} \quad \ln V_{dj}=\ln V_d+\eta_{Vd} \quad \ln Cl_j=\ln Cl+\eta_{Cl}$$

其中 K_{aj}、V_{dj}、Cl_j为某一患者的药动学参数，K_a、V_d、Cl 为群体均值，η 为个体参数与群体均值的偏差，η 服从均数为 0，方差分别为 ω_{11}^2，ω_{22}^2，ω_{33}^2的正态分布。这时的统计学模型为对数加法模型，若药动学参数是正态分布，则不需进行对数转换，同样有：

$$K_{aj}=K_a+\eta_{K_a} \quad V_{dj}=V_d+\eta_{V_d} \quad Cl_j=\ln Cl+\eta_{Cl}$$

此时的统计学模型则为加法模型。

另外，还有比例模型：$Cl_j=Cl\ (1+\eta_j^{Cl})$。

血药浓度测定和模型定义误差等带来的血药浓度观察值（实际值）与模型预测值（理论值）之间的偏差（ε_{ij}）采用加法模型：$C_{ij}=C'_{ij}+\varepsilon_{ij}$，$C_{ij}$为观察值，$C'_{ij}$为预测值；$\varepsilon_{ij}$服从均数为 0，方差为 σ^2 的正态分布。θ 为常数，用来估算药动学参数群体值或固定效应参数，不存在固定效应影响时与药动学参数相等；ω^2 为药动学参数的个体间变异，σ^2 为个体（内）自身变异。

（三）所需的特殊数据

常规的患者数据收集是群体药动学的基础，不仅因其来源丰富，耗费甚少，且能真正代表用药的病例群体。合适的数据对于群体药动学研究的成功与否有重要影响，原则上，下列动力学和人口学资源数据是必需的。

1. 动力学数据

（1）特定的剂量与给药方案：剂量、给药途径、剂量间隔、有关以往用药史。

（2）浓度 - 时间数据。以下 4 种数据必须考虑：稳态谷浓度，包括每例患者的剂量间隔及多个稳态谷浓度值；平均稳态浓度及由其算得的浓度与清除率（非线性动力学为米氏常数）的关系；静脉及口服给药后任何时间的血药浓度，可把一个剂量间隔划分为 n（$n \geqslant 2$）个相等或不相等的时间，然后在每个病例的每个时区取 1 个或多个样本，但不必在同一间隔内。

在非稳态下给药间隔内取样时，取样点数一般的原则是取样 3 ~ 5 次，房室模型和估算的参数个数对每一个体信息量采集的要求不同，一室模型可取 2 点以上，二室模型取 3 点以上，取样点应相对均匀分布在给药间隔内，群体中个体的取样时间应随机分布。当达稳态时，一般收集不同给药剂量下稳态的平均浓度、峰/谷浓度，每一患者最好取 2 个不同剂量下的浓度点或更多，若仅有一个剂量下的血药浓度，也可收集入群体数据库。

2. 人口统计数据

包括：①研究开始时的病理、生理状况，例如年龄、性别、体重、身高、吸烟、饮酒、疾病性质及严重程度，合并用药及生化、血液学指标；②在任何剂量间隔中所获得的有助于估算在治疗过程中所发生变化的数据。

（四）群体药动学参数求算

NONMEM法求算群体药动学参数，主要使扩展最小二乘法（Extended least square，ELS）的目标函数 $O(\theta, \gamma, \sigma^2)$ $\{\sum_{i=1}^{n}[y_i - f(\theta, x_i)]^2/\sigma^2 z_i + \ln(\sigma^2 z_i)$，$\theta$ 为药动学参数，y_i为实测浓度，x_i为已知变量如时间、剂量，$f(\theta, x_i)$ 为浓度的拟合值，n 为观测点数，z_i为权重系数$\}$ 最小而求得各类参数，同时也能利用提供的目标函数的极小值，通过固定回归模型中一个或多个参数 θ（一般为0）比较两个不同回归模型所造成的目标函数之差，从而作假设检验以推知模型之间的优劣，得到最终回归模型。这是因为NONMEM法中采用的ELS法与极大似然估计一致，故有下式成立：$\mathrm{Obj_{min}} = -2\lg \mathrm{L_{max}}$，这样两模型目标函数之差就是 $-2\lg \mathrm{L_{max}}$之差，它服从 F 分布，近似服从χ^2分布，自由度（n）为被固定的参数（θ）个数。设定显著性水平 α，比较目标函数之差与 χ_{α}^{n+1}，从而可判断回归模型中各因素对药动学参数是否存在显著性影响。现在开发出的NONMEM程序，用于同时拟合所有个体数据，估计平均值 θ_k及个体间变异 ω^2 及个体自身残差变异 σ^2。

（五）模型的有效性检验

建模成功与否，需对其进行验证，目前常用于模型有效性检验的方法有内部有效性检验和外部有效性检验。

1. 内部有效性检验

（1）数据分割法（data－splitting）　从试验数据中随机抽取一部分数据（如2/3）作为建模数据，剩余的作为验证数据。若建立的模型被验证数据通过，则可将这两部分数据合并后建立最终模型。

（2）交叉确认法（cross－validation）　每次将样本的 $n-1$ 例建立模型，然后对剩余的1例进行模型验证。用这样的方法对所有数据逐一验证，观察预测效果。该方法建模数据库增大，被丢弃的数据减少，模型变异性减小。

（3）自举法（bootstrap）　采样完整数据建立模型，然后用再抽样技术生成大量验证数据，对每一组数据计算其参数，最后根据这些参数观察模型的可靠性。当参数的频数分布近似正态时，以其均数作为点估计，用正态原理估计可信区间；当参数的频数分布为偏态时，该法适合难以用常规方法导出对参数的区间估计、假设检验等问题。当缺少验证数据时，或样本量少时，自举法具有独特优点。

2. 外部有效性检验　考察所建立的模型对其他一组全新数据的拟合程度，观察模型是否可外推到其他范围。

3. 模型有效性检验指标

（1）浓度预测误差　即观察值与预测值之差，以评价预测误差（MPE）衡量其准确度，以预测误差均方（MSPE）衡量其精密度，以平均绝对误差（RMSPE）同时评价预测的准确度和精密度。

（2）标准化预测误差　考虑个体观察值的差异性与相关性，计算平均标准差及其方差，

并用 t 检验考察均值差异的显著性。当采用验证数据进行验证时，由于该法未考虑参数的不确定性而具有局限性。

（3）残差－变量散点图　固定最终回归模型，并对验证数据计算残差，以此做残差－变量散点图，可观察临床各亚群体即变量对模型的显著性影响。该法一般不作统计学检验。

（4）Posterior 预测检查　检查数据中各临床指标在模型中的重现性。

（六）群体药动学研究的基本步骤

进行群体药动学研究时首先应明确所研究的群体范围，定义其群体特征，同时明确所要研究的影响该群体血药浓度的药动学参数，通过查阅文献资料了解影响该药动学参数的各种人口学特征及生理、病理因素，为全量回归模型建立中各固定效应的纳入提供理论依据。同时应按一定的法则获得该群体的药动学参数均值或文献报道的参考值，甚至健康试验者的药动学数据都应该获得，因为这些数据会作为以后进行群体药动学数据处理时所用软件的控制文件中设置的药动学参数的初值，初值的设置对最终结果和运算速度有较大的影响。

其次应该在研究过程中收集该群体的血药浓度数据，各个体的人口学特征及生理、病理因素，包括性别、年龄、身高、体重、用药剂量、剂型、取血时间、服药时间、肝肾功能的有关指标如各种酶活性、肌酐清除率等数据，同时建立相应的数据库加以保存。这一阶段应注意收集足够的病例数以及各类数据的完整、真实、可靠性，如血药浓度测定值是否准确，方法是否经过验证或有无质控保证，给药剂量与时间是否准确等。

同时在这一阶段应明确所收集的病例中哪些是作为群体药动学数据分析时的模型组，哪些是验证组。应采用适宜的方法进行有效性验证。

当收集到足够病例并进行群体药动学分析时，应注意所使用的软件、程序包及软件、程序包算法。目前有不少软件可用于群体药动学分析，除 NONMEM 外，还有如 WinNonlin 软件和 USC. PACK 软件等，前者是美国 Pharsight 公司研制的产品，该产品是国外应用最广的药动学软件，可用于药动学（群体药动学）、药效学、非房室模型的分析；USC. PACK 在欧洲应用较广泛，可用于群体药动学分析、个体化给药，包括应用于地高辛、利多卡因等药物的专用程序。

在得到群体药动学模型结果后，应将该模型运用于该群体中，比较该模型运用于群体后的血药浓度预测值与实测值之间的差异。预测值与实测值差异的比较可参考预测值/实测值的散点图或相关方程以及平均预测误差/平均绝对误差。若散点图的趋势线斜率接近 1，截距接近 0，则表明相关方程的相关系数较高。因此，若散点图斜率接近 1，截距接近 0，且模型平均预测误差、平均绝对误差较小，则可初步评价该模型拟合较成功。

将此群体药动学模型再应用于验证组中，同样需比较该模型运用于验证组后的血药浓度预测值与实测值之间的差异，评价标准同前，当该模型在验证组中同样能较好地预测血药浓度时方可认为群体药动学建模成功。

最后应将模型组和验证组中所有病例全部纳入该群体数据库中并作同样的群体药动学分析以进一步优化该群体模型，并在以后同样的群体中应用该群体药动学模型结合 Bayesian 反馈法预测、调整给药剂量以达到所需血药浓度。

四、群体药动学的优点及应用

（一）优点

1. 固定效应　在群体药动学的研究中，固定效应对基础药动学参数的影响容易模型化，因而发现新的定量关系。

2. 个体间变异　群体药动学的研究可估算出个体间变异，对于TDM的给药方案的设计与优化有较大的参考意义。

3. 个体自身变异　群体药动学的研究可估算包括剂量增加的低限，产品的变异（包括产品之间的生物利用度的差异），测定方法的变异等。

4. 新药开发中的离散数据　TDM中的零散数据、不同样本中的不同时间的取样数据等传统方法不能处理的数据，都能用NONMEM法处理得到有关群体的群体药动学参数，提炼出传统方法不能得到的信息。

（二）应用

1. 个体化给药　当患者明确诊断，选定药物后，在群体药动学参数的基础上，采取1~2点血药浓度作为反馈，可能得到较为理想的个体药动学参数，再根据个体药动学参数制定给药方案，从而达到较为准确的个体化给药方案设计，同时群体药动学参数来源于以往监测收集的数据及查阅文献得到，患者也只需1~2个取血点，新患者的有关数据还可收入群体药动学数据库中。

通常采用Bayesian反馈法最为理想，能制订出较为可信的给药方案。Bayesian法兼顾个体与群体，得到的拟合参数（组）既可使计算值与实际值尽量接近，同时对群体参数比较吻合。在应用Bayesian法时，反馈的血药浓度点越多，预计值就越接近实测值，但用一点血药浓度反馈时，不同时间点的血药浓度所得结果不一样。如果能将各种不同生理、病理等状况患者的数据分组，估算其各自的群体药动学参数，这些参数更能准确预报同类患者的血药浓度，则更能合理地制定个体化给药方案。

2. 生物利用度（*F*）的研究　在群体药动学模型中引入生物利用度参数，可进一步得到相对生物利用度，用NONMEM法估算生物利用度，不仅能提供群体均值，而且还能描述个体间的吸收变异。较经典药动学，NONMEN法具有以下特点：能比较单次与多次给药实验中的个体内差异，可比较速释与控释制剂的个体间变异，可直接进行统计分析中的假设检验，且其在处理零散数据上更具优势。

3. 新药开发　在新药的Ⅲ、Ⅳ期临床试验中，采集与利用稀疏数据，研究受试人群的群体药动学特征，及早发现危险人群，及时调整给药方案，进一步提高临床试验的安全性。特殊群体如老人、新生儿、儿童、妇女等通常可用NONMEM法开展群体药动学特征研究。某些病理、生理状态，常可改变药物剂量对血药浓度的关系，在新药大规模上市前，人们希望了解病理、生理状态对新药群体药动学特征的影响，从而控制动力学所带来的风险，群体药动学的重要任务之一就是要及时发现何种可测量的病理、生理因素，能改变新药的群体药动学特征的规律及其定量关系。群体药动学也可用于新药上市后的监测。

4. 群体药效学模型　将药代动力学模型用药效学模型代替，用NONMEM法就可进行群体药效学研究，考察固定效应对药效学参数的影响，同时可用于用药定量化研究和生理模型分析。Graves等对181名患者应用速释和缓释肼屈嗪的安全性和乙酰化类型、给药方案等进行了研究，药效模型采用E_{max}，药效指标为舒张压，结果表明，除给药方案外，各因素对药效都有显著性影响，E_{max}为1.25kPa，慢乙酰化患者D_{50}为0.87mg/kg，快乙酰化患者D_{50}为1.68mg/kg，NONMEM法还分别提供了药效参数的个体间和个体内变异。故群体药动学/群体药效学分析要较个体药动学/群体药效学分析方法更为有效地预测药物的临床疗效。群体药动学数据是由不同个体的药动学数据组成，在利用群体药动学数据估算群体药效学参数时，个体数要尽量多，取样要随机化。

目前，群体药动学的理论和方法不仅逐渐进入到临床个体化给药方案的设计中去，同时也逐渐被一些国家的药政管理部门推荐作为新药开发研究中离散数据的分析方法，以获得诸如生物利用度、给药剂量调整等方面的信息，群体药动学的研究方法已经逐渐成为药物动力学研究中的重要手段，并将发挥越来越重要的作用。

例8：运用非线性混合效应模型考察常用抗癫痫药物对卡马西平及其活性代谢物环氧化卡马西平清除率的影响

收集1998.10～2001.10上海、北京、南京等三地五所医院的门诊癫痫患者408例，年龄、性别、身高、体重等不限，肝肾功能正常，连续用药达4周以上，血药浓度已达稳态。将此408例患者作为非线性混合效应模型拟合的模型组，于早晨患者服药前采集血样（某些患者取1点以上），准确记录采样时间和患者的病理、生理和用药情况，基本资料见表2－11。采用HPLC法测定卡马西平（CBZ）及其活性代谢物10,11－环氧化卡马西平（CBZE）的血药浓度。另将2001.10～2001.12收集的36例患者作为模型验证组，每例患者取一个样本点，测定卡马西平及其活性代谢物的血药浓度，其病理、生理和用药情况亦见表2－11。根据患者的体重和用药情况确定各固定效应参数值，计算预测的血药浓度，并与血药浓度实测值比较，计算模型的平均预测误差和平均绝对误差，从而评价群体模型及固定效应参数估算是否恰当。

表2－11　模型组和验证组患者的常规数据情况

基本特征	模型组	验证组
观察点数目	459	36
患者例数（M/F）	408（245/163）	36（25/11）
CBZ剂量［mg/（kg·d）］	9.68（1.7～38.09）	9.07（4.0～18.6）
CBZ浓度（mg/L）	5.17（1.0～12.5）	5.35（1.4～10.2）
CBZE浓度（mg/L）	0.85（0.2～3.1）	0.74（0.3～1.5）
体重（TBW，kg）	52.39（5.0～101.0）	54.72（101.0～250.0）
年龄（AGE，y）	22.55（1.3～85.1）	25.65（7.4～72.0）
合用其他抗癫痫药物		
丙戊酸（VPA）≤18mg/（kg·d）	52	5
丙戊酸（VPA）＞18mg/（kg·d）	32	2
苯妥英（PHT）	28	3
苯巴比妥（PB）	16	2
丙戊酸＋苯巴比妥（VPA＋PB）	11	2

（三）模型的建立

1. 药代动力学模型　根据文献资料报道，选用经典的一级吸收和消除的一室开放模型作为CBZ和CBZE的药代动力学模型，即有：

$$C_p = C_0 \cdot e^{-Kt} + \frac{D \cdot K_a \cdot K}{Cl \cdot (K_a - K)}(e^{-Kt} - e^{-K_a t});\quad Cl = K \cdot V_d$$

式中，C_p为模型预测的血药浓度；C_0为初始浓度；K_a为吸收速率常数；K为消除速率常数；D为给药剂量；Cl为相对清除率；V_d为表观分布体积；其中的Cl和V_d值包括了制

剂的生物利用度 F 值，即 $Cl = Cl/F$，$V_d = V'_d/F$。据文献报道，CBZ 有自身诱导现象，用药后 3～4 周达稳态，因此研究中选择的患者均服药达 4 周以上；同时 CBZ 吸收有多峰现象和时辰药动学特征，所以仅收集清晨消除相的稳态样品来估算 Cl 值。K_a 对 Cl 的估算影响较小，因此固定 K_a 值进行拟合，按文献报道选取 $K_a = 1.2h^{-1}$。估算 CBCE 清除率时，假设 K_a 值为 CBZ 的清除速率常数，同时固定 CBZ 代谢为 CBZE 的转化率为 40%。

2. 固定效应模型　考察年龄、性别、体重、剂量、制剂及合并其他抗癫痫药物对清除率的影响。

首先，建立不含任何固定效应因素的最简模型，然后用加法、乘法或指数模型等逐一加入各固定效应因素，即向前包容法：检验水平设为 0.05，若目标函数值的改变大于 3.8 则将该因素纳入模型，否则予以剔除。逐一考察所有因素后可建立起全量回归模型，再用向后剔除法逐一考察各固定效应因素：检验水平设为 0.01，若目标函数值的改变大于 6.6 则保留该固定效应因素。排除无显著意义的固定效应参数后得到最终回归模型。

加法、乘法或指数模型选取中除了用统计学检验外，还须结合固定效应因素对权重残差的散点图综合判断。

3. 统计学模型　个体间变异模型和残差模型分别用加法模型、乘法模型和指数模型进行拟合，取函数目标值和变异值最小的模型为最终统计学模型。

（四）模型的验证

模型的验证通过计算模型的平均预测误差（mean prediction error，MPE）和平均绝对误差（mean absolute error，MAE）来进行：

$$MPE = \frac{1}{N}\sum_{i=1}^{N}(Obs_i - Pred_i);\ MAE = \frac{1}{N}\sum_{i=1}^{N}|Obs_i - Pred_i|$$

式中，Obs_i 为第 i 名患者的血药浓度测定值；$Pred_i$ 为该患者的血药浓度模型预测值；MPE 和 MAE 值分别用于衡量模型的准确度和精密度。

（五）结果

1. 最终回归模型　统计学检验显示，体重、剂量、合用 VPA 且日剂量大于 18mg/kg，合用 PHT 或 PB 为 CBZ 清除率的影响因素，且合用上述药物会增加 CBZ 的 Cl；影响 CBZE 清除率的因素为体重、剂量，合用 VPA 会降低其 Cl，合用 PHT 或 PB 不影响 CBZE 的 Cl。CBZ 和 CBZE 的最终回归模型分别为：

CBZ：$Cl = \theta_1 \cdot Dose^{\theta_2} \cdot TBW^{\theta_3} \cdot \theta_4$（如果合用 VPA 且 VPA 日剂量 >18mg/kg，否则为 1）$\cdot \theta_5$（如果合用 PHT，否则为 1）$\cdot \theta_6$（如果合用 PB，否则为 1）

CBZE：$Cl = \theta_1 \cdot (1 + \theta_2 \cdot Dose) \cdot TBW^{\theta_3} \cdot \theta_4$（如果合用 VPA，否则为 1）

其中，Cl 为相对清除率（L/h），Dose 为日剂量［g/（kg·d）］，TBW 为体重（kg）。

最终的群体药动学参数估计值见表 2－12。

表 2－12　最终的群体药动学参数计算结果

参数	CBZ			CBZE		
	估计值	SE	95% CI	估计值	SE	95% CI
θ_1	1.12	0.256	0.618～1.62	0.482	0.205	0.0802～0.884
θ_2	0.399	0.0327	0.335～0.463	53.6	17.0	20.28～86.92
θ_3	0.705	0.0317	0.643～0.767	0.887	0.0925	0.7057～1.0683

续表

参数	CBZ			CBZE		
	估计值	SE	95% CI	估计值	SE	95% CI
θ_4	1.21	0.0389	1.28 ~ 1.64	0.649	0.0436	0.564 ~ 0.734
θ_5	1.46	0.0905	1.10 ~ 1.42	/	/	/
θ_6	1.26	0.0808	1.13 ~ 1.29	/	/	/
V_d	1.58	0.478	0.643 ~ 2.52	5.30	3.73	0 ~ 12.6
ω^2_{Cl}	0.0175	0.00823	0.0014 ~ 0.03	0.0801	0.00269	0.0748 ~ 0.0854
ω^2_{Vd}	0.152	0.174	0 ~ 0.493	2.73	6.61	0 ~ 15.7
$\sigma^2\varepsilon$	0.838	0.142	0.560 ~ 1.12	0.0503	0.00906	0.0325 ~ 0.680

CBZ 和 CBZE 的个体间变异模型均用比例模型，个体自身变异用加法模型：

$$Cl_j = Cl' \cdot (1+\eta_{Clj}) \quad V_{dj} = V'_d \cdot (1+\eta_{Vdj}) \quad C_{ij} = C'_{ij} + \varepsilon_{ij}$$

Cl'和 V_d'为群体典型值，分别代表患者群体特性的相对清除率和表观分布容积。

（六）模型的验证

模型拟合后，模型组患者的 CBZ 和 CBZE 浓度的预测值与实测值的散点图显示二者之间关系良好，拟合后的最终全量回归模型用于验证组后预测 CBZ 和 CBZE 的浓度值并与实际测定组比较，计算平均预测误差和平均绝对误差，结果显示所得到的群体药动学模型有效并具有一定代表性。

研究结果表明，体重和剂量是影响 CBZ 清除率的独立因素。随着体重的增加，CBZ 和 CBZE 的 Cl 以非线性方式增加；随着剂量的增加，CBZ 的 Cl 以非线性方式增加，而 CBZE 则以线性方式增加。同时定量地证实了 PHT 和 PB 是 CBZ 的酶诱导剂，分别增加 CBZ 清除率的 46% 和 26%，而 VPA 对 CBZ 清除率的影响和 VPA 的日剂量有关。

本项研究运用群体药动学方法对 CBZ 和 CBZE 清除率的影响因素进行定量分析，可以根据其他患者的病理、生理与用药情况，较好地预测其血药浓度。新的患者（验证组）的药动学、病理、生理等常规数据也可加入群体药动学数据库中，进一步充实原有数据库。

例 9：用 NONMEM 程序进行口服环孢素的群体药动学研究

环孢素（CsA）口服的药 - 时曲线具有扁平和延迟的特点，并且在吸收峰宽度和延迟之间具有一定关系，因此，其吸收过程难以模型化。本研究用基于非线性混合效应模型的群体药动学程序——NONMEM 程序描述肾移植患者中 CsA 口服吸收过程的 Erlang 分布以及 CsA 的群体药动学结果，并用 Bayesian 反馈法估算 CsA 的 AUC 值。

方法　回顾性分析肾移植患者的 CsA 稳态药动学结果：80 名肾移植患者移植手术后接受 CsA 治疗至少 3 个月（16 ± 19.3）个月，年龄（46.2 ± 12.8）岁，体重（67.8 ± 15.4）kg，身高（167 ± 9.4）cm，血清肌酐 120 ± 28 μmol/L，均接受 CsA（制剂商品名为 Neoral[R]）每日 2 次，每次恒定剂量稳定的治疗。80 人分为模型组和验证组两组，其中取样点丰富的 20 人（每人取样 10 点，分别是服药后立即取样——T_0点，服药后 0.33、0.67、1、1.5、2、3、4、6 和 9 小时分别取样）随机分入模型组和验证组，每组 10 人；取样点较少的 60 人（每人取样 4 点，分别是 T_0点、服药后 2 小时以及前述取样点的其余任意两点）全部纳入模型组。模型组进行群体药动学分析，得出群体药动学结果，验证组进行结果的验证。

CsA 血药浓度的分析采用 EMIT 法分析全血标本，模型组群体药动学分析采用NONMEM 程序进行：清除过程采用二室开放模型，吸收过程分别采用以下 4 种模型：①无/有时间滞后的零级速率模型；②无/有时间滞后的一级速率模型；③威布尔分布模型；④Erlang分布模型。其中 Erlang 分布模型是 γ 分布模型的特例，它假定吸收是药物从一系列线性链组合的理想室向中央室转移的速率过程，各理想室之间的迁移速率相同，其数学表达式为：

$$f(t)=\frac{b^a}{\Gamma(a)}\cdot t^{a-1}\cdot \exp(-b\cdot t)$$

式中，a 为正整数，表示理想室的个数，在所有病例中均取同一值，采用递增式模型数至无明显差异的方法确定其具体数值；b 为各理想室之间的迁移速率常数。Erlang 分布模型描述了一向右偏斜、有滞后的吸收过程。可用平均吸收时间（MAT）、偏斜度（δ）、吸收时间标准差（SDAT）概括。因此采用 Erlang 分布模型描述吸收过程、二室开放模型描述消除过程的 CsA 药动学过程需要估计 5 个参数：迁移速率常数 b；表观清除率 Cl/F；中央室的表观分布容积 V_c/F；周边室的表观分布容积 V_{ss}/F；中央室与周边室之间转移速率 Q。

模型组群体药动学的分析中，个体间变异采用指数误差模型，对药动学参数有影响的变量的筛选采用 NONMEM 程序的传统方法。对模型组群体药动学结果的验证通过 Bayesian 分析进行，利用模型组中建立的群体药动学模型和群体均值、个体间变异，预测验证组各点 CsA 浓度及 AUC 值，并与实际值比较。

结果　肾移植病人口服 CsA 后的吸收过程采用零级速率模型更方便，而采用吸收过程为威布尔分布和 Erlang 分布的 CsA 药动学模型更好，其中吸收有 5 个理想室的 Erlang 分布更能反映口服 CsA 后的吸收过程，因此吸收按 Erlang 分布的 CsA 群体药动学参数值的估计结果为：$b=(7.31\pm0.27)/h$，$Cl/F=(26.3\pm0.98)L/h$，$V_c/F=(75.9\pm5.9)L$，$V_{ss}/F=(119\pm13.9)L$，$Q=(23.9\pm2.8)L/h$；个体间变异的 95% 可信限范围分别为 17% ~43%、40% ~94%、36% ~57%、未估计、24% ~35%；MAT 和 SDAT 分别为 (0.78 ±0.24)h、(0.35 ±0.11)h。所有变量中，除血清肌酐对 Cl/F 的影响有统计学意义外，其余体重、年龄等对任何药动学参数的影响均不具有统计学意义，血清肌酐对 Cl/F 影响的关系式为：$Cl/F=17.6\times[1+0.0046\times$ 血清肌酐 (μmol/L)$]$。

以群体药动学模型预测的验证组群体/个体浓度与实际浓度之间经比较，偏差不具有统计学意义，验证组群体/个体浓度预测值（Y）与观察值（X）之间的散点图证实了群体模型的有效性，回归方程分别为：$Y=141.592+0.788\times X$，$R^2=0.619$；$Y=10.851+0.986\times X$，$R^2=0.992$。采用公认的"3 点法"（服药后 0、1、3 小时点）结合 Bayesian 反馈分析，预测出验证组的药动学曲线，验证组 10 人 100 个点的预测浓度（Y）与实际监测浓度（X）之间的散点图也证实了群体模型的有效性，回归方程为：$Y=18.794+0.987\times X$，$R^2=0.942$。本研究中用 NONMEM 程序，基于吸收过程的 Erlang 分布，采用"3 点法"结合 Bayesian 分析，估算出口服 CsA 后的 AUC_{0-12}值，与以往研究中把吸收作为 γ 分布以此估算出的 AUC_{0-12}值比较，无统计学差异。

CsA 的吸收采用 Erlang 分布，较好地解决了 CsA 吸收过程难以模型化的问题，因此可以用吸收的 Erlang 分布模型和消除的二室模型来很好地拟合口服 CsA 后的药动学过程，同时 CsA 口服吸收的 Erlang 分布模型也可以用于 NONMEM 程序，结合 Bayesian 反馈法，可以预测口服 CsA 后的血药浓度和 AUC 值。Erlang 分布也可用于其他吸收有延迟、个体差异大的药物的口服吸收过程的模型化。

例 10：伊洛福芬（Irofulven）抗癌 I 期临床研究的群体药动学

伊洛福芬（Irofulven）是一种新型的细胞毒类抗癌药，有良好的抗肿瘤活性，体内药动学个体差异大，$t_{1/2}$短，经典的药动学方法难于获得其药动学结果。

本研究以59例确诊为消化道癌、肺癌、肉瘤等实体瘤的患者为观察对象，其中男36例，女23例，年龄（54±14）岁，体重（70±18）kg，体表面积（1.8±0.25）m^2。Irofulven给药方案：静脉输注，时间分为5分钟组（23例）、30分钟组（36例），疗程3~4周，剂量13.3~28mg/m^2（分3组：第1、8日给药组13.3~24mg/m^2，第1、15日给药组20~28mg/m^2，第1、8、15日给药组13.3~18.6mg/m^2，每疗程总剂量19~61mg）。59例中13例2个疗程，6例3个疗程。血样收集时间：5分钟组给药开始后4、15、25、35、45、60、120、240、360分钟，30分钟组给药开始后25、35、40、50、60、70、90、150分钟，采用HPLC法测定血浆样品中Irofulven浓度。药-时数据采用基于非线性混合效应模型方法的程序MP2进行分析，房室模型采用一级消除的一室或二室药动学模型进行拟合；考察个体情况如性别、年龄、体重（BW）、体表面积（BSA）等及给药剂量和给药方式等对清除率（Cl）、中央室分布容积（V_1）、周边室分布容积（V_2）和中央室-周边室的室间清除率（Q）的影响，并建立相应的全量回归模型；通过χ^2检验，比较全量回归模型与简化模型（至少去掉一个固定效应）的预期目标函数的差别。

共得到337对血药浓度-时间值，拟合结果符合一级消除的二室药动学模型，个体间和残差变异用比例误差模型描述。V_1和Q的个体间变异几乎为零，Cl、V_2的个体间变异分别为10%~18%、33%~64%；清除率Cl和中央室分布容积V_1不受个体特征因素的显著影响，得到Irofulven群体药动学各项参数平均值分别为：$V_1$37.3L（35~39），Cl（616±14.1）L/h（601~631）；Q30.3 L/h（26~35）；$V_2$7.1L（6.3~8.1），$T_{1/2(\alpha)}$2.4min，$T_{1/2(\beta)}$10min；对Irofulven静脉注射30分钟最合适的取样点是静脉注射开始后0.05、0.37、0.86和1.36小时，其中0.05小时点是V_1的精确测定所必须，0.37小时点对Cl的估计有用，0.86小时点是分布相和消除相之间的拐点，1.36小时点在末端消除相范围内。Irofulven药动学参数较高的变异主要是因为明显的残差变异（39%），而这种残差变异主要是因为Irofulven较短的消除半衰期所造成。

由于Irofulven消除较快，许多血浆样本的浓度低于检测定量限，因此获得的血浆样本数目有限，经典的药动学分析方法因消除相的数据不足而很难运用。采用群体药动学方法不仅可以获得经典方法不能得到的Irofulven药动学信息，而且可以得到Irofulven的药动学参数在个体间和个体内的变异情况以及与群体因素之间的相互关系，结合Bayesian法可以对清除率的估计选取合适的时间点。

扫码“练一练”

（王　凌）

第三章　药物治疗的一般原则

扫码“学一学”

我们主张疾病的治疗选择最合适的治疗方法，必要时联合多种治疗手段，但药物仍是内科常见病、多发病的主要治疗手段和基础治疗。新的高效和高特异性药物的应用明显提高了疾病的疗效，但药物的治疗应基于一定的原则，否则不仅不能治病，反而会引起医源性疾病，为患者带来身心痛苦和经济负担。因此掌握药物治疗疾病的一般原则尤为重要。

第一节　诊断明确后再用药原则

药物治疗的前提应该对患者的诊断明确，否则成了无的之矢。疾病的诊断依据患者的症状、体征和必要的辅助检查，经过缜密的逻辑分析，做出诊断和鉴别诊断。如高血压，首先根据诊断标准明确是否存在高血压，再考虑是原发性还是继发性，然后再视患者的具体诊断结果选择合适的药物治疗，并不是盲目地发现血压高就给药治疗。

对疾病的药物治疗还需明白疾病的病因和病理生理发展过程。如肺炎，其可由细菌、真菌、结核分枝杆菌、支原体、病毒、衣原体、螺旋体、立克次体及部分原虫等所致感染，只有具备指征时才可使用抗菌药物，即使是细菌感染还有革兰阴性菌和革兰阳性菌之分。只有积极通过其分泌物——痰的培养、药敏试验和一些血清学检查才能为针对性的药物治疗打下基础。

熟悉疾病的病理生理发展过程也非常重要。充血性心力衰竭是临床上极为常见的危重症，常是不同病因的器质性心脏病终末期表现。它是由于心脏工作能力的减损，造成心脏排血量的下降，导致动脉系统的灌注不足和静脉系统淤血的一组心脏循环症候群。只有明确了其病理生理过程，才能根据需要选择强心药物、利尿剂或者血管扩张剂。

当然，对短期内不能明确诊断的疾病，适时采用对症处理亦是必要的。例如高热，有些不能一时明确诊断，也应进行积极的退热处理，包括物理降温和补充体液，也可以慎重地应用一些解热抗炎药物。但原则需谨记，积极的明确诊断后才是进一步治疗的关键。

第二节　合理用药原则

不合理用药是一个世界性问题，WHO 指出：在全球三个死亡病人中就有一个是因为不合理用药而导致，数目触目惊心。据文献报道，抗生素用药费占总药费的1/3，但其合理用药率不足50%，所致药源性疾病发生率亦逐年上升。不合理用药也和药物的不良反应呈正相关。

一、掌握适应证、禁忌证，正确选择药物

掌握适应证、禁忌证，正确选择药物在治疗过程中起着至关重要的作用，尤其在抗生素的应用上表现得更为突出。要求临床医师在诊断明确的基础上对症下药，对药物要有全面的了解，特别对药物的药理作用、适应证、禁忌证、不良反应和药物的相互作用要全面掌握，才能为合理选药提供保障。国内的一项调查表明，不合理用药表现在：已经明确的

病毒感染性发热，多数应用抗生素；外科患者几乎常规地把抗生素用于无菌手术前，甚至手术前后连续应用，显然是不合理的。此外，预防性应用抗生素目前仍较普遍。无指征的滥用抗生素不仅造成患者的经济负担和资源浪费，而且增加药物的不良反应、细菌耐药性、菌群失调和严重的二重感染的机会。

对药物适应证掌握不严的情况也多见于肾上腺皮质激素类药物。如把此类药物当作一般解热镇痛或者消炎药，结果将引起感染加重、诱使消化性溃疡出血或骨质疏松患者发生病理性骨折等。一般情况下，不应把皮质激素作为风湿性关节炎的首选药物，而实际情况却恰恰相反。再如，不加区别地把皮质激素应用于小儿肺炎，但临床实践却证实皮质激素对小儿肺炎主要症状和体征无明显影响，亦不缩短平均住院时间，反而导致患儿呼吸道的菌群失调，降低患儿的抗病能力，增加治疗上的困难。皮质激素一般仅限于重症感染患者作为综合治疗的组成部分，并在有效抗菌药物治疗的基础上使用，也常作为激素替代疗法应用，而重度高血压、严重的糖尿病、严重骨质疏松、活动性消化性溃疡、抗菌药物不能控制的严重细菌或真菌感染、妊娠早期及严重精神病等患者则是肾上腺皮质激素类药物的禁忌证。其他的指征不强而乱用的药物尚有解热镇痛和维生素类药物。

二、合理联合用药

当今药物种类越来越多，相互之间作用也随之越来越复杂，很多药物在上市前所做的药物相互作用试验也仅仅限于传统的一些药物。如果不考虑药理、药化、药效和机体本身因素而盲目地联合用药，则适得其反。所以做到科学用药、合理用药、减少和杜绝药物不良反应的发生、降低药品费用、保障人民生命安全是医务工作者义不容辞的责任。联合用药仅限于增强疗效、降低毒性及延缓耐药性的发生。

（一）增强疗效

医生常常通过药物联合应用来增加疗效，更好地解除患者的病痛。现举例说明，磺胺甲噁唑＋甲氧苄啶：在细菌叶酸代谢过程中呈双重阻断，抗菌性增强，抗菌谱扩大；棒酸＋阿莫西林：棒酸能抑制β－内酰胺酶，使阿莫西林对耐药菌株仍有效；亚胺培南＋脱氢肽酶抑制剂西司他丁：能保持亚胺培南在泌尿道具有强大的杀菌力；抗癌药物只有在联合应用时才能获得较好的治疗效果；在高血压的治疗中，当一种降压药的效果不理想时，常根据需要联合用药，增强降压疗效。

（二）降低毒性

临床上可以通过药物的联合应用，从而减少不良反应的发生。例如异烟肼＋维生素 B_6 可以减少前者引起的神经系统毒性；氨茶碱和镇静催眠药合用以减少氨茶碱的中枢兴奋作用。临床上有些联合用药既增加疗效又减少副作用，如氢氯噻嗪与氨苯蝶啶合用可增强利尿效果，又可以预防氢氯噻嗪引起的低血钾；硝苯地平与β受体拮抗剂联合应用，不仅减少前者可能引起的心动过速，而且可有效地降低血压和减轻胸痛，减少近期死亡的危险。在抗癌方面，应用大剂量甲氨蝶呤可增强疗效，并加用四氢叶酸可以减轻其骨髓抑制副作用。

（三）延缓耐药性的发生

抗结核治疗是典型的例子，结核杆菌对单药治疗时易产生耐药性，联合用药则可减缓细菌耐药性的产生。临床上常采用异烟肼＋链霉素＋对氨基水杨酸或利福平＋乙胺丁醇等联合应用。

三、遵循安全用药原则

药物具有二重性，在具有治疗作用的同时，亦有发生不良反应的可能性。不良反应的发生可因药物本身的性质、患者的自身差异及用药的不同而各异。药物应用时要严格遵循安全用药原则，注意不良反应的发生。

（一）充分考虑患者的生理、病理状况，观察综合效果

医师在用药时要充分考虑每个患者的自身差异，切忌用药千篇一律，而应根据患者的生理、病理状态选择合理的药物。如果医师不注意了解患者的用药史、药物过敏史和是否有特异体质及不详细掌握患者病情，就可能引起变态反应和其他不良反应的发生。在药物治疗过程中，医师要有高度的责任心，细致观察药物治疗的效果，患者的反应，根据疗效和患者的个体特点，适时调整药物的应用。

（二）熟悉药物的药理学知识

医师应熟悉药物的药理学知识，不应仅仅满足于药品说明书，必要时查阅相关药理学方面的专著，同时要不断学习、积累，在实践中总结经验。在药物应用时不仅仅要考虑其适应证，更应分析此种药物所带来的综合效果（药效和不良反应）。在权衡利弊作出判断后把药物的不良反应告诉患者，以便医患相互配合，及早发现不良反应，作出相应对策，从而更好地服务于患者。

四、制定个体化用药方案

影响药物作用的主要因素有药物和机体两方面因素，根据这两方面的因素制定个体化的用药方案是每个医师必须掌握的基本原则。

（一）药物因素

药物的剂量、剂型、给药时间、给药途径和制剂工艺等均可明显影响药物的作用。

1. 量-效关系　剂量和效应的关系称为量-效关系。恰当的药物剂量应该是最小的毒副作用下达到最好的疗效。药物剂量的合适与否直接关系到用药的安全及疗效，一般药物说明书上均标明常用剂量与极量，临床医师用药时应严格遵守，对毒、麻、精神药品尤其要注意。常用量对于普通病例是适宜的，对于特殊患者应根据患者病情制定个体化给药方案。

2. 剂型　一般而言，注射剂经注射给药吸收速度快，其峰浓度较高。对于口服剂型，溶液剂吸收速度最快，散剂次之，片剂较慢。吸收快的峰浓度高，单位时间内排出的药量也多，维持时间则短。随着科学的发展，新的剂型不断出现，如缓释制剂、控释制剂和靶向给药系统等。控释制剂能避免血药浓度的较大波动，延长药效，其有效性和安全性都比传统剂型优越。靶向给药系统能把药物指向机体的特定部位，由此增加靶组织中药物浓度，而其他组织中较低，故疗效高、不良反应少。如单克隆抗体具有高度的特异性，能够从正常组织中识别癌细胞，若把抗肿瘤药物连接到单克隆抗体上，导向肿瘤部位，则提高病变部位的药物浓度，从而提高疗效。临床医师根据患者的病情和经济负担能力选择适当的剂型也是非常重要的。

3. 给药时间　包括早、中、晚、饭前、饭后、睡前等，如药物对胃肠道刺激性较大，

为避免此反应采用饭后服药，而胃肠动力药如多潘立酮（吗丁啉）和胃黏膜保护剂如硫糖铝常饭后给药以增加疗效。给药间隔根据药物的半衰期来确定，确保药物维持有效血药浓度，达到控制病情的目的。

4. 给药途径 口服给药时，药物的吸收速度和生物利用度较注射剂差，且受制剂和机体等多种因素的影响。但口服给药方便，相对治疗费用较低，适用于慢性或轻症患者，不适合危、急、重和胃肠道反应明显的患者。舌下及直肠给药，适用于少数口腔或直肠黏膜较易吸收的药物，起效快，血药浓度高。如硝酸甘油舌下含服可迅速缓解心绞痛的急性发作。肌内或皮下给药，生物利用度比口服好，但略低于静脉给药，用药后需经过一定的吸收时间才能达到较高的血药浓度，但维持有效血药浓度的时间较静脉为长。静脉注射能迅速将药物输入血液循环，绝对生物利用度100%，起效快，起始血药浓度高，但落差大，多次用药时血药浓度波动大，对治疗范围较窄的药物不宜多次给药。静脉滴注为临床上常用的给药方式，可通过控制滴注速度（浓度和滴速）而达到临床用药所需的血药浓度，其血药浓度与总剂量无关，而与滴注速度关系较大，因此可以产生不同程度的药理作用。临床上分为快速滴注和恒速滴注，各有优缺点，可根据临床治疗需要而选择。前者常用于抗生素，需每天多次给药；后者能较长时间维持一定的血药水平，不必每天多次给药。但对于危重的患者，必须先给予负荷量，滴注时间如果过长，易导致药物破坏失效，如硝普钠恒速滴注时常需避光，以免药物分解产生毒性。综上，给药途径应依据药物的理化性质、生物利用度、疾病疗效和血药浓度的关系、患者的疾病状态及价格方面等原则进行选择。

（二）机体因素

机体因素对药物作用的影响主要体现在年龄、性别、围产期、个体差异、病理状态等方面。

1. 年龄 年龄对药物作用的影响主要表现在婴幼儿和老年人。老年人对药物反应性趋于增加，不良反应发生率增大，其用药剂量一般应减少，约为成人剂量的2/3。老年人对药物反应的差异主要表现在药动学和药效学。其器官功能减退，肝脏对部分药物代谢能力减退；肾小球滤过率和肾小管分泌功能亦减低。因此，相同剂量的药物，老年人较年轻人的血药浓度为高，可能引起相对过量，导致不良反应的发生。小儿特别是婴儿的神经系统、内分泌系统及脏器发育尚未完善，对药物反应的差异性较大。婴幼儿的具体用药应有专科医师根据其个体特点严格用药。

2. 性别和妊娠期 一般情况下，性别在药物作用的性质上没有特别的差别。主要的影响发生在妊娠期，由于某些药物可通过胎盘。再者怀孕时母体酶系统反应的改变，可影响药物的代谢，尤其在妊娠反应剧烈时，常使药物在母体内停留时间延长；在分娩时，药物经肾排泄延缓。基于此，可使药物大量转运致胎儿，可能影响胎儿生长发育、某些器官的功能损伤、初生儿的不良反应，甚至致畸、流产及死胎。临床用药时要充分考虑药物可能对胎儿的影响，以免造成严重的后果。

3. 病理状态 在不同的病理情况下，药物作用的表现不同。肝细胞受损时，可导致某些药物代谢酶的活性降低，如氯霉素、苯巴比妥、洋地黄毒苷、苯妥英钠、奎尼丁、利多卡因等主要在肝脏代谢的药物必须减量、慎用或者禁用。肾功能受损时，主要经肾代谢的药物的半衰期延长，可造成蓄积，如氨基糖苷类、强力霉素等。对肾脏毒性较大或主要在肾代谢的药物在肾功能不全的患者应用时必须减量或避免使用。

4. 个体差异　对任何药物个体之间的反应都不同。多数基本相似，少数人有量的差异（敏感、耐受）和质的差异（变态反应、特异质），主要受到环境因素和遗传因素的影响。如遗传因素导致药效学差异的典型例子葡萄糖－6－磷酸酶（G－6－PD）缺陷的患者，其红细胞内缺乏G－6－PD，从而对伯氨喹、磺胺类药物等易发生溶血反应。认识个体差异，要考虑到敏感患者的危险性，必要时监测血药浓度。

5. 药物在体内的活化　某些原型药物无活性，进入机体内经肝脏活化后，其代谢产物才具有药理作用。如可的松和泼尼松必须经过肝脏分别转化为氢化可的松及泼尼松龙后方能生效，故严重肝病的患者需要应用糖皮质激素时只宜选用氢化可的松及泼尼松龙。维生素D_3要在肾脏加上1α－OH，在肝脏加上25－OH成为1,25－二羟骨化醇时才有效，肾功能不全时，要用钙三醇、1α－羟骨化醇才能生效。对这些需要体内活化后方能发挥药理作用的药物要根据机体脏器的功能选择。

第三节　遵循有效和经济用药原则

一、遵循有效用药原则

随着网络化及广泛协作体系的建立，以证据为基础的循证医学逐渐代替了以个人经验为依托的经验医学，随机、双盲、对照、多中心、大样本的药物前瞻性临床研究，通过国际性跨地区多中心的临床试验，其结论客观可靠，可作为药物有效性的依据。临床医师用药时要充分认识循证医学，坚持用药的有效性原则，避免盲目地增加患者的负担。

二、遵循经济用药原则

目前盲目使用高价药、进口药的现象较为普遍。认为新药一定比传统药效果好，副作用少，虽然价格昂贵，但依然选择。从药物经济学角度考虑，虽然新药可能疗效好一些，副作用可能减少，但疗效/价格比明显降低，对社会资源造成浪费，增加患者经济负担。临床医师用药时应从患者的整体利益来考虑，合理运用药物经济学原则。为患者治疗的同时，充分考虑疗效、药品价格、不良反应等因素，以期达到最佳的治疗效果和最小的经济负担，合理地分配有效的医疗资源。

第四节　内科常见疾病的药物治疗

随着分子生物学、网络信息、计算机、循证医学、功能影像学、微量检验技术等在临床中的应用，内科疾病的病因、诊断、治疗随之向纵深方向发展。新的治疗手段不断推出，尤其是介入治疗，但药物仍是内科常见疾病主要治疗手段和基础治疗。本章简要介绍部分常见疾病的药物治疗。

一、常见心血管系统疾病的药物治疗

（一）高血压病的药物治疗

高血压是一种常见的以体循环动脉血压增高为主要特点的临床综合征，可分为原发性高血压（高血压病）和继发性高血压。降压的目的就是缓解或控制高血压症状，使血压恢

复或接近正常，改善生活和工作能力，并预防并发症。

1. 抗高血压药物的分类

（1）利尿剂

①排钾利尿药　氢氯噻嗪、呋塞米、吲达帕胺。

②保钾利尿药　螺内酯、氨苯蝶啶。

（2）β受体拮抗药

①非选择性β受体拮抗剂：普萘洛尔、噻吗洛尔、吲哚洛尔、拉贝洛尔。

②选择性的β_1受体拮抗剂：阿替洛尔、美托洛尔、比索洛尔、醋丁洛尔、艾司洛尔。

（3）钙通道阻滞剂（CCB）

①非二氢吡啶类　维拉帕米、地尔硫䓬。

②二氢吡啶类　硝苯地平、非洛地平、尼莫地平、氨氯地平、拉西地平。

（4）血管紧张素转换酶抑制剂（ACEI）　第1代：卡托普利；第2代：依那普利；第3代：贝那普利、西拉普利、赖诺普利、培哚普利、福辛普利。

（5）血管紧张素Ⅱ（AgⅡ）受体拮抗剂　包括氯沙坦、缬沙坦、厄贝沙坦。

（6）选择性α_1受体拮抗剂　哌唑嗪、特拉唑嗪及多沙唑嗪。

2. 各类抗高血压药物概述

（1）利尿剂

①药理作用和机制　排钾利尿剂主要是抑制钠和氯的重吸收，大量钠、氯离子带水分排泄，钾离子排出亦增加。降压机制认为是由于其利尿作用使细胞外液和血容量减少，因而使心输出量减少和血压下降。

②临床应用和评价　一项Meta分析证实，治疗组的舒张压较对照组降低11mmHg，且总死亡率显著低于对照组，降低11.4%；同时也减少及降低高血压并发症的发生率和死亡率，并能对靶器官损害起保护作用。适合轻中度高血压患者，尤其是老年高血压包括老年单纯收缩性高血压、肥胖及并发心力衰竭患者。

③常用的利尿药　①氢氯噻嗪12.5～25mg，每日1～2次。②呋塞米为襻利尿剂，是目前作用强的利尿药。一般仅用于高血压急症，尤其适合高血压伴有肺水肿者。静脉或肌肉注射，40～80mg/次，视病情可酌情增加剂量。③氨苯蝶啶常与噻嗪类合用，以纠正后者引起低血钾的副作用。常用剂量25～100mg，每日1～2次。④吲达帕胺常用剂量每日1次，每次2.5mg。

④不良反应和注意事项：利尿剂可降低血钾，尤其是噻嗪类和呋塞米，长期应用者适量补钾。伴糖尿病或糖耐量异常、痛风或高尿酸血症，以及肾功能不全者不宜应用；伴高脂血症和妊娠者慎用。

（2）β受体拮抗剂

①药理作用和机制　β受体拮抗药降压作用主要通过对β受体的拮抗，降低心输出量，使外周血管阻力下降；抑制肾素释放，使血浆肾素活性降低。其抗高血压作用可能是综合的多种机理引起的。

②临床应用和评价　β受体拮抗剂单用的疗效和ACEI及CCB相近，作用安全可靠，并能降低患者的总死亡率和心血管事件的发生率，改善患者的预后，并具有逆转左心室肥厚的作用。其主要适用于轻中度高血压，尤其在静息时心率较快（≥80次/分）的中青年患者，也适用于高肾素活性的高血压、伴心绞痛或心肌梗死后以及伴室上性快速性心律失

常的患者。

③常用β受体拮抗剂　普萘洛尔10～30mg/d，分3次口服，用量应根据心率、心律和血压变化调节。美托洛尔尤其适用于伴心动过速的高血压患者，50～100mg/d，早晨顿服或早、晚两次服。

④不良反应和注意事项　一般为头晕、疲倦和胃肠功能紊乱，还可引起严重的心动过缓、房室传导阻滞、诱发支气管哮喘和雷诺现象。长期应用可影响脂质代谢。此类药存在“首剂综合征”，即首次应用产生严重反应，心脏受到严重抑制而出现血压下降、心率缓慢、最后心搏停止而死亡。故首次用时密切观察，从小剂量开始。由于存在停药综合征，要注意逐渐停药。禁忌证有心脏传导阻滞、哮喘、慢性阻塞性肺疾病和周围血管疾病等，胰岛素依赖性糖尿病患者应慎用。

（3）钙通道阻滞剂（CCB）

①药理作用和机制　为一类能选择性地阻滞Ca^{2+}经细胞膜上的慢通道进入细胞内，减少Ca^{2+}内流的药物，受其影响的组织包括血管平滑肌、心肌、传导组织及窦房结，促使血管平滑肌扩张，血压降低。

②临床应用和评价　CCB降压作用可靠且稳定，对中枢无抑制作用，较少引起体位性低血压。降压幅度甚至较其他种类的更大，且不影响糖和脂肪代谢，并有保护靶器官的作用。可用于各种程度的高血压，尤其适用于老年高血压、伴冠心病、周围血管疾病、糖尿病或糖耐量异常、妊娠期高血压以及合并肾功能损害患者。

③常用CCB　主要为二氢吡啶类长效剂，硝苯地平控释片30mg，1次/日，硝苯地平片10mg，2～3次/日；非洛地平缓释片5～10mg，1次/日；氨氯地平5～10mg，1次/日；拉西地平4～6mg，1次/日。

④不良反应和注意事项　不良反应由其扩血管作用造成，有头痛、面部潮红、踝部水肿，可致水钠潴留。目前已有很多二氢吡啶类衍生物，对血管组织选择性更强，不良反应比硝苯地平小。

（4）血管紧张素转换酶抑制剂（ACEI）

①药理作用和机制　竞争性抑制血管紧张素转换酶活性，减少循环及组织中血管紧张素（AgⅡ）的形成，AgⅡ减少使外周血管阻力下降，醛固酮生成减少，均有利于降压；由于抑制了缓激肽的分解失活，可产生舒血管作用，减轻后负荷；抑制了缓激肽分解，促进前列腺素合成与释放，使血管舒张，血小板聚集被抑制。

②临床应用和评价　ACEI不仅能有效降血压，且具有显著的保护靶器官的功能，减轻左心室肥厚的程度显著优于其他降压药。适用于高血压伴左心室肥厚、心功能不全、糖尿病并微量蛋白尿、肾功能损害等患者。可安全应用于伴肺部疾病、周围血管病、抑郁症以及胰岛素抵抗型糖尿病的高血压患者。与CCB合用可治疗严重或急进型高血压患者。

③常用ACEI　①卡托普利口服易吸收，空腹生物利用度为70%。卡托普利片12.5～25mg，2～3次/日，②依那普利为不含巯基的强效ACEI，在体内水解为依那普利拉而发挥抑制血管紧张素转换酶的作用，比卡托普利强10倍，且持久。5～10mg，1～2次/日。③福辛普利为新型的ACEI，口服吸收缓慢而不完全，在胃肠道黏膜或肝脏内经酯化后很快转变为福辛普利拉。每次10mg，1次/日。

④不良反应和注意事项　主要有皮肤瘙痒、咳嗽、眩晕、味觉异常、高钾血症、蛋白尿、嗜酸细胞增多症。干咳发生概率高，与此类药抑制了激肽酶，使缓激肽增多有关。新

一代的 ACEI 因不含巯基，不良反应较少。双侧肾动脉狭窄、合并高钾血症或严重肾功能衰竭、严重主动脉狭窄、梗阻型肥厚型心肌病、妊娠等禁用。

（5）血管紧张素Ⅱ（AgⅡ）受体拮抗剂（ARB）

①药理作用和机制　主要为 AgⅡ受体的 1 型受体（AT_1）拮抗剂，阻断存在于许多组织如血管和肾上腺中的 AT_1，从而阻断 AgⅡ与其的结合，作用比 ACEI 专一，更完全地抑制了 AgⅡ生物活性，达到降压的目的。

②临床应用和评价　AgⅡ在高血压的靶器官的损害和患者的长期预后中起着至关重要的作用。ARB 在通常剂量范围内有降压作用，且呈显著的剂量依赖性。疗效和 ACEI 相似或更强。适应证和 ACEI 相同，主要用于 ACEI 治疗后发生干咳等不良反应且不能耐受者。

③常用 ARB　氯沙坦对 ACE 无抑制作用，不影响血管紧张素的转化过程，也不加强缓激肽作用。本身具有药理活性，其代谢物亦有活性，作用时间长。50mg，每日 1 次。缬沙坦 80mg，每日 1 次。副作用较氯沙坦少而轻微。

④不良反应和注意事项　由于本品不阻断缓激肽作用，不良反应较少，罕见干咳、过敏反应、血管性水肿。禁忌证和 ACEI 近似。

（6）α_1受体拮抗剂

①药理作用和机制　本品选择性作用于突触后 α_1受体，使容量血管和阻力血管扩张，从而降低心肌的前后负荷，使血压下降。对心率、心输出量、肾血流量和肾小球滤过率无明显影响。

②临床应用和评价　降压作用较可靠，长期应用对糖代谢无影响，且可改善脂代谢，使高密度脂蛋白升高，还能改善前列腺增生患者的排尿困难。尤适合于伴高脂血症或前列腺肥大患者。

③常用 α_1受体拮抗剂　哌唑嗪具有高度选择性阻断 α_1受体作用，在降低血压时，一般不引起反射性心率加速作用，对血浆中的脂质代谢无明显影响。生物利用度约 60%，0.5～3mg，2～3 次/日。特拉唑嗪口服易吸收，生物利用度达 90%，肝脏首过效应微弱，肝、肾双途径排出。1～8mg，1 次/日。

④不良反应和注意事项　可见“首剂现象”，表现为严重的体位性低血压、眩晕、晕厥、心悸等，故该药开始用 1/2 剂量，初剂与增加后第一剂都宜在睡前服，若与其他降压药合用需减少本品剂量。有体位性低血压史者慎用。

（7）其他　硝普钠作为一种速效而短时的降压药，对静脉和动脉均有直接扩张作用。主要用于高血压危象、恶性高血压、急性心力衰竭。常静脉用药，每分钟 0.5～3μg/kg，根据血压及时调整剂量。注意其代谢产物硫氰化物中毒。

总之，对于大多数无并发症或合并症患者可以单独或者联合应用噻嗪类利尿剂、CCB、ACEI、β 受体拮抗剂和 ARB，治疗从小剂量开始，逐步递增剂量。比较合理的两种降压药物联合治疗方案有：利尿剂与 β 受体拮抗剂或 ACEI 或 ARB；二氢吡啶类 CCB 和 β 受体拮抗剂；CCB 与 ACEI 或 ARB。三种降压药联合治疗方案必须包括利尿剂（除有禁忌证外）。对于有并发症或合并症患者，降压药和治疗方案应注意个体化给药，严密观察不良反应，注意药物的适应证和禁忌证。

（二）充血性心力衰竭

此症是临床上极为常见的危重症，常是不同病因的器质性心脏病终末期表现。治疗主要是改善心脏的收缩舒张功能，使心输出量增加，改善患者的生活质量和延长寿命，同时纠正全身各器官和组织因淤血或血灌注不足所产生的不良影响。常用的药物有利尿剂、ACEI、正性肌力药及β受体拮抗剂等。

1. 利尿剂的应用

（1）药理作用和机制　主要通过减少水、钠的潴留，减少血容量，减轻周围组织和内脏的水肿，减轻心脏前负荷和肺淤血；利尿后大量排钠，使血管张力下降，从而减轻心脏后负荷，增加心排出量。

（2）临床应用和评价　①严格掌握适应证，需要则用，尽量少用；②间断服用利尿剂，有利于体内电解质平衡；③联合应用利尿剂，可提高利尿效果，减少副作用；④合理用药：急性心力衰竭或肺水肿首选呋塞米静注，轻度者用噻嗪类，中度多加潴钾利尿剂，重度者常用襻利尿剂加用潴钾利尿剂。⑤对难治性（顽固性）心衰或长期利尿效果不佳者，应注意心、肾功能及电解质紊乱、低血压、肺梗死或用药不当等情况。

（3）常用的利尿剂　呋塞米 20～100mg/d，常用于急性心力衰竭或肺水肿患者，静脉给药，也可用于重度心力衰竭者，口服。氢氯噻嗪 25～100mg/d，分 2～3 口服，适合轻度心力衰竭，可获得满意疗效。螺内酯 20～100mg/d，分 2～3 次口服，利尿作用弱，常和噻嗪类利尿剂合用。肾功能严重不全者慎用，以免高血钾。氨苯蝶啶 50～100mg/d，分 3 次口服。注意预防利尿剂引起电解质紊乱。

（4）不良反应和注意事项　详见本节所述。

2. ACEI

（1）药理作用和机制　抑制肾素血管紧张素系统（RAS），达到扩张血管，减轻心脏后负荷，抑制交感神经兴奋性作用，亦可对心脏组织中的 RAS 抑制，从而改善和延缓心室重塑。此类药不仅改善心衰的血流动力学，更重要的是降低心衰患者代偿性神经－体液的不利影响。

（2）临床应用和评价　可以改善慢性充血性心力衰竭患者的预后，降低病死率，可预防和延缓心力衰竭的发生。从心脏尚处于代偿期而无明现症状时即开始给予 ACEI 干预治疗是心衰治疗的重要进展。

（3）常用 ACEI　除非有 ACEI 的禁忌证或不能耐受者，均应从小剂量开始，逐渐增加至靶剂量，并长期坚持服用。卡托普利每次 6.25～50mg，一日 3 次。依那普利每次 5～10mg，2 次/日。雷米普利每次 1.25～5mg，1 次/日。注意观察低血压，监测肾功能和血钾。

（4）不良反应和注意事项　见本节前述。

3. 正性肌力药

（1）洋地黄类药物

①药理作用和机制　通过抑制心肌细胞膜 Na^+，K^+－ATP 酶，使细胞内 Na^+ 升高、K^+ 降低，Na^+ 和 Ca^{2+} 交换，使细胞内 Ca^{2+} 升高，从而增加肌节缩短的速率和幅度，使心肌的收缩力增强；兴奋迷走神经，可对抗心衰时交感兴奋的不利影响；小剂量时降低窦房结自律性，减慢窦性心律，使房室交界区有效不应期延长，但大剂量时也可引起其自律性提高。

②临床应用和评价　随着血管扩张剂及利尿剂应用于心力衰竭以来，对洋地黄药物的使用较以往有明显的观念变化。并非心衰的首选药物。主要用于中重度以收缩功能不全为主，尤其伴心脏扩大、窦性心动过速或室上性快速型心律失常的心力衰竭患者，对伴有心房颤动且心室率快者疗效更佳。

③常用的洋地黄制剂　速效作用类适用于急性心力衰竭或慢性心力衰竭急性加重时。常用毛花苷C，每次0.2～0.4mg，稀释后缓慢静注，10分钟起效，0.5～2小时达高峰，必要时可用到0.8～1.2mg/d。中效和慢效作用类主要用于维持治疗。地高辛片每日0.25～0.5mg，经过5个半衰期（5～7天）后可达到稳态治疗血药浓度。

④不良反应和注意事项　主要是预防洋地黄中毒。诱因有低钾、低镁、高钙、酸中毒、心肌缺血、肝肾功能减退、严重心肌病变及老年病人。常表现厌食、恶心、呕吐、心律失常、头痛、头晕、烦躁及黄绿视等。治疗上主要是早期诊断、血药浓度测定可以判定过量或不足。停药、补充钾盐和镁盐、心律失常的处理主要用利多卡因及苯妥英钠。下列情况慎用或禁用：a. 肥厚型心肌病首选β受体拮抗剂，合并心房颤动伴心力衰竭者慎用；b. 窦性心律的单纯二尖瓣狭窄伴心力衰竭者不用，伴心房颤动可适用；c. 伴心包缩窄者禁用；d. 肺心病伴快速型心房颤动或感染已经控制而心力衰竭未纠正可慎用；e. 高度房室传导阻滞者禁用。

（2）非洋地黄类正性肌力药物

①磷酸二酯酶抑制剂　此类药抑制磷酸二酯酶活性，使细胞内cAMP增加，后者激活蛋白激酶活性，激活钙通道，使Ca^{2+}内流，从而使心肌收缩力增加，舒张血管平滑肌。主要用于其他药物治疗效果不佳的难治性心力衰竭或扩张型心肌病并心力衰竭患者。常用氨力农负荷量0.75mg/kg，继以每分钟4～10μg/kg静滴；米力农首剂量50μg/kg，再以每分钟0.25～0.5μg/kg静滴。氨力农副作用较多，发生率约15%，恶心、发热、腹痛较常见，少数还出现肝功能损害、血小板减少，常须减量或停药。米力农的副作用较氨力农轻微。

②拟交感性正性肌力药　a. 多巴胺为去甲肾上腺素前体，主要作用部位为多巴胺受体和β_1受体，减轻心脏前后负荷，增加心输出量，加快心率；同时使肾血流量增加，提高肾小球滤过率，有显著利尿作用。初始剂量每分钟0.5～1μg/kg，渐增加滴数，至尿量增加、舒张压增加或心率加快时维持，常用量每分钟1～5μg/kg。主要的缺点为心率加快。b. 多巴酚丁胺为多巴胺衍生物，选择性增加心肌收缩力。常用量每分钟2～7.5μg/kg，增加心率的作用较多巴胺弱，罕见恶心、头痛、心绞痛、心悸、气短等。

4. β受体拮抗剂的应用

（1）药理作用和机制　β受体拮抗剂可减轻儿茶酚胺对心脏的毒性作用，上调β受体，增加心肌收缩反应性，改善舒张功能；减少心肌耗氧量；减慢心率和控制心律失常；防止、减慢、逆转肾上腺能介导的心肌重构。

（2）临床应用和评价　大量的临床试验已经证实，选择性的β_1受体拮抗剂（比索洛尔、美托洛尔）和非选择性的β受体拮抗剂卡维地洛能降低充血性心力衰竭总死亡率、猝死率及心血管事件的死亡率。主要用于扩张型心肌病、冠心病、风湿性心脏病有交感神经亢进者、伴心力衰竭的患者。

（3）常用的β受体拮抗剂　在其他治疗心力衰竭措施使血流动力学稳定的基础上应用，从小剂量开始，比索洛尔1.25mg/d，美托洛尔6.25mg/d，卡维地洛3.125～6.25mg/d，逐渐加量，直至最终剂量，美托洛尔50mg，2～3次/日；比索洛尔2.5～10mg，1次/日；卡维地洛25～50mg，2次/日。

（4）不良反应和注意事项　见本节前述。

5. 其他抗心力衰竭药物的应用　硝酸酯类药直接作用于血管平滑肌，扩张外周静脉血管、肺小动脉及冠状动脉，对外周小动脉扩张作用弱，常用于急性心力衰竭的治疗。硝酸甘油一般每分钟0.2～10μg/kg，静脉滴注，从小剂量开始，逐渐加量，停药时逐渐减量。硝普钠是治疗心力衰竭较强的血管扩张剂，属于硫氰酸盐类药品，每分钟0.1～0.3μg/kg静滴，用药原则同硝酸甘油。此类药主要有低血压和反射性心动过速的副作用，容易产生耐药性。

总之，心力衰竭作为各种心脏疾病的终末阶段，病理生理过程复杂，成为心血管疾病的治疗难题之一。它的治疗要采用综合措施，治疗基础病，去除诱因，注意休息和钠盐摄入，合理应用各种治疗心力衰竭的药物，必要时采用非药物疗法，可显著改善患者的生活质量，延长其生命。

（三）心绞痛

心绞痛是冠状动脉供血不足，心肌急剧暂时缺血缺氧而引起的临床综合征。主要表现为阵发性心前区疼痛，分为稳定型和非稳定型心绞痛两类。尽管一些非药物的措施在冠心病治疗中起了很大的作用，但药物仍是其基础和重要的治疗方法。常用的药物有硝酸酯类、CCB和β受体拮抗剂等。

1. 硝酸酯类

（1）药理作用和机制　此类药一方面扩张冠状动脉，降低阻力，增加心内膜区的血液供应，开放侧支循环，增加冠脉循环血流量，改善心肌的供血、供氧；另一方面扩张周围血管，减少静脉回流，降低心室容积量、心腔内压、心排出量和血压，减轻心脏的前后负荷，从而降低其耗氧量，继之缓解心绞痛。

（2）临床应用和评价　主要用于缓解心绞痛的症状和预防心绞痛的发生。和CCB和β受体拮抗剂相比，此类药不会加重心力衰竭和诱发支气管哮喘。但有颅内高压患者禁用。

（3）常用的硝酸酯类药物

①硝酸甘油　作为控制心绞痛急性发作的药物，常用0.3～0.6mg，舌下含服，1～2分钟起效，1～2小时后作用消失；如发作频繁和严重，为较恒定地控制缺血发作和减少发作次数，可从5～10μg/min的剂量开始，持续静滴，每5～10分钟增加10μg/min，直至达到靶剂量（症状缓解或出现明显的副作用）；长效硝酸甘油制剂其控释片每次2.5mg，每8小时给药1次，预防心绞痛的发作；用2%硝酸甘油软膏或贴剂（含5～10mg硝酸甘油）涂或贴于胸前或上臂，可预防心绞痛的夜间发作。

②硝酸异山梨酯　口服5～20mg，每日3次，半小时后起作用，维持3～5小时；其缓释剂20mg，每日2次，可维持12小时；单硝酸异山梨酯多为长效制剂，20～50mg，每日1～2次。本品主要用于预防心肌缺血，如含服5～10mg也可用于心绞痛的急性发作。

（4）不良反应和注意事项　主要有头痛、头昏、头部跳动感、面红、心悸等，少有低血压。故第一次用药应平卧片刻，必要时吸氧。此类药物容易产生耐受性，临床常间隔用药。从小剂量开始，以避免和减轻副作用。长期用药禁止突然停药，以防止诱发心绞痛或心肌梗死。

2. β受体拮抗剂

（1）药理作用和机制　β受体拮抗剂可阻断拟交感作用，减慢心率、降低血压和心肌收缩力，从而降低心肌耗氧量，缓解心绞痛的发作。且可降低运动时血流动力学的反应，使同一运动量水平心肌耗氧量减少；使不缺血的心肌区小动脉（阻力血管）缩小，致更多的血液通过扩张的侧支循环（输送血管）流入缺血区，缩小缺血的心肌面积。

（2）临床应用和评价　β受体拮抗剂可降低心绞痛的发作频率，改善心绞痛患者对运动的耐受能力。适用于无禁忌证的所有不稳定型心绞痛患者。无内在拟交感活性的β受体拮抗剂可降低心肌梗死的发生率，延长此类患者的存活时间。

（3）常用β受体拮抗剂　美托洛尔12.5mg，2次/日；普萘洛尔10mg，3次/日；氧烯洛尔20～40mg，3次/日；阿替洛尔25～75mg，2次/日；吲哚洛尔5mg，3次/日，逐渐到60mg/d；索他洛尔20mg，3次/日；纳多洛尔40～80mg，1次/日。

（4）不良反应和注意事项　不良反应和禁忌证同前节所述。在应用β受体拮抗剂治疗心绞痛时，伴随心率减慢和射血时间延长而发生舒张末期容积增加、心肌耗氧量增加等部分抵消了它的治疗作用，此种副作用可因和硝酸酯类合用而被抵消。

3. CCB

（1）药理作用和机制　本类药物抑制钙离子进入细胞内，也抑制心肌细胞兴奋－收缩耦联中的钙离子作用。故可抑制心肌收缩，减少心肌耗氧量；扩张冠状动脉，解除冠脉痉挛，改善心内膜下心肌的供血；扩张周围血管，降低血压，减轻心脏负荷；降低血黏度，抗血小板聚集，改善心肌的微循环。

（2）临床应用和评价　CCB多应用于不稳定型心绞痛发作的预防，尤其适用于变异型心绞痛，硝苯地平舌下含服也可控制急性发作，但不能预防心肌梗死的发生和改善预后。与β受体拮抗剂联合应用或再加用硝酸酯类，可有效地减轻胸痛，减少近期死亡的危险。可作为治疗心肌持续性缺血的次选药物。

（3）常用CCB　硝苯地平10～20mg，3次/日，亦可舌下含服，缓释剂30～80mg，1次/日；维拉帕米80～120mg，3次/日，缓释剂240mg，1次/日；地尔硫䓬30～90mg，3次/日；尼卡地平10～20mg，3次/日；氨氯地平5～10mg，1次/日；非洛地平5～20mg，1次/日；尼群地平20mg，1～2次/日。

（4）不良反应和注意事项　不良反应同前节所述。因此类药物降压作用比较明显，在用药期间密切观察血压；与β受体拮抗剂合用时警惕对心血管的抑制效应。

4. 抗血栓药物

（1）乙酰水杨酸类制剂　可以抑制血小板在动脉粥样硬化斑块上的聚集，防止血栓形成，同时抑制血栓素A_2（TXA_2）的合成，解除后者对血管的痉挛作用，可降低不稳定型心绞痛的死亡率和心肌梗死的发生率。常用阿司匹林50～100mg/d，口服。主要副作用是对胃肠道和凝血系统的影响，对该药过敏、消化道溃疡活动期、局部出血和出血体质者禁用。

（2）二磷酸腺苷（ADP）受体拮抗剂　通过ADP受体抑制血小板内钙离子的活性，并抑制血小板之间纤维蛋白原桥的形成，被认为是不稳定型心绞痛的标准治疗方案。常用噻氯吡啶250mg，1～2次/日，本品可有胃肠道反应和过敏，也可引起全血细胞减少，应定期检查血象。其新一代药物氯吡格雷副作用小，作用快，不需复查血常规，常用75mg/d。

5. 调节血脂代谢的药物　调脂药物在治疗冠脉粥样硬化中起着重要作用，可以改善血管内皮细胞功能，并有试验证实可使粥样硬化斑块消退。

（1）3－羟－3－甲戊二酰辅酶A还原酶抑制剂（HMG－CoA还原酶抑制剂，他汀类）　主要降低胆固醇，也降低甘油三酯。HMG－CoA还原酶是控制胆固醇合成速度的关键的限速酶，他汀类药物部分结构和HMG－CoA相似，可特异性地拮抗HMG－CoA还原酶而使胆固醇合成减少。现认为他汀类可降低冠心病和心肌梗死的发病率和死亡率。洛伐他汀20～40mg，1～2次/日；普伐他汀10～40mg，1次/日；辛伐他汀20～40mg，1次/日，用量从小剂量开始，常睡前口服。不良反应有胃肠道不适、肌肉酸痛、转氨酶和碱性磷酸酶升高，少数人有轻度肌酸磷酸激酶升高、皮疹等，停药后即可恢复。用药期间注意监测肝功能。胆汁淤积、肝病、肝功能异常、孕妇及哺乳期妇女禁用。

（2）贝特类及其衍生物　可显著降低增高的甘油三酯和较小程度降低血胆固醇，并使高密度脂蛋白（HDL）轻度升高。降低血纤维蛋白原，增加纤维蛋白溶酶的活性，减少血小板的聚集性。非诺贝特 100mg，3 次/日，其微粒型制剂（力平脂）200mg/d；吉非贝齐 600mg，2 次/日，其缓释剂 900mg/d；苯扎贝特 200mg，2～3 次/日，其缓释剂 400mg/d；环丙贝特 50～100mg/d。主要不良反应有胃肠道功能障碍、皮肤瘙痒、皮疹等，个别发生肌痛、肌痉挛、脱发等。肝、肾功能障碍、胆石症、胆囊疾病患者及妊娠期或哺乳期妇女禁用，用药期间定期检查肝肾功能。

总之，心绞痛的治疗必须积极消除诱发因素，采用综合疗法，必要时介入治疗。治疗的目的是增加心肌供血和减少其耗氧量，以恢复供氧和耗氧的平衡。根据各类药的适应证和禁忌证，选择合适的药物或联合用药，最大程度改善患者的症状并降低严重心血管事件（如急性心肌梗死）的发生率和病死率。

二、常见呼吸系统疾病的药物治疗

（一）支气管哮喘

支气管哮喘是机体对抗原性或非抗原性刺激引起的发作性的肺部过敏性疾病，是由多种细胞和细胞组分参与的气道慢性炎症性疾病。发病时由于支气管平滑肌的痉挛，伴不同程度的黏膜水肿，腺体分泌亢进。治疗哮喘的药物分为两类：支气管舒张药和抗炎药。

1. 支气管舒张药

（1）茶碱类　茶碱类可抑制磷酸二酯酶活性，使细胞内 cAMP 增加，又能拮抗腺苷受体，使平滑肌细胞舒张；刺激肾上腺分泌肾上腺素，增强呼吸肌的收缩；增强气道纤毛清除功能和抗炎作用。是目前治疗哮喘的有效药物，和糖皮质激素合用具有协同作用。常用氨茶碱每日 6～10mg/kg，分 3～4 次口服，用于轻中度哮喘的发作；其缓释剂可维持昼夜的血药浓度，每日用量分 1～2 次口服，可用于控制哮喘的夜间发作；静脉首次剂量 4～6mg/kg，注射速度每分钟 <0.25 mg/kg，维持量每小时 0.6～0.8mg/kg，每日注射量 <1.0g，静脉用药主要用于重危患者。不良反应主要有恶心、呕吐、心律失常、血压下降及多尿；偶可兴奋呼吸中枢。应个体化用药，进行血药浓度监测，安全有效浓度 6～15μg/ml。合用西咪替丁、喹诺酮及大环内酯类等药物时，应减少氨茶碱的用量。

（2）β_2受体激动剂　作用于呼吸道 β_2受体，激活腺苷酸环化酶，使细胞内的环磷酸腺苷含量增加，游离的钙离子减少，从而松弛支气管平滑肌。此类药是控制哮喘发作症状的首选药物。沙丁胺醇（0.2%）气雾剂每次 1～2 喷，3～4 次/日，用于急性发作；当慢性反复发作可口服 2～3mg，每日 3 次；有夜间发作者可用缓释剂或控释剂。特布他林气雾剂每次 0.25～0.5mg，3～4 次/日；口服 3mg，3 次/日；缓释剂 6mg，早晚各一次。福莫特罗气雾吸入每次 12μg，2 次/日，6 小时内不超过 24μg，24 小时不超过 72μg；口服一次 80μg，2～3 次/日。本品的给药途径有气雾吸入、干粉吸入、雾化吸入，也可口服或静脉注射，首选吸入法。局部用药，副作用较少，主要有头晕、心悸、肌肉震颤等。

（3）抗胆碱药　主要为胆碱能受体（M 受体）拮抗剂，可以阻断节后迷走神经兴奋性而舒张支气管并有减少痰液分泌的作用，但作用较 β_2受体激动剂弱，作为吸入性的支气管舒张剂，为 β_2受体激动剂的辅助药，二者有协同作用。慢性阻塞性肺病患者的副交感神经亢进，乙酰胆碱过剩，同时 β_2受体数目下调，用于此类患者效果较佳。常用异丙托溴铵气雾剂，每次25～75μg，每日3次，不良反应少，主要有口干、口苦感。

2. 抗炎药

（1）糖皮质激素

①药理作用和机制　其治疗哮喘作用机制为：a. 抗炎作用。皮质类固醇稳定溶酶体膜，抑制炎症介质的释放；b. 抗过敏作用。抑制组织胺的释放，抑制免疫过程，抑制细胞因子的生成；c. 抑制磷酸二酯酶的活性，阻止cAMP分解使cAMP升高；d. 抑制炎症细胞的迁移和活化；e. 增强平滑肌细胞 β_2受体的反应性。

②临床应用和评价　糖皮质激素是有效的治疗哮喘药物。全身疗法应用指征有严重支气管哮喘发作或持续状态、慢性反复发作的支气管哮喘，用其他平喘药不能控制、无条件或不适宜应用激素吸入剂患者。目前认为病情中度以上的哮喘和夜间哮喘均可考虑结合使用皮质激素吸入治疗，亦可预防哮喘发作。

③常用的糖皮质激素制剂　a. 口服给药，泼尼松、泼尼松龙，起始时30～60mg/d，症状缓解后，逐渐减量至≤10mg/d，然后停用。b. 静脉用药：适合重危哮喘。甲泼尼龙80～160mg/d；氢化可的松100～400mg/d；地塞米松10～30mg/d。c. 吸入制剂倍氯米松、布地耐德、氟替卡松、莫米松等，倍氯米松或等效量的其他吸入剂200～500μg/d用于轻度持续者，500～1000μg/d用于中度持续者，重度持续者1000～2000μg/d。

④不良反应和注意事项　长期大剂量应用可使肾上腺皮质功能抑制、骨质疏松、水钠潴留、免疫力低下等，吸入剂可能引起口咽部念珠菌感染，注意清水漱口。与其他治疗哮喘的药物联合应用，减少其用量，以减少糖皮质激素的副作用。

（2）其他抗炎药物　色甘酸钠可部分抑制IgE介导的肥大细胞释放介质。预防变应原引起的速发性或迟发性反应，以及运动或过度通气引起的支气管痉挛。色苷酸钠气雾剂3.5～7mg，干粉剂20mg，每日3～4次。少数有咽喉不适、胸闷、皮疹。慎用于妊娠患者。酮替芬是目前 H_1受体拮抗剂中较强者，具有较强的抗过敏作用。对各型哮喘都有一定的预防发作。常用量为1mg，2次/日。

总之，药物治疗哮喘的目的就是控制症状，尽可能保护患者的肺功能，维持正常活动能力，避免药物的副作用，防止不可逆的气流阻塞，力避死亡。

（二）慢性阻塞性肺病

此病是一种以具有不完全可逆性的气流受阻为特征的肺部疾病，呈进行性发展。主要症状有慢性咳嗽、咯痰、气促和喘息等。在急性加重期的药物治疗有祛痰药、抗生素、适当镇咳、并发呼吸衰竭时可考虑应用呼吸兴奋剂。

1. 祛痰药　慢性阻塞性肺病部分患者痰稠，容易形成痰栓，诱发感染或使炎症迁延不愈，加重病情的进展。祛痰药使痰液变稀、黏度降低，加速呼吸道黏膜纤毛运动，促进黏痰排出，减少对呼吸道黏膜的刺激，间接起到止咳、平喘作用，也有利于防止继发感染。是此病治疗的主要措施之一。

（1）胰蛋白酶　雾化吸入后可裂解黏蛋白、纤维蛋白和坏死组织，有很好的疗效。常用量2.5万～12.5万单位溶于生理氯化钠溶液5ml，雾化吸入。个别患者有荨麻疹、轻度恶心、头晕，偶有过敏反应，雾化吸入可有呼吸道刺激症状。凝血功能异常、肝肾功能不全者和有出血倾向者慎用或禁用。

（2）沙雷肽酶　对纤维蛋白、纤维蛋白原有很强的溶解能力，具有促进痰液、脓液溶解与排泄的作用，还具有抗炎症作用。主要用于痰液不易咳出者。口服：每次 5～10mg，3 次/日。偶见腹泻、食欲不振、胃部不适、恶心、呕吐、鼻出血和血痰等。凝血功能异常、肝肾功能不全者慎用。

（3）乙酰半胱氨酸　系黏痰溶解剂，具有较强的黏痰溶解作用，降低痰的黏滞性，并使之液化，也可使脓性痰中的 DNA 纤维断裂，故不仅能溶解白色黏痰而且也能溶解脓性痰。每次 300mg，3 次/日。由于应用本品呼吸道可产生大量痰液，需用吸痰器吸引排痰。可引起呛咳、支气管痉挛、恶心、呕吐等不良反应。支气管哮喘者禁用。

（4）溴己新及氨溴索　溴己新为半合成的鸭嘴花碱衍生物，溴环己胺醇为前者的有效代谢物。可使痰中的黏多糖纤维素或黏蛋白裂解，降低痰液黏度；还作用于气管、支气管腺体细胞分泌黏滞性较低的小分子黏蛋白，改善分泌的流变学特性和抑制黏多糖合成，使黏痰减少，从而稀释痰液，易于咳出。溴己新口服每次 8～16mg，3 次/日。氨溴索口服 30mg，3 次/日，静滴 10mg/kg，2 次/日。偶有恶心、胃部不适，减量或停药后可消失。胃炎或胃溃疡患者慎用。

2. 镇咳药　当慢性阻塞性肺病患者有严重、剧烈、频繁咳嗽时，才能应用镇咳药进行对症治疗，且应与祛痰药合用，较少单独应用。同时应确定引起咳嗽的原因，并积极对因治疗，如控制感染、消除炎症等。其分为中枢性镇咳药和外周性镇咳药两类。

（1）中枢性镇咳药

①可待因　能直接抑制延髓的咳嗽中枢，止咳作用迅速而强大，疗效可靠，为临床上最常用的镇咳药之一。口服，每次 15～30mg，3 次/日。本品属麻醉药物，有成瘾性，不能长期应用，亦可产生耐受性。多痰患者禁用，以防因抑制咳嗽反射，使大量痰液阻塞呼吸道，继发感染而加重病情。偶有恶心、呕吐、眩晕、便秘等不良反应。

②右美沙芬　镇咳作用和可待因近似或稍强，常口服 10～20mg，3～4 次/日。无成瘾性，治疗量不会引起呼吸抑制，偶有头晕、食欲不振。

③喷托维林　对咳嗽中枢有选择性抑制作用，尚有轻度的阿托品样作用和局麻作用，大剂量对支气管平滑肌有解痉作用，本品兼有中枢性和周围性镇咳作用。口服 25mg，3～4 次/日。偶有轻度头晕、口干、恶心、腹胀、便秘等不良反应。青光眼及心功能不全伴有肺淤血的患者忌用，宜与祛痰药合用。

（2）外周性镇咳药

①苯丙哌林　为非麻醉性镇咳药，具有较强镇咳作用，其作用较可待因强 2～4 倍，因阻断肺－胸膜的牵张感受器产生的肺－迷走神经反射而镇咳。本品不抑制呼吸，无耐受性及成瘾性。口服，每次 20mg，3 次/日。偶有口干、食欲不振、乏力、头晕和药疹等不良反应。

②苯佐那酯　镇咳作用强度略低于可待因，但不抑制呼吸。口服 50～100mg，3 次/日。可引起嗜睡、恶心、眩晕、胸部紧迫感和麻木感、皮疹等不良反应。

③中药甘草的复方制剂　为具有黏膜保护性的镇咳药，口服后可在发炎的咽黏膜表面形成薄膜，减轻咳嗽对局部感觉神经末梢的刺激，从而发挥镇咳作用。

3. 呼吸兴奋剂　当慢性阻塞性肺病并发呼吸衰竭时，在保持气道通畅和吸氧的基础上，可适当谨慎地应用呼吸兴奋剂。呼吸兴奋剂可用于预防氧气疗法由于解除氧刺激而发生的呼吸抑制和肺泡低通气现象。

（1）尼可刹米（可拉明）　能直接兴奋延髓呼吸中枢和通过刺激颈动脉体化学感受器

反射地兴奋呼吸中枢，从而使呼吸加深加快；同时提高对 CO_2 的敏感性。常静脉给药 5 ~ 10mg/kg，稀释后缓慢静注，必要时可重复给药，也可肌内注射。治疗量时可有面部刺激征、精神异常、肌肉抽搐、呕吐等反应，剂量大时可有惊厥。

（2）洛贝林（山梗菜碱） 本品可通过刺激颈动脉体和主动脉体的化学感受器来反射性地兴奋呼吸中枢。作用弱、持续时间短暂、安全范围较大。肌内注射，每次 3 ~ 10mg，静脉缓慢注射，每次 3mg，必要时 30 分钟后可重复给药。大剂量可引起心动过速、传导阻滞、呼吸抑制，甚至惊厥。

总之，慢性阻塞性肺病的治疗必须采取综合措施：积极戒烟，应用平喘药（原则同本节前面所述），坚持家庭长期氧疗，合并感染时根据病原菌类型和药敏试验选择合适的抗生素，适当的对症处理等，防止或逆转肺功能的减退，防治其并发症，预防病情的恶化。

三、常见消化系统疾病的药物治疗

（一）消化性溃疡

临床上有胃溃疡和十二指肠溃疡，其发病是由于攻击因素和黏膜的保护因素失去平衡所致。药物治疗旨在消除或减弱侵袭因素，恢复或增强防卫因素。

1. 抗酸剂 主要作用是中和胃酸，减弱或解除胃酸对溃疡面的刺激和腐蚀作用。常用的有氢氧化铝、氢氧化镁等，常制成复方制剂，以避免其不良反应，如：胃舒平（氢氧化铝、二硅酸镁、颠茄浸膏），2 ~ 4 片，3 次/日；胃必治（铝酸铋、甘草浸膏、碳酸镁、碳酸氢钠、弗朗鼠李皮）1 ~ 2 片，3 次/日。铝碳酸镁为新一代抗酸药（铝镁复盐），作用迅速、持久，含铝镁化合物，可相互抵消便秘和腹泻的副作用，常用 1 ~ 2 片，3 ~ 4 次/日，肾功能不全者避免长期服用。

2. 抑制胃酸分泌药

（1）组胺 H_2 受体拮抗剂 外源性或内源性组胺作用于壁细胞膜上的 H_2 受体，促使胃酸分泌增加。H_2 受体拮抗剂选择性阻断此作用，使胃酸分泌减少。西咪替丁（甲氰咪胍）口服 0.4g，早晚各一次或睡前一次顿服，对十二指肠溃疡的治疗需用 4 ~ 8 周，胃溃疡需 8 ~ 12 周。副作用主要有恶心、呕吐、便秘或腹泻、肝肾损害、性功能减退等，偶有对骨髓的抑制作用和肝细胞色素 P450 酶的抑制，用药期间注意检查血常规。雷尼替丁作用比西咪替丁强 5 ~ 8 倍，口服 150mg，每日 2 次或睡前一次顿服。副作用小而安全，本品对内分泌等激素的影响较少见。法莫替丁作用强度比雷尼替丁大 6 ~ 10 倍，作用时间长，对胃酸分泌抑制作用能维持 12 小时以上。口服 20mg，每日 2 次或睡前一次顿服。偶见皮疹、白细胞下降，有头昏、便秘、腹泻等副作用。尼扎替丁，与法莫替丁同为第三代 H_2 受体拮抗剂，作用近似，每次 150mg，一日 2 次或睡前顿服。有贫血、荨麻疹、出汗等副作用。

（2）质子泵抑制剂

①奥美拉唑 是第一个用于临床的质子泵抑制剂。由于其为弱碱性，所以很快就被吸收到壁细胞分泌小管的高酸环境中与酸结合，形成有活性的次磺酰胺，与质子泵两个—SH发生不可逆的结合，抑制酶的活性，从而导致酸分泌被抑制。抑酸作用强，止痛速度快，效果好。常用量每次 20mg，1 次/日，4 周溃疡愈合率 81%；静注 40mg/d，对消化性溃疡出血的治疗有显著疗效。不良反应主要为恶心、胀气、腹泻、便秘、上腹痛等；皮疹和胆红素升高也有发生，一般是短暂轻微的。

②兰索拉唑 对乙醇性胃黏膜损伤及以酸分泌亢进为主要原因的十二指肠溃疡具有优

于法莫替丁或奥美拉唑的作用。口服30mg/次，1次/日，于清晨口服。十二指肠溃疡疗程4周；胃溃疡4~6周。不良反应有轻度头痛、头晕、嗜睡、腹泻、皮疹、皮肤瘙痒等。

③泮托拉唑 为新型的质子泵抑制剂，具有高选择性、生物利用度高、与其他药物少有相互作用等特点。常用40mg/d，1次/日，治疗胃溃疡4周愈合率为88%。不良反应发生率为1.1%，偶可引起头痛和腹泻；极少引起恶心、上腹痛、腹胀、皮疹、皮肤瘙痒及头晕。

④雷贝拉唑 新一代的质子泵抑制剂，抑酸作用强于奥美拉唑，与其他质子泵抑制剂一样，对幽门螺杆菌具有明显的体外抗菌活性，与抗生素同时配合使用时，可有效消除幽门螺杆菌感染。治疗胃、十二指肠溃疡，每日20mg。

3. 黏膜保护药 长期以来，对溃疡病的研究，重点为对胃酸的抑制。对溃疡病的机制，目前着重于攻击因素和保护因素两者之间的不平衡，后来开始重视黏膜屏障、细胞保护因子、胃和十二指肠局部血液循环等抗溃疡因素。

（1）硫糖铝 为具有8个硫酸根的蔗糖碱性铝盐。在胃的酸性条件下，解离为 $[Al(OH)_5]^+$ 和［八硫酸蔗糖］$^-$。前者能与胃蛋白酶络合，抑制该酶分解蛋白质。后者能聚合成一黏滞糊状物，它能与溃疡面渗出的带正电荷的蛋白质结合，形成保护膜。本品对胃溃疡和十二指肠溃疡的治疗都有效，空腹口服每次1.0g，4次/日。偶有便秘，个别患者可出现口干、恶心、胃痛等，可适当地与抗胆碱药合用。肾功能衰竭者慎用。

（2）米索前列醇（喜克溃） 可以刺激胃黏液分泌，使黏液层增厚；还可增加碳酸氢盐的分泌、增加胃黏膜血流量、加强胃黏膜屏障、防止胃酸侵入。常用剂量为200μg，每日4次，或400μg，每日2次，餐前和睡前服。主要有腹泻、消化不良、恶心，呕吐、皮肤瘙痒、眩晕等不良反应。

（3）胶体次枸橼酸铋 在酸性条件下，本品与溃疡面上的蛋白质发生络合作用而凝结成保护性薄膜。从而隔绝胃酸、酶及食物对溃疡黏膜的侵蚀作用，促进溃疡组织的修复和愈合；能与胃蛋白酶发生螯合作用而使其失活；促进黏液及前列腺素的分泌；还有抗幽门螺杆菌的作用，对胃、十二指肠溃疡和胃炎都有效。常用120mg，4次/日，饭前半小时和睡前服用，疗程2~4周。服药期间口中可能带有氨味，舌、粪黑染；可出现恶心等消化道症状。严重肾病者禁用，服药期间不得服用其他含铋制剂。

（4）替普瑞酮 本品为一种萜烯类物质，具有组织修复作用，能加速胃黏膜及胃黏液层中主要的黏膜修复因子即高分子糖蛋白的合成，提高黏液中的磷脂质浓度，而提高黏膜的防御功能。同时能提高胃黏膜中前列腺素的生物合成能力，改善胃黏膜血流。50mg，3次/日，饭后口服。偶见便秘、腹痛、腹泻、口干、恶心、皮疹、瘙痒等不良反应，可见转氨酶轻度升高。孕妇慎用。

4. 根除幽门螺杆菌（HP）的治疗 对HP感染参与的消化性溃疡，根除HP不仅促进溃疡愈合，而且可预防溃疡复发，从而彻底治愈溃疡。因此凡有HP感染的消化性溃疡，无论初发或复发、活动或静止、有无并发症，均应给予根除幽门螺杆菌的治疗。目前推荐以胶体铋或质子泵抑制剂为基础加上2种抗生素的三联治疗方案：质子泵抑制剂（常规剂量）或胶体次枸橼酸铋（480mg/d）任选一种，克拉霉素（500~1000mg/d）或阿莫西林（2000mg/d）或甲硝唑（800mg/d）任选2种，上述剂量分2次口服，疗程7天。选药时尽量选择疗效好、副作用轻微、服用方便的药物。

（二）肝脏疾病的药物治疗

肝病的治疗包括病因的去除，肝功能和结构的改善或修复，各种病理生理状态的纠正和改善，缓解临床症状。但目前尚无更多特效药物可明显减轻肝脏的损伤、坏死或促进肝细胞的再生，多数药物仅能起到辅助和对症处理的作用。

1. 抗病毒药

（1）干扰素　干扰素实际上是病毒进入机体后诱导宿主细胞产生的反应物质，它从细胞内释放出来后，诱导未受病毒感染的宿主细胞产生2′,5′-寡腺苷酸合成酶和蛋白激酶，经一系列生化反应，促使病毒的mRNA降解和抑制病毒蛋白的合成，从而起到抑制病毒复制的作用。主要用于有病毒复制客观证据的乙肝患者和丙型肝炎患者。剂量为100万~300万IU，每周2次，6个月为1疗程。乙肝患者有40%~60%血清病毒复制标志消失，丙肝有30%~50%的缓解率。常见的不良反应为发热、疲乏、肌痛、头痛、食欲减退等感冒样症状，停药后均能恢复。

（2）拉米夫定　系核苷类抗病毒药，在体内代谢生成其活性产物拉米夫定三磷酸盐，后者掺入到病毒DNA链中，阻断病毒DNA的合成。主要用于有病毒复制客观证据的乙肝患者。成人0.1g，1次/日。疗程根据病情恢复情况而定，显效病人，继续用药3~6月，经复查仍为显效者，可停药观察。对拉米夫定和本品中其他成分过敏者禁用。治疗期间应对患者的临床情况及病毒学指标进行定期检查。少数患者停止使用本品后，肝炎病情可能加重。妊娠最初三个月的患者不宜使用本品。

（3）阿糖腺苷　系嘧啶同型物，对DNA病毒有显著抑制作用，对RNA病毒无作用。主要用于有HBV复制的慢性乙型肝炎。剂量为10mg/（kg·d），共7天，继以7.5mg/（kg·d），共14天。1~2周后，再用1疗程。应用2周可明显抑制病毒的复制，但疗效不持久。不良反应较多，有消化道症状及骨髓抑制，大剂量可致免疫抑制和中枢神经系统反应，血转氨酶升高。妊娠初期患者禁用。

2. 辅助用药

（1）益肝灵（水飞蓟宾）　系一种黄酮类化合物，具有保护肝酶系统活力、增强解毒能力、稳定肝细胞膜、促进肝细胞再生的作用，对患者的症状、体征、肝功能均有明显改善。适用于慢性迁延性肝炎、慢性活动性肝炎、早期肝硬化和肝中毒。口服每次77mg，3次/日，3个月为一疗程。偶有头晕和恶心。

（2）联苯双酯　系中药五味子提取物，能维护肝细胞膜完整，减轻毒物对肝细胞的损害，有明显降氨基转移酶作用，并可改善肝炎之肝区痛、乏力、腹胀等主要症状。口服每次25mg，3次/日。本品不良反应轻微，可有轻度恶心。亦有报道本品在治疗中出现黄疸及病情恶化，应引起注意。

（3）强力宁　能使血中γ-干扰素增加，减轻肝细胞变性坏死、促进肝细胞再生，并有解毒、抗炎等作用。主要用于慢性迁延性肝炎、慢性活动性肝炎、肝中毒、早期肝硬化等的治疗。静脉滴注：40~80ml加入10%葡萄糖注射液（250~500ml）中应用，1次/日。个别患者偶见胸闷、口渴、低血钾或血压升高，一般停药后即消失。长期应用，应监测血钾、血压等变化。

（4）其他　葡醛内酯（肝泰乐）能使肝糖原增加，脂肪贮量减少，多用于急慢性肝炎、肝硬化。口服0.1~0.2g，1日3次；肌内注射或静脉注射0.1~0.2g，每日1~2次。辅酶A为体内乙酰化反应辅酶，参与糖、脂肪和蛋白的代谢，可作为肝炎的辅助用药。静滴50~100单位，疗程7~14天。

病毒性肝炎的治疗，如有抗病毒的指征和药物适应证，根据病情和经济情况可考虑抗病毒治疗，适当应用辅助治疗药物，但杜绝多而乱，以免加重肝脏的负担，导致疾病的进一步恶化。尽管无较多的肝病特效药，但注意合理、规范用药，可以较好地提高肝病患者的生活质量。

四、其他系统常见疾病的药物治疗

（一）糖尿病的药物治疗

糖尿病是由于遗传和环境因子的相互作用所引起的一个综合征，为一种常见的内分泌代谢障碍疾病。糖尿病的各种药物治疗措施必须在进行健康教育、合理饮食、适当锻炼、自我监测血糖的基础上进行。

1. 口服降糖药

（1）磺脲类　本类药不仅有刺激胰岛素分泌的作用，还有解除受体后抵抗的作用。主要适用于2型糖尿病，单用饮食控制无效的轻、中型患者。不宜服用此类降糖药的情况：1型糖尿病；妊娠期妇女、哺乳期妇女；肝、肾功能不全者；糖尿病患者发生严重感染、急性心肌梗死、严重创伤、手术期间等应激时；糖尿病患者急性代谢紊乱（酮症酸中毒或高渗性昏迷）；糖尿病性视网膜病变、神经病变及肾病病情发展迅速者。根据各药的特点和病情，选择不同的药物和剂量（表3－1），一般在三餐前服用。主要不良反应有胃肠道反应：恶心、纳差、腹痛及腹泻等；皮疹、药热等过敏反应；低血糖反应；偶有血液系统反应如白细胞和血小板减少。

（2）双胍类　本类药对糖尿病患者的降血糖作用明显，但对正常人几无作用。其可促进脂肪组织摄取葡萄糖；增加肌肉组织内的无氧酵解，抑制细胞内的氧化过程；妨碍葡萄糖在肠内的吸收，从而使血糖下降；减少肝细胞糖异生作用。适应证：2型DM，尤其是肥胖患者。与磺脲类降血糖药合用可以提高作用，可降低胰岛素的用量。常用剂量：二甲双胍500～1500mg/d，分3次给药；苯乙双胍（降糖灵）50～150mg/d，分3次给药。后者已少用。主要为消化道的不良反应。

表3－1　常用磺脲类降糖药

名称	剂量（mg）	剂量范围（mg/d）	每天服药次数	作用时间（h）	肾脏排泄（%）
			第一代		
甲苯磺丁脲	500	500～3000	2～3	6～12	
氯磺丙脲	250	100～500	1	30～60	
			第二代		
格列本脲	2.5～5	1.25～20	1～2	16～24	50
格列吡嗪	5	2.5～30	1～2	12～24	89
格列齐特	80	40～240	1～2	12～24	80
格列波脲	25	12.5～100	1～2	12～24	70
格列喹酮	30	30～180	1～2	5	
格列美脲	1	1～8	1	10～20	1

（3）α－葡萄糖苷酶抑制剂（AGI）　食物中淀粉、糊精和二糖的吸收需要小肠黏膜刷状缘的α－葡萄糖苷酶的作用，AGI能抑制此酶而延长碳水化合物的吸收，降低餐后的高血糖，尤其适用于空腹血糖正常或不太高而餐后血糖明显升高者。可单独应用和与其他口

服降糖药合用。阿卡波糖50mg，每日3次；伏格列波糖0.2μg，每日3次，在进食第一口饭后服用。腹胀、排气增多、腹泻为其常见的副作用。妊娠或哺乳期妇女慎用。

（4）胰岛素增敏剂　本类药主要是噻唑烷二酮类（格列酮类），通过结合和活化过氧化物酶增殖物激活受体γ（PPARγ）起作用，PPARγ受体被激活后诱导脂肪生成酶和与糖代谢调节相关蛋白的表达，促进脂肪细胞和其他细胞的分化，并提高细胞对胰岛素作用的敏感性，减轻胰岛素抵抗。主要用于2型糖尿病，尤其胰岛素抵抗明显者。常用剂量：罗格列酮4～8mg/d，1～2次/日；吡嗪列酮15～30mg/d，1次/日。主要不良反应为水肿，心力衰竭或肝病患者禁用或慎用。

2. 胰岛素制剂

（1）药理作用和机制　胰岛素是胰腺B细胞分泌的酸性蛋白质，可促进葡萄糖对细胞膜的主动转运，加速葡萄糖的氧化和酵解，促进糖原合成，抑制糖原分解和异生，从而降低血糖；具有强大的抗脂肪分解作用；增加氨基酸的转运，促进其合成，抑制其分解；同时具有促进细胞生长的作用。

（2）临床应用和评价　主要适用于1型糖尿病、2型糖尿病经口服药物控制无效或并发急性代谢紊乱（如酮症酸中毒，非酮性高渗性昏迷等）或有严重并发症（肾病变、心血管病变、视网膜病变、慢性或急性重症感染）、糖尿病患者大手术前后、妊娠及分娩、继发性糖尿病。

（3）常用的胰岛素制剂和用法　应根据病情和各类胰岛素的代谢特点选择合适的剂型和用量。常用各种胰岛素制剂的特点见表3－2。并发急性代谢紊乱使用速效制剂；应激状态（手术、分娩、严重感染）使用速效制剂；每日胰岛素用量＞30～40U者用速效制剂；每日用量＜30～40U者用中效制剂；每日胰岛素用量＜20U者用长效制剂。各种胰岛素制剂如需皮下注射，均须在餐前使用；如需每日3次，早餐前用量最大，中餐前次之或与晚餐前均等；中效及长效制剂如每日1次，应于早餐前使用。伴急性代谢障碍者可静脉滴注，一般2～4g葡萄糖注射短效胰岛素1U。

表3－2　各种胰岛素制剂的特点

类型	制剂	给药时间	作用时间（h）			备注
			开始	高峰	维持	
短效	胰岛素	餐前0.5h，3～4次/日	0.5～1	0.5	2	用于急救和重型
中效	低精蛋白胰岛素	餐前0.5h，1～2次/日	2～4	8～12	18～24	用于血糖波动大者
	珠蛋白锌胰岛素	餐前1h，1～2次/日	2～4	6～10	12～18	
长效	精蛋白锌胰岛素	餐前1h，1次/日	3～6	16～20	24～36	
	特慢胰岛素	早餐前0.5～1h，1次/日	4～6	16～18	30～36	

（4）不良反应和注意事项　过敏反应发生率低，较轻微，偶有休克。多由于其中杂质所致，随着高纯度的制剂开发和人重组胰岛素应用，很少发生上述现象；低血糖反应最常见，多为胰岛素过量所致，应随时备用高糖食物，重者可静脉注射葡萄糖；应用超过常用量的胰岛素后，未出现明显的低血糖反应，即发生了胰岛素耐受，通常每日量＞200U的情况称为胰岛素耐受。急性耐受常因应激引起，慢性耐受和胰岛素抗体的产生有关；其他尚有一过性的视力模糊及胰岛素性水肿。

糖尿病患者强调早期治疗、长期治疗、综合治疗、个体化治疗的原则。只有注意饮食控制、运动疗法、血糖监测、药物治疗和糖尿病教育，才能更好地提高患者的生活质量。

（二）缺血性脑血管病的药物治疗

缺血性脑血管病包括血栓形成、脑栓塞和短暂性脑缺血发作。下面概述缺血性脑血管病的药物治疗，包括改善缺血区的血液供应，防治缺血性脑水肿，血液稀释及神经保护治疗。

1. 改善缺血区的血液供应　改善缺血区血液供应，可阻断脑梗死病理过程。此类药物有抗血小板药、抗凝血药、纤维蛋白溶解药、钙通道阻滞剂、血管舒张剂等。

（1）抗血小板药　血小板不仅在动脉粥样硬化的形成过程中起重要作用，且对缺血性脑血管病的发展及预后有着十分重要的影响。

（2）CCB　此类药不仅改善脑血管疾病引起的脑缺血，且对神经元有直接保护作用。尼莫地平为强的亲脂性钙离子拮抗剂，选择性扩张脑血管。治疗急性缺血性脑血管病时120mg/d，分3次口服；对于慢性脑血管病40～60mg/d，2～3次口服。可引起血压下降，少数有头晕、嗜睡、皮疹和胃肠道反应，对于严重脑水肿和颅内高压者慎用。氟桂利嗪（西比灵）可选择性扩张脑血管，特别对椎－基底动脉和颈内动脉供血不足所引起的疾病效果较好。常用量，每次5mg，每日1～2次或睡前10mg顿服。副作用小，多为嗜睡、乏力、口干。颅内高压者慎用。

（3）其他药物　川芎嗪为川芎的主要成分，具有抗血小板聚集作用，并对已聚集的血小板有解聚作用，对小动脉有扩张作用，有抗血栓形成及溶栓作用。静脉滴注，每次40～120mg，用葡萄糖、生理盐水及低分子右旋糖酐注射液稀释（250～500ml），10～15天为一疗程。还包括一些静脉溶栓药物，如链激酶和尿激酶等。

2. 血液稀释疗法　红细胞浓度与血液黏滞度有关。血液稀释疗法是通过稀释红细胞以降低血液黏度，理想的红细胞压积为30%～32%，血液稀释疗法有高容积（扩容剂）及等容积（放血或补液）法，常用扩容剂。低分子右旋糖酐（分子量2万～4万）溶液500～1000ml静脉输注，常加中药复方丹参或川芎嗪注射液，7～14天为一疗程。本法可增加脑血流量，也可增加颅内压。

3. 治疗脑水肿药物　缺血性脑血管病所致的脑水肿多属细胞毒性和血管性脑水肿的混合型，多始于发病后6小时，3～4天达高峰，2～3周逐渐消退。如不及时治疗，有可能发生脑疝，危及生命。药物是控制脑水肿的重要措施之一。

（1）甘露醇　为渗透性脱水剂，本品不透过血－脑屏障，静脉注射后使血浆渗透压升高，使组织细胞内水分向血浆转移，从而减少脑脊液，降低颅内压；同时还具有清除氧自由基的作用。静脉滴注：每次每公斤体重1～2g，一般用20%注射液250ml，45～60分钟滴完，视病情调整用量。注射过快，可产生一过性头痛、视力模糊、头晕、畏寒及注射部位疼痛。颅内出血、心功能不全者慎用。

（2）甘油果糖　系渗透性脱水剂，同时果糖可促进脑代谢的改善，可使脑水肿消失及脑血流获得改善的效果。250～500ml注射液缓慢静脉滴注，每日1～2次，疗程1～2周。可出现高钠血症、低钾血症、头痛、恶心、口渴等。遗传性果糖不耐受患者禁用，心衰、肾功能障碍、尿崩症、糖尿病患者及高龄者慎用。

（3）其他　通过利尿脱水减轻脑水肿，常用呋塞米（速尿）每次40mg，常与甘露醇交替应用，详见本章前面所述。肾上腺皮质激素可降低毛细血管的通透性和改善血－脑屏障功能，同时可抑制细胞膜的过氧化反应，可以减轻脑缺血损伤。地塞米松静脉滴注或肌内注射，每天 10 ~ 20mg。

4. 神经保护治疗药 脑细胞的正常代谢是保证脑功能正常的首要条件，如脑代谢失调或不足，就会引起一系列脑部疾病。下面介绍的几种有利于改善脑代谢药物。

（1）脑蛋白水解提取物 是无蛋白质的标准化器官特异性氨基酸混合物的水溶液，含85%人体必需的自由氨基酸15%以低分子肽存在的结合氨基酸。肌内注射，2 ~ 5ml，1 次/日；或 10 ~ 30ml 于 500ml 葡萄糖注射液或生理盐水中静脉滴注，1 次/日，10 ~ 15 天为 1 疗程。严重的肾功能障碍者禁用，已证实对本品过敏者慎用。

（2）胞磷胆碱 系卵磷脂合成的主要辅酶，可改善意识状态；在病理状态下可提高颈动脉血流量，改善脑循环；对脑损伤部位的线粒体呼吸功能有调节作用，并明显提高摄氧量；尚具有催醒作用。每日 500 ~ 1000mg 加入 5% 葡萄糖注射液 500ml 静脉滴注。偶见胃肠道反应、肝功能异常、复视等，严重颅内损伤或活动性颅内出血慎用。

（3）吡拉西坦（脑复康） 有激活、保护、修复大脑神经细胞的作用，从而促进脑功能恢复，易透过血－脑屏障及胎盘，在体内不被代谢，以原型从肾排泄。每次口服 0.4 ~ 0.8g，每日 2 ~ 3 次，疗程 6 周。

扫码“练一练”

缺血性脑血管性疾病的治疗应采取综合的治疗措施，药物治疗的个体化方案、加强护理、防治并发疾病、康复治疗以及根据病因和病情采取针对性的措施，恢复期积极进行认知功能、语言训练和肢体运动功能的恢复治疗，最大程度减少后遗症。

（刘 冰）

第四章　治疗药物监测

扫码"学一学"

治疗药物监测（therapeutic drug monitoring，TDM）是近年来在临床医学领域发展起来的一门新的边缘学科。它以临床药理学、生物药剂学与药代动力学、药物治疗学等理论为基础，运用现代分析手段测定血液或其他体液中的药物浓度，根据患者个体特点制定初始给药剂量和（或）调整给药方案，以期达到提高疗效，避免或减少毒性、发挥最佳治疗效果的目的，是临床药学工作的重要内容之一。

第一节　治疗药物监测的必要性

一、血药浓度与疗效和不良反应的关系

传统的临床用药都是将剂量与药理作用强度相联系。随着药物体内过程研究的深入和现代分析技术的应用，药物在体内的作用规律和量－效关系的研究不断进展，大多数药物的药理作用是药物与特异受体相互作用的结果。在一般情况下，受体的数量是相对稳定的，可以直接将药物的药理作用强度与体细胞上受体接触的药物浓度相联系，即作用部位的药物浓度决定药物的药理作用强度。

直接测定作用部位的药物浓度是很困难的。一般作用部位所在脏器或组织中的血液充盈，有足够的血流量，并且流速较快，而药物又主要是通过血流运输到作用部位的，作用部位组织液中的药物浓度与血中药物浓度（特别是游离药物浓度）呈快速平衡，因此，血药浓度和药物的药理作用强度之间有密切关系。

相同的血药浓度对不同种属的动物可产生极为相似的药理反应，有些药物虽然种属间有效剂量差异很大，但其有效血药浓度却很接近。例如保泰松在兔和人身上抗炎作用的有效剂量分别为300mg/kg 和 5～10mg/kg，相差达几十倍，但有效的血药浓度均为100～150mg/L。苯妥英钠血药浓度与临床效应间关系密切，临床大部分患者的抗惊厥和抗心律失常治疗的有效血药浓度在10～20mg/L，随着血药浓度的增加，毒副作用也加大，如表4－1。水杨酸血药浓度与疗效和毒性的关系也类似上述情况，见表4－2。

表4－1　苯妥英钠血药浓度(mg/L)与疗效和毒性的关系

血药浓度	10～20	20～30	30～40	>40
疗效与毒性	有效	眼球震颤	运动失调	精神异常

表4－2　水杨酸血药浓度(mg/L)与疗效和毒性的关系

血药浓度	50～100	>250	350～400	550～850	800～1100	1250～1400	1600～1800
疗效与毒性	镇痛	抗风湿	抗炎	轻度中毒	中度中毒	重度中毒	死亡

一般药物的血药浓度可分为三个区域（图4－1），即治疗区或治疗范围、最低有效浓度（MEC）和最小中毒浓度（MTC）。在药物的治疗范围内，多数患者产生治疗效果而不产生不良反应，少数患者可能无效（特别是靠近MEC时）或可能中毒（特别是靠近MTC

时)。MEC 以下即无效区内，对绝大多数患者无效。MTC 以上即中毒区以内，对多数患者可能产生不耐受性不良反应。

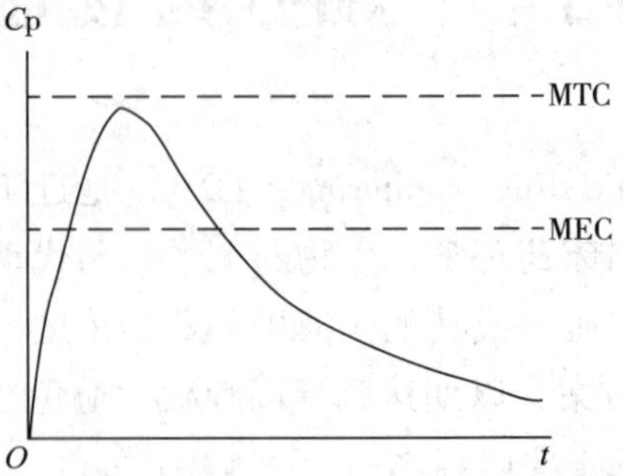

图 4-1　药物浓度与治疗效果及毒性的关系示意图

许多药物在一定的血浆药物浓度范围以内，对大部分患者产生较高治疗效力及较低毒性。但对于极少数患者不显效应，此时可适当增加剂量以使血浆药物浓度趋向于治疗范围的上限。如果患者在一定的血浆药物浓度范围内副作用较强，可适当减量以使血浆药物浓度趋向于治疗范围的下限。对于临床上常见的一些不良反应较强的药物，掌握其治疗浓度范围是非常重要的。

许多药物的血浆药物浓度和治疗效应或毒性都相关。一般来说，当血药浓度超过治疗范围时，有害的副作用发生的频率和严重程度就会增加。如地高辛血药浓度为 0.5～1.5ng/ml 时对绝大多数患者有效，且仅极少有毒性反应，但血药浓度为 1.5～2.5ng/ml 时几乎1/3的患者产生毒性反应，而血药浓度超过 2.5ng/ml 时约有 3/4 的患者发生毒性反应。

临床上为了防止或减少药物中毒事件发生，有效的办法是进行血药浓度监测，及时调整剂量。

二、影响血药浓度的因素

药物从进入体内要经历吸收、分布、代谢、排泄等过程，血药浓度除了受药物制剂的生物利用度的影响外，还受到其他一些因素的影响。

1. 生理因素　性别、年龄和妊娠等对某些药物的体内过程均有影响。如质子泵抑制剂奥美拉唑（Omeprazole），口服相同剂量（40mg）后，老年人组的血药浓度显著高于年轻人组。研究认为，老年人代谢药物的能力降低、清除率下降，是造成血药浓度升高的主要原因。

2. 病理因素　胃肠道疾病影响药物的吸收，肾脏疾病影响药物的排泄，肝脏疾病影响药物的代谢。如吗啡在体内的两种代谢物吗啡-3-葡萄糖醛酸苷和吗啡-6-葡萄糖醛酸苷主要经肾排泄，肾衰患者排泄能力降低，因此血中吗啡代谢产物维持较高浓度，当经过肾移植使肾功能恢复后，则血中吗啡代谢产物浓度明显下降。

3. 遗传因素　不同种族与同种族不同个体之间体内药物代谢酶活性存在先天差异，从而影响了其代谢药物的能力，代谢快者称为快代谢型（extensive metabolizer，EM），代谢慢者称为慢代谢型（poor metabolizer，PM），即呈现药物代谢的多态性。由于这种先天性代谢能力的差异，影响了血药浓度和临床疗效。随着遗传药理学的发展，发现越来越多的药物的体内过程具多态性，这种多态性不仅发生在代谢环节，在吸收、分布和排泄环节也均有可能发生。如抗真菌药物伏立康唑，其体内代谢受细胞色素 P450 酶 CYP2C19 介导，人群大约有 10% 属于慢代谢型，如果按照正常剂量给药，容易产生蓄积中毒。

4. 饮食因素　食物既能影响药物的吸收也能影响代谢。食物不但可使某些药物血药浓度降低从而降低疗效，而且也可使某些药物的血药浓度升高而使疗效和毒性增加。如西柚汁对环孢素血药浓度的影响，菠菜类食物对华法林的影响。

5. 其他药物或化学物质因素　同时使用的其他药物或由于环境污染而进入体内的某些化学物质，可通过在体内的相互作用影响药物的体内过程。例如器官移植患者需长期使用免疫抑制剂环孢素，并需维持血药浓度在有效范围内，如果同时使用抗结核药利福平，由于利福平为肝酶强诱导剂，通过酶诱导作用会使血中环孢素浓度降低，尤其对口服环孢素者血中浓度降低明显。如氯吡格雷，其口服吸收后，必须经肝脏 CYP2C19 酶代谢为活性产物才能发挥抗血小板的作用，如果同时使用奥美拉唑等，由于竞争 CYP2C19 酶的作用而引起氯吡格雷不能代谢为活性代谢产物，致使氯吡格雷作用减弱。

6. 环境因素　如气候及其他环境条件改变，有可能影响药物的体内过程。

除上述因素外，人体的昼夜节律对药物的作用或体内过程也有影响。药物的生物利用度、药物代谢或排泄等，都可能随机体的昼夜节律性发生改变。例如，不同时间给予健康人口服吲哚美辛，早晨比下午服药所得血药浓度显著偏高，与日内其他时间相比，在早晨 7 时服药时血药峰浓度偏高 20%，而下午 7 时服药时则偏低 20%。

三、治疗药物监测的范围

药物的治疗效果和毒副作用主要取决于血药浓度，对血药浓度进行监测是提高疗效、减少毒副作用的有效手段。但临床使用药物繁多，并非所有临床应用的药物都必须监测血药浓度，仅有少部分药物列入 TDM 范围。或者在某些特定生理病理状态下应加强治疗药物监测。

1. 药物有效血药浓度范围较窄，血药浓度稍高则出现毒副作用，稍低则无疗效，如地高辛、奎尼丁等。

2. 药物剂量小、毒性大，如地高辛、利多卡因等。

3. 药物体内过程个体差异大，不易估计给药后的血药浓度，并且难以通过剂量来控制，如苯妥英等。

4. 患某些疾病时，如胃肠道疾病影响药物的吸收，肝脏疾病影响药物的代谢，肾脏疾病影响药物的排泄，有必要监测血药浓度。

5. 患者接受多种药物治疗存在中毒风险或难以评估治疗效果时，要监测血药浓度。

6. 一些药物的毒副作用表现和某些疾病本身的症状相似，如地高辛有时会引起与疾病相似的房颤毒性反应，通过监测血药浓度，可区别症状是血药浓度过高所引起的，还是症状尚未得到控制，并由此确定剂量的增减。

7. 某些需长期使用的药物，如氯氮平、环孢素。

8. 某些药物采用特殊治疗方案时，如大剂量甲氨蝶呤（MTX）化疗时。

9. 重症感染患者使用抗感染药物时，由于患者的特殊病理生理状态下，需要监测血药浓度，获得 PK/PD 数据，优化抗感染治疗方案。

目前列入治疗药物监测（TDM）的常见药物见表 4－3。

表 4-3　目前列入 TDM 范围的临床常用药物及有效血药浓度范围

药物类别	药名	采血时间	有效血药浓度（血清或血浆）
支气管扩张药	茶碱	静注：1. 滴注下一个剂量前 2. 给负荷剂量后 30 分钟 3. 治疗开始后 4～6 小时 4. 治疗开始后 12～18 小时 口服：1. 用一般制剂后 2 小时（峰浓度） 2. 用缓释制剂后 4 小时（峰浓度） 3. 给下一个剂量前（谷浓度）	7～20mg/L（扩张支气管用） 6～11mg/L（抢救新生儿呼吸暂停）
抗癫痫药	卡马西平	达稳态血药浓度后，给下一剂量前（谷浓度）	4～12mg/L
	苯巴比妥	由于半衰期长，采血时间不重要，可固定在某一时间，以便比较	15～40mg/L
	苯妥英	静注：给药后 2～4 小时 口服：由于半衰期长，采血时间不重要，可固定在某一时间，以便比较	10～20mg/L（成人、儿童和 3 月以上婴儿） 6～14mg/L（早产儿、新生儿和 2 周～3 月婴儿）
	丙戊酸	给下一剂量前（谷浓度）	50～100mg/L
	奥卡西平	给下一剂量前（谷浓度）	10～35mg/L
	左乙拉西坦	给下一剂量前（谷浓度）	10～40mg/L
抗生素类	阿米卡星	一般 30 分钟滴注完，滴完后 5 分钟内，或肌注后 1 小时（峰浓度），给下一剂量前（谷浓度）	15～25mg/L（峰浓度） <5mg/L（谷浓度）
	庆大霉素	一般 30 分钟滴注完，滴完后 5 分钟内，或肌注后 1 小时（峰浓度），给下一剂量前（谷浓度）	5～12mg/L（峰浓度）<2mg/L（谷浓度）
	卡那霉素	一般 30 分钟滴注完，滴完后 5 分钟内，或肌注后 1 小时（峰浓度），给下一剂量前（谷浓度）	15～25mg/L（峰浓度）<5mg/L（谷浓度）
	链霉素	肌注后 1～2 小时（峰浓度） 给下一剂量前（谷浓度）	15～40mg/L（峰浓度） <5mg/L（谷浓度）
	万古霉素	一般 1 小时滴注完，滴完后 5 分钟（峰浓度），给下一剂量前（谷浓度）	20～40mg/L（峰浓度） 5～10mg/L（谷浓度）
	伏立康唑	第 5 个维持剂量给药前	0.5～5mg/L（谷浓度）
治疗精神病药物	阿米替林	达稳态血药浓度后，给下一剂量前（谷浓度）	120～250μg/L（阿米替林与去甲替林总浓度）
	去甲替林	达稳态血药浓度后，给下一剂量前（谷浓度）	50～150μg/L
	丙米嗪	达稳态血药浓度后，给下一剂量前（谷浓度）	150～250μg/L（丙米嗪与地昔帕明总浓度）
	氯氮平	达稳态后，给下一剂量前（谷浓度）	300～600μg/L
	奥氮平	给下一剂量前（谷浓度）	20～80 μg/L
	锂盐	晚上给药后 12 小时	0.3～1.3mmol/L
治疗心脏病药物	利多卡因	给负荷剂量后约 2 小时（若无负荷剂量则给药后 6～12 小时）；心脏、肝脏功能不全患者，每 12 小时采血一次	1.5～5mg/L
	普萘洛尔	给下一剂量前（谷浓度）	50～100μg/L
	奎尼丁	给下一剂量前（谷浓度）	2～5mg/L
	地高辛	给药后 8～24 小时	0.9～2.2μg/L（少数患者可高于上限）

续表

药物类别	药名	采血时间	有效血药浓度（血清或血浆）
治疗心脏疾病药物	洋地黄毒苷	给药后 8～24 小时	13～25μg/L
	胺碘酮	给下一剂量前（谷浓度）	<2.5mg/L
抗肿瘤药物	甲氨蝶呤	大剂量化疗时	24h < 4 × 10^{-5} mol/L，58h < 5 × 10^{-7}mol/L，72h < 5 × 10^{-8}mol/L
免疫抑制剂	环孢素	给下一剂量前（谷浓度）	100～400μg/L
	他克莫司	给下一剂量前（谷浓度）	器官移植三个月内 10～15μg/L；大于三个月 5～10μg/L

第二节　治疗药物监测的实施

治疗药物监测的实施步骤一般可分为：申请、取样、测定、数据处理及结果解释五步，下面分别就这些步骤做简单介绍。

一、申请

要对某一患者的临床用药进行监测，首先应由临床医师或临床药师提出申请，并详细填写申请单。治疗药物监测申请单，是了解患者基本情况及用药情况的主要手段，应认真、准确填写。下面是某三级甲等医院的治疗药物监测申请单。

治疗药物监测申请单　　No. ______

姓名		性别		年龄		体重		科别	
病室（门诊）		床号		住院号		入院日期			
诊断		合并症							

申请监测药物______________□样品（打√）　　血　　尿　　腹透液　　胃内容物

最初用药时间________月________日________日________分　用法与用量________

采样时间		采样前准确用药时间		用法与用量
1 次	月　日　时　分	1 次	月　日　时　分	
2 次	月　日　时　分	2 次	月　日　时　分	
3 次	月　日　时　分	3 次	月　日　时　分	
4 次	月　日　时　分	4 次	月　日　时　分	
5 次	月　日　时　分	5 次	月　日　时　分	
6 次	月　日　时　分	6 次	月　日　时　分	

有无器官损害（打√）　心　肝　肾　胃　肠

BUN ________ GPT ________白蛋白________ EKG ________

其他：____

合并用药情况：

主要临床症状：

________科　申请医师________　________年________月________日

在提出申请时，应明确监测的目的。监测对提高合理用药水平是很有意义的，但滥用就会增加患者的费用和痛苦，临床上需要监测的药物范围本章第一节已提及，监测的目的一般有两种：一是有目的地去解决或搞清楚药物治疗中存在的某一问题，这类监测事先都已研究过，制订了计划，规定了详细的要求，属于研究性的，甚至设计了专用的申请表；另一种属常规性的，监测的目的也不一样，有的想了解一下当前患者的血药浓度水平是否在有效范围内，有的想了解一下当前的给药方案是否合理，还有的是参考测定结果，调整给药方案，这些目的应在申请表中说明，以制定合理的样品采集方案。

二、取样

测定样品除了血浆、血清及全血外，还可以测定唾液、尿或脑脊液等体液。为了解给药方案是否正确，单测尿药浓度常是没有价值的，但对药代动力学、生物利用度及药物代谢的研究是有用的。

对患者进行治疗药物监测时，必须注意给药时间、血标本采集时间、药物半衰期、药物作用时间、合并用药情况以及患者个人资料（性别、年龄、患有哪些疾病、种族等）几个方面，才能确保监测的有效性和真实性。特别是血标本的采集时间，它与给药时间、药物半衰期、合并用药等都有密切关系。一般来说，应在给药达到稳态浓度（至少5个半衰期）后采集血标本，对于给予负荷剂量的情况，达稳态时间会提前。对于半衰期较短的药物，稳态谷浓度一般在下一剂药物给药前5分钟采样，口服给药稳态峰浓度一般在给药后3~4小时采集，静脉注射给药峰浓度一般在给药结束后5分钟内采集，肌肉注射给药后0.5~1小时采样。对于半衰期长的药物，其稳态峰谷浓度差别不大，采样时间对结果影响不大。

一般情况下使用血浆或血清标本中的药物浓度进行监测，这两者中的浓度基本平行，但对于一些特殊药物应引起注意，如环孢素则应采集全血标本，原因是该药在正常人体温度下，红细胞和血浆中都有分布，所以该药需采集全血标本才能得到一个可靠和可信的结果。此外，还应根据监测的药物的性质考虑是否将样品抗凝处理，以及选择正确的抗凝管类型。

三、测定

测定结果准确与否是治疗药物监测是否能正确实施的关键步骤之一，所以测定方法的选择很重要。治疗药物监测方法有液质联用、高效液相色谱法、免疫法以及微生物法等，较普遍使用的是高效液相色谱法、荧光偏振免疫法和放射免疫法。荧光偏振免疫法或放射免疫法需要专用试剂盒或测定仪，检测的灵敏度和专属性较强，但成本较高，高效液相色谱法检测的品种多，仪器使用的灵活性大，但其操作较烦琐。近年结合高效液相色谱、自动柱切换和在线萃取等技术，发展了二维液相色谱技术，大大发展了治疗药物监测的分析技术。

建立一个治疗药物监测的方法必须考虑到专属性、精密度、灵敏度、测定成本以及测定一个标本所需的时间等，具体内容将在第三节中论述。

四、数据处理

在治疗药物监测中，数据处理是很重要的，如果进行血药浓度测定后，只向临床报告测定的结果，仅仅提供临床考查此血药浓度值是否在有效的范围内，这是远远不够的。而应根据患者的血药浓度值，应用药代动力学原理和群体药动学参数，估算具体患者的药代动力学参数，再为患者设计合理的给药方案。

五、结果解释

结果解释是 TDM 实施的关键。TDM 的意义有多大，就看临床药师对结果的分析解释水平有多高。

要正确地解释结果，首先，要掌握必要的资料，详细了解患者的生理、病理状态，尤其要清楚影响药物与蛋白结合率的因素，患者的用药情况，被监测药物的用药过程，被监测药物的有效血药浓度范围，被监测药物的剂量－血药浓度－效应间的相关程度及其影响因素，被监测药物动力学参数的群体值。其次，比较实测结果与预计结果，如不相符合时，应作出相应的解释，可以从患者是否服从治疗、药物制剂的生物利用度、药物的蛋白结合率、影响动力学参数的生理与病理诸因素等来考虑。同时还应观察血药浓度与疗效的关系，也就是说血药浓度在有效范围内时，临床是否有效，有时会遇到不一致的情况，就应考虑其原因，着重考虑影响药效的各种因素。最后根据新的参数，制定新的用药方案，经治疗后，重新监测血药浓度，一般来说，此时实测值应与预计值比较相近。如长期使用该药物时，还应定期监测，以观察血药浓度是否有变化，因为这种情况会常常发生。

对结果进行解释时，还应加强与临床医师的沟通与合作，虚心听取他们的意见，因医师对患者的病情、用药情况、药效的观察是最清楚的，必要时也应该访问患者，这样才能使结果的解释比较符合客观实际。

为了做好结果解释，首先必须掌握患者的临床资料和药物的药动学参数。

（一）临床一般资料

对每一个需要血药浓度监测的患者应参考表 4－4 中的内容，除了看申请单，需要时应深入临床去了解。

表 4－4　应该掌握的临床资料

分类	具体内容
一般情况	年龄、性别、体重、身高
诊断	包括主要症状
并发症	指影响动力学参数的疾病，如肝肾功能不正常等
肾功能	血清肌酐、血中尿素氮
肝功能	蛋白质、血清白蛋白、胆红素、酶等
蛋白结合	血清蛋白质浓度，白蛋白、球蛋白、α 酸性糖蛋白、胆红素、脂肪酸等置换因子
电解质	血清中 Na^+、K^+、Ca^{2+} 等离子；酸碱平衡
营养状态	特殊饮食、深静脉营养等
合并用药	影响动力学参数的药物；影响生化指标的药物；影响测定方法的药物
与药效有关因素	剂量、中毒的可能、治疗效果
抗生素	细菌、感染部位、感染严重程度、MIC
用药情况	药物的给药方案
采样情况	采血准确的时间、采样条件

表4－4中内容并不是每一个患者服每一种药物时，都需要全部了解。但如果该患者的病历上有这些内容的记录，应该收集起来，有些生化项目的指标对分析结果很重要，如果缺乏应该补充。

（二）药代动力学及抗菌药物PK/PD

对于要监测的药物，首先必须了解表4－5中的内容。

表4－5 应该掌握的药代动力学资料

分类	具体内容
健康人群的参数	模型与各项动力学参数
疾病状态时的参数	肝、肾、心、肺、甲状腺等疾病时；休克、烧伤时；肥胖、浮肿时；发热时；血透时
生理变化时的参数	年龄（乳儿、幼儿、老年）、性别；妊娠、遗传、种族；饮食（高蛋白、高碳水化合物等）；活动情况（劳动时、睡觉时）；环境；嗜好（烟、酒、茶等）

表4－5中的内容所要求的数据并不一定都能收集到，但起码要了解这些因素对药代动力学参数的影响，或者分析时考虑到这些因素的影响，并不断积累这方面的资料与经验。

对于抗菌药物的治疗药物监测，除了考虑各药物在健康人群和疾病状态下的药动学特征（PK），还必须考虑感染微生物、最低抑菌浓度（MIC）等PD参数，结合PK/PD来优化抗感染药物的剂量方案。如喹诺酮类、氨基糖苷类抗菌药物疗效和副作用主要与C_{max}/MIC或AUC_{0-24}/MIC值有关；而头孢菌素、碳青霉烯类抗菌药物的疗效主要与全天血药浓度高于MIC的时间有关，如一般情况下，碳青霉烯类抗菌药物一天24小时内血药浓度高于MIC的时间需超过70%才有比较理想的疗效。

因此，喹诺酮类、氨基糖苷类抗菌药物一日剂量最好一次足量给予，如左氧氟沙星，每次400mg，每日1次，相对每次200mg，每日2次疗效更好，不良反应也没有增加。而头孢菌素、碳青霉烯类抗菌药物则需要一日多次给药，甚至采取持续滴注的给药方式。

（三）药物代谢酶与受体的基因多态性

药物在体内吸收、分布、代谢和排泄环节都有可能受药物代谢酶或转运体基因多态性的影响，导致不同个体给予相同剂量后，血药浓度和药动学参数存在差异。如药物氧化代谢酶CYP2C9的基因多态性导致不同人种华法林、甲苯磺丁脲的剂量存在差异，该酶的活性还容易受卡马西平、苯巴比妥、利福平等诱导，产生药动学相互作用；CYP2C19的基因多态性可能影响奥美拉唑、普萘洛尔等的血药浓度；CYP2D6的基因型显著影响着卡维地洛和去甲替林的稳态血药浓度。此外药物代谢转移酶、Ⅱ相代谢酶的基因多态性也会影响药物的血药浓度。

药物在体内的吸收和分布往往受药物转运体的影响，常见的药物转运体如ABCB1转运体（即P－糖蛋白），ABCB1的作用底物范围非常广泛，其遗传多态性可以显著影响药物体内处置，也是药物浓度存在个体差异的主要原因之一。ABCB1的多态性也是影响肿瘤化疗敏感性及不良反应的因素。

药物剂量或浓度与药物效应之间的量－效关系主要由受体决定。个体间可因各种药物动力学过程中的差异而导致受体部位有不同的药物浓度，药物的效应不仅与受体部位浓度相关，更与受体与药物的亲和力和受体本身的活性相关。药物受体基因多态性影响与之作用的特异性药物的效应，例如磺酰脲受体多态性引起磺酰脲类降糖药反应异常。

（四）血药浓度实测值与预估值的比较

根据群体药动学规律和患者的具体情况，可以对患者给药后的血药浓度进行估算，并根据目标浓度设计给药剂量。血药浓度监测的目的，是确定患者按照设计的给药方案治疗后，疗效如何，是否发生不良反应，血药浓度是否在预估范围。

血药浓度监测结果与预估值比较及出现偏差的可能原因分析见表4－6。

表4－6　血药浓度实测值与预估值的比较

比较结果	应考虑的因素
实测值 > 预测值	患者是否按医嘱用药
	药物制剂的生物利用度偏高
	K_a比预想的慢，在消除相的血药浓度升高
	蛋白结合率增加，游离药物减少，以致血药浓度升高
	V_d 比预想的小
	消除比预想的慢
实测值 < 预测值	患者是否按医嘱用药
	生物利用度偏低
	K_a比预想的快，在消除相的血药浓度下降
	蛋白结合率下降，游离药物增加，以致血药浓度下降
	V_d 比预想的大
	消除速率增加

综上所述，将结果解释概括为以下几点。

（1）确定血药浓度测定值是否为稳态浓度。

（2）根据患者资料及群体药动学参数预估个体药动学参数。

（3）运用适当的药动学模型及预估的药动学参数预测血药浓度。

（4）比较实测浓度与预估浓度，如果相符，则认为患者药动学参数的估计是适当的，是否需要调整剂量则取决于实际血药浓度和其他因素，特别是疗效反应；

（5）如果实测浓度与预估浓度不相符，首先核实患者是否按医嘱服药。若是则需要个别修改药动学参数的预估值，并分析原因。同时给医师解释出现这种差异的可能原因，提出调整剂量的意见。

最后，血药浓度监测后，应将结果解释以报告的方式发出给临床医师。报告的内容主要包括以下内容。

（1）患者资料　姓名、年龄、体重、药品名称。现在给药时间表，血药浓度实测值。

（2）血中浓度的药代动力学分析　患者参数（清除率、分布容积、半衰期等）的评价和文献资料的比较。误差或引起误差的原因，是否达到稳态血药浓度，是否存在不适当的采样时间。如果有必要应制定适当的取样要求。

（3）结果　如果给药方案有必要调整，确定一个合适的给药方案。议定下次测定血药浓度的恰当的取样方案。

下面是某三级甲等医院的TDM报告单式样。

编号							

＊＊＊＊＊＊医院治疗药物监测报告单

姓名		性别		年龄		送检日期	
住院号		病区		床号		诊断	
监测药物					测定方法		
测定结果					参考值	见下表	
结果解释：							

报告日期：________年________月________日　　报告者：________核对人：________

附:常见药物的治疗与中毒血药浓度

药名	治疗浓度（mg/L）	中毒浓度（mg/L）
丙戊酸	55～100	
卡马西平	4～12	>12
苯妥英	10～20	>25
苯巴比妥	10～25	>40
地西泮	0.1～1	1～30
艾司唑仑		
阿米替林	0.15～0.25	>0.5
丙米嗪	0.2～0.3	0.5～1.6
氯丙嗪	0.05～0.3	0.5～2
氨茶碱	7～20	>20
胺碘酮	0.5～1.5	>2.5
甲氨蝶呤		
氯氮平	0.3～0.6	>0.8
环孢素（全血）	0.1～0.4	>0.5
他克莫司	0.005～0.015	>0.02

第三节　治疗药物监测分析方法与质量控制

一、体内药物分析方法

治疗药物监测的重要任务之一是对生物样品中的药物或代谢物进行定量测定，从而评估给药剂量是否合适。建立灵敏、准确、快速的体内药物分析方法，获得患者用药后的药物浓度，是实施治疗药物监测的前提。色谱法和免疫法是生物样本中药物定量分析最常用和可行的方法。色谱法最常用的是高效液相色谱法、高效液相色谱－质谱联用法和气相色谱－质谱联用法，免疫法常用的是荧光偏正免疫法和酶联免疫法等。下面以色谱法为例介绍体内药物分析方法的建立过程。

分析方法建立包括移植或改进现有文献方法以及完全由分析工作者建立新方法，前者较为常见，可参照文献报道的方法并根据现有的实验条件直接引用或改进后使用。而后者是新建立分析方法，常常有一定难度。建立分析方法时，了解现有分析方法情况，查阅与熟悉文献是十分必要的。

建立分析方法前应了解以下主要内容：①药物的主要理化性质；②药物体内存在状态、体内代谢以及主要药代动力学参数；③分析方法应用的目的等。应用于新药体内研究（如药代动力学、生物利用度）的方法，不强调快速、简便，但要求有较高的灵敏度和准确度，应用于常规治疗药物监测的分析方法，则在具有一定准确度和灵敏度基础上，应着重强调快速、简便，以便及时为临床提供血药浓度数据。

（一）样品的种类、采集和贮存

体内药物分析最常用的样品是比较容易得到的血样（含血浆、血清和全血）、尿液、唾液。有时在特殊情况下也有采用粪便、胆汁、羊水、脊髓液、泪液、乳汁以及各种组织或接近药物作用靶点的样品。

分析样品的一般选取原则：①能够反映出药物浓度与效应之间的关系。②易于获取。③便于样品处理及分析测定。④满足实验的特殊目的和要求。

1. 血样　体内药物分析最常用的样本是血浆和血清，尤其是血浆。因为当药物在体内达到稳定状态后，血浆中的药物浓度与药物作用靶器官的浓度紧密相关，测定血浆中的药物浓度即可反映药物在靶器官的状况。

在全血中加入肝素、EDTA－2Na 等抗凝剂，离心后分取上层即血浆。全血中不加抗凝剂，在自然状态下由于血液中纤维蛋白原等影响下，引起血块凝结而析出的淡黄色液体，离心后分取上层即血清。一般来说，血清药物浓度与血浆药物浓度相近或略低。

对大多数药物来说，药物在血浆中浓度与在红细胞中的浓度成正比，测定全血浓度与血浆浓度意义相同，而全血的净化较血清和血浆更麻烦。但是也有极个别的药物可与红细胞结合，其全血浓度与血浆浓度差别较大，此时宜采用全血测定，如免疫抑制剂环孢素。采用全血时也应加入抗凝剂混匀，防止凝血。

2. 尿样　尿样浓度测定主要用于药物剂量回收研究、药物代谢研究、药动学及生物利用度研究等。

体内药物清除主要是通过尿液排出，尿中药物可能以原型、代谢物及其结合物等形式存在，如药物与葡萄糖醛酸结合等。因此尿样的测定首先要考虑将结合的药物采用合适的办法使之游离出来，一般与葡萄糖醛酸结合的药物可通过在碱性条件下水解成游离药物，对一些酸碱条件下不稳定的药物应采用酶解法。

尿液药物浓度相对较高。但由于不同个体尿量差别较大。且与饮水量关系大，浓度值的变异非常大。因此采集尿样时最好严格规定饮水量，并且一般是收集一段时间内尿中药物总量，即采集一段时间内全部尿量，准确记录体积，留取一定量，离心，测定浓度再计算出尿药量。

3. 唾液　唾液因采集方便，无创伤性，易于被患者接受。唾液浓度与血药浓度通常具有相关性，因此采用唾液药物浓度测定进行药动学研究，治疗药物监测具有实际意义，逐渐引起注意。据报道，茶碱、苯妥英钠、地高辛唾液中药物浓度与血中游离药物浓度非常接近。

唾液的采集一般是在漱口后 15 分钟，收集口内自然流出或经舌在口内搅动后流出的混合唾液，然后离心，吸收上清液即可。

因唾液分泌量受一些因素的影响，其浓度没有血样稳定，采集时要控制好唾液分泌量。

除了血样、尿样和唾液常作为体内药物分析的样品外，在动物实验中，为了研究药物在体内各脏器的分布状况，需要采取肝脏及其他各脏器组织匀浆后进行测定。为了了解药物在乳汁中的分泌情况，往往采集乳汁测定。为了了解药物的排泄情况，采用尿样、胆汁、粪便等测定。

无论是血样、尿样、唾液，还是组织样品，往往不能采集和分析一步完成，采集的样品往往需要在合适的条件下贮存。

血样应及时离心，分取血清或血浆，取全血分析者则直接采集，一般置 -20℃冰箱中贮存。

尿样离心后的上清液置 4℃冷藏或 -20℃冰箱中贮存，可同时加入甲苯（每 100ml 尿中加 1ml）或三氯甲烷（加少许三氯甲烷振摇使饱和，底部留有少量三氯甲烷）作为防腐剂。

组织样品一般置 -80℃超低温冰箱中保存。

无论是冷藏，-20℃冰冻，还是 -80℃超低温保存，生物样本中的药物也只是处于一个暂时的平衡状态，为了确保贮存过程对药物测定结果没有影响，生物样本贮存时应考虑如下因素。

（1）样品应贮存在什么条件下？

（2）样品在贮存期中会对分析结果产生什么影响？

（3）如何评价药物在贮存过程中是否稳定？

（4）如果样品不稳定，如何预防或校正分析结果？

常用的检测样品稳定性的方法是：①重复测定样品法。将同一样品平均分成几份，在设计的贮存条件下每隔一定时间测定 1 次，比较结果，判断是否稳定。②随行标准测定法。在预期的范围内配制标准系列溶液，与样品同条件下贮存，同时分析，观察标准液浓度的变化。应根据稳定性考察结果确定贮存条件，重新选择更稳定的贮存条件或测定中对结果加以校正。

（二）测定前样品的处理

样品预处理是体内药物分析极其重要的一个环节，也往往是分析中最困难的一部分。①药物进入体内后，经吸收、分布、代谢，然后排出体外。在体液、组织和排泄物中除原型药物以外，还有蛋白结合物、代谢物以及形成的葡萄糖醛酸及硫酸酯结合物等多种形式存在，需要进行分离或分别测定。②待测物浓度一般很低，而生物样品的介质组分复杂，众多的内源性成分（蛋白质、多肽、类脂、脂肪酸、色素等）和各种潜在的干扰物（如同时服用的其他药物、处理过程中带入的微量杂质等）的存在。③待测药物类型众多、性质各异，很难对样品制备规定固定的程序和方式，必须结合测定的实际情况，运用各种手段来解决面临的问题。

1. 样品预处理应考虑的因素

（1）药物的理化性质　如样品的预处理与分析方法均依赖于待分析药物及其代谢物的理化性质，如根据药物的酸碱性质（pK_a）、未电离分子的亲脂性、挥发性等可推测出药物的提取条件（不同 pH 的分配系数、有机相中溶解度性质）及是否挥发损失以及能否采用色谱法测定。根据药物的光谱特性及官能团性质选择分析仪器，以及是否需进行衍生化反应及应用特殊检测器。待测药物的化学稳定性也涉及样品处理条件的选择。

（2）待测物的浓度范围　在体内药物分析中，药物在样品中浓度相差极为悬殊，如地高辛治疗浓度为 1～2μg/L，而乙酰水杨酸治疗浓度为 150～300μg/L，相差万倍以上；生物利用度研究时多采用一次单剂量服药，比临床治疗多次服药浓度低。显然，浓度大的样品，处理要求稍低；浓度越小，则样品处理的要求愈高。

（3）是否有活性代谢产物　药物在体内常产生很多代谢物，有些仍具有药理活性，需要与原型药物分别测定。代谢物的极性一般较母体药物大，可借用分步萃取或色谱洗脱进行分离。

（4）药物测定的目的　药物测定的目的不同，样品预处理的要求也不同。对急性中毒病例，要求快速鉴定所怀疑的药物，应在尽可能短的时间内获得定性或定量的数据，这样，对样品制备的要求可粗放些；如果测定药物及其代谢物，要求使代谢物从结合物中释放出来并在不同 pH 介质中分离以获得酸性、中性或碱性代谢物，这样，对样品制备的要求就应细致周到。

（5）生物体液和组织的类型　样品预处理方法的选择应依据所选用的待测生物样品的类型。如血浆、血清及组织匀浆常须去除蛋白，然后提取；而唾液样品则主要采用离心沉淀除去黏液蛋白，取上清液测定。测定排泄物（多用尿）中的结合物常需采用酸碱或酶法使结合物水解等。

（6）样品分析检测方法　样品制备和需要净化的程度与所用方法是否专属、是否具有分离能力以及检测系统对不纯样品带来沾污的耐受程度和对测定效率的影响有关。如免疫法样品处理较简单，而色谱法样品预处理工作相对复杂一些。

2. 去除蛋白　在测定血浆、血清、全血及组织匀浆等样品中的药物时，最先的处理步骤是去除蛋白，这样处理不仅使结合型的药物释放出来，以便测定药物的总浓度。同时，在提取等步骤前除去蛋白，可以得到较“干净”的提取液及减少乳化的形成，使提取比较顺利进行。此外，也是为了保护 HPLC 柱、免除样品对仪器的损害和对测定的干扰。

（1）加入沉淀剂和变性试剂　通常除去蛋白的方法是加入沉淀剂或变性试剂，使蛋白质脱水而沉出（如硫酸铵、甲醇、乙腈等），或与蛋白质形成不溶性盐而沉淀（如三氯醋酸、高氯酸、磷酸、重金属离子、汞盐、铜盐等）。各种蛋白沉淀剂的相对效率见表 4－7。值得注意的是，一些与血浆蛋白结合力强的药物往往随蛋白一起沉淀，测定的回收率较差。对于一些酸、碱条件不稳定的药物，应选用有机溶剂或中性盐作为蛋白沉淀剂。一般药物最常用的蛋白沉淀剂为高氯酸和三氯醋酸及甲醇、乙腈等。

表 4－7　各种蛋白沉淀剂的相对效率

沉淀剂	上清液的 pH *	每一容积血浆所加入沉淀剂容积								
		0.2	0.4	0.6	0.8	1.0	1.5	2.0	3.0	4.0
10%（*W/V*）三氯醋酸（TCA）	1.4～2.0	99.7	99.3	99.6	99.5	99.5	99.7	99.8	99.8	99.8
6%（*W/V*）$HClO_4$	<1.5（2.0）	35.4	98.3	98.9	99.1	99.1	99.2	99.1	99.1	99.0
钨酸盐－H_2SO_4	2.2～3.9（7.0，6.5）	3.3	35.4	98.6	99.7	99.7	99.0	99.8	99.9	100.0
5%（*W/V*）H_3PO_4	1.6～2.7（4.8）	39.8	95.7	98.1	98.3	98.3	98.5	98.4	98.2	98.1
$CuSO_4$－Na_2WO_4	5.7～7.3（8.0）	36.5	56.1	78.1	87.1	97.5	99.8	99.9	100.0	100.0
$ZnSO_4$－NaOH	6.5～7.5（8.0）	41.1	91.5	93.0	92.7	94.2	97.1	99.3	98.8	99.6
$ZnSO_4$－Ba（OH）$_2$	6.6～8.3（8.7）	45.6	80.7	93.5	89.2	93.3	97.0	99.3	99.6	99.8
乙腈	8.5～9.5	13.4	14.8	45.8	88.1	97.2	99.4	99.7	99.8	99.8
丙酮	9～10	1.5	7.4	33.6	71.0	96.2	99.1	99.4	9982	99.3
乙醇	9～10	10.1	11.2	41.7	74.8	91.4	96.3	98.3	99.1	99.3
甲醇	8.5～9.5	17.6	17.4	32.2	49.3	73.4	97.9	98.7	98.9	99.2
饱和（NH_4）$_2SO_4$	7.0～7.7	21.3	24.0	41.0	47.4	53.4	73.2	98.3	－**	－**

注：* 括号中 pH 为每容积血浆加沉淀剂 0.2 容积时上清液 pH；在钨酸盐－H_2SO_4 中为 0.4 容积时的上清液 pH

** 样品显浑浊，妨碍准确测定

（2）酶消化法　主要用于待测组织样本中蛋白的去除。最常用的是蛋白水解酶中的枯草菌溶素，不仅可以使组织酶解，并可使药物析出。方法是先将待测组织用 Tris－缓冲液（pH 10.5）浸润，加入酶，60℃孵育 1 小时，随后用玻璃棉过滤，得澄清溶液，即可供提取或直接测定。

酶消化法的优点是：①可以避免某些药物的酸水解及高温降解。②对蛋白结合率高的药物（如保泰松和苯妥英钠）可显著改善回收率。③可用有机溶剂直接提取消化液而无乳化生成的危险。④当采用 HPLC 进行检测时，无需再进行过多的净化操作即可直接测定，当然浓度太低时应进行萃取浓集。酶法的主要问题是不适用于一些在高 pH 易水解的药物。

（3）超滤法　由于药物或代谢物多为低分子量化合物，与蛋白质分子量相比相差甚远，因此体液可通过特殊的微孔滤膜进行超滤，将药物与蛋白进行分离。此法不适合于与蛋白结合力强的药物，因易与蛋白结合而随蛋白被滤除；此外会有部分药物吸附在超滤薄膜上而影响回收率；蛋白也易于将微孔滤膜堵塞，影响超滤效率。

（4）柱切换　实际上是利用固相萃取或超滤的原理，在分析柱前增加一个预处理柱，用一个微电脑控制的多通阀使溶剂或样品按规定通过预处理柱，从而使药物与蛋白分离，药物进入分析柱，蛋白则被冲入废液中。

3. 液－液萃取　液－液萃取（提取）是生物药物分析中应用最多的分离、净化、浓缩样品的方法。目的是为了将待测的对象——药物或代谢物从大量的共存物中通过液－液分层分离出来，并通过溶剂蒸发等办法使待测物得到浓集。

液－液萃取最关键的问题是建立的方法要有高选择性，即对待测物提取率高，而共存的杂质则不会带入萃取相中。很多因素都会影响提取的效率。主要因素有介质的 pH 值、溶剂的极性及纯度、混合溶剂的比例、提取的时间、溶剂的蒸发等。下面简要介绍怎样优化萃取条件：

（1）溶液 pH 值的调节　一般来说，当药物在水相中以非电离形式存在时，易于被有机相萃取，而改变水相溶液的 pH 值，可以使药物离子型与非离子型的比例发生改变，因此，液－液萃取时，一般将水相的 pH 值调整至使待测药物主要以非电离形式的分子存在，再加入有机溶剂提取。

水相的最佳 pH 值的确定，主要与待测药物的 pK_a 值有关。当 pH 值与 pK_a 值相等时，50% 的药物将以非电离形式存在，对于碱性药物，当 pH 值高于 pK_a 值 1～2 个 pH 值单位时，可使 90% 的药物以非电离形式存在，对于酸性药物，当 pH 值低于 pK_a 值 1～2 个 pH 单位时，可使 90% 的药物以非电离形式存在。因此，萃取的一般规律为：酸性药物应在酸性介质中萃取，碱性药物应在碱性介质中萃取，中性药物则宜在中性条件下萃取。当一些碱性药物在碱性条件下不稳定时，则在近中性条件下用三氯甲烷和异丙醇提取。有时为了纯化样品，需要将药物从有机相中反萃取至水相时，则正好与以上规律相反。

以上规则对于高度解离的极性化合物（如季铵盐类）、两性化合物并不相符，这些化合物很难用有机溶剂从水相中定量地提取出来，一般需采用加入离子对试剂使之成为具有一定脂溶性的离子对化合物，再用“离子对”技术或固相萃取技术进行提取。

选择最佳 pH 值条件还应注意的是，考虑到尽量不使体液中杂质进入提取溶剂中，则以在 pH 值偏高的情况下进行提取较好。因为体内内源性杂质多是酸性的，一般不含脂溶性碱性物质，所以它们在碱性条件下不会被萃取出来。

在溶剂提取时，为了保持溶液 pH 的稳定，多采用缓冲溶液，这样也可维持提取效率的重现性。

（2）提取溶剂的选择　在液 - 液萃取中溶剂多采用既能满足提取需要而又是极性最小的溶剂，从而既可得到合适的回收率，又使干扰“杂质”的提取量减至最小。

为了克服极性小的碳氢化合物溶剂提取能力弱的问题和减小药物在容器表面的吸附损失，常在碳氢化合物溶剂中加入少量醇类，如庚烷加 1% 乙醇后则在 pH 10.2 时有较高的提取能力，也有用环已烷加 2% 异戊醇或环已烷加 2% 丁醇等提取液，三氯甲烷：异丙醇（4：1）是从血样中提取茶碱的一种非常好的提取溶剂。

可以利用不同极性混合溶剂来提取药物和净化去除血浆中的脂肪酸类，如以己烷和甲醇（或甲醇 - 盐酸）对溶剂提取蒸发后的残渣进行分配，这样残渣中脂溶性成分进入己烷相（弃去）而药物分配至甲醇相。当然药物在已烷/甲醇中的分配比率应很低，才能用此法净化脂肪酸杂质。如用 HPLC 法测定全血环孢素浓度时，第 1 步一般采用醚类提取，浓缩后残渣用正乙烷 - 甲醇进行第二次提取，弃去烷层，取甲醇层进样分析。

（3）提取技术　由于液体样品量少而且药物含量低，一次分析的样品数量较多，提取时通常不采用反复提取的方法，多半进行一次（至多二次）提取，在改变 pH 后，从有机相回提至水相也只进行一次。一般并不考虑“提取尽药物”，提取也多在带塞（磨口）的试管中进行。由于不能采用反复提取将药物提尽的办法，因此，要达到样品定量测定的目的，提取溶剂必须精确加入，提取液要定量分出（转移），必须平行操作，才能确保各份样品提取率一致。在以后的各个阶段如蒸发、溶解以及衍生化、进样操作中也要尽可能一致。但是，在实际操作中往往难于达到每次操作的完全平行，因而会引入较大误差。故多采用在提取之前，于各样品中加入等量的内标，以待测组分峰面积（或峰高）与内标峰面积（或峰高）之比进行定量。这样，在提取、浓缩、进样等一系列操作过程中，若有微量损失，对于待测组分与内标响应值之间比值的影响较小。

混合方法：可在密塞情况下将试管平置于振荡器内振荡，振荡时间和强度由被测组分和萃取溶剂的情况而定。对易乳化的样品则振荡宜轻缓，但可适当延长时间。也可将试管竖直放在旋涡混合器（vortex mixer）上旋摇。有人推荐采用首尾颠倒混合方式（tumbling - mixing），缓缓摇动使两相充分接触，或者采用滚动（rolling）方式，认为可大大减少乳化发生的可能性。在样品量少的情况下，采用旋涡振摇方法较好。

（4）提取溶剂的蒸发浓缩　提取所得溶剂量常为数毫升，浓度较低，往往还不能直接供 GC 或 HPLC 测定，所以需要采取浓集办法。最常用的方法为：①吹氮法。将装有提取液的尖底试管置 40 ~ 50℃ 的水浴中，将氮气流吹向管内液面，使溶剂挥散。此法简便易行，但当样品量大或溶剂不易挥发时往往耗时较多。②真空蒸发。一般采用真空旋转蒸发器进行蒸发，此法适用于对溶剂量较大的样品进行浓缩。

溶剂蒸发所用的试管，底部应呈尖锥形状，这样可使最后数微升溶剂集中在管尖，然后再用流动相或其他合适的溶剂溶解残渣。

溶剂蒸发往往也是造成痕量待测组分遭受损失的重要原因。

4. 固相萃取　固相萃取（solid - phase extraction，SPE）也称液 - 固萃取（liquid - solid extrection），是目前应用的较理想的生物样品预处理方法。它的基本原理是利用固体材料作为固定相，当含多组分的生物样品溶液通过时，由于生物样品中的各组分在固定相上的亲和性不同，某些极性大的物质（如蛋白质等）甚至根本不吸附，可从固定相的缝隙中流过，而一些药物及内源性杂质则被吸附，再选取不同洗脱力的溶剂（流动相）依次冲洗，使药物与杂质分离。

固相萃取填料一般有两种：一种常采用亲水性的硅藻土，当样品通过此种填料时，样品被全部吸附在固相颗粒表面，形成一薄层，再使用与水不相溶的有机溶剂将药物洗提下来。另一种是采用疏水性的填料，如活性炭、聚苯乙烯或 C_{18}，C_8键合硅胶，当样品通过此种填料时，一些亲脂性药物被吸附，而亲水性的杂质、蛋白质等则不被吸附而直接通过填料，被吸附的药物则再被适当的有机溶剂洗脱下来。

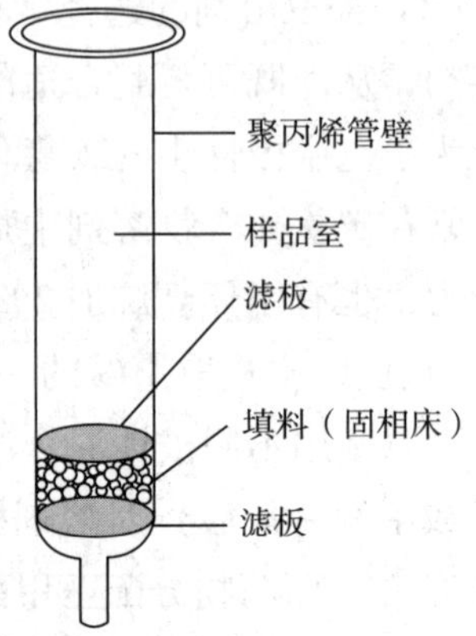

图 4－3　固相萃取柱示意图

目前常用的药物分离用的固相萃取填料多为疏水性和亲水性填料的混合物，并填充在一个注射器筒状的小柱中（图 4－3）。如 Waters 的 Oasis 1ml 小柱，其外观形状及一般的提取步骤如图 4－4。

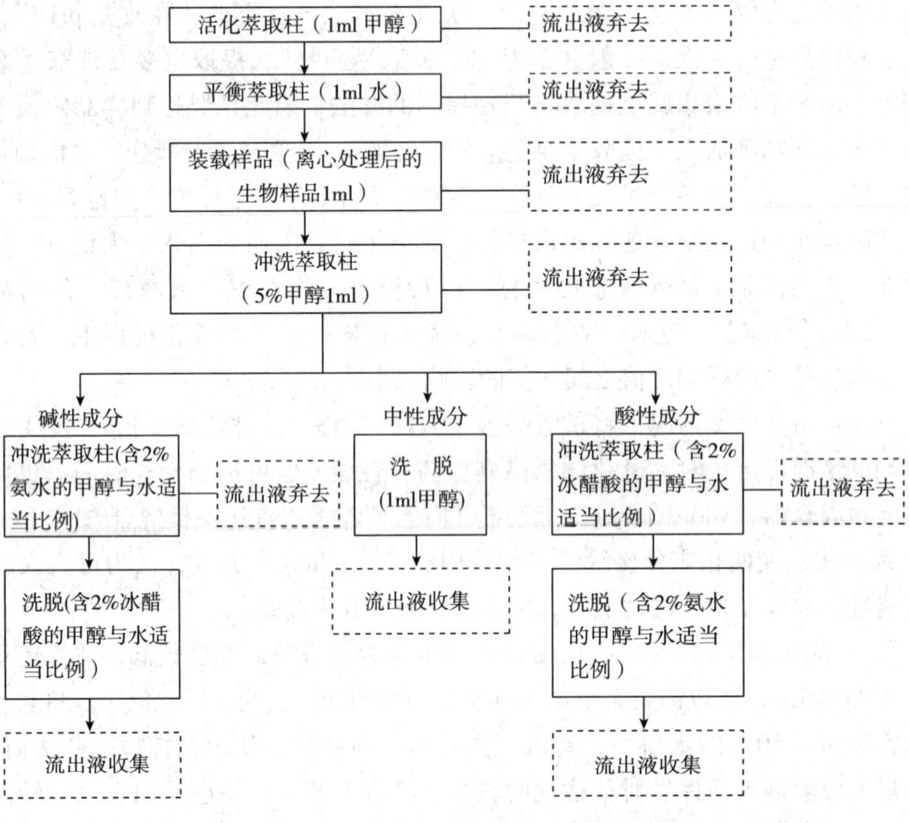

图 4－4　固相萃取操作流程（Waters OAsis 1ml 萃取柱）

值得注意的是：上述流程中活化和平衡萃取柱时不宜抽干，而上样品和冲洗后应尽可能将固定相（填料）上的水抽干，使不能被固定相吸附的蛋白质等杂质除尽，然后再用洗脱液去洗脱。各溶液流过萃取柱的速度一般控制在 1～2ml/min。

为了提高萃取的工作效率，最早的萃取方法是采用离心法，即将上样后的小柱置离心机中，使溶剂尽快甩出。但由于离心速度不好控制，后来发明了固相萃取装置，一般为一个能抽真空的透明玻璃缸，上面能同时装 8～24 支固相萃取柱，实现了多个样品同时处理，并能通过控制真空度来调节样品或溶剂通过萃取小柱的速度，极大地方便了操作。目前个别实验室已使用微电脑控制加样的全自动固相萃取装置，大大提高了工作效率，并避免溶剂挥散，对实验人员的劳动保护及环境保护都是有利的。

与液－液萃取一样，固相萃取的洗脱液往往不能直接在 GC、HPLC 仪上进行分析，必须进行浓集处理，浓集的方法见液－液萃取部分。

固相萃取技术较液－液萃取有明显的优势：①避免形成乳化现象；②所有溶剂多为水和甲醇，使用安全价廉；③萃取效率高；④可同时处理多个样品，速度快，工作效率高。其缺点是：①生物样品宜高速离心后再上样，否则易阻塞固相萃取柱；②进口的固相萃取柱多为一次性消耗品，相对来说成本较高。

4. 固相微萃取　固相微萃取与固相萃取原理相似。其装置类似于气相色谱的进样器，当其针头插入生物样品中后，可将涂有固相填料的“萃取头”伸入样品中，目标药物被吸附在“萃取头”上而蛋白质等杂质不被萃取，然后把它放入适当的溶剂中使目标药物被洗脱；或直接将针头插入气相色谱的采样室，将“萃取头”暴露，让高温将目标物萃取并直接进入气相色谱分析。固相微萃取耗材价格较贵，成本较高，但对于量特别少的生物样品，不失为一种理想的萃取技术。

（三）测定方法的建立

1. 色谱条件的选择　药物分析方法的色谱条件主要包括固定相、流动相和检测器。固定相即色谱柱，可以是正相柱、反相柱，毛细管柱、填充柱以及凝胶柱、手性柱等。对于 HPLC，流动相主要由一定比例的有机相和水或缓冲液组成。对于 GC，流动相一般指载气，如高纯氮气、氦气，载气的流速和柱温也是 GC 的重要色谱条件之一。检测器应根据被测药物的性质来选择。HPLC 最常用的检测器为紫外检测器（UVD），主要用于具有紫外吸收特征药物的分析，其次有荧光检测器（FLD）、电化学检测器（ECD）、质谱检测器（MSD）等。GC 常见的检测器有氢火焰检测器（FID）、氮磷检测器（NPD）、电子捕获检测器（ECD）、质谱检测器（MSD）等。

根据待测药物的性质，查阅有关文献，初步确定色谱条件后，将待测药物或代谢产物、内标用适当的溶剂溶解后直接进样，根据出峰情况，调整色谱参数或流动相组成，必要时还应更换色谱柱，使药物、代谢产物和内标在色谱图上有合适的保留时间、峰形和分离度。

由此可初步获得以下信息：①药物、代谢产物和内标分离所需的色谱条件；②合适的检测器和检测波长；③药物、代谢产物和内标进样量与响应值（峰高或峰面积）的关系，大致了解最低检测量和所需加入的内标量。

2. 萃取回收率考察　要准确测定体液中的药物浓度，首先必须将药物从复杂的基质中萃取出来，萃取回收率一般不低于 70%。因此初步建立色谱条件后，首先要考察的是萃取问题。

（1）药物自蒸馏水中的萃取试验　选择合适的萃取方案时，可先考察组分自蒸馏水中的萃取情况，具体方法是将几种组分（药物、代谢产物和内标）共同溶于适量蒸馏水中，使成一定浓度，在适当的 pH 条件下（如加入适量缓冲液）用有机溶剂萃取。萃取时可首先试用乙醚、三氯甲烷、乙酸乙酯等，对于水溶性较强，不易萃取至常见有机萃取液中的药物，应首选固相萃取方法。萃取有机相挥干后的残渣（萃取物）中加入适当溶剂如流动相或甲醇使溶解，然后吸取适量溶液进样，照纯品直接进样时确定的色谱条件测定，观察色谱图上的色谱峰及杂质峰情况。理想的情况是色谱图上只出现组分峰（药物、代谢产物和内标峰）及溶剂峰。溶剂峰是溶解萃取物的溶剂进样后产生的色谱峰，它一般出峰最早，不干扰后面的组分峰。但是太大的溶剂峰应当予以避免，因它可能掩盖后面保留时间较短的组分峰。若遇此情况，并已通过调整色谱参数或改变色谱条件尚不能分开，则应更换溶解萃取物的溶剂，如用 HPLC 分析时，可使用流动相溶解萃取物；用 GC－FID 分析时，可用对检测器响应小的溶剂（如二硫化碳）溶解萃取物。

干扰杂质及其处理：一般情况下照上法得到的色谱图上往往除组分峰和溶剂峰外，还会出现一些杂质峰，它们主要来源于萃取溶剂和加入的试剂（如缓冲液等）。尤其是萃取溶剂一般加入量较多（通常 2～5ml）时，若其内含有挥发性低的杂质，它们就会残留在萃取物中，进样后则成为杂质峰。若这些杂质峰能与组分峰（药物、代谢产物与内标峰）完全分离，即不干扰组分峰，则萃取溶剂不需处理。若有干扰，则应针对性地进行处理。通常是分别取等量的萃取时加入的各种试剂（如萃取溶剂、缓冲液，甚至蒸馏水）单独试验，查出杂质的来源，并进行处理。如怀疑色谱图上的杂质峰可能系萃取溶剂乙酸乙酯所产生，则应取定量的乙酸乙酯（与萃取时相同用量）置尖底试管中直接挥干，然后照相同方法将“残渣”溶解后进样，观察是否有相同保留时间的杂质峰在色谱图上出现，由此可确定该杂质峰是否来源于萃取时使用的溶剂。若已证明杂质峰来源于加入的某一种试剂，最简单的方法是换用纯度高的溶剂和试剂，但必要时也可以进行纯化处理，如进行重蒸馏等，除去杂质。

以上药物自蒸馏水中的萃取试验，除观察色谱图上出现的组分峰、溶剂峰和杂质峰外，还应初步了解组分（尤其是药物和代谢产物等被测组分）自水中的萃取回收率。其方法是：将定量组分自蒸馏水中萃取进样后得到的峰响应值（峰高或峰面积）与等量的组分直接进样得到的峰响应值相比，可大致了解组分自水中的萃取回收率。一般要求药物、代谢产物自水中应有适当的萃取回收率，若回收率太低，则相应自血浆中的萃取回收率也很低，建立的分析方法就不能用于测定血药浓度的样品。

因此，通过组分自蒸馏水中的萃取试验可获得以下信息：①初步确定合适的萃取条件（萃取溶剂种类、用量、水相 pH，以及挥干、浓集的条件等）；②考察萃取过程中使用的溶剂、试剂的纯度是否合适；③初步了解被测组分的萃取回收率。

（2）药物自血浆中的萃取试验　在上面已考察了自蒸馏水中萃取情况的基础上，可将被测组分加入空白血浆中再试验。试验时将各组分（药物、代谢产物和内标）同时加入空白血浆中混匀使成一定浓度，此浓度应接近待测浓度。然后按照前面试验时确定的萃取方法和色谱条件作预处理后进样分析，观察色谱图上的组分峰和杂质峰情况。与自蒸馏水中萃取相比，得到的血浆萃取物的色谱图上还会出现血浆内源性成分形成的血浆杂质峰，当用 RP－HPLC 分析时，杂质峰出现较早（靠近溶剂峰），一般不会干扰后面的组分峰，但有时血浆杂质峰很大，或出现保留时间较长的峰，则可能干扰被测组分峰。遇此情况应从调整色谱参数（必要时更换其他类型的检测器）和改变萃取条件这两方面着手解决。调整色谱参数（甚至更换色谱柱）可使组分峰及杂质峰相互分离；而改变萃取条件应从萃取溶剂极性和水相 pH 两方面考虑，一般极性越强的溶剂萃取携带出的血浆杂质量越多，而水相 pH 能影响血浆内源性成分的离解，因此也会影响有机溶剂萃取时携带出的血浆杂质量。一般在偏碱性条件下萃取时，血浆内源性杂质不易萃取至有机相中。

选择好萃取方法后，应进行萃取回收率考察，一般应考察高、中、低 3 个浓度的萃取回收率。

萃取回收率测定方法：以色谱法测定体液样品中药物浓度为例，可采用下面简便方法测定萃取回收率。取甲、乙两支试管，各精密加入等体积的药物标准品溶液（一般为甲醇溶液），然后通空气或氮气挥干。甲管保留作为对照（编号 a），于乙管中准确加入一定体积空白体液，混匀，成为含一定浓度药物的样品，然后进行萃取，将离心后分出的有机层转移至另一支尖底试管中，通空气或氮气挥干，得到含药物的残渣（编号 b）。于 a、b 两管中分别加入等量的溶剂使内容物溶解，然后取等量溶液进样，记录色谱图。用峰面积比：$A_b/A_a \times 100\%$，计算得该浓度药物的萃取回收率。照此法可分别得到含药物浓度高、中、低三种体液样品中药物的萃取回收率。

另外，还可分别作 A、B 两条标准曲线，其中 A 为药物标准品溶液直接进样分析，B 为同量药物标准品溶液加入空白生物基质混匀，经萃取后进样分析，两条标准曲线上同一药物对应的响应值之比（B/A），即为该样品中药物的萃取回收率，其优点是可考察标准曲线整个浓度范围内药物萃取回收率的变化。

通过上面被测组分自血浆中的萃取试验，可获得以下信息：①确定被测组分自血浆中萃取时合适的萃取条件和分析时合适的色谱条件；②考察被测组分自血浆中的萃取回收率；③初步了解可测定的最低血浆药物浓度。

3. 标准曲线的建立　当确定了合适的萃取条件和色谱条件之后，可将定量的被测组分标准品加入空白血浆中混匀，配制成一组呈梯度浓度的标准血浆样品，若采用内标法定量，还应于各份中加入等量内标，混匀后按照前面确定的预处理方法和色谱条件分析，记录峰面积，以峰面积对浓度（外标法）或以被测物峰面积与内标峰面积之比对浓度（内标法）进行线性拟合，建立标准曲线。标准曲线应至少有 6 个梯度浓度，回归系数 r 值一般应达 0.99 以上，其线性范围应涵盖所要测定的所有样品浓度范围。

4. 回收率（recovery）考察　回收率是指用分析方法测得样品中的药物浓度与该样品中药物的真实浓度相接近的程度。通常是采用测定样品中加入已知药物量后的回收率，即用加入量的百分回收率表示。测定回收率的具体方法可采用“回收试验法”，即于空白生物基质中（如空白血清、血浆中）加入药物标准品已知量 A（added），混匀后作为考核样品。也可采取“加样回收试验法”，即取已准确测定药物含量 P（present）的真实样品，再加入药物标准品已知量 A，混匀后作为考核样品。以上往空白生物基质或含药物的真实样品中加入的药物标准品已知量 A，实际上是准确加入已知浓度的药物标准品溶液一定体积，使两种考核样品内含总药物浓度应包括高、中、低三种，其浓度分别接近供测样品的最高药物浓度、平均药物浓度和最低药物浓度。每个浓度应测定多次（n 为 3～5），并且几次测定值 M（measured）的相对标准差应符合下面精密度项下的要求。

做加样回收试验时，由于预先须准确测定样品中原含有药物量 P，因此也应测定 3～5 次，并且相对标准差应符合精密度项下的要求，然后取均值 P。因为回收率 R 受 P、A、M 三量值的影响，其中 A 为加入的药物标准品量，可精密加入予以控制，而 P 和 M 为实际测定值，该值准确与否将会影响回收率 R 的计算值（尤其加样回收受 M 和 P 的双重影响），因此应多次测定（3～5 次），并保证有足够的精密度后取均值。在保证上述各量均准确测定的前提下，采用下式计算回收率 R（recovery）。

回收试验：$R=(M/A)\times 100\%$

加样回收试验：$R=[(M-P)/A]\times 100\%$

按上式计算出的回收率，其数值愈接近 100% 则表示分析方法准确度愈高。但回收率高低除取决于分析方法本身质量外，通常还与样品中药物浓度及回收率测定方法有关。因此，控制回收率在下列范围是合理的，即用回收试验测定的回收率范围应为90% ~110%（一般浓度）及80% ~120%（检测限附近）。

5. 精密度（precision）考察 精密度是指同一均质样品多次分析结果的符合程度，它表示分析方法的可重复性，并通常用相对标准差表示，相对标准差愈小，则分析方法的精密度愈高。

供精密度测定的样品应当是含药物的真实样品。但一般生物样品量都较少，以血浆样品为例，供分析的一般只有0.5 ~2ml，因此分析后剩余量更少，为使有足够的真实样品供考察精密度，可将分析后剩余的样品混合成含药物浓度高、中、低不同的三种，大部分情况下是将标准品加入到空白基质（血、尿等）中配成高、中、低三个浓度的已知溶液。然后再准确测定药物浓度，测定时对每种浓度的样品应重复测定3 ~5 次，并且每次测定应从取样开始至测定完成后得到结果。将得到的3 ~5 个浓度测定值按照下面公式分别计算出高、中、低三种药物样品测定结果的标准差（SD）和相对标准差（RSD）：

$$RSD = (SD/X) \times 100\%$$

X 为 n 次测定的均值。精密度一般用RSD表示。凡在同一天内将样品多次测定所计算出的精密度称为日内精密度（within - day precision），并通常用日内变异系数（within - day CV）表示；同一批样品多次测定所计算出的精密度称为批内精密度（intra - assay precision），通常用批内变异系数（intra - assay CV）表示。

由于生物药物分析中需测定的样品量多，测定持续时间长，往往在同一天内或同一批内不能完成，因此，样品测定时使用的标准曲线、仪器性能、试剂来源以及环境条件（如室温）等都可能有微小变化，从而导致分析结果的变异增大。因此，考察分析方法的精密度时，还应再考虑日间精密度（between - day precison）或批间精密度（inter - assay precision），前者用日间变异系数（between - day CV）表示，后者用批间变异系数（inter - assay CV），测定时可使用前面日内（或批内）精密度测定时使用的样品，在一周内不同日（或不同批）分别测定3 ~5 次，然后计算出相对标准差RSD。同样，目前对日间（或批间）精密度具体指标尚无统一规定，但一般可控制在RSD≤15%限度内，检测限附近一般控制在RSD≤20%。

6. 检测限和定量限的考察 最低检测限（limit of detection，LOD）和最低定量限（limit of quantitation，LOQ）也是生物药分析方法的两项重要效能指标，它们都表示分析方法的灵敏度。LOD是指分析方法能够从背景信号中区分出药物时，所需样品中药物的最低浓度；而LOQ是指在保证具有一定可靠性前提下，分析方法能够测定出样品中药物的最低浓度。这两项指标的区别在于LOD是一种限度检验效能指标，是指从背景（空白）中能检出药物时，样品中药物应具有的最低浓度，而LOQ是一种定量分析的效能指标，是指在具有一定可靠性（准确度和精密度）前提下，能够测定出的样品中药物最低浓度。

LOD和LOQ的测定方法：可于空白生物基质中加入定量的药物标准品混匀，配制成药物浓度在标准曲线末端并逐渐降低的一组样品，然后对每种浓度样品测定3 ~5 次，以测定结果的精密度（RSD）达到≤20%和准确度（平均浓度偏离配制）达到≤ ±20%时，样品中药物的最低浓度为LOQ。测定时记录各浓度样品每次测定得到的药物信号强度 S 与噪声（或背景信号）强度 N，然后取均值 S 和 N，以能达到 $S/N=3$ 时样品最低浓度为LOD。

7. 专属性（specificity）考察 专属性又称选择性（selectivity）或专一性，是指样品中存在干扰成分时，分析方法能够准确、专一地测定出药物的能力。由于生物样品的干扰成分较多，并且来源复杂，因此分析方法专属性应考察以下几方面。

（1）生物基质的影响　可取3个以上不同个体的空白样品，考察正常生理情况下样品中生物基质的影响。用于研究临床药代动力学的分析方法，还应考察病理状态下样品中内源成分的干扰。

（2）药物代谢产物的影响　首先应了解药物在体内的代谢情况，然后采取适当措施排除代谢产物的干扰。对于体内代谢尚不清楚的药物，若要将代谢产物分离、鉴定，这本身是一项费力的研究工作。然而，着眼于测定母体药物浓度，则无须鉴定代谢产物，只须证实代谢产物存在，然后排除其干扰。因此，可采用下面简单的动物试验方法：给予实验动物药物后，隔一段时间取血，将血液分离出血浆或血清，经预处理后采用色谱法（如HPLC）进样分析，通过与给药前空白血浆色谱图的比较，观察有无代谢产物峰，必要时再改变色谱条件进样分析，确证代谢产物存在。判断新药在体内的代谢产物时宜慎重，应反复试验后再下结论，因为溶剂中杂质和药物分解等原因，都可能增加色谱图上的杂质峰。欲正确识别色谱图上的某一个峰是否为代谢产物，可比较给药后不同时间血样分析所得色谱图，代谢产物峰应随采样时间延长而增高，而母体药物峰则逐渐降低。与此相反，只要所用试剂和其他测定条件不变，其他杂质峰的大小则是相对恒定的，故可与代谢产物区别开。这种用简单动物试验获得的药物体内代谢情况，可供方法建立时参考，但将动物体内代谢应用于人体研究时，则应慎重，因存在种属间代谢差异。若药物在体内的代谢情况为已知，并且可获得代谢产物标准品，则可将其加入空白样品以及加入真实样品中，验证是否有干扰。

（3）合并使用药物的影响　通常应针对可能合并使用的药物，而无必要扩大试验范围。试验合并使用药物是否有干扰的方法，可参照上面代谢产物干扰验证法，即将合并使用药物加入空白样品中，以及加入含药物的真实样品中，观察得到的图谱和比较测定结果，判断是否对药物分析有干扰。色谱分析除了用色谱图表明合并使用药物不干扰外，还可分别列出合并使用药物的保留时间，显示有无干扰。

8. 测定实际样品　通过前面的工作，一个体内药物分析已经基本建立，这时应收集正在服用该药患者的血样进行测定，实际考察干扰情况和样品浓度范围，如果结果满意，就可以作为治疗药物监测的分析方法运用了。

二、药物疗效及不良反应相关基因分析测定技术

以药物基因多态性为导向的个体化药物治疗主要是进行药物代谢酶、转运体及作用靶点的基因多态性检测，这些检测均以分子生物学技术为基础，如PCR技术、生物芯片技术及测序技术等。下面简单介绍聚合酶链式反应（PCR）技术及在药物相关基因检测中的应用。

聚合酶链式反应（polymerase chain reaction）简称PCR技术，是一种用于体外扩增特异DNA片段的分子生物学技术。该技术已广泛应用于基因克隆、基因功能分析、癌基因检测、遗传性疾病的诊断、感染性疾病的诊断等多个领域。

（一）基本原理

PCR反应的基础是DNA的半保留复制，其本质是在模板DNA、引物和4种脱氧核糖核苷酸（deoxynucleoside triphosphates，dNTPs）存在的条件下依赖DNA聚合酶进行的酶促合成反应。整个反应由变性—退火—延伸3个基本反应步骤构成。①变性（denaturation）：通

过加热（90～95°C）使模板DNA分子双链间氢键断裂，解链成单链DNA；②退火（annealing）：当温度突然降低（40～60°C）时，引物和其互补的DNA模板在局部形成杂交双链；③延伸（extension）：升高温度（70～75°C），在4种dNTPs及Mg^{2+}存在的条件下，DNA聚合酶催化以引物为起点的DNA链延伸反应，合成与模板互补的DNA链。重复上述3个循环步骤，每一个循环的产物可以作为下一个循环的模板，20～30个循环后，介于两个引物之间的特异性DNA片段可以得到大量复制，理论数量可以达到220～230（10^6～10^9）拷贝。PCR反应遵循酶促动力学，整个扩增过程分为指数增长期和平台期。在指数增长期，每个PCR循环后反应产物的量成指数增加，但随着扩增产物的积累，以及引物、dNTPs和DNA聚合酶的消耗，反应速度逐渐降低，扩增过程进入平台期，此时扩增产物不再呈指数增加，因此PCR实际扩增数量低于理论扩增数量。

（二）发展与应用

在普通PCR基础上又发展出了实时荧光定量PCR技术、等位基因特异性PCR检测技术、PCR－限制性片段长度多态性分析技术、PCR－核酸序列分析技术、PCR－基因芯片杂交技术及荧光原位杂交技术等，可用于临床分子诊断中。在个体化药物治疗中，PCR相关技术可用于研究与药物作用相关的酶、转运体、血浆结合蛋白及受体等的基因多态性检测（表4－8），指导临床合理用药。

表4－8　临床常用药物相关基因检测位点及检测技术

药物	相关基因（位点）	样本类型	常用检测技术（平台）
卡铂、顺铂、奥沙利铂	ERCC1、ABCC2、XRCC1、GSTP1、GSTM1	抗凝外周血或肿瘤组织	FQ－PCR、FISH、基因芯片、DNA测序、AS－PCR
氟尿嘧啶、卡培他滨、培美曲塞	DPYD、OPRT、MTHFR、TS、GSTP1	抗凝外周血或肿瘤组织	FISH、DNA测序、FQ－PCR、基因芯片
吉西他滨	hENT1、RRM1、CDA	抗凝外周血或肿瘤组织	DNA测序、AS－PCR、荧光定量PCR
巯嘌呤、硫鸟嘌呤、硫唑嘌呤	TPMT＊3C	抗凝外周血或肿瘤组织	FISH、DNA测序、AS－PCR
伊立替康	UGT1A1、SLCO1B1	抗凝外周血或肿瘤组织	FISH、DNA测序
他莫昔芬	CYP2D6、SULT1A1	抗凝外周血或肿瘤组织	DNA测序、AS－PCR等
伊马替尼	C－Kit、PDGFR－α	肿瘤组织	DNA测序 FQ－PCR
厄洛替尼、吉非替尼、西妥昔单抗、帕尼单抗	EGFR、KRAS、BRAF、PI3K	抗凝外周血、胸腹水或肿瘤组织	DNA测序、AS－PCR、HRM、FISH
曲妥珠单抗	HER－2、PI3K	抗凝外周血、胸腹水或肿瘤组织	FISH、DNA测序、FQ－PCR等
甲氨蝶呤	MTHFR	抗凝外周血或肿瘤组织	DNA测序、FQ－PCR、基因芯片等
紫杉醇、多西他赛、长春瑞滨、依托泊苷	MDR1、TUBB3、STMN1、CYP2C8＊3	抗凝外周血或肿瘤组织	FISH、DNA测序
环磷酰胺	GSTP1、MTHFR	肿瘤组织	DNA测序、PCR－RFLP

续表

药物	相关基因（位点）	样本类型	常用检测技术（平台）
阿霉素、表柔比星	TOPO Ⅱ α、MDR1、GSTM1、GSTT1	肿瘤组织	DNA 测序、FQ - PCR
替莫唑胺	MGMT、MDR1	抗凝外周血或肿瘤组织	FISH、DNA 测序
卡莫司汀、司莫司汀	ERCC1、ERCC2	肿瘤组织	FQ - PCR、DNA 测序
阿那曲唑、来曲唑	CYP19A1	外周抗凝血	DNA 测序、PCR - RFLP
华法林	CYP2C9、VKORC1	抗凝外周血	DNA 测序、FISH
氯吡格雷	CYP2C19、PON1、ABCB1	抗凝外周血	DNA 测序、FISH、基因芯片
阿司匹林	GPⅢaP1A2、PEAR1、LTC4S	抗凝外周血	FISH、FQ - PCR
硝酸甘油、乙醇	ALDH - 2	抗凝外周血	FISH、FQ - PCR、基因芯片
美托洛尔、普罗帕酮	CYP2D6、ADRB1	抗凝外周血	FISH、DNA 测序、AS - PCR、基因芯片
阿托伐他汀	ABCB1	抗凝外周血	FISH、DNA 测序
辛伐他汀	ABCB1、SLCO1B1 * 5	抗凝外周血	FISH、DNA 测序
普伐他汀	ABCB1、MTHFR	抗凝外周血	FISH、DNA 测序
他克莫司、环孢素	CYP3A5、CYP3A4	抗凝外周血	FISH、PCR - RFLP、AS - PCR、DNA 测序
霉酚酸酯	IMPDH2	抗凝外周血	FISH、FQ - PCR
丙戊酸钠	CYP2C9、UGTIA6	抗凝外周血	FISH、PCR - RFLP
别嘌醇、卡马西平、奥卡西平	HLA - B * 5801、* 1502	抗凝外周血	FISH、PCR - SSP、PCR - RFLP、DNA 测序
苯妥英钠、磷苯妥英	CYP2C9 * 2、CYP2C9 * 3	抗凝外周血	FISH、DNA 测序
丙戊酸钠	UGT2B7	抗凝外周血	FISH、DNA 测序、PCR - RFLP
氟哌啶醇、阿立哌唑、利培酮、奋乃静、硫利达嗪、奥氮平、氯氮草、丙米嗪、哌甲酯、托莫西汀	CYP2D6	抗凝外周血	FISH、DNA 测序、AS - PCR
胰岛素	IRS1	抗凝外周血	FISH、PCR - RFLP
糖皮质激素冲击	PAI - 1、ABCB1	抗凝外周血	FISH、DNA 测序
奥美拉唑、雷贝拉唑、伏立康唑、地西泮	CYP2C19	抗凝外周血	FISH、DNA 测序、基因芯片

注：FQ - PCR：real - time fluorescent quantitative PCR，荧光定量 PCR；AS - PCR：allele - specific PCR，等位基因特异性 PCR；FISH：fluorescence in situ hybridization，荧光原位杂交；HRM：high resolution melting，高分辨率溶解曲线。

三、治疗药物监测质量保证

（一）治疗药物监测质量与质量保证

质量（quality）是反映产品和服务满足明确和隐含需要的能力的特征和特性的总和。质量保证（quality assurance，QA）指为了提供足够的信任表明实体能够满足质量要求，而在质量体系中实施，并根据需要进行证实的、全部有计划和有系统的活动。治疗药物监测质量根据临床与患者的需要主要包括：①准确、及时的分析结果；②对结果的有效、充分的解释。

从事治疗药物监测活动的临床实验室应建立相应质量保证体系，以利于用药水平的提高，保障用药的安全性与有效性。

（二）治疗药物监测质量保证体系建立的措施

临床实验室应该不断提高质量管理水平，深化质量管理意识，因为高质量治疗药物监测报告并不是通过某种手段检验出来的，而是通过完善的质量保证体系管理出来的。实验室最基本的质量管理措施包括实验室内部质量控制，参与全国治疗药物室间质量评价，并努力通过实验室认可机构对本实验室的能力验证。

1. 治疗药物监测实验室内部质量控制（quality control，QC，简称室内质控）

（1）室内质控的目的　室内质控指实验室内为达到质量要求的操作技术和活动。广义上室内质控适用于得出检验结果所有步骤的活动，从收集标本，检测直至报告测定结果。室内质控的目的是检测、控制本实验室测定工作的精密度，并检测其准确度的改变，提高常规测定工作的批间、批内标本检测结果的一致性。由实验室的工作人员采用一系列统计学的方法，连续地评价本实验室测定工作的可靠程度，判断检验报告是否可发出。在医学实验室，室内质控的目的在于监测过程，以评价检验结果是否可靠，以及排除质量环节中所有阶段中导致不满意的原因。

（2）开展室内质控前的准备工作

①培训实验室工作人员　在开展质控前，每个实验室工作人员都应对质控的重要性、基础知识、一般方法有较充分的了解，并在质控的实际过程中不断进行培训提高，在实际工作中培养一些质控工作的技术骨干。

②建立标准操作规程　实施质控需要有一套完整的标准操作规程文件（SOP）做保障。例如仪器的使用、维护操作规程，试剂、质控品、校准品等的使用操作规程等。所有临床实验室都应建立一套较完整的SOP。

③仪器的检定与校准　对所用天平、量具等要定期进行计量检定。对测定临床样本的仪器要按一定要求进行校准，校准时要选择合适的（配套的）标准品；如有可能，校准品应能溯源到参考方法或参考物质；对不同的分析项目要根据其特性确立各自的校准频度。

④质控品的选择　质控品是保证质控工作的重要物质基础。根据质控品物理性状可有冻干质控品、液体质控品和混合血清等；根据有无测定值可有定值质控品和非定值质控品。实验室可根据各自的情况选用以上任何一种质控品作为室内质控品。但作为较理想的质控品至少应具备以下一些特性：a. 人血清基质，分布均匀；b. 无传染性；c. 添加剂和调制物的数量少；d. 瓶间变异小；e. 冻干品其复溶后稳定，2～8℃时不少于24小时，－20℃时不少于20天；某些不稳定药物在复溶后前4小时的变异应小于2%；f. 到实验室后的有效期应在1年以上。

⑤质控品的正确使用与保存　在使用和保管质控品时应注意以下几个方面：a. 严格按质控品说明书操作；b. 冻干质控品的复溶要确保所用溶剂的质量；c. 冻干质控品复溶时所加溶剂的量要准确，并尽量保持每次加入量的一致性；d. 冻干质控品复溶时应轻轻摇匀，使内容物完全溶解，切忌剧烈振摇；e. 质控品应严格按使用说明书规定的方法保存，不使

用超过保质期的质控品；f. 质控品要在与患者标本同样测定条件下进行测定。

（3）室内质控的实际操作

①设定靶值　通常进行血药浓度监测的药物（如环孢素，万古霉素）稳定性较好，开始室内质控时，首先要设定质控品的靶值。靶值必须在实验室内使用自己现行的测定方法进行确定。定值质控品的标定值只能作为确定靶值的参考。为了确定靶值，新批号的质控品应与当前使用的质控品一起进行测定。根据20或更多批获得的至少20次质控测定结果，计算出平均数，作为暂定靶值。以此暂定靶值作为下一个月室内质控图的靶值进行室内质控；一个月结束后，将该月的在控结果与前20个质控测定结果汇集在一起，计算累积平均数（第一个月），以此累积的平均数作为下一个月质控图的靶值。重复上述操作过程，连续3～5个月。最后以最初20个数据和3～5个月在控数据汇集的所有数据计算的累积平均数作为质控品有效期内的常用靶值，并以此作为以后室内质控图的平均数。对个别在有效期内浓度水平不断变化的项目，则需不断调整靶值。

②设定控制限　控制限通常是以标准差的倍数表示。临床实验室不同项目（定量测定）的控制限的设定要根据其采用的控制规则来决定。对新批号质控品应确定控制限，通常应用“设定靶值”中获得的数据设定稳定性较好的质控品的暂定标准差，常用标准差同样以最初20次质控测定结果和3～5个月在控质控结果汇集的所有数据计算的累积标准差作为质控品有效期内的常用标准差，并以此作为以后室内质控图的标准差。

③绘制质控图及记录质控结果　根据质控品的靶值和控制限绘制Levey－Jennings控制图（单一浓度水平），或将不同浓度水平绘制在同一图上的Z分数图。将原始质控结果记录在质控图表上。保留打印的原始质控记录。

④ 质控方法（规则）的应用　将设计的质控规则应用于质控数据，判断每一分析批是在控还是失控。

（4）失控情况处理及原因分析

①失控情况处理　操作者在测定质控时，如发现质控数据违背了控制规则，应填写失控报告单，上交专业室主管（组长），由专业室主管（组长）做出是否发出与测定质控品相关的那批患者标本检验报告的决定。

②失控原因分析　失控信号的出现受多种因素的影响，这些因素包括操作上的失误、试剂、校准物、质控品的失效，仪器维护不良以及采用的质控规则、控制限范围、一次测定的质控标本数等。失控信号一旦出现就意味着与测定质控品相关的那批患者标本报告可能作废。此时，首先要尽量查明导致的原因；然后再随机挑选出一定比例（例如5%或10%）的患者标本进行重新测定，最后根据既定标准判断先前测定结果是否可接受，对失控做出恰当的判断。对判断为真失控的情况，应该在重做质控结果在控以后，对相应的所有失控患者标本进行重新测定。如失控信号被判断为假失控时，常规测定报告可以按原先测定结果发出，不必重做。

2. 室间质量评价（external quality assessment，EQA）　室间质评由非本单位的机构，采用一系列办法来客观地评价实验室的结果，其主要目的是建立实验室间的可比性。该计划是多个标本周期性地发送到实验室进行分析和（或）鉴定，将每一实验室的结果与同组的其他实验室的结果靶值进行比较，并将比较的结果报告给参与的实验室。

EQA在质量改进过程是很有价值的，可为改进实验室结果的质量提供指南，应融入在实验室的质量改进计划中。但也要记住室间质评的局限性，它仅描述分析过程，而没有包括实验室分析前和分析后的活动，室间质评的结果会受到与患者检测无关的变量的影响，包括室间质评样本的制备、基质效应、统计方法评价、书写功能的选择及相同组的定义。因此，使用室间质评作为唯一的实验室质量评价手段是不恰当的。

扫码“练一练”

目前国内比较权威的有国家卫生健康委员会临床检验中心组织的 TDM 室间质评活动。每年向全国各个从事治疗药物监测的实验室发出邀请，自愿参加。国家卫生健康委员会临床检验中心每年将含有苯巴比妥、苯妥英、卡马西平、茶碱、环孢素、地高辛的质控血清分数批，每批 5 份质控血清发往各成员实验室，各成员实验室将测定结果回报给国家卫生健康委员会临床检验中心后进行统计处理，按一定规则对测定结果进行评估，并将统计结果发送到各成员实验室。国家卫生健康委员会临床检验中心开发了相应的远程数据交换系统，可以方便在因特网上传输、交换数据，并可得到专家的指点，以不断提高实验室质量控制的水平。

（张毕奎）

第五章　药物相互作用

扫码“学一学”

第一节　概　述

药物相互作用（drug - drug interactions，DDI）是指某一种药物的作用由于其他药物或化学物质的存在而受到干扰，使该药的疗效发生变化或产生药物不良反应。这里所指的化学物质除了药物外还可能是烟、酒或其他被人们滥用的毒品，也可能是食物中所含有的某种成分（如酪胺）或一些残存的添加物质（如杀虫剂）。随着医药科技的迅猛发展，临床用药品种和数量大大增多，由药物相互作用而引发的用药安全性和有效性也越来越受到关注。

药物相互作用可以产生不同的临床表现，既可以表现为药效的增强和（或）毒副作用的加重，也可以表现为药效的减弱和（或）毒副作用的减轻。联合使用多种药物时，应力求避免因药物相互作用而导致的药物毒性的加大和（或）疗效的降低，尽量使联合用药带来疗效的提高和（或）毒性的减轻。前者称为不良的药物相互作用（adverse drug interactions），后者称为临床期望得到的药物相互作用（clinically desirable drug interactions）。在不良的药物相互作用中，要特别注意下列严重不良反应：①心脏意外（心跳骤停或心律失常）；②高血压危象；③低血压休克；④呼吸麻痹（呼吸中枢抑制或呼吸肌麻痹）；⑤惊厥；⑥出血；⑦低血糖昏迷；⑧肝、肾、骨髓等实质性器官损害。

药物相互作用根据发生机制和形式的不同，可以分为体内药物相互作用和体外药物相互作用。体内药物相互作用主要指药代动力学方面的药物相互作用和药效学方面的药物相互作用。药代动力学方面的药物相互作用包括药物的吸收、分布、代谢（亦称生物转化）和排泄等四个环节中的相互作用（图 5 - 1）。药物在上述四个环节发生的变化均能影响药物在其作用靶位的浓度，从而改变其作用强度（加强或减弱）。药物在药效学方面的药物相

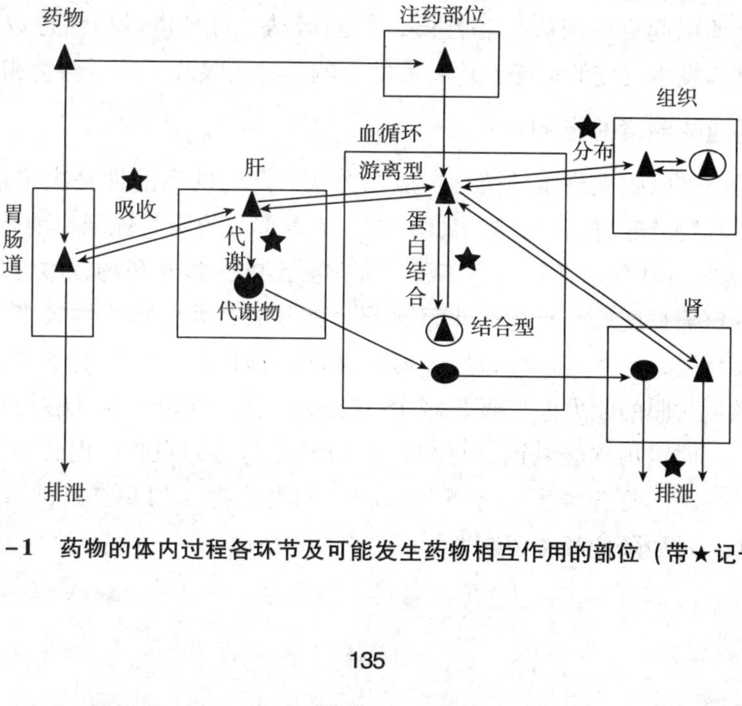

图 5 - 1　药物的体内过程各环节及可能发生药物相互作用的部位（带★记号）

互作用主要指药物联合使用疗效的相加、协同或拮抗作用，亦或药物不良反应的相加、协同或拮抗作用。药物的体外药物相互作用常指配伍禁忌，即两种或两种以上的药物在体外同一容器或输液器中混合而发生的物理不相容性和（或）化学不稳定性的变化。

第二节　药物在药动学方面的相互作用

一、药物吸收环节的相互作用

药物通过不同的给药途径被吸收进入血循环，因此，药物在给药部位的相互作用将影响其吸收，多数情况下表现为妨碍吸收，但也有促进吸收的少数例子。口服是最常用的给药途径，因此，药物在胃肠道吸收环节相互作用最常见，少数情况亦见于其他给药部位。

药物在胃肠道内吸收就是药物跨过小肠上皮细胞进入血液循环的过程。吸收途径包括细胞通路（transcellular pathway）和细胞旁路（paracellular pathway）。药物跨膜转运主要通过被动转运（passive transport）、媒体媒介转运（carrier - mediated transport）以及膜动转运（membrance mobile transport）三种转运机制进行。其中媒体媒介转运包括主动转运（Active transport）和促进扩散（facilitated diffusion），膜动转运包括胞饮作用（pinocytosis）和吞噬作用（phagocytosis）。被动转运是药物在体内吸收主要机制，绝大多数药物通过被动转运吸收。

影响药物吸收的因素包括生理因素和剂型因素，这里的剂型因素是指与药物理化性质以及剂型相关的所有因素。生理因素包括胃肠液的成分和性质、胃肠运动以及胃肠道内药物代谢酶等。胃肠液中的胆酸胆盐具有表面活性作用和增溶作用，可以增加难溶性药物的吸收。胃肠道 pH 值的变化可以导致药物解离状态的改变从而影响药物的吸收。胃肠道运动包括胃排空和小肠运动，胃排空加快通常伴随小肠运动加快，可以加快药物的吸收，但因此导致药物在胃肠道滞留时间缩短，也可能会导致药物吸收程度降低。小肠上皮细胞内可以表达细胞色素 P450 3A5（CYP3A5）以及多药耐药蛋白（MDR），药物通过小肠上皮细胞吸收时，有一部分药物被细胞内的 CYP 3A5 代谢或者被 MDR 转运出来，从而影响药物吸收。影响药物吸收的剂型因素主要有药物的溶解度、脂溶性、解离度、溶出速率等。药物合用时，凡是能够引起胃肠液成分和性质、胃肠运动、胃肠道内酶活性以及药物脂溶性、溶解度、解离度等发生改变的情况，均有可能影响药物的吸收，发生药物相互作用。

（一）胃肠道酸碱度的影响

药物在胃肠道的吸收主要通过被动扩散的方式。药物的脂溶性是决定这一被动扩散过程的重要因素。药物的非解离部分脂溶性较高，解离部分的脂溶性低，前者易扩散通过膜，后者的扩散能力差。pH 值对药物的解离程度有重要影响：酸性药物在酸性环境以及碱性药物在碱性环境的解离程度低，药物的非解离部分占多数，因而脂溶性较高，较易扩散通过细胞膜被吸收。反之，酸性药物在碱性环境或碱性药物在酸性环境的解离程度高，因而脂溶性较低，扩散通过膜的能力差，吸收减少（表 5 - 1）。例如，水杨酸类药物在酸性环境的吸收较好，若同时服用碳酸氢钠，将减少水杨酸类药物的吸收；而含有镁、钙、铝、锌等金属离子的抗酸剂、复合维生素等可与氟喹诺酮类药物（如左氧氟沙星）形成复合物，影响后者的吸收，进而降低其血药浓度。

表 5-1　pH 值对药物被动扩散能力的影响

pH 值	性质	酸性药物	碱性药物
酸性	解离度	↓	↑
	脂溶性	↑	↓
	扩散力	↑	↓
碱性	解离度	↑	↓
	脂溶性	↓	↑
	扩散力	↓	↑

然而，并不是所有的药物吸收均符合上述规律，如碳酸氢钠（sodium bicarbonate）减少四环素（碱性药）的吸收，可能原因是四环素在等电点时呈游离碱形式，这时的溶解度最小，因而不易被吸收。

（二）食物的影响

一般情况下食物减少药物的吸收，有时食物只延缓药物的吸收，但药物的吸收量不受影响。有的药物在进食情况下吸收增加，如螺内酯（spironolactone）与普通早餐食物同服，其吸收量明显高于空腹服药。食物中的脂肪含量对某些脂溶性药物的吸收有明显影响。如高脂肪食物明显增加灰黄霉素（griseofulvin）的吸收量。

食物与药物的相互作用远不止影响药物的吸收，由于食物中成分较复杂，不同的食物可以通过影响药物的吸收、分布、代谢和排泄等多个环节来影响药物的吸收。如乙醇可以通过诱导药物代谢酶 CYP2E1 而降低经过 CYP2E1 催化代谢的药物的血药浓度。香烟可以诱导 CYP1A2 活性而降低经过 CYP1A2 催化代谢的药物的血药浓度。葡萄柚汁则对 CYP3A4 有一定的抑制作用，可以与经过 CYP3A4 催化代谢的药物发生相互作用，导致药物不良反应或临床希望的药物相互作用。常见的食物－药物相互作用见表 5－2。

表 5-2　常见食物－药物相互作用

食物	药物	相互作用后果
食物	曲格列酮	食物增加吸收 30% ~85%
	司来吉兰	食物增加 C_{max} 和 AUC
	异烟肼	食物降低生物利用度
Olestra	维生素 A、D、E、K	大大降低吸收
葡萄柚汁	非洛地平、尼群地平、尼索地平、沙奎那韦	增加 AUC 和 C_{max} 大于 70%
	硝苯地平、尼莫地平、维拉帕米、环孢素、咪达唑仑、三唑仑、特非那定	增加 AUC 和 C_{max} 少于 70%
	奎尼丁	吸收增加，原因为抑制奎尼丁在小肠内的代谢

（三）络合与吸附作用

含二价或三价金属离子（如钙、镁、铁、铋、铝）的化合物若与四环素类抗生素同服，将在胃肠道内形成难溶解的络合物，使抗生素在胃肠道的吸收受阻，在体内达不到抗菌有效浓度。如在口服四环素（tetracycline）、土霉素（oxytetracycline）、美他环素（metacycline）或多西环素（强力霉素，doxycycline）时，分别同服硫酸亚铁（ferrous sulphate）40mg，结果以上 4 种四环素类抗生素的血药浓度均明显低于单独服用抗生素组；地美环素

（去甲金霉素，demeclocycline）300mg 单服的血药浓度明显高于相同剂量药物分别与 20ml 氢氧化铝凝胶或半品脱（约 284ml）牛奶同服后的血药浓度。因此，在服用四环素类抗生素时不宜与铁制剂或含钙、镁、铝离子的抗酸药如碳酸钙（calcium carbonate）、氧化镁（magnesium oxide）、氢氧化铝凝胶（aluminium hydroxide gel）等同服，以免降低这类抗生素的治疗效果。

考来烯胺（colestryramine）是一种阴离子交换性树脂，它对酸性分子有很强的亲和力，很容易和阿司匹林（aspirin）、保泰松（phenylbutazone）、洋地黄毒苷（digitoxin）、地高辛（digoxin）、华法林（warfarin）、甲状腺素（thyroxine）等结合成为难溶的复合体，妨碍了这些药物的吸收。例如，考来烯胺在肠道内与洋地黄毒苷结合，减少后者的吸收，降低其血浓度及减弱其作用；洋地黄毒苷有较高比例的肠肝循环（约占 1/4），考来烯胺与经由肠肝循环进入小肠的洋地黄毒苷结合，使后者不能再度从肠道吸收，在洋地黄毒苷过量中毒情况下可以利用考来烯胺这种作用来促进洋地黄毒苷从肠道排泄。考来烯胺是一种降血脂药，它通过与胆酸结合妨碍后者的肠肝循环，使进入十二指肠的胆酸不被肠道再吸收，减少胆酸的再利用，促使体内胆固醇代谢形成胆酸，从而起到降低血胆固醇的作用，但是，甲状腺功能低下（黏液性水肿）的患者虽然常伴有血胆固醇增高，在使用甲状腺素的同时却不宜使用考来烯胺来降低血胆固醇，因甲状腺素将被考来烯胺结合而减少吸收，降低治疗效果。

白陶土（kaolin）能吸附药物减少它们的吸收。林可霉素（洁霉素，lincomycin）与白陶土制剂同时服用，林可霉素的血浓度只有单服时的十分之一；在服林可霉素 2 小时后服白陶土制剂，血中抗生素浓度只有单服时的一半，若在服林可霉素之前 2 小时服用白陶土制剂，则对林可霉素的血浓度无明显影响。活性炭也具有很强的吸附作用，与药物同服能够吸附药物，从而影响药物的吸收，如大剂量（5 ~10g）活性炭（activated charcoal）明显减少对乙酰氨基酚（paracetamol）、卡马西平（carbamazepine）和地高辛（digoxin）等在胃肠道的吸收。活性炭还可以通过阻断肠肝循环，降低已吸收入血的药物的血药浓度。

（四）胃肠运动功能的影响

胃肠运动主要影响药物的吸收速度，对吸收程度的影响视情况而定。胆碱能受体拮抗剂、麻醉药、止痛药以及肾上腺素受体激动剂可以减慢胃排空及胃肠运动，胃动力药可以加快胃肠运动及胃排空。例如，抗胆碱药丙胺太林（普鲁本辛，propantheline）延缓胃排空，减慢对乙酰氨基酚在小肠的吸收，甲氧氯普胺（灭吐灵，metoclopramide）则通过加速胃的排空从而使对乙酰氨基酚的吸收加快，同样原因，阿托品（atropine）延缓利多卡因（lidocaine）的吸收，地昔帕明（去甲丙米嗪，desipramine）因具有抗胆碱作用，能延缓保泰松的吸收，使血峰浓度出现的时间推迟。泻药明显加快肠蠕动，减少药物的吸收。

（五）削弱肠吸收功能的影响

一些药物如新霉素（neomycin）、对氨基水杨酸（aminosalicylic acid）和环磷酰胺（cyclophosphamide）等能损害肠黏膜的吸收机能，引起吸收不良（malabsorption）。新霉素与地高辛合用时，后者的吸收减少，血浓度降低，对氨基水杨酸使合用的利福平（rifampicin）血浓度降低一半，环磷酰胺使合用的 β - 乙酰地高辛（β - acetyldigoxin）吸收减少，血浓度降低。

（六）转运蛋白与药物相互作用

药物转运蛋白又称药物转运体（drug transporter），分布于机体几乎所有器官，特别是胃肠道、肝脏、肾脏和脑等机体重要器官或组织的表面，是负责药物跨膜转运功能的蛋白质的总称。分为2个超家族：三磷酸腺苷结合盒（adenosine triphosphate - binding cassette，ABC）和溶质载体（solute carrier，SLC）超家族转运体。在药物的吸收、分布、代谢和排泄过程中发挥重要作用。

转运体介导的药物 - 药物相互作用得到了大量证实。药物经转运体转运的方式主要是主动转运，根据药物转运体转运机制和方向的不同，又可分为摄取转运体（uptake transporter）和外排转运体（efflux transporter）。摄取转运体的主要功能是促进药物向细胞内转运、促进吸收，如有机阴离子多肽转运体（organic anion - transporting polypeptide，OATP）、有机阴离子转运体（organic anion transporter，OAT）、有机阳离子转运体（organic cation transporter，OCT）和寡肽转运体（peptide transporter，PEPT）等。而外排转运体的主要功能则是将药物从细胞内排出，限制药物的摄取和吸收，功能类似外排泵，如多药耐药外排蛋白（multidrug efflux transporters，MDR）、P - 糖蛋白（P - glycoprotein，P - gp，又称MDR Ⅰ）、多药及毒性化合物外排蛋白（multidrug and toxic compound extrusion transporter，MATE）、多药耐药相关蛋白（multidrug resistance protein，MRP）、乳腺癌耐药蛋白（breast cancer resistance protein，BCRP）、肺耐药蛋白（lung resistance - related protein，LRP）、胆盐输出泵（bile salt export pump，BSEP）等。

转运体功能的改变，如药物间的竞争作用、转运体表观遗传修饰和基因多态性以及疾病病理环境的影响等，都将导致药物吸收速率方面呈现较大个体差异，并可能导致药效降低或毒性增加。考虑到转运体相关的药物相互作用风险，2007年成立了国际转运体联盟（international transporter consortium，ITC），由制药界、学术界和FDA专家组成，该组织建立了转运体介导的药物相互作用的体外研究标准，并发布了一系列白皮书，首次确定了7个最有临床意义的转运体：P - 糖蛋白（P - gp）、有机阴离子转运多肽1B1和1B3（OATP1B1和OATP 1B3）、乳腺癌耐药蛋白（BCRP）、有机阳离子转运体2（OCT2）、有机阴离子转运体1和3（OAT1/OAT3）。后来又把胆盐输出泵（BSEP）、多药及毒性化合物外排蛋白（MATEs）和多药耐药相关蛋白（MRPs）补充到目录中。

近年来，外排转运体研究最为广泛，如P - gp、MRP2和BCRP等，均与肿瘤药物多药耐药（multidrug resistance，MDR）密切相关。尤其是P - 糖蛋白（P - gp，MDR1，ABCB1），最早由Juliano和Ling从多药耐药（MDR）癌细胞系中分离，是ABC转运体超家族的成员。P - gp广泛分布于许多生物膜表面，如肝脏、肾脏、小肠、血 - 脑屏障、胎盘屏障等，在这些正常组织中，P - gp对机体起保护作用，可阻止外来有害物质进入机体。而在许多肿瘤细胞中P - gp过表达，能将抗肿瘤药物从细胞内转运至细胞外，降低细胞内药物浓度，进而降低药物疗效或产生耐药。P - gp的底物非常广泛，包括免疫抑制剂、甾体激素、多种抗肿瘤药物、抗真菌药、钙通道阻滞剂、HMG - CoA抑制剂、强心苷等。同样也有数百种药物是P - gp的抑制剂，如克拉霉素、环孢素、硝苯地平、利托那韦、埃索美拉唑等，当P - gp的底物与抑制剂联合应用时，可能会使底物外排减少，疗效增高，甚至产生毒副作用。如地高辛（P - gp底物）和奎尼丁（P - gp抑制剂）合用，可导致地高辛血药浓度增高50% ~300%，极易导致地高辛中毒。P - gp诱导剂也较常见，如卡马西平、苯巴比妥、利福平、圣约翰草提取物等，当这些药物与P - gp底物合用时，可增加P - gp

底物外排，降低血药浓度，进而降低疗效，甚至导致治疗失败。如地高辛（P－gp 底物）和利福平（P－gp 诱导剂）合用，可促进地高辛肠道外排，降低地高辛血药浓度。值得注意的是，P－gp 诱导剂仅在高剂量、持续给药的基础上才会出现明显的诱导作用，在较低剂量时无明显诱导作用，甚至表现为抑制作用。

（七）其他

近年研究发现，许多药物在小肠吸收后通过肠壁时被代谢，进而引起药物生物利用度降低，这种肠道首过效应（intestinal first pass effect）日益引起重视。目前已在肠壁中发现多种药物代谢酶，如 CYP3A4、CYP3A5、CYP2C9、CYP2C19、CYP2D6 等，其中以 CYP3A4 的含量最高，临床常用药物也多为 CYP3A 的底物，因此，这种肠壁代谢是造成许多口服药物生物利用度偏低的一个重要原因，同时也是肠道发生 DDI 的重要场所，如 CYP3A 抑制剂，可以抑制小肠上皮细胞内 CYP3A5，与 CYP3A5 底物（如他克莫司、环孢素等）合用时，可以增加其吸收，增加血药浓度，进而影响临床疗效。

二、药物分布环节的相互作用

（一）药物与白蛋白结合

白蛋白是血浆中最重要的蛋白质，健康时，体内差异较小。与白蛋白结合的药物是血浆中蛋白结合药物的主要部分。例如，血液中的普萘洛尔有 50% 与白蛋白结合。由于白蛋白与药物结合表现出结合力小，容量大的特点，加之白蛋白分子量小，含量多，不易饱和，因此，血浆中白蛋白含量的变化很少引起白蛋白与药物结合的变化。但是，严重的肝肾疾病导致低白蛋白血症时，也可以引起血浆蛋白结合的变化，特别是一些主要与白蛋白结合的药物。

（二）药物与α_1酸性糖蛋白结合

α_1酸性糖蛋白在血浆中含量低，仅为白蛋白的 1/100，其生理作用尚不完全清楚，目前认为与凝血、免疫及组织修复功能有关。分子量为 40000，因含有唾液酸而呈酸性。主要依靠疏水性结合与药物结合。每个分子有两个结合部位，部位Ⅰ位于糖蛋白的蛋白部分，酸性药物如华法林主要在结合部位Ⅰ与蛋白质结合。位于其他部分的结合部位Ⅱ则主要与保泰松等药物结合。α_1酸性蛋白主要分布于血浆中（60%），血管外也有少量分布。多数药物与α_1酸性蛋白结合的同时，也与白蛋白等血浆蛋白结合，且往往是与白蛋白结合占据主导地位，一些药物如丙吡胺、红霉素在治疗范围内只与α_1酸性蛋白结合。尽管如此，由于α_1酸性糖蛋白含量在健康或患者的个体中都存在着较大的差异，加之其具有含量低、容量小、易被药物饱和等特点，因此，药物与α_1酸性糖蛋白的差异是个体间药物与血浆蛋白结合差异的决定因素。表 5－3 列出了一些主要与α_1酸性糖蛋白结合的药物。

（三）药物与其他血浆蛋白结合

药物除与白蛋白、α_1酸性糖蛋白结合外，尚可与其他血浆蛋白质结合。如阿米替林、去甲阿米替林可以与脂蛋白结合，丙米嗪可以与补体 C3 结合，补体反应蛋白、α_1抗胰蛋白酶、α_1酸性糖蛋白的增加可以增加新型非甾体抗炎药 Timegadine 的蛋白结合率。这些血浆蛋白与药物结合的临床相关性尚不清楚。值得注意的是，它们不可能成为血浆蛋白结合的决定因素。

表 5－3　一些与α_1酸性糖蛋白结合显著的药物

β受体拮抗剂	阿片类	抗抑郁药	抗心律失常药	其他类
阿普洛尔(Aprenolol)	美沙酮(Methadone)	阿米替林(Amitriptyline)	安博律定(Aprindine)	氯丙嗪(Chlorpromazine)
氧烯洛尔(Oxpreolol)	哌替啶(Pethidine)	米帕明(Imipramine)	布吡卡因(Bupivacaine)	双嘧达莫(Dpyridamole)
吲哚洛尔(Pindolol)		去甲替林(Nortriptyline)	丙吡胺(Disopyramide)	红霉素(Erythromycin)
普萘洛尔(Propranolol)			利多卡因(Lignocaine)	甲氧氯普胺(Metoclopramide)
噻吗洛尔(Timolol)			吡美诺(Pirmenol)	尼卡地平(Nicardipine)
			奎尼丁(Quinidine)	苯环己哌啶(Phencylidine)
			维拉帕米(Verapamil)	泼尼松龙(Prednisolone)
				黄体酮(Progesterone)
				三唑仑(Trazolam)

（四）血浆蛋白结合与药代动力学的关系

药物与蛋白质的结合作用是可逆的，遵守质量的活动定律。

$$药物+蛋白 \rightleftharpoons 药物-蛋白质复合体$$

药物与血浆蛋白结合后，变为药物－蛋白质复合体，其分子量变大，理化特性与游离型药物有所不同。由于此复合体的解离速度非常快（解离半衰期约 20ms），因此对药物从血浆中的清除不起限速作用。药物－蛋白质复合体不能跨膜转运，故药物与血浆蛋白结合成为复合体后将会影响其对靶器官作用的效应。药物与蛋白质结合产生的药理作用主要表现为对药动学的影响，通过影响药物在体内的组织分布、药物的消除量和速度以及通过改变血浆或组织中游离型药物浓度等方式来影响药效。

1. 血浆蛋白结合对药物组织分布的影响　药物吸收进入体内后产生效应，是由于药物分子和靶器官的一定受体或作用点相互作用所致，因此，具有生物活性的药物必须在受体及作用点的周围维持一定的浓度，即组织中必须维持一定的游离药物浓度才能够与受体或作用点结合产生药物效应。组织中游离药物浓度的变化直接影响着药物在组织中的分布。一般来说，如果某些药物在血浆中大部分为蛋白结合形式，例如，蛋白结合率高达 90% 以上，则其在组织中浓度较低，分布较少。血浆蛋白结合率很高的药物，因为血管外组织的白蛋白含量低于血浆中白蛋白含量，造成血管内药物浓度（结合型＋游离型）显著高于血管外，因而使得从血浆总浓度推算得的 V_d值和 Cl 值与实际值相比均偏低。

2. 血浆蛋白结合对游离药物浓度的影响　血浆中，游离药物与结合型药物存在下列变化规律。

$$游离药物+蛋白质 \rightleftharpoons 结合药物$$

$$f_{ub}=C_{ub}/C_b$$

式中，f_{ub}为游离率；C_{ub}为游离药物浓度；C_b为血浆中总药物浓度，包含游离型与结合型。简单的分析认为：结合率增加则游离浓度降低，结合率降低则游离浓度增加。但是，由于结合率的变化可以导致肝脏药物代谢的变化，这种代谢的变化可能会导致游离药物浓度及总药物浓度的变化。因此，我们不能简单地认为游离药物浓度与蛋白结合率呈反比关系。现以静脉给药模型说明之，如果药物仅在肝脏代谢则有下列方程。

$$C_b = \frac{R_0}{Cl_{H \cdot b}} = \frac{R_0}{Q_H \cdot E_H} = \frac{Q_H \cdot f_{ub} \cdot Cl_{int}}{R_0 \ (f_{ub} \cdot Cl_{int} + Q_H)} \tag{5-1}$$

$$C_{ub} = f_{ub} \cdot C_b = \frac{R_0 \ (f_{ub} \cdot Cl_{int} + Q_H)}{Q_H \cdot Cl_{int}} \tag{5-2}$$

式中，C_b为血中药物总浓度；C_{ub}为游离药物浓度；R_0为给药速度；f_{ub}为游离率；$Cl_{H \cdot b}$为肝脏总清除率；Cl_{int}为肝内在清除率；Q_H为肝血流量；E_H为肝抽取率。当肝脏的内在清除率很小时，则肝抽取率很小，此时，式（5－1）、式（5－2）可变为：

$$C_b = \frac{R_0}{f_{ub} \cdot Cl_{int}} \tag{5-3}$$

$$C_{ub} = \frac{R_0}{Cl_{int}} \tag{5-4}$$

从式（5－3）、式（5－4）可知，血浆总浓度随着游离率的增加而降低。而游离血药浓度则与游离率无关。这样可以认为，经肝脏代谢的药物，当肝脏的抽取率很低时，游离药物浓度与血浆蛋白结合率的变化没有关系。我们把这类药物称为低清除率药物。

当肝脏的内在清除率很大时，则肝抽取率很大，此时，式（5－1）、式（5－2）可简化为：

$$C_b = \frac{R_0}{Q_H} \tag{5-5}$$

$$C_{ub} = \frac{R_0 \cdot f_{ub}}{Q_H} \tag{5-6}$$

血浆总药物浓度与游离率无关，游离药物浓度则随着游离率的增大而增大。可以认为，经肝脏代谢的药物，当肝抽取率很大时，游离药物浓度与蛋白结合率呈反比关系。这类药物被称为高清除率药物。

对于肝脏内在清除率中等大小的药物可以通过计算机模拟结果，结果认为：游离率的变化可以导致显著的游离药物浓度变化，且随着内在清除率的增加，游离率对游离药物浓度的影响也增大。总之，随着内在清除率从小到大变化，蛋白结合率对游离药物浓度的影响也由小至大而变化，并可以导致显著的游离药物浓度改变。内在清除率很小时，没有影响。总的影响趋势是：蛋白结合率增大，则游离血药浓度减小。

3. 血浆蛋白结合对药物消除的影响 药物的消除分为肾小球滤过与肝脏的生物转化两种方式。理论上，与血浆蛋白结合的药物不易通过肾小球滤膜而不能滤过，从而可以延缓从肾的消除，同样与血浆蛋白结合的药物也不能被生物氧化而限制其在肝脏的消除，但是由于药物与血浆蛋白的结合是一种松散的结合，其亲合力很低，结合药物的解离不可能成为药物在肝、肾消除的限速步骤。因此，药物的蛋白结合一般不影响肾排泄速率或肝生物转化速率，因而对药物消除无影响。但在有的药物特别是显著地与 α_1 酸性糖蛋白结合的药物，由于其结合较为紧密，相对难以解离，因而对药物消除产生一定的影响。以对肝生物转化的影响为例说明如下。

假定药物主要以肝生物转化为主要方式，则：

$$Cl = Q_H E_H = Q_H\left(\frac{Q_H + Cl_{int} \cdot f_{ub}}{Cl_{int} \cdot f_{ub}}\right) \quad (5-7)$$

式中，Cl 为总清除率；Q_H为肝血流量；E_H为肝抽取率；Cl_{int}为肝内在清除率；f_{ub}为药物游离率。当 Cl_{int}很小时，则 $Cl_{int} \cdot f_{ub}$远小于 Q_H，则式 5－7 可简化为：

$$Cl = Cl_{int} \cdot f_{ub} \quad (5-8)$$

此时，可以认为药物的清除与游离率成正比关系。当内在清除远大于肝血流量 Q_H时，此时，血流量为生物转化的限速步骤，式 5－7 可简化为：

$$Cl = Q_H \quad (5-9)$$

从上式可知，清除率与游离率没有关系，而只与血流量成正变关系。

总之，一般认为药物的血浆蛋白结合对药物的清除率没有影响。但对于显著与 α_1 酸性糖蛋白结合的药物，蛋白结合对药物清除率的影响则应根据肝脏的内在清除率进行分析，当内在清除率很小时，$Cl_{int} \cdot f_{ub}$远小于 Q_H，药物清除率与游离率 f_{ub}成正比关系。而当内在清除率很大时，$Cl_{int} \cdot f_{ub}$远大于 Q_H时，药物清除率与游离率 f_{ub}无关而只与血流量 Q_H成正比关系。

血浆蛋白结合对药效学的影响主要表现在血浆蛋白结合率的改变导致游离药物浓度的改变以及对药物消除的影响。药物产生效应主要与靶组织的游离药物浓度有关，游离浓度增高则效应增强。清除率对药效也有一定的影响，清除率增加，则药物清除快，作用时间短。总之，当血浆蛋白结合率改变引起游离药物浓度增高时，可以增加药物效应。反之则降低药物效应。如引起血浆白蛋白、α_1 酸性糖蛋白低下的各种原因可引起血浆蛋白结合率下降，游离药物浓度增高，另外，显著与 α_1 酸性糖蛋白结合的药物也可因药物相互竞争蛋白结合而导致游离浓度增高。一些显著与 α_1 酸性蛋白结合的药物，当蛋白结合率改变时，也可以引起清除率的改变，如蛋白结合率增高则可导致清除率降低，这种影响可能会延长药物的效应。

（五）药物在血浆蛋白结合点上竞争及其意义

药物在白蛋白同一结合点上的结合是非选择性的，许多理化性质相似的药物或内源性物质可能在相同的白蛋白结合位点上竞争，将结合力低者置换游离出来。如新生儿由于白蛋白水平较低，当使用较大剂量磺胺类药物、水杨酸类或其他阴离子性有机药物时，其白蛋白结合位点Ⅰ上的胆红素被竞争置换而游离出来，产生高胆红素脑病。一般情况下，由于白蛋白结合位点很难饱和，药物对白蛋白的竞争很难引起游离血浆药物浓度的改变，因而难以产生药物效应或毒性的改变，但下列情况下则可能产生药效和毒性的改变：第一，被置换的药物蛋白结合率高，但亲合力低于置换者。第二，被置换药物作用强。第三，显著与 α_1 酸性蛋白结合的药物之间相互竞争。第四，白蛋白浓度降低时。第五，被置换的药物分布容积小，肝脏的内在清除率高。

蛋白结合率低的药物，如结合率低于 80% 时，即使结合率降低 10%，游离药物浓度只增加 1/2，而结合率高的药物，如结合率为 99% 时，竞争使结合率降低 10%，可以使游离药物浓度增加 10 倍。表 5－4 列出了常见的血浆蛋白结合率大于 90% 的药物。被置换的药物作用强才能引起效应及毒性的改变。某些药物如苯唑西林，尽管其蛋白结合率为 90%，但由于其毒性低、安全性大，即使游离浓度增加很多倍也不会引起严重的不良反应，对这些药物血浆蛋白结合竞争性问题不必过多考虑。在各种原因引起低白蛋白血症时，由于白蛋白含量低，结合位点易于被饱和。这种情况下，药物血浆蛋白结合竞争易于引起游离药物浓度的改变。另外，与 α_1 酸性糖蛋白结合的药物（表 5-3），因 α_1 酸性糖蛋白含量低，药物血浆蛋白结合竞争时也易于引起游离浓度增加，应引起注意。除此之外，被置换药物的分布容积对游离浓度影响也较大，分布容积小的药物，游离浓度的改变可引起靶组织浓度的改变，从而产生药效与毒性的改变，而分布容积大的药物因其分布较广，血浆蛋白竞争引起的游离浓度改变很难导致靶组织药物浓度的较大改变，因而很少引起药效、毒性的改变。血浆蛋白结合率对药效、毒性的影响，还应考虑肝脏的内在清除率。只有内在清除率高的药物，白浆蛋白竞争结合引起结合率降低才能引起游离药物浓度的增高，而对于内在清除率低的药物，尽管结合率的改变对总药物浓度产生影响，但是对游离药物浓度则无影响。因此，在分析药物竞争血浆蛋白结合对药效、毒性的影响时，应充分考虑这些条件，没有这些条件的竞争是没有意义的。

表 5-4　血浆蛋白结合率高的药物

药名	蛋白结合率（%）	引起游离浓度倍增的蛋白结合率下降
磺胺对甲氧嘧啶	99	1%
磺胺乙噻二唑	99	1%
双香豆素	99	1%
地西泮	99	1%
甲磺丁脲	99	1%
保泰松	99	1%
洋地黄毒苷	97	3%
吲哚美辛	97	3%
华法林钠	97	3%
阿米替林	96	4%
普萘洛尔	96	4%
氯内嗪	96	4%
双氯西林	96	4%
甲氨蝶呤	94	6%
氯唑西林	94	6%
萘啶酸	93	7%
苯妥英	91	9%
氯贝丁酯	90	10%
苯唑西林	90	10%
萘夫西林	90	10%
克林霉素	90	10%

三、药物代谢环节的相互作用

（一）P450 酶介导的代谢性药物相互作用

1. 药物代谢酶简介　肝脏是代谢药物的主要器官，肝微粒体酶（hepatic microsomal enzyme）是代谢药物的酶系，故亦称“药物代谢酶”（drug - metabolizing enzyme），简称“药酶”，这是一种混合功能氧化酶，其中细胞色素 P450（cytochrome P450）在药物的生物转化过程中起重要作用。药物可通过对药酶的干扰去影响另一药的代谢，主要有酶诱导和酶抑制两种作用形式。细胞色素 P450 特异性抑制剂和底物竞争性抑制而导致的药物代谢环节的相互作用是药物相互作用的主要原因。

细胞色素 P450（cytochrome P450，CYP）酶系是一个超家族（superfamily）。它们不仅种类繁多，而且还广泛存在于动物和植物细胞中，在某些细菌和酵母中也有发现。植物细胞中的 P450 酶系可能与植物色素和各种生物碱的合成代谢有关。在人体细胞中，根据其分布特征，P450 可分为三大类。一类是线粒体 P450，它们主要在肾上腺皮质细胞的线粒体中表达，主要参与类固醇激素的生物合成，因与药物或其他外来化学物质的体内代谢无关，故不属于药物代谢酶的范畴。另一类是微粒体 P450，由 4 个基因家族（family）编码表达，它们在与内质网膜结合的多聚核蛋白体上合成，这种具有亲水性的呈球状结构的 P450 酶蛋白通过其氨基末端的肽链被包埋或镶嵌在内质网膜的脂质双层结构中，但大部分结构仍暴露于内质网膜的胞浆侧表面，与其相邻的是黄素蛋白 NADPH - P450 氧化还原酶，后者是一个细胞内膜蛋白，由一个亲水的氨基末端肽链紧密结合在内质网膜的脂质双层结构中。微粒体 P450 是一类主要的 P450，它们参与药物、致癌物、类固醇激素和脂肪酸的氧化代谢。第三类 P450 既分布在内质网膜上又分布在线粒体中，它们可能参与一些具有重要生理功能的内源性物质（如血栓素、前列环素、胆固醇、维生素 D_3 和胆汁酸）的生物合成与代谢，包括 CYP5、CYP7A1、CYP7B1、CYP8、CYP24、CYP27 和 CYP51。

P450 的主要生理功能是通过氧化、超氧化和还原等代谢反应方式催化药物、环境化学物质和天然物质的生物转化，其主要作用是传递来自外界氧分子的单个氧原子进入到各种被代谢的底物结构之中，加单氧酶由此而得名。P450 是含血红素铁的酶（血红素 - 硫化蛋白）。P450 的催化循环是，电子由 NADPH 提供，经过电子转移黄素蛋白 NADPH（有时是 NADH） - P450 氧化还原酶（有时是细胞色素 b5）传递给与其紧密相邻的 P450 酶类，后者激活氧分子，使底物氧化，此外，一些 P450 酶也是光学异构酶、还原酶、脱氧酶、酯键氧化酶和 NO 合成酶等。

P450 酶系成员众多，为一个超家族，并依次分类为家族、亚（或次）家族和酶个体 3 级。统一命名方案（nomenclature）几经修改后业已公布。一般通则是：细胞色素 P450 缩写成 CYP，CYP 正体表示酶，*CYP* 斜体表示相对应的基因。根据酶蛋白一级结构中氨基酸序列的同源（Homology）程度区分。同源度≤40% 者则归入不同的家族，家族用阿拉伯数字表示，如 CYP2。每一家族进一步被区分为亚家族（subfamily）。在哺乳动物的亚家族中同源性 >55% 被归放为同一亚家族，并用大写英文字母表示，如 CYP2C。最后，在同一亚家族内根据酶被鉴定的先后顺序用阿拉伯数字编序，用于区分不同的酶个体，如 CYP2C19。

在人类肝脏 P450 酶系中，各种主要 P450 的相对含量业已查明（表 5 - 5）。CYP3A 和 CYP2C 两大亚家族常与临床重要药物的代谢有关。综合分析表明：CYP1A2、CYP2E1 和 CYP3A4 是参与环境化学物质代谢与代谢激活最重要的酶类。因为遗传多态性和其他因素的影响，酶水平或活性个体差异较大的酶是 CYP2D6 和 CYP2C。据统计分析，34% 的药物可被 CYP3A4 代谢，因此相关的药物相互作用不可避免。此外，在 2C 亚家族中，CYP2C9/CYP2C10 约占肝 P450 总量的 20%，CYP2C19 占 0.8% ~1.4%。

表 5－5　人体肝脏 P450 酶系中主要酶类的相对含量、变异程度和肝外分布

P450 酶	相对含量	变异程度（倍数）	肝外分布
1A1（诱导后）	<1%	100	肺、肾、胃肠道、皮肤、胎盘
1A2	13%	40	肺、脑、胃肠道
1B1	<1%		皮肤、肾脏、前列腺
2A6	4%	3～100	肺、鼻黏膜
2B6	<1%	50	胃肠道、肺
2C	20%	25～100	胃肠道（小肠黏膜）、肺
2D6	1%～2%	1000	胃肠道
2E1	7%	20	肺、胎盘
3A	30%	20	胃肠道、胎盘、肾、肺

2. 酶诱导　一些药物能增加药酶的合成，即酶诱导（enzyme induction）。它们通过这种方式加速另一药物的代谢而干扰该药的作用。药物对酶的诱导作用需要一定的时间，一般而言，给药 3 天开始产生诱导作用，给药 7～10 天达到最大诱导作用，停药后药物消除完全后诱导作用仍会保留一定时间。药物对酶的诱导作用没有特异性，可以对多种酶产生诱导作用。不少药物具有药酶诱导作用，如巴比妥类特别是苯巴比妥（phenobarbital），水合氯醛，格鲁米特（导眠能，glutethimide），甲丙氨酯（眠尔通，meprobamate），苯妥英（phenytoin），扑米酮（primidone），卡马西平（carbamazepine），保泰松，尼可刹米（nikethamide），乙氯维诺（ethchlorvinol），灰黄霉素，利福平，螺内酯。由于大多数药物在体内经过生物转化后，它们的代谢物失去药理活性，因此药酶诱导的结果将使受影响药物的作用减弱或缩短。例如，患者在应用口服抗凝血药双香豆素（dicoumarol）期间加服苯巴比妥，后者使血中双香豆素的浓度下降。有些药物主要通过活性代谢产物发生作用，酶诱导可以导致药物代谢加快，导致药物作用增强。

3. 酶抑制　肝药酶的活性能被某些药物抑制，称酶抑制（enzyme inhibition）。药酶被抑制的结果，将使另一药物的代谢减少，因而加强或延长其作用。药物对酶的抑制作用分为特异性抑制和竞争性抑制。特异性抑制指药物与酶结合后，结合牢固，使酶失去活性。竞争性抑制指酶的底物之间竞争与酶结合，导致酶代谢某一种药物的能力降低，产生抑制作用。竞争性抑制是产生药物相互作用的主要原因。一般而言，药物对酶的抑制作用具有特异性。某种药物同时对多种酶具有抑制作用的情况较为少见。如红霉素为 CYP3A4 的底物，与 CYP3A4 的其他底物合用时，由于血药浓度较高，可以竞争性抑制 CYP3A4，导致其他药物的代谢减慢，发生药物相互作用，但是红霉素与其他酶催化的底物合用时则不会发生药物相互作用。

4. 代谢环节药物相互作用预测　预测药物代谢环节的相互作用应从多个环节考虑，主要应当考虑下列因素：①药物与酶发生作用的性质，是抑制剂还是底物或者是诱导剂；②抑制或者诱导作用的强弱；③与酶结合位点结合的药物的浓度；④酶的饱和性；⑤药物通过此酶代谢的程度；⑥是否产生活性代谢产物；⑦底物治疗指数的高低；⑧给药个体酶活性大小、表型/基因型有关的信息；⑨发生药物不良反应的危险程度（如老年人、婴儿等）；⑩药物相互作用流行病学研究发生概率。总之，药物是否发生代谢环节的药物相互作用，除了具备上述条件外，还要通过临床研究证实。

（二）Ⅱ相结合酶介导的药物相互作用

葡萄糖醛酸结合反应是生物体内重要的Ⅱ相代谢途径，主要由尿苷二磷酸葡萄糖醛酸转移酶（UGT）、磺酸化酶（SULTs）以及酯酶催化完成，是多种化合物清除与解毒的机制。近年来随着药物代谢酶学研究的发展，药物对 UGT、SULTs 等酶的影响越来越受研究人员的关注。

UGTs 参与了大约 35% 的Ⅱ相结合反应，代谢类固醇激素、甲状腺激素、脂溶性维生素等内源性底物，免疫抑制剂、非甾体抗炎药、苯二氮䓬类药物以及三环类抗抑郁药等临床药物。如抗肿瘤药物伊立替康，其活性形式 SN－38 经 UGT 代谢清除，与圣约翰草合用后，SN－38 的血药浓度显著下降，毒性减弱，这可能与圣约翰草对 UGT 的诱导作用相关。

四、药物排泄环节的相互作用

肾脏是药物排泄的主要器官，影响药物及其代谢物在肾脏中转运的各种因素均能影响药物的排泄。

（一）改变尿的酸碱度

排入肾小管管腔的药物，可以通过被动扩散方式被肾小管再吸收，这取决于药物的脂溶性。如前所述。药物的脂溶性高低与它的解离程度有关，解离的药物脂溶性低，穿透肾小管细胞膜的能力差，较少被肾小管再吸收，因而从尿中排泄增加，相反，非解离的物质脂溶性高，较易穿透肾小管细胞膜被再吸收，因而从尿中排泄较少。酸性药或碱性药的解离度与它们所处环境的 pH 有关。按上述原理，酸性药在酸性环境或碱性药在碱性环境时，药物从肾小管的再吸收增加，尿中排泄量减少，相反，酸性尿及碱性尿分别促进碱性药与酸性药在尿中排泄（表 5－6），例如，碳酸氢钠通过碱化尿液促进水杨酸类的排泄，在水杨酸类药物中毒时有实际应用价值。

表 5－6　尿液 pH 对药物排泄的影响

药物	尿中排泄量	
	酸性药	碱性药
酸性药	|	↑
碱性药	↑	↓

（二）干扰药物从肾小管分泌

药物有可能在肾小管分泌药物的两种特殊转运系统上面发生相互竞争。两种酸性药物或两种碱性药同用，它们将分别竞争酸性转运系统或碱性转运系统，妨碍其中一药向肾小管管腔的分泌。丙磺舒（probenecid）与青霉素（penicillin）二者均为酸性药，同用时产生这方面的相互作用（图 6－14），青霉素主要以原型从肾脏排泄，其中有 90% 通过肾小管分泌，只有 10% 通过肾小球过滤到肾小管管腔，若同时应用丙磺舒，后者竞争性占据酸性转运系统，阻碍青霉素经肾小管的排泌，因而延缓青霉素的排泄，使其发挥较持久的效果。此外，强效利尿药呋塞米（速尿，furosemide）和依他尼酸（利尿酸，etacrynic acid）均能妨碍尿酸的排泄，造成尿酸在体内的堆积，引起痛风，阿司匹林妨碍甲氨蝶呤的排泄，加大后者的毒性，双香豆素、保泰松都能抑制氯磺丙脲（chlorpropamide）的排泄，加强后者的降糖效应。

（三）改变肾脏血流量

减少肾脏血流量的药物可以妨碍药物经肾脏排泄，肾脏的血流量受肾脏组织中扩血管物质（前列腺素）的影响，如前列腺素合成抑制剂吲哚美辛与锂盐合用时，锂的肾脏排泄会减慢，导致锂盐血药浓度增加，临床应用需密切监测锂制剂的血药浓度。

第三节　药物在药效学方面的相互作用

药物在药效学方面的相互作用是指作用于相同受体或相同生理系统的药物，一种药物增强或减弱另一种药物的生理作用或药物效应。一般来说，作用性质相同的药物联合应用，可使药效增强（相加或协同），作用性质相反的药物联合应用，常使药效减弱（拮抗）。因此，可将药效学相互作用结果概括为相加、协同和拮抗三种情况。如氯丙嗪（chlorpromazine）增强多种中枢神经抑制药的作用。依他尼酸或呋塞米都具有耳毒性，若与氨基糖苷类抗生素合用，会加快耳聋的出现。合用甲氧苄啶（trimethoprim，TMP）与磺胺药，由于TMP对二氢叶酸还原酶的抑制作用，使磺胺药的抗菌作用明显增强。三环类抗抑郁药的抗胆碱作用引起口干，使硝酸甘油（nitroglycerin）舌下含片的溶解减慢，影响其疗效的发挥。局部麻醉药溶液中加入缩血管药，收缩用药部位的局部血管，减少局部麻醉药从给药部位的吸收，保持较长的局部麻醉效果，防止其吸收中毒。

第四节　药物在体外的相互作用

药物在体外的相互作用指的是在患者用药之前（即药物尚未进入机体以前），药物相互间发生作用，使药性发生变化。此现象在两种情况下出现：①向静脉输液瓶内加入药物（一种或多种），即通常所称药物配伍禁忌（incompatibility）；②固体制剂成分中所用赋形剂不同影响药物的生物利用度（bioavailability）。下面分别作简要介绍。

一、药物配伍禁忌

向静脉输液中加入药物是临床常用的治疗措施。必须认识到不是任何药物都可以随意地加入任何静脉输液中。例如，在各种氨基酸营养液中都不得加入任何药物，因为一些对酸性不稳定的药物在这种营养液中容易降解，除此之外，这种液体有可能与青霉素形成变态反应性结合体，或者结合药物形成复合体。在葡萄糖溶液中不能加入下列药物：氨茶碱（Aminophyline）、可溶的巴比妥类、维生素 B_{12}（氰钴胺，cyanocobalamin）、红霉素、氢化可的松（Hydrocortisone）、卡那霉素（Kanamycin）、新生霉素（Novobiocin）、可溶的磺胺药、华法林。有的药物只是在滴注不超过规定的时间情况下方可加入。例如，氨苄西林（Ampicillin）滴注在4小时以内，甲氧西林（Meticillin）滴注不超过8小时。生理盐水中不能加入两件霉素B（amphotericin B）。林格注射液中（Ringer injcction）不能加入促皮质素（Corticotrophin）、两性霉素B、间羟胺（Metaraminol）、去甲肾上腺素、四环素类抗生素。除了药物与静脉滴注液之间产生相互作用外，有时候加入静脉输液中的两种药物之间亦会发生化学或物理化学的相互作用，使药性发生变化。

二、药物与赋形剂发生相互作用影响生物利用度

药物在其固体剂型（如片剂、胶囊剂）中有可能与赋形剂发生相互作用，使药物的生

物利用度因其固体剂型的不同配方而发生变动。例如，氢氯噻嗪三种 100mg 胶囊剂［①药物与聚乙烯吡咯烷酮（polyvinyl pyrrolidone，PVP）10000 共同沉淀；②药物只和 PVP 10000 机械地混合；③药物单独存在不加赋形剂］口服后的排泄量不同，加入 PVP 10000 提高了氢氯噻嗪的生物利用度。有大量事实表明，不同药厂生产的同一品种和同一剂量单位的药物固体制剂可能有不同的生物利用度。同一种药物制剂由于变更赋形剂带来不良后果的一个典型例子就是 20 世纪 60 年代后期在澳大利亚发生的爆发性苯妥英钠中毒事件，由于药厂将苯妥英钠胶囊剂的赋形剂由硫酸钙改为乳糖，提高了胶囊剂中苯妥英钠的生物利用度，使一批服用该制剂的癫痫患儿出现苯妥英钠毒性反应。

三、药物与输液装置（输液器）的相容性

药物与输液装置（输液器）的相容性是药物静脉输液安全的重要影响因素，为规范输液器的使用，保证患者用药安全，2014 年 5 月 1 日我国正式实施《静脉治疗行业标准》，对输液器及输液附加装置的使用有相关的规定。

临床广泛使用的输液器通常由聚氯乙烯（PVC）制成，PVC 输液器具有价格便宜、体积小、重量轻、临床应用方便等优点。但 PVC 也易对某些药物产生吸附作用或与药物发生化学反应。PVC 输液器在生产过程中为增加其柔软性和回弹性，需要加入 35% ~40% 的增塑剂邻苯二甲酸二（2 - 乙基己基）酯（di - 2 - ethylhexylphosphate，DEHP），而塑化剂 DEHP 对人体多个系统具有毒性作用。含有吐温、聚氧乙基蓖麻油、环糊精衍生物、丙二醇、乙醇或苯甲醇作为增溶剂的药物可以加速 DEHP 溶出，从而诱发毒性反应。原国家食品药品监督管理局颁布《一次性使用输注器具产品注册技术审查指导原则》中明确注明："聚氯乙烯（PVC）常用的增塑剂 DEHP 与脂溶性溶液接触后容易浸出，应对使用 DEHP 进行风险评估等。以 DEHP 增塑的聚氯乙烯（PVC）作为原料的产品，产品说明书中应有以下内容：本产品不宜贮存和输注脂肪乳等脂溶性液体和药物。如紫杉醇注射液（辅料含聚氧乙基代蓖麻油、无水乙醇）和多西他赛注射液（辅料含吐温 80、乙醇），输注时建议使用非 PVC 材质输液器输注，以保证药物输注的安全性和有效性。

第五节 与中药相关的药物相互作用

中药在中国和其他亚洲国家广泛应用，一般情况下不会产生严重的不良反应，但有与化学药品合用时可能会导致严重不良反应的报道。目前已有很多文献报道中药与化学药品的不良反应，相互作用的机制涉及药物动力学环节和药效学环节。文献报道的中药 - 化学药品相互作用见表 5 - 7。

表 5 - 7 文献报道的常见中药 - 化学药品相互作用

中药	化学药品	作用后果	可能原因
槟榔	氟哌噻吨、卡马特灵、氟奋乃静	可导致僵直、运动缓慢、运动不能等症状	槟榔含有槟榔碱，具有胆碱作用
	泼尼松、沙丁胺醇	可引起哮喘	槟榔碱可引起哮喘
辣椒	ACEI	咳嗽	辣椒可耗尽 P 物质
	茶碱	增加茶碱的生物利用度	
丹参	华法林	凝血时间延长	减少华法林的消除

续表

中药	化学药品	作用后果	可能原因
当归	华法林	出血倾向	含有香豆素类物质
人参	地高辛	增加地高辛血药浓度，改变 ECG	
	华法林	降低 INR	
	苯乙肼	头痛	
	乙醇	增加乙醇消除	
大蒜	华法林	增加 INR，引起出血	
银杏	对乙酰氨基酚	硬膜下血肿	抑制 PAF
	阿司匹林	前房出血	
	麦角胺、咖啡因	硬膜下血肿	
	华法林	血肿	
	噻嗪类利尿剂	高血压	
瓜尔豆胶	青霉素 V、格列苯脲	降低吸收	延长胃肠道滞留
苦瓜	氯磺丙脲	降低血糖	苦瓜有降糖作用
甘草	泼尼松龙	降低清除，增加生物利用度	抑制 11β 脱氢酶
	氢化可的松	引起皮肤血管收缩反应	代谢成甘草酸，具有抑制 5α、5β 还原酶和抑制 11β 脱氢酶的作用
	口服避孕药	高血压、水肿、低血钾	口服避孕药增加甘草酸的敏感性
番木瓜	华法林	增加 INR	
欧车前	锂盐	降低锂盐的血药浓度	
St. John's wort	帕罗西汀	嗜睡、联想涣散	
	曲唑酮、奈法唑酮、舍曲林	血清素综合征	
	茶碱、地高辛、苯丙香豆素、环孢素	降低血药浓度	
	口服避孕药	突破性出血	影响 P 蛋白和 CYP3A4
小柴胡汤	环孢素	降低血药浓度	含甘草
罗望子	泼尼松龙	降低 AUC	
育亨宾	阿司匹林	增加生物利用度	
	三环类抗抑郁药	高血压	育亨宾具有升高血压的作用

（蔡本志）

第六章　药品的不良作用

扫码“学一学”

第一节　概　述

药物作用具有双重性，即治疗作用和不良作用。药物作用于机体时可呈现多种不同的效应，加上个体差异的存在，使得药物在发挥有益作用的同时常伴随不良反应的发生，在某些特殊人群中尤为明显。早在20世纪70年代，世界卫生组织就指出，全球死亡的患者中有1/3不是死于自然疾病本身，而是死于不合理用药。随着用药范围和人数的快速增加，化学合成药品的大量出现，以及不合理用药情况的广泛存在，药害的严重性与普遍性不容忽视。1922～2001年国外报道的重大药害就有19起，累计至少死亡2万余人，伤残万余人（表6－1），对人类和社会造成很大危害。我国也曾有药害事件发生（表6－2）。

表6－1　1922～2001年世界19起重大药害

时间	地区	药物	用途	毒性表现	受害人数/发生率
1922～1934	美国、欧洲	氨基比林	退热止痛	粒细胞缺乏	美国死亡1981人，欧洲死亡200人
1935～1937	美国	二硝基酚	减肥	眼及骨髓损害	白内障失明占1%，骨髓抑制177人，死亡9人
1937～1938	美国	二甘醇	制备磺胺酏剂	肝、肾损害	358人中毒，死亡107人
1900～1940	美国、欧洲	蛋白银	消毒、抗炎	银质沉着症	死亡100人以上
1939～1948	英国	甘汞	通便、驱虫、制牙粉	汞中毒、肢端疼痛	儿童死亡585人，死亡率5%
1939～1950	美国	黄体酮类	治先兆流产	女婴外生殖器男性化	600余人
1930～1960	各国	醋酸铊	治头癣与脱发	铊中毒	近半数用药后慢性中毒，死亡万余人
1940～1960	各国	硫代硫酸金钠	治类风湿病、哮喘	肝、肾、骨髓损害	近1/3用药者发生毒性反应
1953	美国、欧洲	非那西丁	止痛、退热	肾损害、溶血	肾损害2000余人，死亡500余人
1954～1956	法国	二碘二乙基锡	治疮、疖、粉刺	神经毒性、脑炎、失明	中毒270人，死亡110人
1959～1962	美国	三苯乙醇	治高脂血症	白内障、阳痿、脱发、乳房增大	10000余人
1959～1962	日本、欧洲、南美、澳大利亚、美国	沙利度胺	治妊娠反应	海豹样畸胎	12000余人，畸形儿近半数陆续死亡
1960～1966	美国、澳大利亚	异丙肾上腺素气雾剂	治哮喘	严重心律失常、心衰	死亡约3500人

续表

时间	地区	药物	用途	毒性表现	受害人数/发生率
1967	欧洲	氨苯噁唑啉	减肥	肺动脉高压	70%用药者有毒性反应
1955~1972	日本	氯碘喹啉	治肠炎	脊髓变性、失明(SMON症)	7865人发生SMON症，死亡率约5%
1966~1972	美国	己烯雌酚	治先兆流产	阴道腺癌（女儿）	少女阴道腺癌300余人
1968~1979	美国	普拉洛尔	抗心律失常	角膜、心包、腹膜损害	至少2257人有毒性反应
1991~1992	美国	替马沙星	抗菌	溶血性贫血、弥散性血管内凝血	至少有318例不良反应报告
2001	全球	拜斯亭	降胆固醇	肌肉无力和致死性横纹肌溶解	死亡人数为52人

表6-2 我国的几个药害事件

时间	地区	药物	用途	毒性表现	受害人数/发生率
1970	安徽等多个省份	鱼腥草注射剂	抗菌药物	过敏性休克	不良反应报告222例，甚至有死亡案例
1970~1980	温州市	四咪唑（驱虫净）	驱虫	迟发性脑炎	造成300多例“脑炎”案例
2006	广东等多个省份	亮菌甲素注射剂	治疗急性胆道感染	急性肾衰竭症	造成13人死亡，部分人肾毒害
	青海、黑龙江、广西、浙江、山东等	克林霉素磷酸酯葡萄糖注射液（欣弗）注射液	治疗敏感的革兰阳性菌引起的感染疾病	胸闷、心悸，肝、肾功能损害等临床症状	病例93例，死亡11人
2007	广西、上海、北京、安徽等	甲氨蝶呤	治疗白血病	下肢疼痛，乏力，行走困难	总计130多位患者，受到严重的神经系统和行走功能损害

第二节　药品不良反应

一、药品不良反应的概念

广义的药品不良反应（adverse drug reactions，ADR）是指因用药引起的任何不良情况，包括由于药品质量问题或用药不当，例如超剂量给药、意外给药、蓄意给药、药物滥用、药物相互作用所引起的各种不良后果。

世界卫生组织设立的国际药品监察合作中心对药物不良反应作出的定义是：在预防、诊断、治疗疾病或调节人体生理功能的过程中，在正常的用量和用法情况下用药所出现的与用药目的无关的有害的反应。

根据原国家食品药品监督管理局公布的《药品不良反应报告和监测管理办法》的规定，药品不良反应是指合格药品在正常用法用量下出现的与用药目的无关的或意外的有害反应。

二、药品不良反应的分类

（一）根据药品不良反应的发生机制分类

药品不良反应可分为 A 型药品不良反应和 B 型药品不良反应。

1. A 型药品不良反应　是指由于药物的药理作用增强所引起的不良反应，其严重程度与用药的剂量有关。例如与剂量有关的普萘洛尔引起的心动过缓，异丙肾上腺素引起的心动过速等。A 型药品不良反应一般容易预测，发生率较高，而死亡率较低。药物的过度作用、首剂效应、副作用、毒性反应、撤药反应、继发反应、后遗效应、依赖性等均属于 A 型药品不良反应。A 型药品不良反应与下列两方面因素有关。

（1）药动学方面　药物的吸收、分布、与血浆蛋白和组织的结合、器官的排泄、生物转化等，都与 A 型药品不良反应的发生和程度有关。药物的吸收增加，血浆蛋白结合率降低，肝脏药物代谢减少，肾排泄降低等因素可致药物的血药浓度增高，易引起药物的过度作用、毒性反应，例如婴儿、老年人及肾功能不全者的肾小球滤过量减少，在使用氨基糖苷类抗生素、头孢菌素类抗生素、地高辛等药物时，由于清除减慢，血浆半衰期延长，血药浓度增高，易引起 A 型不良反应。

（2）机体靶器官方面　神经递质、激素和某些维生素，主要通过与特异性受体结合而发挥药理作用，当靶器官的受体数量增多和敏感性增高时即可导致不良反应的发生。例如利血平和胍乙啶能导致肾上腺素受体发生类似去神经性超敏感现象，使拟肾上腺素药，如肾上腺素、去甲肾上腺素、间羟胺的升压作用增强。乙诺酮本身不具有抗凝作用，但当与抗凝药华法林合用时，乙诺酮能增强华法林对肝脏受体部位的亲和力，可加强华法林的抗凝作用而出现 A 型不良反应。

2. B 型药品不良反应　是与正常的药理作用完全无关的异常反应，一般难以预测，毒理学试验难以发现，发生率低，但死亡率较高。药物的特异性反应、变态反应、致畸致癌、致突变均属于 B 型药品不良反应。它的发生与药物和机体两方面的因素有关。

（1）药物方面　某些药物的有效成分及其分解产物、添加剂、化学合成中产生的杂质等，均可导致 B 型药品不良反应的发生。例如青霉素过敏反应的半抗原决定簇主要是药物进入人体后打开青霉素分子的 β 内酰胺环形成的青霉素噻唑化合物。

（2）个体差异　特异性遗传因素以及免疫状态都可以成为 B 型药品不良反应发生的因素，例如，药物诱发葡萄糖-6-磷酸脱氢酶（G-6-PD）缺陷症患者的急性溶血；氯霉素引起的再生障碍性贫血；药物的变态反应；药物的“三致”（致畸、致癌、致突变）等。

A 型与 B 型药品不良反应的特点及区分见表 6-3。

表 6-3　A 型与 B 型药品不良反应的特点及区分

特点及区分	A 型不良反应	B 型不良反应
药效关系	与药物剂量有关	与药物剂量无关
反应性质	定量	定性
可预见性	可	不可
发生率	高	低
死亡率	低	高
肝脏或肾脏功能障碍	毒性增加	不影响
预防	调整剂量	避免用药
治疗	调整剂量	停止用药

（二）根据药品不良反应的临床表现分类

1. 副作用（side effect） 指在正常剂量下伴随药物治疗作用而同时出现的与治疗作用无关的作用，例如用β受体拮抗剂治疗高血压时诱发的支气管哮喘；用硝酸酯类药物治疗心绞痛时发生的头痛；用β受体激动剂治疗支气管哮喘时引起的心悸、震颤；头孢菌素类抗生素引起的胃肠道反应等。治疗作用与副作用是相对的，可以随用药目的的不同而改变。例如阿托品可解除胃肠平滑肌痉挛所引起的腹痛，它使平滑肌松弛为治疗作用，但常出现的口干、心跳加速等是副作用。但当治疗心动过缓需用阿托品来提高心率时，使心跳加速就成了治疗作用，而这时，抑制平滑肌而引起的尿潴留或腹胀就成为副作用了。产生药物副作用的药理基础是某些药物的药理作用比较广泛，当某些作用被作为治疗目的时，其他与治疗目的无关的作用就成为副作用。副作用大多在停药后很快减轻或消失。

2. 毒性反应（toxic reaction） 多数药物均有一定的毒性，可引起机体生理生化异常或组织器官结构的病理变化。毒性反应有明显的剂量－反应关系，其经常发生在超过治疗剂量或在长时间用药后出现。一些药理作用强而治疗窗窄的药物，由于某些患者对药物的高敏感性，也可以在治疗剂量下出现中毒症状，尤其是肝、肾功能受损的人、老人、儿童容易发生毒性反应。例如地高辛治疗个体差异很大，用量应个体化，肾功能不全者、老年人应减少剂量。毒性作用出现在用药后立即或短时间内发生称为急性毒性反应。长期用药或反复多次用药，造成药物在体内蓄积，出现的毒性作用称为慢性毒性反应。

3. 变态反应（allergic reaction） 变态反应又称为过敏反应，是药物作为抗原或半抗原进入人体后，刺激机体产生抗体，当药物再次进入人体时而发生抗原－抗体反应，造成组织结构损伤或生理功能紊乱。

（1）药物过敏反应的特点和一般规律　①这种反应与药物剂量无关，有时很少的剂量也可引起严重过敏反应，并且只在对某些药物具有特异体质的少数人中产生；②一般不发生或极少发生于首次用药，多是再次用药或多次用药后发病，或者过去曾用过类似的、有交叉过敏性的药物；③机体从抗原进入体内到发生抗原－抗体反应要有一个潜伏期，多在数分钟到24小时内发病，少数可在数天后发生；④过敏反应发生后，停用致敏药物轻症可自行消退，重症者需给予抗过敏治疗，过敏休克者抢救不及时可导致死亡或遗有后遗症；⑤具有结构相似的药物可发生交叉或不完全交叉的过敏反应。

（2）过敏反应的临床表现及分型　过敏反应可表现为各系统的病变，如血清病样反应、支气管哮喘、心血管系统、神经系统、血液系统、肾脏等病变及过敏性休克。皮肤表现为各种皮肤损害，如皮肤瘙痒、粟粒样疹、荨麻疹、固定性药疹等，重者出现剥脱性皮炎、大疱性表皮松解萎缩型药疹及重症多形红斑等。过敏反应通常分为四型。Ⅰ型：如过敏性鼻炎、荨麻疹、血管神经性水肿、过敏性哮喘、过敏性休克等。Ⅱ型：又称细胞毒型，如溶血性贫血、粒细胞减少、白细胞减少、血小板减少等。Ⅲ型又称免疫复合物型，如血清病综合征、药物热、过敏性脉管炎等。Ⅰ、Ⅱ、Ⅲ型过敏反应均为速发性反应。Ⅳ型过敏反应为迟发型反应，是由于致敏T淋巴细胞与相应抗原结合而引起，如过敏性皮炎等。

4. 后作用（after effect） 又称后遗作用，指停药后药物残存的生物效应。这种遗留的效应持续时间可长可短，有的非常短暂，如服用巴比妥类催眠药后，次晨的宿醉现象；有的持续比较长，如长期应用肾上腺皮质激素类药物后，因腺垂体的反馈作用引起肾上腺皮质萎缩，致使肾上腺皮质功能低下，较难短时间内恢复。有些药物引起永久性器质性损害，例如氨基糖苷类抗生素、奎宁和大剂量呋塞米（速尿）引起的永久性耳聋，也是后遗作用。

5. 继发效应（secondary reaction） 本身不是药理作用，而是药物作用诱发的反应，例如应用抗菌药物的过程中，由于体内对药物敏感的细菌被杀灭，而一些对该药物具有耐药性的、不敏感的细菌大量繁殖，引起菌群失调或二重感染，如假膜性结肠炎、真菌性肺炎、败血症等严重疾病；应用免疫抑制药物引起机体免疫功能低下继发的感染等。

6. 特异质反应（idiosyncratic reaction） 少数人服用某种药物后出现一些与药物的药理作用完全无关、也和一般人群不同的反应，称为特异质反应。这种反应往往与先天性或遗传性有关。目前认为，特异质反应大多是由于个体酶缺陷所致，例如伯氨喹或磺胺等药物引起红细胞 G－6－PD 缺陷患者的急性溶血；肝内乙酰化酶缺乏的人，应用异烟肼后易引起多发性神经炎，服用肼屈嗪后容易出现全身性红斑狼疮样综合征等。

7. 药物依赖性（drug dependence） 根据世界卫生组织的定义，药物的依赖性是由药物与机体相互作用造成的一种精神状态，有时也包括身体状态，表现出一种强迫性要求连续使用或定期使用该药物的行为和其他反应，为的是要去感受它的精神效应，或是为避免由于断药所引起的不舒适。药物依赖性分为精神依赖性和身体依赖性。精神依赖性即心理依赖性，是药物经反复使用后，使患者产生一种愉快的、满足的感受，为了追求用药后的欣快，患者出现渴求周期地或连续地用药的欲望和强迫性地觅药行为。易引起精神依赖的药物有吗啡、可卡因、苯丙胺、大麻等以及某些催眠药。身体依赖性又称为生理依赖性，是由于反复用药使机体发生某种生化或生理变化所造成的依赖状态。一旦中断用药，服药者机体生理功能发生紊乱，出现精神和躯体一系列特有的、非常痛苦的症状，即戒断综合征。出现戒断综合征者，说明对药物已经成瘾，产生了身体依赖，同时也有精神依赖。阿片类药物有很强的致身体依赖和精神依赖性，戒断症状包括流泪、流涕、恶心、呕吐、腹痛、腹泻、大汗淋漓、打呵欠等痛苦表现，一般先产生精神依赖性，最后产生身体依赖性。

8. 过度作用（excessive effect） 使用正常剂量时出现过强的药理作用称为过度作用。过度作用是由于机体对药物的敏感性高引起的，如镇静药引起的嗜睡、降压药引起的血压过低、降血糖药引起的低血糖等。

9. 首剂效应（first－dose response） 又称为不耐受性。某些药物在首次使用时，机体对药物的反应较为强烈，类似过度反应。但首剂效应只发生在用药的最初阶段，多为一过性。例如使用 α 受体拮抗剂治疗高血压时出现的“首剂现象”，即体位性低血压、眩晕、晕厥、心悸等。可以通过减少首次剂量、临睡前服药等方法来防止这种不良反应。

10. 撤药反应（withdraw reaction） 又称为撤药综合征。由于药物的较长时间使用并参与了机体的代谢或调节，一旦撤药则使机体处于不适应状态，并出现症状的反跳。如糖皮质激素在治疗过程中突然撤药会使原有疾病复发，必须逐渐减量至停药；长期应用 β 受体拮抗剂治疗高血压或心绞痛，骤然停药可使血压升高甚至超过治疗前水平或心绞痛加剧。因此长期应用 β 受体拮抗剂需停药时必须逐渐减量。

11. 致癌作用（carcinogenic effect） 某些药物长时间服用后能引起癌症或诱发癌症。具有致癌作用的物质称为致癌因子，不少化学药品具有致癌性或可能有致癌性。由于癌症的发生有较长的潜伏期，加之有其他多种因素的影响，确定哪种药物有致癌性比较困难。到目前为止，已确定对人有致癌性的药物有砷化合物、氯霉素、环磷酰胺、己烯雌酚、美法仑（苯丙氨酸氮芥）、羟甲烯龙（康复龙）、非那西丁等。

12. 致畸作用（teratogenic effect） 某些药物经孕妇服用后引起胎儿先天性畸形。一般认为，致畸作用主要发生在妊娠初期三个月，即器官形成期。但实际上并不限于这个时期，孕妇整个妊娠期的用药均应十分谨慎。除了引起震惊的反应停（沙利度胺）事件外，某些常用药也有致畸作用，如己烯雌酚、丙米嗪、苯丙胺、氯丙嗪、碳酸锂、巯嘌呤、甲氨蝶呤、白消安、环磷酰胺、雄激素、孕酮、地西泮（安定）、氯氮䓬、苯巴比妥、苯妥英钠、氟哌啶醇、阿司匹林、四环素、奎宁、链霉素、乙胺嘧啶、华法林、双香豆素、甲苯磺丁脲、氯磺丁脲、某些糖皮质激素等。

13. 致突变作用（mutagenicity） 一些药物可使遗传因子发生突然变异及染色体异常。致突变被认为是致畸或致肿瘤的原因。

（三）药品不良反应与不良事件

不良反应（adverse reaction）是指合格药品在正常用法用量情况下出现的，与用药目的无关或意外的有害反应，包括副作用、毒性作用、后遗效应、过敏反应、继发反应、特异性遗传素质等。药品不良事件（adverse drug events）是指药品治疗过程中所发生的任何不幸的医疗事件，而这种事件不一定与药品治疗有因果关系。两者的具体区别如下。

1. 因果关系不同 不良反应是指因果关系已确定的、与用药目的无关或意外的有害反应。而药品不良事件是指因果关系尚未确定的反应。

2. 药品的质量要求不同 不良反应是使用合格药品，而药品不良事件使用的是合格药品或者不合格药品。

3. 用法用量的不同 不良反应是按照正常的用法和正常的剂量进行，而药品不良事件不强调用法和剂量的关系。

4. 风险责任不同 不良反应并不属于医疗纠纷，不承担法律责任，而药品不良事件分两种情况。如果常规使用药物并且药物与事件有因果关系，则不属于医疗纠纷。如果滥用，误用，故意使用不合格药品，则属于医疗纠纷并需承担相应责任。

5. 反应性质 不良反应是有害的非期望的反应，不可避免。而药品不良事件则是不利的临床事件，部分可避免。

6. 范围不同 药品不良反应来源于没有任何医疗错误地使用药物的伤害并且是不可预防的，属于药品不良事件之内。而药品不良事件还包括药品标准缺陷、药品质量 问题、药品不良反应、用药失误以及药品滥用等，并且大部分是可预防的。

三、药品不良反应发生的原因

（一）药品方面

1. 药品的药理作用 由于某些药物本身的药理作用面广，一些非治疗目的的作用成了副作用。

2. 药品的质量 药物含有的微量杂质是发生不良反应的原因，如青霉素的过敏反应就是由于其中含有微量的青霉烯酸、青霉噻唑酸和青霉素聚合物等引起。另外，药物在生产中可能混入的杂质，贮存、保管过程中受到的污染变质都可能导致不良反应的发生。

3. 药品的剂量 用量过大可引起中毒反应。

4. 药品的剂型 同一药物不同的剂型、不同制造工艺、可使药物的生物利用度有很大差别，有可能导致不良反应的发生。

5. 药品的用法

（1）给药途径 给药途径不同，药物的吸收分布不同，作用的快慢、强弱、作用时间也不同。如不能合理选择给药途径，就有可能发生不良反应。

（2）用药时间 药物作用时间的长短与不良反应的发生有关，长期使用某种药物，有可能蓄积中毒。

（3）联合用药 联合用药不当可因药物相互作用而引起不良反应。

6. 药物的相互作用 临床上经常同时或先后使用两种或以上的药物，它们的相互作用，可能改变某一种药物的理化性质、体内过程或机体对药物的敏感性，从而改变药物的药理效应或毒性效应，可使药效增强或副作用减轻，也可使药效减弱或出现不应有的不良反应。例如，双香豆素与保泰松或吲哚美辛（消炎痛）合用，可增加血中游离的双香豆素，增强其抗凝作用，引起出血。奎尼丁、胺碘酮、维拉帕米均能使地高辛血药浓度升高，甚至达到中毒浓度。

（二）机体方面

1. 种族差异 不同种族的人群对药物的反应存在差异。例如有人研究华裔人群与北美白种人对普萘洛尔的心血管效应，发现华裔人对 β 受体拮抗剂的敏感性较欧美白种人至少高 2 倍，故临床应用剂量也较欧美白种人低。其原因是华裔人群血浆中游离普萘洛尔浓度较白种人高 45%，有较强 β 受体拮抗活性和膜稳定作用的代谢物 4－羟基普萘洛尔较白种人高 2 倍。红细胞 G－6－PD 缺陷在地中海沿岸、东南亚、印度、非洲和美洲黑人的发病率较高，在我国以广东、广西、四川、云南、贵州为高发区，北方则少见。

2. 性别 一般来说药物不良反应的发生率女性高于男性。有报道表明，保泰松和氯霉素引起的粒细胞缺乏症，女性发生率为男性的三倍；氯霉素引起的再生障碍性贫血，女性为男性的 2 倍；但药物性皮炎，男女之比为 3∶2。

3. 年龄 不同年龄的人对药物的反应不同。老年人脏器功能减退，药物代谢速度较慢，血浆蛋白含量降低，与药物结合能力较低。有人调查 1600 人的药品不良反应情况，发现 60 岁以下人群的发生率为 6.3%，60 岁以上的人群为 15.4%。婴幼儿脏器发育不完全、药物代谢慢、肾排泄功能差，都可能引起药品不良反应发生率较高。

4. 个体差异 不同个体对同一药物可有不同的反应，即所谓“生物学差异”。多数人基本相似，少数人有量的差异（敏感、耐受）或质的差异（变态反应、特异质）。

5. 病理状态 在不同的病理状态下，药物作用的表现不同。肝细胞受损时，某些药物代谢酶的活性降低，氯霉素、苯巴比妥、洋地黄毒苷、苯妥英钠、奎尼丁、利多卡因、氯丙嗪等主要在肝脏代谢的药物必须减量。肾功能受损时，主要经肾排泄的药物的半衰期延长，可造成蓄积，氨基糖苷类抗生素、地高辛、甲基多巴、普鲁卡因胺等应减量，对氨基水杨酸、丙磺舒、万古霉素等应禁用。

四、药品不良反应的监测

药品所致的不良反应屡见不鲜，可以说只要是药品，就会有不良反应产生的可能性。为防控或减少药物不良反应的发生，除了强调临床合理用药外，实行药物不良反应监测制度是目前行之有效的方法。经过多年实践，监测技术有了许多改进。药物不良反应监测在原有基础上已发展成广义的药物流行病学。药物流行病学就是应用流行病学的知识和方法，研究药物在人群中使用的效果和不良反应。

（一）药品不良反应监测的意义

（1）及早发现各种药品的不良反应 药品上市后通过各种监测机构和监测技术对药品

进行大人群长时间的研究，可以及早检测出各类型的不良反应，可以最大限度地减少它对人类造成的影响。近年来，不少已在临床上广泛使用的新药因安全性原因而从市场撤回。1997年，由于特非那丁在心血管系统等方面的严重不良反应，美国FDA决定停止特非那丁在美国市场的销售；德国拜耳公司生产的“他汀”类降脂药西立伐他汀（Cerivastatin，商品为：拜斯亭），1997年起投放市场后有多个国家报道了服用后发生严重的不良反应，主要为横纹肌溶解症，并导致部分患者死亡，2001年拜耳公司宣布西立伐他汀从各国撤市；2001年我国SFDA发布紧急通知：立即停用所有含盐酸苯丙醇胺（Phenylpropanolamine，PPA）的药品制剂；美国默克公司生产的非甾体抗炎药环氧酶（COX）-2抑制剂罗非昔布（Rofecoxib，商品名万络），1999年上市，美国FDA药物安全部在第20届国际药物流行病学大会上报告，使用较大剂量罗非昔布的病人，患心肌梗死和心脏性猝死的危险增加了3倍，2004年10月罗非昔布停用。

（2）了解某种已预料到的不良反应的发生率　例如哌唑嗪（Prazosin）的首剂晕厥是上市前临床试验中已发现的不良反应，通过监测研究得出了较准确的发生率，并找到减少首剂剂量和睡前服用的预防办法。

（3）从研究副作用中发现药物新的有益效果，从而拓展药物的新用途　例如阿司匹林在治疗风湿性关节炎时发现它有抗血小板作用，而用来预防心肌梗死。

（4）为药品的安全性评价提供证据。

（二）药品不良反应的监测方法

鉴于药品不良反应的严重性，许多发达国家从20世纪60年代起先后开展了药品不良反应监察。我国于1988年在北京、上海两地进行了药品不良反应监察工作的试点，并于1989年成立了国家药品不良反应监测中心。目前，常用的药品不良反应监测方法有自发呈报、医院集中监测、病例对照研究、前瞻性队列调查、记录联结（recorded linkage）和记录应用（recorded use）等。

1. 自愿呈报系统　这是一种自愿而有组织的报告制度，是最基本的监测方法。自愿呈报分为正式和非正式两种形式。

正式自愿呈报是指临床医生在诊治病人的过程中，发现患者的某种症状可能为某种药物所致时，即可填写药物不良反应报告表，通过一定程序呈报给监测机构，这样可以把大量分散的资料收集起来，同一药品引起同一症状（或疾病）的报告多了，可形成某种药品不良反应的流行病学假说。经加工、整理、因果关系评定后的不良反应信息反馈给医务人员，及时提出警告，终止其蔓延。随着资料的积累，对各种药品的安全性会有比较全面的了解，在加强药品管理，指导临床合理用药方面发挥着重要作用。这种正式自愿呈报系统最早有英国的“黄卡系统”（yellow card system）。英国药品安全委员会（The Committee on the Safety of Medicine，CSM）于1964年成立药物不良反应登记处，如发现可疑药品不良反应就填表呈报，因表格为黄色，称为“黄卡”。CSM每年对黄卡进行总结，尤其对新药的药品不良反应更为重视。澳大利亚药物评价委员会印制的表格为蓝色，称为“蓝卡系统”（blue card system）。美国、新西兰等国家也有类似的报告系统。正式自愿呈报系统的优点是监测范围广、耗费少、简单易行，是药品不良反应的重要信息源，不受时间和空间的限制。药品上市后自然地被列入监测行列，可以得到早期警告，对提出某种药物流行病的假设有很大作用。该系统还可以检测出极为罕见的药品不良反应。自愿呈报系统的关键是医务人员的重视程度和参与程度，以及对药品与可疑不良反应因果关系判断的正确性。

非正式自愿呈报监测主要是通过医、药学杂志期刊的报道进行。文献报道是由医生在临床实践中把较系统地观察到的现象综合起来，加以整理总结而成。其优点是基本上能排除其他原因干扰，得出的结论比较可靠。缺点是延误的时间较长。

自愿呈报系统是药品不良反应监测最基本的方式。随着国家在制度上的建立和医务人员的培训等方面的改进和加强，自愿呈报系统提供的资料在加强药品管理、指导临床合理用药等方面将会发挥更加重要的作用。

2. 医院集中监测系统　在一定时间（如数月、数年）、一定范围（某一地区、几家医院或几间病房）、根据研究目的，由医生、护士、药师详细记录药物使用和药品不良反应的发生情况，即医院集中监测系统（hospital intensive reporting system）。医院集中监测往往是有目的地针对某种（或类）药品的不良反应而进行的。所得的结果准确性较高、数据可靠，可以确定不良反应的发生率。缺点是监测范围小，花费人力物力较多。

医院集中监测根据监测的对象不同，可分为住院患者和门诊患者的监测；根据研究方法可分为患者源性监测和药品源性监测，前者以患者为线索，了解用药情况和药品不良反应情况，后者是以药品为线索对某一种或几种药品的不良反应的监测；根据监测范围可分为一般性全面监测和重点监测，一般性全面监测是在一定时间内对所有住院患者进行药物不良反应全面监测，可以得到各种药品的用药和不良反应的发生情况，此法针对性不强，适用于医院对药品使用和患者不良反应进行调查和管理；重点监测是对某种肯定的或不能肯定的药品不良反应作重点监察，目的是为了搞清楚药品广泛使用后这种已肯定的不良反应的发生率及其严重程度；而对尚未肯定的不良反应则是为了查清是否存在着这种不良反应及其发生率；重点监测一般应在有经验的多家医院同时进行，以保证足够的病例，以及数量、数据的可靠性；此法常用于对新药及新发现的药品不良反应的研究。

（三）药品不良反应监测的工作程序

1. 药品不良反应监测机构　药品不良反应监测报告工作由国家药品监督管理局主管，监测系统由国家药品不良反应监测中心和专家咨询委员会、省市级药品监督管理局及其药品不良反应监测中心组成。药品不良反应监测中心的人员由医学、药学及有关专业的技术人员组成。药品生产经营企业和医疗、预防、保健机构应建立相应的管理制度，设置机构或配备人员，负责本单位生产、经营、使用的药品的不良反应情况的收集、报告和管理工作。国家对药品不良反应实行逐级、定期报告制度。严重或罕见的药品不良反应必须随时报告，必要时可以越级报告。国家药品不良反应监测中心收集药品不良反应信息主要通过国家监测系统、新药再审查制度、医药期刊及其他文献等途径进行。汇集到的药物不良反应资料，由国家药品不良反应监测中心、专家咨询委员会认真审议，对药品与不良反应的因果关系做出评价。对因果关系不明确的、新的、严重的或发生率高的不良反应进一步组织流行病学研究。对因果关系明确的可要求有关厂家修改药品使用说明书。对患者危害大的药品可撤销其批准文号。国家药品不良反应监测中心通过信息公报、简讯等形式，将最新的信息和采取的措施向医务人员公布，并在医学和药学期刊上报道。

2. 药品不良反应监测的报告范围

（1）监测的药品　主要是经卫生行政部门审查、批准，由取得《药品生产企业许可证》和药品生产批准文号的企业所生产的药品（西药、中药、生物制品）以及由取得《进口药品许可证》的企业所进口的药品。中药汤剂在我国的药物治疗中占很大比重，同样会产生药物不良反应。中药汤剂的药理活性成分很复杂，组方变化大，炮制方法各异，更要注意监测，仔细分析因果关系，在报告中要注明药物的组分及炮制方法等。

根据我国新颁布的《药品不良反应报告和监测管理办法》的要求，新老药品的不良反应报告内容要求有所不同。具体为：①新药监测期内的产品，报告所有可疑的药品不良反应，包括轻度及已知的不良反应；②新药监测期已满的产品，主要报告该药所引起的严重的、罕见的或新的不良反应。

（2）监测的内容　药品不良反应监测报告制度主要收集药品在预防、诊断、治疗疾病的过程中，在正常用量情况下所出现的与用药目的无关的有害反应。具体包括：①药品引起的各种类型过敏反应；②疑因药品引起的人体各系统、器官及组织的功能和形态方面的异常；③疑因药品引起的癌症、畸胎或突变反应；④非麻醉药品引起的药物依赖性；⑤医生认为重要的或有价值的其他不良反应。

药品不良反应一般分为轻度、中度及重度：①轻度，指轻微的反应或疾病；②中度：指药品不良反应症状明显，重要器官或系统有一定损伤，但可恢复；③重度，主要指重要脏器如心、脑、肝、肾、脊髓等的损害，致残、致畸、致癌、危及生命或引起后遗症的不良反应。

3. 药品不良反应的判断　因果关系评价是药品不良反应监测工作中非常重要的步骤。目前世界各国进行因果关系分析评价的方法和标准各不相同，就准确性和可靠性而言，尚没有公认的最好方法。世界卫生组织所采用的因果关系评定标准为目前大多数国家所采用，我国也采用这一标准。这个标准包括五条评定原则和把因果关系确实程度分五级。

（1）五条评定原则

①时间，开始用药时间和不良反应出现的时间有无合理的先后关系。不仅要有用药在前、反应在后的顺序关系，而且要看间隔时间是否合理。各种药品不良反应的潜伏期长短不一，要根据不同药物、不同的反应具体情况判断，报告时均应列明。

②可疑的不良反应是否符合该药已知药品不良反应类型，此有助于确定因果关系，即使不符也不能轻易否定，可能是新的药品不良反应出现。

③可疑的药品不良反应是否可以用患者的疾病状况、合并用药、合并疗法来解释，此为排除标准。

④停药或减量后可疑药品不良反应是否减轻或消失，减轻或消失有利于因果关系的判断。

⑤再次接触可疑药品后是否再次出现同样反应，不良反应的再次出现可肯定因果关系。再给药试验有一定风险，对可疑严重的不良反应不宜做此试验。有时不做再给药试验，仔细询问患者的既往史也有助于做出判断。

（2）因果关系五级标准　根据上述五条评定原则的肯定（+）或否定（-），我国把因果关系分为五级：肯定、很可能、可能、可疑、不可能，见表6-4。

表6-4　药品不良反应因果关系分级

	1	2	3	4	5
肯定	+	+	-	+	+
很可能	+	+	-	+	?
可能	+	+	±	±	?
可疑	+	-	±	±	?
不可能	-	-	+	-	-

注：+为肯定，-为否定，±为难以肯定或否定，？为情况不明。

4. 药品不良反应监测信息的反馈　药品不良反应监测中心将收集到的药品不良反应病例资料进行分析统计，评价因果关系，然后通过编印通讯、出版杂志或通过互联网等形式，反馈给医务人员、药品生产厂家及药品监督管理部门，进行宣传教育。另外，还可以进行国内外信息交流。

（四）药品不良反应信息资源

1. ADR 检测机构

（1）乌普萨拉检测中心（The UPPSALA Monitoring Center，UMC），UMC 是世界卫生组织国际药品不良反应监测合作中心。官方网址：http：//www. who - umc. org。

（2）国际药物警戒协会（International Society of Phar - macovigilance，ISOP），一个国际非盈利科学组织。官方网址：http：//www. isoponline. org。

（3）国际医学科学组织理事会（Council for International Organizations of Medical Sciences，CIOMS），官方网址：http：//www. Ccioms. ch。

（4）欧洲药品管理局（European Medicines Agency，EMEA），官方网址：http：//www. emea. europa. eu/pressoffice/chmp. htm。

（5）美国食品与健康产品管理局（Medicines and Healthcare Products Regulatory Agency，MHRA），官方网址：http：//www. mhra. gov. uk/index. htm。

（6）加拿大药品不良反应的信息系统，官方网址：http：//www. hc - sc. gc. ca。

（7）澳大利亚医疗产品管理局，官方网址：http：//www. tga. gov. au。

（8）国家药品监督管理局药品评价中心，官方网址：http：//www. cdr. gov. cn。

（9）美国食品药品管理局（U. S. Food and Drug Administration，FDA），国际公认的世界最大的食品与药品管理机构之一。官方网址：http：//www. fda. gov。

2. ADR 报告期刊

（1）《药物安全》（《Drug Safety》美国），该杂志被 MENDLINE/PubMed，EMBASE、BIOSIS，IPA，SCI 等数据库收录。ISSN：0114 - 5916。

（2）《药物不良反应通报》（《Adverse Drug Reaction Bulletin》英国），国际范围内有关药物不良反应的权威期刊。该杂志被 EMBASE、MEDLINMed 等数据库收录。ISSN：0044 - 6394。

（3）《药物流行病学与药品安全》（《Pharmacoepi Demiology and Drug Safety》英国），本刊主要刊载原始研究报告以及药物流行病学的科学、医药、统计、法律以及药品使用与安全等相关问题的文章。该杂志被 MENDLINE/PubMed、EBSCOPub、Wiley、Swetswise 等数据库收录。ISSN：1053 - 8569。

（4）《药物安全进展》（《Current Drug Safety》，美国），该刊发表药物安全性各个方面最新进展的前沿性综述。该杂志被 Chemical Abstracts、EMBASE、MEDLINE/PubMed、Google、Google Scholar、Genamics Journal Seek、Scopus 数据库收录。ISSN：1574—8863。

（5）《药物安全性专家评论》（《Expert Opinion on Drug Safety》英国），全面发表有关专家对药物临床试验及药物安全性的评论。该刊被 MENDLINE/PuMed，Ashley，EBSCO-Pub，Ingenta，Swet swise 等数据库收录。ISSN：1474 - 0338。

（6）《当今药物滥用评论》（《Current Drug Abuse Reviews》，阿联酋），旨在出版高质量的关于乙醇和药物滥用以及药物上瘾最新进展的系统评价和 Meta 分析。该杂志被 EMBASE，MEDLINE，Chemical Abstracts，Google，Google Schoar，Genamics Journal Seek，Scopus，EMCare 数据库收录。ISSN：1874－4737。

（7）《医疗保健质量与安全》（Quality and Safety in Healthcare，英国），涉及多个学科，走在提高医疗质量和安全方面的最前沿，是一本涉及医学与非医学等交叉学科的刊物。该杂志被 HighWire，Ovid，ProQuest 数据收录。ISSN：1475－3898。

（8）《药物流行病学杂志》，是药物流行病学这一新兴边缘学科在我国乃至整个亚洲最早公开发行的专业期刊。该杂志被美国《国际药学文摘 》收录，是中国科技统计源期刊和中国科技核心期刊。ISSN：1005－0698。

（9）《药物不良反应杂志》，全面反映 ADR 及其发生规律，努力传播国内外这一领域的有关知识和进展，是国内外公开发行的学术性期刊。该杂志被《中国生物医学光盘数据库》《中文生物医学期刊文献数据库》和《国家图书馆期刊数据库》三大数据库收录，也成为《中国药学文摘》的收录期刊。ISSN：1008－5734。

（10）《中国药物警戒》，国内唯一药械警戒专刊与最权威药械安全信息期刊。ISSN：1672－8629。

3. 主要 ADR 信息网站

（1）Pharmweb，第一个在 Internet 上提供药学信息服务的机构，服务对象主要是专业工作者、患者和保健专家。收集网络上高质量的医学资源并提供检索。网址：http：//www. pharmweb. net。

（2）FDA MedWatch，FDA MedWatch（医疗监测）一是 FDA 对上市产品的监控报告程序，一切相关产品的副作用、安全性、有效性都在报告范围之内。网址：http：//www. fda. gov/mnedwatch/index. html。

（3）WHO，专门的不良反应监测中心和不良反应信息获取中心。官方网址：http：//www. who. int/zh/index. html。

（4）PubMed，美国国立卫生研究所（NIH）下属美国国立医学图书馆（NLM）开发的因特网检索系统，建立在国立生物医学信息中心（NCBI）平台上。官方网址：http：//www. ncbi. nlm. nih. gov/PubMed。

（5）PharmInfo 医药信息网，由美国 VirSci 公司创建，包括药品数据库（drug DB）、疾病数据库（disease DB）、医学专题综述（medical sciences bulletin）、新药数据库（drug PR）、用药问答（drug FAQ）、医药市场、最新医药信息（electrical highlight bulletin）、安全用药指南（safe medication practice）、医药新闻组、电子出版物及医药信息服务。网址：http：//www. pharminfo. com。

（6）Martindale 虚拟药学中心（The VirtualPharmacy Center），提供丰富的网上资源链接，包括药学浏览（pharmacy review，包括电子期刊、会议信息及计算器）、数据库（special drug databases，包括剂量反应、作用机制、不良反应、主要药品数据库、人类药物数据库、临床试验、新药、剂量计算、药品分析和实验室试验，药物研究与发展等）、各类药学在线课程和一般信息（general information）。网址：http：//www. sci. lib. uci. edu/martindale/Pharnacy，htrnl。

（7）FDA 药物评价和研究中心（Center for Drug Evaluation and Researech，CDER ），提供药物信息（包括处方药信息、消费者药品信息以及不良反应事件报告系统等方面的内容）网址：http：//www. fad. gov/cder。药品信息中包括不良反应事件报告系统相关信息，网址：http：//www. fda. gov/cder/aers/index. htm。

(8) 澳大利亚药物不良反应（Australian Adverse Drug Reactions Bulletin），可以在该网站上检索到1995年来该刊物的所有文章全文。网址：http/www. health. gov. auviga/ad-vadrb. htm。

(9) 英国药物监测网站：http：//www. mca gov. uk/。

(10) 中国药物不良反应信息网，网站：http：//www. badrin. com/。

(11) 台湾省药物不良反应监测系统，网站：http：//adr. doh. gov. tw/main07. htm。

(12) 中药不良反应信息网，中药不良反应信息网是在中药不良反应数据库，官方网址：http：//www. adr. com. cn。

第三节 药源性疾病

一、概述

（一）药源性疾病的概念

药源性疾病（drug - induced disease）又称药物诱发性疾病或药物性疾病，是医源性疾病（iatrogenic disease）的最主要组成部分。人类在预防、治疗或诊断疾病的用药过程中，药物作为致病因子引起人体组织、器官功能性或器质性损害并有相应的临床表现和临床过程的一组疾病，称为药源性疾病，其实质是药品不良反应在一定条件下的结果。药源性疾病一般不包括药物急性中毒，后者主要是由于用药量过大而且在短时间内发病。

（二）药源性疾病和药物不良反应的区别

两者既有密切联系又有所区别。

1. 程度与持续时间的不同 药源性疾病是反应程度较重或持续时间较长的不良反应，它引起人体功能或组织结构上的损害，并具有相应临床过程。而药品不良反应则反应程度轻重不一，持续时间长短不同，而一些程度轻且一过性的不良反应，如恶心、头晕等均不能称为药源性疾病。

2. 发生条件不同 世界卫生组织规定的药品不良反应专指在正常剂量和正常用法条件下所发生的与治疗目的无关的或意外的有害反应，排除非正常应用而引起的反应。而药源性疾病既包括发生药品不良反应的条件，又包括由于超量、误服、用药不当或药物滥用造成的后果。

二、药源性疾病的流行病学

（一）药源性疾病的危害

人类对药品不良反应的危害早已有所认识，但对药源性疾病的认识却经历了一个漫长的过程。早在1870~1890年人们成立了委员会调查三氯甲烷麻醉造成猝死的原因，经过调查后才弄清楚是三氯甲烷增强了心肌对儿茶酚胺的敏感性，造成心律失常引起猝死。1922年英国报道了用胂凡纳明（606）治疗梅毒时造成黄疸。随着化学制药工业的飞速发展，大量化学药品被应用于临床，合并用药机会也日益增加，使得药品不良反应和药源性疾病的发生率也快速上升。例如，磺胺类药物广泛应用发生的变态反应性药物性皮疹；以青霉素为代表的多种抗生素的发明和广泛应用，出现了过敏性休克、第Ⅷ对颅神经损害、肾损害、骨骼损害和骨髓抑制；肾上腺皮质激素在临床上的广泛应用引起的不良反应等，特别是20世纪60年代的反应停事件，欧洲、日本、澳大利亚等国的孕妇用沙利度胺（Thalidomide，反应停）治疗妊娠反应致使全世界出现海豹肢畸胎6000～8000例，加上其他畸胎共计15000多例，引起震惊。这些都使人们对药源性疾病的严重性有了进一步的认识和警惕。事实上，药源性疾病的发生与发展同化学药物的日益增多密切相关。目前国外上市的原料药约有3600多种。我国1949～1985年，生产原料药26类1000多种，制剂3000多种。1985～1992年共批准西药414个，中药233种。

由于化学药品的广泛应用，因药品不良反应而住院的患者占住院患者的0.3%～5%；0.24%～2.9%住院患者死亡是由于药品不良反应造成。药源性疾病的发生不仅与化学药品的增多有关，而且由于临床上大剂量用药、长时间或长期用药、多药合并使用等原因，药源性疾病有明显增多趋势。引起不良反应的药品较常见的有抗菌药、解热镇痛抗炎药、皮质激素类、心血管药、抗癌药等。

（二）影响药源性疾病发生的因素

导致药源性疾病发生的因素很多，但不合理用药和机体易感性是其最主要原因。

1. 不合理用药 临床上不合理用药包括药物的滥用、选药不当、违反用药禁忌证、用法不合理、误用和配伍错误。在正常用药情况下尚可发生不良反应，不合理用药更导致对机体的损害。无论国内或国外不合理用药情况都十分严重，据几次全国性合理用药研讨会资料介绍，不合理用药占用药者的11.3%～32%。临床上不合理用药引起药源性疾病的主要原因可概括如下。

（1）不了解患者的用药史，如药物反应史、过敏史、家族史和遗传缺陷，随意给患者用药。

（2）联合用药时，忽视药品间的相互作用，以致显著地增强某一药品的作用而引起不良反应。

（3）不注意患者原有疾病基础，给予对重要脏器有损害的药品，加剧了原有病变。

（4）用药目的不明确，不了解药品的药效学和药动学规律，造成不应有的药品不良反应。

（5）用药时间长、剂量偏大，药物蓄积致药源性疾病。

（6）用药方法或剂型选择不当。

（7）对老年患者、体弱患者或小儿未做适当的剂量调整而致药物过量或中毒。

（8）患者自行用药、加大剂量或多种药物同时应用。

（9）经济利益驱使滥用药物。

2. 机体易感因素

（1）种族和遗传多态性　近年来已发现的几个重要的遗传多态性是在药物代谢的氧化和乙酰化过程方面。许多药物在肝脏经乙酰化而被代谢，但人群中乙酰化的速度是不同的，可分为快乙酰化和慢乙酰化者。慢乙酰化者血药浓度高，药物作用持续时间长，易发生药物慢性蓄积中毒，如服异烟肼的慢乙酰化者，其周围神经炎的发生率高达20%，而快乙酰化者仅为3%左右。容易受影响的药物还有普鲁卡因胺、肼屈嗪和苯乙肼等。氧化多态性的代表药物是异喹胍（Debrisoquine），在不同人的体内，氧化代谢速度相差很大，其降压作用的差异也很大。

（2）G－6－PD 缺陷　G－6－PD 缺陷者当服用伯氨喹、奎宁、磺胺类、硝基呋喃类、氯霉素、对氨基水杨酸、阿司匹林等药物时，可导致急性溶血性贫血。其中以伯氨喹诱发溶血的作用最强。G－6－PD 缺陷是一种遗传性生化缺陷病。中国人 G－6－PD 缺陷者比例为2%，菲律宾人为13%，美国人也为13%，伊朗人为8%。

（3）性别和年龄　不同性别其药源性疾病发生率也不同，不少报告显示，女性药源性疾病的发生率高于男性。有人调查1160例病人用药后不良反应的发生情况，男性发生率为7.3%，女性发生率为14.2%。过敏反应发生率，女性是男性的2倍，药源性红斑狼疮、氯霉素引起的再生障碍性贫血和粒细胞缺乏症等，其发生率均是女性高于男性；但药源性皮炎的发生率男性比女性高50%。

药物不良反应和药源性疾病的发生率与病人的年龄有很大关系。由于老年人身体功能发生变化，各系统器官的功能已逐渐衰老减弱，特别是肝血流量和肝酶活性降低，肾血流、肾小球滤过和肾小管功能的减弱都会使药物的消除速率和量减少，因而应用常规剂量的药物时老年人也可能会出现较高的血药浓度，产生较强的药理效应或毒性反应。老年人的中枢神经系统对药物的敏感性增强，对镇静催眠药和镇痛药的反应比年轻人更敏感。另一方面，儿童，特别是新生儿、各系统脏器发育尚不完善，血中白蛋白和蛋白结合能力较低，血－脑屏障不完善，肝酶活性低，肾脏清除药物的能力较弱，也较易引起药物不良反应和药源性疾病，如新生儿服用氯霉素可致“灰婴综合征”，使用氨基糖苷类抗生素易发生耳毒性和肾毒性，2岁以下的幼儿对吗啡特别敏感等。

三、药源性疾病的分类与发生机制

（一）药源性疾病的分类

关于药源性疾病的分类，目前尚未见到完全合理的分类法，综合各家观点，根据临床用药的情况，大致可分为以下四类。

1. 量－效关系密切型　相当于A型不良反应，是药物固有的药理作用增强和持续发展的结果，呈剂量依赖性。

2. 量－效关系不密切型　相当于B型不良反应，与药物固有的药理作用无关，主要与个体特异体质有关，与剂量无关。

3. 长期用药致病型　由药物长期应用后产生的不良反应所引起。

4. 药后效应型　是停药一定时间后出现的不良反应所致，如致癌、致畸、乳汁中药物对婴儿的不良作用等。

这种分类方法符合药理学和毒理学的量－效关系这一基本概念，同时又考虑到药物与机体的相互影响及遗传毒理学等问题，因此这种分类较为合理。

（二）各类型药源性疾病的发病机制

1. 量－效关系密切型药源性疾病　此类药源性疾病是药物固有药理作用增强和发展的结果，其特点是有剂量依赖性，可预测，每一个人均可发生，病理改变可在动物模型中复制，发生率较高，但死亡率不一定高。除了与剂量密切相关外，其发生还受下列因素影响。

（1）药物制剂学的差异　同一种药物制剂不同，生物利用度也不同。1960年澳大利亚一癫痫患者发生苯妥英钠中毒事故，其原因是把原来的赋形剂硫酸钙改为乳糖，增加了苯妥英钠的生物利用度而引起中毒；有时亦可因环境污染造成药物制剂的污染，这对静脉注射剂特别重要。

（2）药动学因素　由于人体代谢的差异，特别是肝脏代谢、肾脏排泄对药物体内过程有很大影响。例如由于遗传药理的差异，慢乙酰化的患者服用异烟肼容易引起周围神经炎；肝脏疾病可能影响药物在肝脏的代谢和排泄，肝硬化降低肝脏的清除率，例如患者处于肝昏迷或肝昏迷前期时，氯丙嗪应减量，忌用阿片及麻醉催眠药；肝脏合成白蛋白能力的下降，使药物与白蛋白的结合量也下降；肾脏疾病使药物排泄受到影响，很多药物在肾功能不全时容易产生毒性：氨基糖苷类抗生素、甲基多巴、地高辛、普鲁卡因胺、喹巴因等应减少剂量，对氨基水杨酸、氯丙嗪、呋喃妥因、丙磺舒、万古霉素等应禁用。

（3）药效学因素　药效学的差异影响着药物的疗效和毒性，而某些脏器的病变又促成药效学的差异。例如肝硬化和急性肝炎时凝血因子产生受到影响，病人易发生出血，凡影响凝血机制或可能引起胃黏膜损伤的药物如抗凝剂、非甾体抗炎药物均应避免使用；水和电解质失调也可改变某些药物的药效，例如低钾和高钙增强强心苷的药效，低钾降低利多卡因、奎尼丁等抗心律失常的药效。

2. 量 - 效关系不密切型的药源性疾病　由药物引起的与其正常药理作用无关的异常反应，其特点是难预测性，与用药剂量的关系不密切，动物模型不能复制，发生率低，但死亡率高。这类型的药源性疾病同遗传因素和免疫反应异常密切相关。

（1）遗传因素　由于遗传药理学的异常，机体对某些药物呈特异质反应。例如 G - 6 - PD 缺陷的病人使用伯氨喹、呋喃妥因、非那西丁、阿司匹林、磺胺类、丙磺舒等药物时容易诱发急性溶血性贫血。

（2）变态反应　药物的变态反应是一种与药理特性无关的不良反应。这些反应有的是速发性反应，有的是迟发性反应；与药物剂量无线性关系，往往很小的剂量就可以产生明显的反应，一旦停药，则反应消失；反应仅发生于少数人。这些不良反应可以认为是免疫反应异常，其临床表现为皮疹、红斑、血清病、荨麻疹、哮喘、血管性水肿等。产生上述反应的因素包括药物和病人两方面。一方面，大分子药物如蛋白质（包括疫苗）、多肽（如胰岛素）、多糖类和右旋糖酐等具有抗原性；一些小分子化合物（分子量 500 ~ 1000）是半抗原，进入人体后与蛋白质载体如白蛋白、变性 DNA、细菌代谢产物等结合后形成具有抗原性的复合物。目前人们对青霉素过敏反应了解得比较清楚，青霉素的半抗原决定簇主要是青霉噻唑化合物，它是在打开青霉素分子的 β - 内酰胺环后形成的。另一方面，某些病人容易产生变态反应，是由于这些人是过敏体质者，他们往往有过敏病史（哮喘、花粉症、荨麻疹等），过敏体质者有遗传倾向。

药物变态反应类型包括：Ⅰ型（速发型过敏反应）、Ⅱ型（细胞毒型）、Ⅲ型（免疫复合物型）、Ⅳ型（细胞介导或迟发型）。

Ⅰ型（速发型）：药物或其代谢产物在体内与组织肥大细胞或嗜碱粒细胞的 IgE 抗体结合，释放活性介质，如组胺、激肽、5 - 羟色胺和花生四烯酸衍生物等，这些介质可导致变态反应。典型的表现为鼻炎、荨麻疹、支气管哮喘、血管性水肿和过敏性休克。引起这些反应的药物常见的有青霉素、链霉素、局部麻醉药、含碘化合物等。

Ⅱ型（细胞毒型）：药物（半抗原）与细胞膜蛋白结合形成完全抗原，刺激机体产生抗细胞成分的 IgG、IgM 或 IgA 抗体，抗体与细胞的抗原成分起反应形成复合物，在补体作用下细胞溶解。这一类型反应主要表现在血液学方面，如血小板减少症、白细胞减少症和溶血性贫血等。奎尼丁、奎宁、地高辛和利福平等易引起血小板减少；保泰松、甲苯磺丁脲、氯磺丙脲、甲硝唑等易引起免疫性白细胞减少；青霉素、头孢菌素、利福平、奎尼丁、奎宁等易产生溶血性贫血。

Ⅲ型（免疫复合物型）：在这一类型的反应中，药物（半抗原）与循环中的IgG抗体结合后，形成免疫复合物沉积于血管壁、肾小球基底膜或关节滑膜上，在补体的作用下损伤血管内皮细胞，血清病是这类型反应的典型表现。临床表现是发热、关节炎、淋巴结肿大、荨麻疹、皮疹、哮喘等。引起这类反应的药物有青霉素、链霉素、磺胺药和抗甲状腺药物等。

Ⅳ型（细胞介导或迟发型）：在这类反应中，药物与蛋白质形成的抗原复合物致敏了T淋巴细胞，被敏化了的淋巴细胞一旦与其相应的抗原接触，则产生炎症反应，这种炎症反应不需抗体参与。此型反应多见于因局部用药而引起的皮炎，如局部应用抗生素、抗霉菌药和局部用抗组胺药等。

从临床表现来看，常见的变态反应有以下几种类型。

药热：应用青霉素、苯妥英钠、肼屈嗪、奎尼丁可产生低热，患者常无其他临床症状，停药后低热逐渐消退。

药疹：常见的有中毒性红斑、荨麻疹、多发型红斑、结节性红斑、脉管炎、紫癜、剥脱性皮炎、红皮病、光敏反应、固定性皮疹和中毒性皮肤坏死症等。常引起药疹的药物有青霉素、链霉素、磺胺类、解热镇痛抗炎药、巴比妥类等。

结缔组织病：类似红斑性狼疮综合征，常见于下列药物：普鲁卡因胺、肼屈嗪、苯妥英钠和乙琥胺。慢乙酰化患者应用肼屈嗪和普鲁卡因胺时最容易发生红斑狼疮。

血液系统障碍：血小板减少、粒细胞减少、溶血性贫血和再生障碍性贫血等。

呼吸系统病症：药物性哮喘（特别是由阿司匹林引起的哮喘）、肺炎合并红斑性狼疮、肺嗜酸粒细胞增多症。

3. 长期用药致病型　此型药源性疾病与用药时间、用药剂量或两者都有密切关系。其发病往往是用药不当或药物滥用造成的后果。临床表现如下。

（1）机体适应性　单次用药量过大时常产生急性毒性反应，而慢性疾病长时间用药，机体就出现对药物的适应性问题。此在麻醉镇痛药、精神和神经系统药儿为突出，如阿片类、镇静催眠药、中枢兴奋药、可卡因、乙醇等引起的依赖性，一旦停止用药出现戒断现象。典型的例子是阿片等麻醉镇痛药的戒断现象；乙醇的戒断症状是震颤性谵妄；突然停用巴比妥，可产生不安、精神错乱或痉挛；突然停用苯二氮䓬类药，可出现焦虑。

（2）反跳现象　某些慢性疾病长期用药治疗后，如突然停止用药，可使原有疾病加重，出现反跳现象。例如突然停用中枢性抗高血压药可乐定，可加重高血压；在治疗心肌缺血中，突然停用β受体拮抗剂也出现反跳现象；肾上腺皮质类固醇药物长期应用后，因反馈性抑制了丘脑－垂体－肾上腺系统的功能，肾上腺萎缩，突然停止用药，可产生急性肾上腺皮质功能不全症状，原有的病情亦加重。所以停用皮质类固醇应采取逐渐减量法。

（3）其他　氯喹很容易与黑色素亲合，存留在角膜上皮上，应用氯喹1～2个月后有30%～70%患者产生角膜病，存留在视网膜上则发生色素性视网膜病。长期服用含有非那西丁的解热镇痛药，可以发生乳头状和髓状肾坏死，伴肾小管萎缩，进而发展成退行性或纤维性变，这些病变可扩展到肾皮质而产生肾小球损伤以及广泛性的间质性肾炎。临床表现有腰痛、血尿、输尿管梗阻，有时还可以出现肾衰竭。长期应用氯丙嗪治疗精神和神经系统疾病，可因药物阻断多巴胺受体功能而出现锥体外系症状。长期大量服用抗心律失常药胺碘酮可引起肺泡炎和肺纤维化。

4. 药后效应型 此型药源性疾病的特点是停用药物若干时间后才出现药物不良反应。

（1）药物的后遗作用 例如用放射性^{131}I治疗甲亢，可能在多年后发生甲状腺功能低下。

（2）药物的致癌性 由于癌症的发生机制和原因大部分还不清楚，区别癌症是自发性还是药源性比较困难，但有足够证据证明有多种药物可以致癌。药物致癌有三种可能性：

①激素作用：为了治疗更年期综合征，常用雌激素替代疗法，有增加子宫内膜癌的可能。动物实验结果证明，长期大剂量服用雌激素可以产生肝癌。应用雄性激素治疗再生障碍性贫血，用药量大、时间长能诱发良性肝脏肿瘤。

②遗传因子毒性：某些化合物分子与细胞核DNA分子结合后，改变基因表达，引起细胞生长异常，产生肿瘤。例如病人长期应用烷化剂有增加膀胱癌的危险；滥用非那西丁容易患肾盂癌等。

③抑制免疫反应：接受免疫抑制剂治疗的病人，发生肿瘤的危险性大大增加。例如肾移植病人使用巯唑嘌呤合并皮质类固醇药物时，发生淋巴瘤的危险性增加。另外，免疫抑制的病人也易发生肝癌、膀胱癌、支气管腺癌、皮肤鳞癌及黑色素瘤等。

（3）药物的生殖毒性

①抗生育：细胞毒药物通过抑制女性卵巢功能和致使无月经或造成男性精子缺乏而影响生育。

②致畸性：某些药物通过胎盘影响胎儿的生长发育，造成畸形，反应停事件就是一个沉痛的教训。药物的致畸性与胎儿生长发育的阶段有关，妊娠早期特别是怀孕2～8周，这是器官形成期，容易造成畸形。其后，致畸药可影响胎儿的生长、发育、器官结构的完全性，特别是大脑的发育。现已证实或高度怀疑有致畸作用的药物是：甲氨蝶呤、雄性激素、白消安、苯丁酸氮芥、秋水仙碱、环磷酰胺、己烯雌酚、异维A酸、巯嘌呤、苯妥英钠、丙卡巴嗪、孕酮类、沙立度胺（反应停）、丙戊酸钠。

还有些药物通过胎盘造成胎儿生长发育、生理功能损害，此类药物在妊娠期禁用或慎用：

a. 氨基糖苷类抗生素：因使第Ⅷ对脑神经受损，致耳聋，非必要时，孕妇禁用。

b. 抗甲状腺药物：可致胎儿甲状腺功能低下，孕妇用量应减半。

c. 阿司匹林：动物实验发现对早期妊娠有致畸作用。在人类也有致畸报告，妊娠最后2周应用可增加胎儿出血或新生儿出血的危险。

d. 苯二氮䓬类：在妊娠初期三个月内，有致畸危险。在围产期应用，可使新生儿中枢神经活动受抑制，导致“松软婴儿症”，表现为新生儿肌张力低下，呼吸困难，吮吸困难。

e. 氯霉素：由于婴儿肝脏发育不成熟，代谢氯霉素能力低下，按儿童剂量给婴儿用药时，可出现“灰婴综合征”，表现为苍白、发绀、微循环障碍、体温不升、呼吸不规则等。故在妊娠期，尤其妊娠末期禁用。

f. 口服抗凝剂：妊娠早期服用可致畸；产前服用可致新生儿或胎儿内出血和产妇分娩流血过多。因此，妊娠期禁用。

g. 口服磺酰脲类降糖药：动物实验和临床观察证明可造成死胎或胎儿畸形；围产期使用，可致婴儿低血糖。因此，孕妇禁用。

h. 哌替啶：分娩时应用哌替啶止痛，对婴儿无影响，但用量不能过大。如婴儿呼吸受抑制可用纳洛酮对抗之。如果母亲对麻醉镇痛药有成瘾性，婴儿也有戒断现象。

i. 磺胺类药：磺胺类药与胆红素竞争蛋白质结合部位，可致游离胆红素增高，新生儿肝功能不完善，对胆红素处理能力差，较易发生高胆红素血症和新生儿黄疸，甚至核黄疸。

j. 四环素：此类药物可透过胎盘屏障进入胎儿体内，沉积在牙齿和骨中，引起牙齿变色，影响牙和骨骼的发育。

k. 噻嗪类利尿药：此类药物容易造成婴儿血小板减少，可能直接损害骨髓造血功能，在妊娠晚期禁用。

（4）乳汁中药物的不良反应　乳汁中药物进入婴儿体内也可造成不良反应，其中药物分子量小、药物在血中的游离浓度高、脂溶性高且呈弱碱性者，在乳汁中含量较高，从乳汁中排出量较大，婴儿从乳汁中得到药物可对婴儿造成不良反应。红霉素（静注）、磺胺异噁唑、卡马西平、巴比妥盐、地西泮、抗癌药、锂制剂、抗甲状腺药、链霉素、口服降糖药、口服避孕药及喹诺酮类等，在哺乳期禁用。另外，青霉素在乳汁中的浓度虽然很低，也可能引起婴儿的过敏反应。呋喃妥因对 G－6－PD 缺陷的婴儿毒性大，磺胺类药物可引起 G－6－PD 缺陷婴儿发生溶血、核黄疸。

药源性疾病还可按机体受损系统或器官分类，可有药源性肝病、药源性肾病、药源性血液病、药源性心血管病、药源性神经精神疾病、药源性呼吸系统疾病、药源性消化系统疾病、药源性眼耳疾病等。在这里不做一一介绍。

四、药源性疾病的诊断和处理原则

（一）诊断原则

诊断药源性疾病时必须考虑下列情况：

（1）患者的用药史。患者必须有明确的用药史，既往是否有类似反应，家族中是否有同样病史。

（2）用药时间和发病时间的先后顺序关系。药源性疾病应发生于用药之后。

（3）用药的剂量和用药的持续时间。

（4）临床表现与原有疾病及药物可能致病的关系。

（5）是否符合 A 型或 B 型的反应特征。

（6）病理学检查、实验室检查、血药浓度监测等是否与该药的不良反应相符。

（7）停药后症状是否减轻，再次用药是否出现相同的反应。

（8）合并用药时还要从多种药物中寻找出致病药物。

（9）必须排除药物以外的其他因素。

（二）处理原则

1. 停药　一旦发现某种药物引起药源性疾病应立即停用该药物。由于药源性疾病多有自限性，症状轻者，待药物自体内消除后，可以缓解。疑为药源性疾病又不能确定为哪种药物引起时，停药有两种方法：一是停用可疑药物，观察症状是否逐渐改善，并确认致病药物；二是停用全部药物，临床症状改善可提示疾病为药源性，再根据病情采取治疗措施并找出致病药物。对于较严重的药源性疾病应采用这种停药方法。

2. 对症处理　对症状严重者须做对症治疗，给予支持疗法；采取促进药物排泄、代谢的措施；致病药物明确者，可选用特异性拮抗剂；对药物性变态反应，可用抗组胺药和皮质激素进行治疗，并将致病药物告知病人，防止日后再度发生。

五、药源性疾病的预防

（一）提高对药物不良反应和药源性疾病危害性的认识

充分认识到药物不仅能治疗疾病，也会有不良反应发生，甚至引起药源性疾病。因此，用药过程中要密切观察药物反应，尽可能把药源性疾病的发生降低到最低限度。

（二）做到合理用药

滥用和误用药物是引起药源性疾病的主要原因，如能合理用药，大多数药源性疾病是可以避免的。合理用药的原则如下。

（1）严格掌握用药指征，慎重选择药物、药物剂量及适当的用药途径，并排除禁忌证。

（2）需联合用药时，目的性要明确，注意药物之间的相互作用。

扫码“练一练”

（三）加强用药监护

（1）进行治疗药物监测（therapeutic drug monitoring，TDM），仔细观察临床药效和治疗效果，根据药代动力学原理调整给药方案，使药物治疗达到比较理想的程度。对治疗指数窄、毒性强的药物，如强心苷、氨茶碱、环孢素等药物进行血药浓度监测。

（2）密切观察病情，及时发现和识别药物不良反应，并做出适当的处理。

（四）加强药物安全监督

（1）新药研制过程中要进行全面的毒理学研究。对新药进行严格的临床前药理试验和临床试验。

（2）新药上市后进行安全性监督。新药上市后在一个广阔的范围内进行试验和经过一定的时间后，药物的毒性才有可能得到比较充分地暴露。如反应停的致畸性、保泰松引起再生障碍性贫血、氨基糖苷类抗生素引起的药物性耳聋等。另一方面，新药上市后要加强医院等用药单位对药物不良反应的监测和报告，要用药物管理政策和制度来保证药物的社会安全性评价。

中药不良反应及某药源性疾病的临床表现、产生原因、防治措施参见第十三章第二节四项下。

（蔡骅琳）

第七章　药物过量与中毒

扫码“学一学”

第一节　概　述

在一定条件下，不论以何种方式，小剂量作用于机体，即可引起生物学系统有害反应或能危害生命，严重损害机体功能，导致机体发生病理变化的任何物质均为毒物。

毒物的概念不是绝对的，其中剂量是重要的因素。药理学家 Willam Withering 说过，“小剂量的毒物是最好的药物，而有效的药物用过了量也就成为毒物。”所以任何一种物质，只有达到中毒剂量时，才是毒物。临床应用的许多药物本身就是剧烈的毒物，如生物碱、砷、汞、马钱子、乌头、天南星、洋金花等。

由于毒物进入体内，产生毒性作用，使机体功能障碍，引起疾病或死亡称为中毒。大量毒物在短时间内进入机体，引起一系列中毒症状甚至死亡者，称为急性中毒。少量毒物多次逐渐进入体内，经过一个时期的蓄积，达到中毒浓度，而出现中毒症状者，称为慢性中毒。

近几十年来，包括药物、农药、重金属、食物及其他化合物等有毒物质在内的中毒事件每年呈上升趋势，中毒死亡人数也不断增加。对急性中毒患者解救的管理不当，如误诊、治疗耽搁和包括解毒剂在内的治疗手段的不合理选择和使用等会对病人造成程度不同的伤害。药师应当积极参与对药物中毒病人的救治，并在对中毒病人的管理中发挥作为药品资讯专家的临床作用。

一、药物中毒的现状

2019 年美国疾病控制中心（Centers for Disease Control，CDC）公布数字显示：2017 年全美药物中毒死亡人数 70737 人（男性 47052 人，占 66.3%；女性 23685 人，占 33.7%），其中 47600 人涉及阿片类止痛药物（占 67.8%），主要品种是海洛因和可卡因。25～34 岁是死亡的高发年龄（占 24.8%），其次是 45～54 岁（占 22.8%），35～44 岁年龄段排第三位（占 22.7%）。1999～2017 年药物中毒死亡人数逐年增加，以每十万人口药物中毒死亡率计算，1999 年为 6.2，2016 年为 19.8，2017 年为 21.7。

根据美国 2016 年中毒控制中心协会关于国家中毒数据系统（national poison data system，NPDS）第 34 届年会报道：本系统记录 2710042 案例，其中 2159032 人是毒物接触。造成成人中毒的前 5 位毒物是镇痛药（11.2%）、家用清洁剂（7.54%）、个人化妆品（7.20%）、镇静/催眠/抗精神病药（5.84%）、抗抑郁药（4.74%）。近年来，镇静/催眠/抗精神病药中毒持续增加，每年增加约 10.7%（2088 例/年）。造成 5 岁及以下儿童中毒的前 5 位毒物是个人化妆品（13.3%）、家用清洁剂（11.1%）、镇痛药（9.21%）、异物/玩具（6.48%）、外用制剂（5.07%）。

随着我国经济的飞速发展，人们接触各种药物、化学品的机会日益增多，引起中毒的物质种类也趋于多样化，中毒现象屡有发生。刘圣娣等人研究显示：中青年是中毒的主要人群，占 68.71%，其中 41～50 岁发病人数位居第一，其次是 31～40 岁和 21～30 岁，男女比例为0.99：1。意外（61.23%）是中毒的主要原因，其次是自杀（32.87%）。乙醇中毒（38.81%）位居第一位，其次是农药中毒（19.69%）和药物中毒（17.78%），化学品（12.07%）位居第四。在职业分类中位居前三位的分别是农民（39.41%）、学生（18.73%）、工人（14.75%）。药物中毒主要集中在镇静催眠药、解热镇痛药和抗精神病药，排在前三位的药物是：艾司唑仑、对乙酰氨基酚和佐匹克隆。

我国儿童药物中毒患儿男性多于女性，男女比例1.86：1，药物中毒患儿年龄主要分布在1~3岁，占总人数的64.57%，其次为3~6岁，占总人数的29.14%。药物中毒主要原因为患儿自己误服，占总人数93.44%，患儿家属给药占4.98%。药物中毒农村患儿多于城市患儿，比例为8.29：1。药物分类中复方地芬诺酯片中毒最多（53.81%），其次为抗精神病药物（12.34%）和降压药物（9.97%）。

二、急性中毒的一般救治

中毒一经诊断，即使尚未明确为何种毒物引起均应立即按一般治疗原则组织抢救。总体治疗原则是维持生命及避免毒物继续作用于机体。因此必须把维持机体各系统的功能放在首位，而不能单纯依赖解毒剂。

（一）毒物排除

1. 非食入性中毒的处理 吸入性中毒，如氯气、一氧化碳，应立即脱离中毒现场，呼吸新鲜空气、吸氧，及时吸出呼吸道分泌物，保持呼吸道通畅。接触性中毒，如有机磷农药等，应立即脱去污染的衣服，用清水清洗体表，特别应注意毛发、指（趾）甲缝内毒物的清洗。皮肤接触腐蚀性毒物者，冲洗时间要求达15~30分钟，并选择适当的中和液或解毒液冲洗（表7-1）。毒物污染眼内，必须立即用清水冲洗，至少5分钟，并滴入相应可以眼内使用的中和剂。

表7-1 常见皮肤化学性灼伤的急救处理

化学物质名称	局部的急救处理
硫酸、硝酸、盐酸、三氯醋酸等	立即用5%碳酸氢钠溶液冲洗，再用清水冲洗，然后以氧化镁：甘油（1：2）糊剂外涂
氢氧化钠（钾）、氨、碳酸钠（钾）等	用2%醋酸或4%硼酸溶液冲洗，再用清水冲洗，然后以3%硼酸溶液湿敷或5%~10%硼酸软膏外涂
氢氟酸	以饱和氢氧化钙冲洗，如为肢体，浸入溶液中。如有水泡，切开水疱或抽出泡液，然后酌情涂上氧化镁甘油糊剂
苯酚	先以大量清水或肥皂水冲洗，继以30%~50%乙醇擦洗，再以饱和硫酸钠液湿敷，24小时内用油膏
黄磷	立即用清水冲洗，如为肢体，浸泡于流动清水中清除表皮面上的磷粒，继以2%硫酸铜溶液冲洗，再以5%碳酸氢钠液冲洗，然后以生理氯化钠溶液湿敷，必要时转外科做扩创术。忌用含油敷料，由五氧化磷、五氯化磷、五硫化磷等物所致灼伤，禁止直接用水洗，应先用布、纸、棉花和砂土等吸去毒物，再用水冲洗
铬酸	以5%硫代硫酸钠溶液冲洗，再以清水冲洗，然后涂5%硫代硫酸钠软膏或3%二巯丙醇软膏
溴	立即用清水冲洗，继以30%~50%乙醇洗涤，再以5%碳酸氢钠液冲洗并湿敷
氧化钙（生石灰）	先用植物油清除皮肤上沾污的石灰微粒，再以2%醋酸溶液洗涤

续表

化学物质名称	局部的急救处理
氟化钠	以5%氯化钙溶液清洗
氯乙烯	用大量的清水冲洗后，以5%碳酸氢钠溶液冲洗或湿敷
氯化锌、硝酸银	用水冲洗，再以5%碳酸氢钠溶液洗涤
硫酸二甲酯	先以大量清水冲洗，再以5%碳酸氢钠溶液冲洗并用醋酸钠液湿敷，24小时内用油膏
焦油、沥青	以棉花蘸二甲苯、松节油清除粘在皮肤上的焦油或沥青然后涂羊毛脂

2. 食入性中毒的处理　绝大多数中毒患者均系食入性中毒，其排毒的最好方法为催吐及洗胃。清除胃肠道尚未被吸收的毒物时，如果毒物属强酸、强碱类腐蚀性毒物，则不宜催吐洗胃。强酸中毒者以服用氢氧化铝凝胶或镁乳等弱碱性药物中和毒物，但忌用碳酸氢钠，因为这类溶液遇酸，产生二氧化碳，使病人胃内胀气。强碱中毒以服用食醋或5%醋酸等弱酸性药物中和毒物，但碳酸盐类中毒忌用醋酸类。无论是强酸或强碱类中毒均可服用加水鸡蛋清、牛奶或植物油200ml左右，此三种液体既可稀释毒物又可保护胃肠道黏膜。如为非腐蚀性毒物经消化道进入人体者应立即采用催吐、洗胃、导泻等方法，以排除毒物。

（1）催吐　对神志清醒者，最好方法是催吐。最简便易行的方法是压迫舌根或咽后壁。催吐可与洗胃结合进行，可嘱患者先喝适量温水或盐水，使之呕吐，反复进行，直到吐出液体变清为止。其他催吐的方法主要有药物催吐，但对中枢抑制药中毒以及处于休克和昏迷的患者禁用，对惊厥未控制者亦不宜用。药物催吐首选吐根糖浆，15～20ml加水100～200ml口服，一般在15～30分钟可呕吐，必要时可重复一次。其次为阿扑吗啡（不适用麻醉药物中毒），皮下注射，成人剂量为0.1mg/kg，同时口服开水，3～5分钟即可出现呕吐，但不良反应较多，注射后要观察血压、呼吸等。

（2）洗胃　一般服毒物后越早洗胃越好，4～6小时内洗胃最为有效，超过4～6小时，毒物大多吸收。但如服毒量很大或毒物过多，或所服毒物存在胃－血－胃循环，尽管服毒超过6小时，仍有需洗胃的指征。

禁忌证：①深度昏迷，洗胃后可引起吸入性肺炎，严重者可导致呼吸心搏骤停；②强腐蚀剂中毒，有可能引起食管及胃穿孔；③挥发性烃类化合物（如汽油）口服中毒，反流吸入后可引起类脂质性肺炎；④休克患者血压尚未纠正者。上述禁忌证并不是绝对的，应根据个别情况而定。

为提高洗胃的效果，应掌握其要领。患者头稍低，偏向一侧，以避免呕吐物反流或洗胃液吸入气道。经口或鼻腔均可置入胃管，成人胃管经鼻腔入胃的长度应掌握在60cm左右。洗胃液的温度以微温为宜，若太凉易刺激胃肠蠕动，促使毒物向肠腔移动，不利于洗出毒物。若太热，则使胃肠黏膜血管扩张，促使毒物被吸收。每次洗胃液量200～300ml左右，神志不清患者应适当减少，灌入及抽吸时应掌握先吸出后灌入，快入快出，出入量基本相等的原则，应洗至胃液干净无味为止。洗胃过程中万一患者惊厥或窒息，应立即停止操作。

（3）导泻及灌肠　对食入性中毒患者，除催吐及洗胃外，尚需导泻及灌肠，使已进入肠道的毒物尽快排出，常用泻剂为25%硫酸钠30～60ml或50%硫酸镁40～50ml，洗胃后由胃管注入。有中枢神经系统抑制时忌用硫酸镁。斑蝥、酚类、磷和碘等物质中毒时，不宜使蓖麻油、甘油等油类泻剂，因为油类泻剂可以增强这些物质的吸收。当毒物已引起严重腹泻时，则不必再导泻。

灌肠适用于毒物已服用数小时，而导泻尚未发生作用者。对抑制肠蠕动的毒物（如巴比妥类、吗啡类）及重金属中毒，灌肠尤为重要。灌肠用1%温肥皂水做高位连续清洗。药用炭加入灌肠液中，可使毒物吸附后排出，对腐蚀性毒物或患者极度虚弱时，导泻及灌肠应列为禁忌。

（4）利尿　大多数毒物可由肾脏排泄，因此强化利尿是加速毒物排泄的重要措施之一。通常采用的方法为静脉补液后给予静脉注射呋塞米（速尿）20～40mg，但必须注意水与电解质的平衡，同时还应考虑心脏负荷等情况。经补液利尿后，一些水溶性的，与蛋白质结合疏松的化合物，很容易从体内排出。如有肾衰竭，则不宜采用强化利尿。

（5）血液净化　①轻、中度中毒采用催吐、洗胃、导泻、灌肠，以排除消化道内毒物，输液、利尿可促使进入血液循环的毒物尽快排泄，应用解毒剂和拮抗剂等措施即可奏效。②重度中毒患者常伴心、肾功能受损，一般内科抢救治疗措施往往难以奏效，死亡率高达40%以上。近十余年来，临床上血液净化疗法的广泛应用，使重症中毒患者的死亡率明显下降。血液净化的方法有腹膜透析、血液透析、血液灌流、血浆置换、全血置换等。

（二）特殊解毒剂的应用

某些毒物有特效的解毒剂，因此在进行排毒的同时，应积极采用有效的特殊解毒剂。

1. 金属中毒解毒剂　此类药物多为螯合剂，常见的有氨羧螯合剂和巯基螯合剂。

（1）依地酸钙钠（$CaNa_2EDTA$）　是最常见的氨羧螯合剂，可与多种金属形成稳定可溶的金属螯合物排出体外。该药主要用于治疗铅中毒。

（2）喷替酸（二乙烯三胺五乙酸，DTPA）　化学结构、作用与依地酸相似，但促排铅的效果比依地酸好。

（3）二巯丙醇（BAL）　为含有活性巯基（—SH）化合物，药物进入体内后可与某些金属形成无毒的、难解离的螯合物由尿排出。此外，还能夺取已与酶结合的重金属，使酶恢复活力，从而达到解毒的目的。用于治疗砷、汞、金中毒。

（4）二巯丙磺钠（Na－DNPS）　作用与二巯丙醇相似，但疗效高，不良反应较少。用于治疗汞、砷、铜、锑等中毒。

（5）二巯丁二钠（Na－DMS）　主要用于治疗锑、铅、汞、砷、铜等金属中毒。近来发现该药口服治疗铅中毒有效。

（6）青霉胺（penicillamine）　有促排铅、汞、铜的作用，但都不是首选药物，其优点是可以口服。

2. 高铁血红蛋白血症解毒剂　亚甲蓝（美蓝），可作为电子传递者，在辅酶Ⅱ高铁血红蛋白还原酶作用配合下，可使高铁血红蛋白复原为正常血红蛋白。用于治疗苯胺、硝基苯、三硝基甲苯、亚硝酸钠、硝酸甘油、硝酸银、苯醌、间苯二酚等中毒引起的高铁血红蛋白症。但需注意，该药静脉注射外渗时易引起组织坏死。

3. 氰化物中毒解毒剂　氰化物中毒一般采用亚硝酸盐－硫代硫酸钠疗法。适量的亚硝酸盐使血红蛋白氧化为高铁血红蛋白，并与氰离子形成氰化高铁血红蛋白，使细胞色素氧化酶恢复活性。硫代硫酸钠在酶的参与下，能与体内游离的氰离子相结合，变为无毒的硫氰酸盐，排出体外而解毒。其用药的顺序及剂量为：亚硝酸异戊酯吸入，3%亚硝酸钠溶液10ml缓慢静脉注射，随即用25%硫代硫酸钠50ml缓慢静脉注射。

4. 有机磷农药中毒解毒剂　阿托品、胆碱酯酶复活剂（碘解磷定、氯解磷定）。

5. 特殊解毒剂使用的注意事项

（1）抓紧时机，早期使用　对解毒剂本身的毒性不良反应和解毒剂的局限性必须要有充分的认识。有机磷和氨基甲酸酯农药中毒解毒药宜尽量快上，但汞中毒用巯基类络合剂治疗时要恰当，过分积极反而可能加强汞对肾脏的毒性作用。

（2）注意剂量　如阿托品用于有机磷中毒宜大剂量，而用于氨基甲酸酯和沙蚕毒素农药中毒时只宜小至中等剂量。美蓝用于高铁血红蛋白血症时应小剂量（1～2mg/kg），而用于氰化物中毒就要用大剂量（10mg/kg），既不能不足，也不能过量而造成解毒剂中毒。

（3）要熟知其适应证及禁忌证　如阿托品宜用于有机磷、氨基甲酸酯类农药、乌头类生物碱、拟胆碱药及锑等中毒，但禁用于五氯酚钠中毒，解磷定宜用于有机磷中毒，却忌用于氨基甲酸酯类农药，新斯的明和毒扁豆碱可拮抗一般的抗胆碱药中毒，但不宜用于有机磷中毒治疗过程中所发生的阿托品过量中毒，镁中毒可用钙拮抗，但钙中毒用镁盐却无效，因为离子钙的活性比镁强，镁离子不能将钙离子置换出来。

（三）支持对症治疗

很多毒物至今尚无有效拮抗剂及特殊的解毒疗法，抢救措施主要依赖于及时排除毒物及合理的对症支持治疗。对症支持治疗的目的在于保护及恢复重要脏器功能，维持机体的正常代谢状态，帮助危重患者转危为安。

（1）卧床休息、保暖、密切观察生命体征。

（2）输液或鼻饲维持营养，纠正水、电解质及酸碱平衡紊乱。

（3）昏迷患者注意保持呼吸道通畅，定期翻身，以免发生肺炎和压疮。

（4）根据具体情况适当选用抗菌药，预防和治疗继发感染。

（5）低血压患者如中心静脉压偏低，充分补液是最好的方法。由于中枢抑制引起的休克，缩血管作用药物常常有效。如果应用具有β肾上腺素能作用的药物如异丙肾上腺素或多巴胺等，可加重休克。应使用α肾上腺素能作用的药物，如去甲肾上腺素或去氧肾上腺素等。

（6）对于心律失常的患者应根据不同的心律失常类型选用药物。心搏骤停患者，应进行及时有效的心肺复苏处理。

（7）中毒性脑病主要由于神经系统药物引起。在抢救中毒性脑病时，重视护理工作及营养补充，有脑水肿昏迷时应积极采用脱水方法。以甘露醇快速静脉注射及地塞米松静脉推注，也可采用快速利尿及降温方法。对急性一氧化碳中毒脑病采用高压氧治疗，疗效显著。惊厥为中毒的常见现象，肌内注射苯妥英钠为最理想的药物。一般情况下地西泮或苯巴比妥不用于昏迷患者，否则会加深中枢神经系统的抑制作用。

（8）急性呼吸衰竭是由于毒物抑制中枢神经系统而导致肺换气不足及二氧化碳滞留所致，也可因中毒后呼吸肌麻痹或肺水肿而引起呼吸衰竭。中毒性肺水肿多由于肺毛细血管内皮细胞与肺泡上皮细胞受刺激性气体损伤所致。其发病机制与心源性肺水肿有所不同。对因麻醉剂过量而抑制呼吸中枢者采用纳洛酮0.4mg静脉静推较为有效。抢救中毒性肺水肿，应积极进行氧疗，并配合加压辅助呼吸及使用大量肾上腺皮质激素。

（9）中毒性高热必须物理降温。如果没有禁忌可考虑同时用氯丙嗪化学降温。

（10）中毒性肾衰竭患者的主要措施就是尽早进行血液透析或腹膜透析，透析同时还可清除体内的毒物。

三、临床药师参与药物中毒管理

处理各类中毒是急诊科医生的主要诊治任务之一，对各种重症中毒引起的多器官衰竭的救治是重症医学领域的难题之一。临床药师可以协同医生积极参与药物中毒患者的救治，在对药物中毒患者的管理中发挥药品资讯专家的作用。药师在中毒患者管理中可以发挥以下作用：①药师可以利用现代分析技术，对中毒患者的血样、尿样、胃液、腹膜透析液等标本进行定性和定量分析，为医生抢救中毒患者提供客观指标；②协助医生获取中毒患者完整和准确的用药史、现病史以及可能导致中毒症状和体征的物质；③熟悉中毒患者的救治手段，包括解毒剂的选择、合理使用以及对症支持疗法；④对中毒患者的救治进行药学监护；⑤药学部和药师要根据本地区常见中毒分类，制定本医院的解毒剂存储类型和存储数量。

第二节　常见药物急性中毒的抢救与治疗

一、临床常见药物中毒的救治

（一）巴比妥类药物中毒

1. 中毒原因　误用过量、自杀吞服过量、治疗中用错药物或过量，常常是该类药物中毒的主要原因。

2. 常见药物及毒性数据（表7－2）

表7－2　巴比妥类药物的毒性数据

药名	中毒量	致死量	中毒血浓度值	致死血浓度
苯巴比妥	0.5g	>5g	40～60μg/ml	>80μg/ml
司可巴比妥	>1g	>3g	10～30μg/ml	>30μg/ml
戊巴比妥	>0.6g	>3g	10～30μg/ml	>30μg/ml
巴比妥	3～10g	5～20g	60～80μg/ml	>100μg/ml
硫喷妥	0.5g	>1g	5μg/ml	>20μg/ml

3. 毒理作用

（1）中枢神经系统　巴比妥类对中枢神经系统呈全面抑制作用，由于用量不同，可呈镇静、催眠、抗惊厥和麻醉作用。中毒剂量时，因麻痹延髓而致死亡。上述作用除与用量有关外，还与给药途径、速度、给药时的神经功能状态有关，例如静脉注射硫喷妥钠，如速度过快，治疗剂量也可引起呼吸突然停止而死亡。一般小剂量巴比妥类抑制大脑皮质感觉区，减少运动和产生镇静及催眠作用，较大剂量可使感觉迟钝，活动减少，判断力减弱，引起困倦和睡眠，高剂量的巴比妥类可产生麻醉作用。

（2）呼吸系统　较大剂量的巴比妥类可显著降低呼吸的频率、深度和通气量，快速静脉给药可产生呼吸抑制和短暂的低血压。巴比妥中毒的死亡原因，即由于延髓呼吸中枢被抑制，造成呼吸麻痹所致。

（3）心血管系统　治疗剂量时，巴比妥类对心血管系统无影响，中毒剂量时，可导致严重低血压和心肌损害。

（4）消化系统　由于对中枢的抑制作用，巴比妥类可以使胃肠道的张力降低和运动减弱。中毒剂量时，可抑制自主神经节内冲动的传递，引起恶心、呕吐、腹泻。

（5）对肝、肾功能的影响　巴比妥类本身对肝功能无不良作用，但可诱导肝微粒体酶，从而影响其他药物的代谢，尤以苯巴比妥明显。巴比妥类急性中毒导致血压显著降低，可导致严重的肾功能障碍。

（6）血液系统　可引起粒细胞缺乏症、血小板减少性紫癜和巨幼细胞贫血。表现为发热、咽峡炎、鼻出血、皮下出血、瘀斑、出血倾向或其他感染症状。

（7）过敏　可引起皮炎和皮肤过敏反应。表现为荨麻疹、血管神经性水肿、麻疹样和猩红热样疹、多形红斑及渗出性多发性红斑。严重病例可发生剥脱性皮炎致死。

4. 临床表现与诊断　急性巴比妥中毒的临床指征主要表现在中枢神经系统和心血管系统。

（1）轻度中毒　嗜睡、意识模糊、语言不清、呼吸慢、感觉迟钝、判断及定向障碍、瞳孔缩小，对光反射存在。

（2）中度中毒　近似醉酒时的酩酊状态，昏睡、呼吸浅慢、发绀、轻度肺水肿，可有手指和眼球震颤、瞳孔缩小、对光反射迟钝。

（3）重度中毒　呼吸系统首先被抑制，呼吸变慢或浅快，或呈潮式呼吸，早期四肢强直，对光反射及深部反射尚可存在一段时间，巴宾斯基征阳性，后期全身松弛，瞳孔散大，各种反射消失，血压下降，少尿或无尿，可因肾功能、呼吸和循环衰竭而死亡。

诊断主要根据服药史和临床表现，如早期嗜睡、瞳孔缩小、呼吸变慢、血压下降等，无其他昏迷（如肝昏迷、尿毒症、脑出血等）所特有的指征。确诊靠胃内容物、尿液中查到巴比妥药物，特别是血液中药物的定性和定量检测。

5. 抢救与治疗　由于长效巴比妥和短效巴比妥药物的中毒情况不甚相同，处理上也应有所侧重。对长、中效药物中毒，一般支持疗法很重要，对短效药物中毒，要特别注意呼吸、循环衰竭的抢救。

（1）毒物排除　误服中毒未超过3小时，可用大量温水或1∶2000高锰酸钾溶液洗胃。洗胃完毕后用10～16g硫酸钠导泻（忌用硫酸镁，因镁离子有可能部分吸收而加重中枢神经系统的抑制）。也可给予活性炭混悬液。

（2）保证气道通畅和充分的换气　由于换气不良所致的呼吸性酸中毒，可促进巴比妥类药物透过血－脑脊液屏障而加重中毒，因此，保证气道通畅和换气十分重要，可给氧，必要时行气管切开和气管插管。

（3）抗休克治疗。

（4）利尿剂的应用　巴比妥类由肾小球滤过之后，部分由肾小管重吸收，但肾脏对巴比妥类的清除是随尿量的增多而增加的，长效药物尤其如此。利尿可使10%短效巴比妥从尿中排出，可使20%长效巴比妥类从尿中排出。

临床观察证明，利尿可缩短所有巴比妥中毒病人的昏迷时间，并使血浆中巴比妥类浓度下降较快。可用渗透性利尿剂甘露醇，成人首次可静脉注射0.5g/kg。注射后第1小时内尿量达180ml（3ml/min）以上时，可继续静脉滴注20%甘露醇，以维持最大的尿量，对于丧失的水分及盐类（钠、钾）则需及时的补充。除甘露醇外，也可采用其他利尿剂。

（5）碱化尿液　碱化尿液有利于巴比妥类由周围组织释放并经肾脏排泄。但对长效药物的作用较好，而对短效的作用较差。动物实验证明，碱化尿液（pH 7.8～9.0），可使苯巴比妥的排出增加10倍。可用乳酸钠及碳酸氢钠溶液碱化尿液，一般以碳酸氢钠较好，因其离子很少进入细胞内，故在血液与细胞膜之间可能更容易造成较大的 pH 差。在碱化尿液过程中须注意代谢性碱中毒和水肿等情况的发生。

（6）呼吸兴奋剂的应用　如有深度昏迷、反射消失、呼吸浅而慢，或已发生呼吸衰竭时，可适当应用呼吸兴奋剂。贝美格（美解眠）：因本品作用迅速，多采用静脉滴注，作用维持 10～20 分钟。常用量 0.5% 10ml（50mg），用 5% 葡萄糖注射液稀释静脉滴注。也可静脉注射，每 3～5 分钟注射 50mg，至病情改善或出现中毒症状为止。

对一般巴比妥类药物中毒的患者，借静脉补液、应用利尿剂和其他对症治疗等可达到稀释毒物和促进毒物排泄的目的，故呼吸兴奋剂并非必需。对重症病人，适当配合用呼吸兴奋剂是必要的，而应用的目的在于维持有效呼吸，以等待机体自身消除巴比妥类，但必须避免过量，以免发生惊厥及心律失常。过量应用呼吸兴奋剂，有可能促使已经衰竭的呼吸中枢在过度兴奋之后更趋衰竭。在毒物未清除以前，希望借助于中枢兴奋剂而迫使患者完全清醒，不仅不可能，而且有可能导致惊厥、加重脑缺氧等不良后果。

（7）纳洛酮治疗　纳洛酮与阿片受体有很强的亲和力，主要用于吗啡、芬太尼、哌替啶等中毒的治疗，但临床上发现对非麻醉药品过量、休克、脑梗死、新生儿呼吸抑制、镇静催眠药中毒具有较好的治疗效果。使用方法为 0.4～0.8mg［儿童 10mg/（kg·次）］皮下、肌内或静脉注射，必要时每 30 分钟重复 1 次，或 4mg 加入 5% 葡萄糖 1000ml 中，以每小时 0.4mg 的速度静脉滴注。

（8）严重中毒且血中浓度超过致死浓度范围者可血透或腹透治疗。此法被认为是目前治疗急性巴比妥类中毒最有效的方法。一般认为 6 小时人工肾透析所排出的巴比妥类总量，与 24 小时持续利尿或腹膜透析所排出的总量相当。

（9）中药醒脑静注射液也有一定催醒作用。

（10）其他对症治疗　应给予保护肝脏的药物，监测患者的临床指标以及感染指标，以决定是否给予抗感染治疗。

（二）苯二氮䓬类药物中毒

1. 中毒原因　苯二氮䓬类（benzodiazepines，BZS）是目前临床应用最多的一类镇静催眠药物。中毒原因多数是自杀吞服过量药物，其次为犯罪分子在作案时投入茶水或饮料中引起中毒。近年来一些中药制剂中掺入该类药物导致患者中毒的病例不少。

2. 常用药物及毒性数据

（1）地西泮　最小致死量为 0.1～0.5g/kg，成人中毒血药浓度值 1～30μg/ml，致死血药浓度值 >30μg/ml。

（2）氯氮䓬（利眠宁）　成人口服 2g 可致急性中毒，中毒血药浓度值 5μg/ml，致死血药浓度值 20μg/ml。

（3）氯硝西泮　中毒剂量 >5mg，致死血药浓度值 >100μg/ml。

诊断依据：①患者服药史及临床表现，如突然出现昏睡、肌张力低下等；②毒物分析，特别是血样品的定性定量分析可以作为地西泮中毒的客观依据并提供中毒的严重程度及抢救与治疗方案；③注射氟马西尼，如系地西泮类中毒者，注射后患者立即有反应或清醒，可作为诊断依据。

3. 抢救与治疗

（1）清除毒物　可用 1：5000 高锰酸钾溶液洗胃，用 15～30g 硫酸钠导泻。

（2）促排泄　用 5% 葡萄糖 500～1000ml 加入维生素 C 2.5～5g 静脉滴注，并给予呋塞米 20～40mg 肌内或静脉注射。

（3）维持呼吸　呼吸抑制时，可给氧、人工呼吸，适时给予呼吸兴奋药。

（4）药物治疗　①纳洛酮：纳洛酮主要通过兴奋交感－肾上腺髓质系统，增强儿茶酚胺类物质的作用，改善细胞 ATP 代谢，使细胞内 cAMP 水平增高，降低血乳酸水平，稳定细胞膜，保护细胞功能，解救β－内啡肽对 PGE1 兴奋循环与呼吸的抑制作用，兴奋心肌增加心输出量，改善呼吸。同时，能迅速通过血－脑脊液屏障，竞争性地阻止吗啡样物质与受体结合，表现出较强的催醒和解除镇静催眠药对呼吸、循环的抑制作用，从而有效地改善患者的呼吸和心血管功能。②胞二磷胆碱：胞二磷胆碱是脑代谢激动剂，通过促进卵磷脂的合成而促进脑组织代谢，从而改善大脑功能，促进苏醒。③氟马西尼：氟马西尼为 BZS 特异性拮抗剂，竞争性与受体结合，从而拮抗苯二氮䓬类药物的作用。小剂量就可快速逆转 BZS 的镇静作用，起效快，但作用时间短，用于 BZS 中毒解救时，应多次重复给药。给药方法如下：成人开始剂量 0.2mg，15 秒左右静脉注射完。若 1 分钟未达到要求的清醒程度可再注射 0.1mg，必要时，直到总剂量达 1mg，一般常用剂量 0.3～0.6mg。昏迷患者初始量 0.3mg 静脉注射。如 1 分钟内未达到要求的清醒度，可重复给药，直到达到患者清醒，或总剂量达 2mg 为止。如果患者再度嗜睡，可以 0.1～0.4mg/h 静脉注射，直至患者清醒。④ 中药醒脑静注射液也有一定效果。⑤ 透析治疗，对于大剂量严重中毒且血中浓度已超过致死量的患者可以采用腹膜透析或血液透析除去药物。过去多数文献认为，该类药物由于脂溶性高透析效果不好，不主张使用，但通过对透析患者透出液中地西泮浓度的测定发现，透出率较高，因此严重中毒者仍可以采用。

（三）其他类镇静催眠药物中毒

其他类镇静催眠药物系指除巴比妥类和苯二氮䓬类以外的其他各种结构不同的药物，如水合氯醛、甲喹酮、甲丙氨酯（安宁）、格鲁米特（导眠能）等。由于结构差异较大，因此中毒和抢救存在一定差异。

1. 甲喹酮（安眠酮）　中毒原因多为自杀吞服过量。口服大于 8g 时可引起严重中毒，致死量估计大于 20g，中毒血药浓度值 10～30μg/ml，致死血药浓度值 >30μg/ml。

（1）中毒症状及诊断　①内服超剂量可发生严重的急性中毒，出现明显的呼吸抑制，有窒息性惊厥、肺水肿或昏迷，最后呈现昏迷状态，眼球固定，瞳孔散大，对光反应迟钝，膝反射亢进，呼吸困难，缺氧状态或有躁动及强直性惊厥。②患者体温正常，脉搏、呼吸增快，血压先升后降，常见皮下水肿，鼻、胃出血，严重者可死于呼吸衰竭。

诊断可根据临床症状、服药史做初步判断，依血中毒物定性定量分析为最后诊断依据。

（2）抢救与治疗　①首先用温水洗胃，后灌入活性炭（10g）混悬液，再灌入 25% 硫酸钠 100ml，促进活性炭吸着后由肠道排出。②静脉滴注葡萄糖或生理氯化钠溶液及氯化钾促进尿排泄。③如患者处于昏迷状态，可选用安钠咖、贝美格等中枢兴奋药。④适当给予抗菌药物预防继发性感染。⑤严重中毒者可进行血液透析。⑥可用纳洛酮或醒脑静注射液治疗。

2. 甲丙氨酯　多为自杀吞服过量。成人口服中毒量约为 8g，最小致死量约 12g，中毒血药浓度值为 60～100μg/ml，致死血药浓度值 >200μg/ml。

（1）中毒症状及诊断　中毒时可发生昏迷、呼吸麻痹、心律失常、心脏及循环衰竭，亦可发生急性血小板过敏性紫癜、血管神经性水肿、支气管痉挛、高热、晕厥等。

（2）抢救与治疗　①立即洗胃并用硫酸钠导泻。②静脉滴注 10% 葡萄糖注射液促排泄。③中枢抑制症状较重者可用苯丙胺、盐酸哌甲酯等兴奋剂。④可用安钠咖、麻黄碱等对抗心脏及周围循环衰竭症状，严重血压下降者可静脉滴注去甲肾上腺素或间羟胺（阿拉明）。⑤呼吸抑制者可注射中枢兴奋药，给氧。

3. 水合氯醛 误服、自杀吞服过量和给药过量为常见。成人急性中毒量为4～5g，最小致死量约为7g。中毒血药浓度值100μg/ml，致死血药浓度值250μg/ml。

（1）中毒症状及诊断 中毒症状与巴比妥类相似，常见昏迷、呼吸抑制、血压下降、针尖样瞳孔等，致死原因多为中枢衰竭和呼吸衰竭。神经系统症状可见头晕、沉睡、谵妄、醉酒样表情、知觉消失、肌肉松弛、腱反射消失等。严重者有昏迷、抽搐、瞳孔散大及对光反射消失等。肝、肾损害症状，可见肝脏肿大、黄疸、肝功能改变、尿少、蛋白尿、血尿等。血样及胃内容物经气相色谱法定性可作为重要依据。

（2）抢救与治疗 可用温茶水或1∶2000高锰酸钾洗胃，由直肠给药引起的中毒者应即时洗肠。用硫酸钠导泻。静脉滴注10%葡萄糖以促排泄并注意肝脏的保护。

（四）三环类抗抑郁药物中毒

常用的三环类抗抑郁药（TCAs）有丙米嗪、阿米替林、多塞平、氯丙嗪等。本类药物急性中毒症状一般较为严重，且中毒者多数为抑郁症患者。

1. 中毒原因 多数为抑郁症患者治疗期间自己吞服过量中毒，也有错用药物引起的中毒。

2. 常见药物及毒性数据

（1）阿米替林、去甲替林 成人口服平均致死量约为1g，小儿经口引起轻度中毒量为4mg/kg，约有25%的患者口服本品0.5～1g后发生严重中毒反应。中毒血药浓度值为0.5μg/ml以上，致死血药浓度值为10～20μg/ml。

（2）氯丙嗪、去甲氯丙嗪、丙米嗪 成人经口致死量>50～75mg/kg，小儿最小致死量为350mg，中毒血药浓度值1～2μg/ml，致死血药浓度值3～12μg/ml。

（3）多塞平 成人经口服>1g者可发生严重中毒，中毒血药浓度值0.5～2μg/ml，致死血药浓度值>10μg/ml。

3. 毒理作用 本类药物具有中枢和周围抗胆碱能作用，可抑制心肌收缩，减低心输出量，并影响化学和压力感受器，从而引起低血压。由于血压过低可导致周围循环衰竭。此外，心脏传导障碍和心律失常也是本类药物中毒时常见的致死原因。

4. 临床表现与诊断

（1）中枢症状 中毒早期为兴奋症状，表现为激越、躁动、幻觉及精神错乱。继而出现抑制症状，表现为嗜睡、昏迷及休克等。

（2）躯体症状 有瞳孔散大、多汗、心率加快、血压升高或降低、尿潴留或失禁、肠麻痹、体温升高、肌肉强直、颤动、反射亢进、癫痫发作等。

（3）心电图 显示心房扑动、心房颤动、室性心动过速、室颤、多源性期外收缩、QRS增宽、ST－T改变以及房室传导阻滞等。临床可见心律失常、心搏停止而死亡者。

诊断：①多数为抑郁症患者，有服药史；②中毒严重者多数表现为心脏毒性，可供诊断；③血及胃液中药物浓度分析可作为主要诊断依据。

5. 抢救与治疗

（1）未出现意识障碍的患者可给口服吐根糖浆15ml，饮水500ml催吐。吞服大量者可用高锰酸钾溶液洗胃。

（2）经催吐、洗胃后再给予活性炭吸附，以免残留肠道内的药物再吸收。此外，也可防止药物及其代谢物经胆道流入胃和小肠后经肝－肠循环再吸收。若在服药后2～3小时开始洗胃并用活性炭吸附治疗，则在24小时内能除去药物的30%。活性炭的使用可在服药后24～48小时内每4～6小时1次。每次用20～30g调成糊状，注入胃内，连续应用24小时以后，再给硫酸钠导泄。

（3）解毒药物的使用，毒扁豆碱为对抗三环类抗抑郁药引起的抗胆碱能症状的有效药物，且毒扁豆碱能透过血－脑脊液屏障，故对于TCAs的中枢和周围反应都有作用。在中毒早期应一次静脉注射1～4mg，必要时可以重复给药。

（4）发生心律失常时，可用普鲁卡因胺0.5～1g或利多卡因50～100mg加入葡萄糖注射液100ml中静脉滴注。如出现心力衰竭，可静脉注射毒毛旋花苷K 0.25mg或去乙酰毛花苷0.4mg，同时严格控制补液量和速度。

（5）如出现低血压或癫痫发作时可适当对症处理。

（五）抗精神失常药物中毒

1. 中毒原因　绝大多数中毒者系精神病患者出院后自杀吞服中毒，也有医源性过量或错用中毒者。单一用某种抗精神病药物的致死率远低于巴比妥类。成人因急性中毒致死者不多，但儿童死亡率高。若与其他中枢镇静药合用，特别是巴比妥类，则死亡率明显增加。

2. 常见药物及毒性数据

（1）氯丙嗪　成人口服致死量>50～75mg/kg，小儿最小致死量350mg。中毒血药浓度值1～2μg/ml，致死血药浓度值3～12μg/ml。

（2）氟哌啶醇　成人口服>50mg/次，儿童>20mg/次即可引起中毒症状，中毒血药浓度值>40ng/ml。

（3）硫利达嗪　口服致死量1.5～8g，成人中毒血药浓度值10μg/ml，致死血药浓度值20～80μg/ml。

（4）三氟拉嗪　经口服致死量15～150mg/kg，中毒血药浓度值1.2～3μg/ml，致死血药浓度值3～8μg/ml。

（5）氯氮平　经口服中毒量>800mg，致死量>1.5g，中毒血药浓度值>1μg/ml。

（6）氯普噻吨（泰尔登）　口服致死量2.5～4g，中毒血药浓度值>0.4μg/ml。

3. 毒理作用

（1）中枢神经系统　超量中毒时抑制中枢出现过度镇静、嗜睡、意识障碍、谵妄及昏迷。

（2）抑制呼吸　可引起呼吸抑制，特别是与其他中枢抑制剂合用时更明显。

（3）体温降低　本类药物能抑制下丘脑体温调节中枢，使体温调节能力减退，从而引起体温下降。

（4）锥体外系反应　由于阻断多巴胺能纹状体－黑质传导途径，所以中毒早期在轻度意识障碍时可出现明显的锥体外系症状，如肌僵硬、震颤、动眼危象、角弓反张和扭转痉挛等。

（5）癫痫发作　该类药物可引起杏仁核自发放电活动显著加强，过量时可使痉挛阈值降低，出现癫痫样发作。尤以氯丙嗪、奋乃静及氯普噻吨多见。

（6）心血管系统　对心血管系统的毒性既有直接作用，也有通过中枢神经及自主神经系统的作用引起的反应，如低血压、心跳加快、尿潴留、肠麻痹、心脏传导阻滞、T波变平倒置、Q－T间期延长，ST段降低等。

（7）肝脏损害　该类药物中毒时可引起急性黄疸及肝功能损害。

（8）对骨髓的抑制可致粒细胞缺乏等，以氯氮平及氯丙嗪中毒者多见。

（9）恶性综合征　亦称下丘脑危象，主要表现为肌强直、运动不能、紧张、木僵、构音和吞咽困难，自主神经功能紊乱、流涎、多汗、血压不稳、心动过速、呼吸困难、伴有高热和意识障碍等，抢救不及时可危及生命。

4. 临床表现与诊断

（1）多数为精神病患者，有服药史，中毒早期可表现镇静、嗜睡或烦躁不安及明显的锥体外系症状，随着中毒的加重，以进行性意识障碍、昏迷为显著特点，瞳孔一般缩小，体温降低，以后可以出现低热，如体温持续升高提示有吸入性肺炎或其他合并感染。

（2）心脏功能及血压的改变，心动过速和明显的低血压为主要特征，尤以硫利达嗪和氯丙嗪中毒时最典型，可见传导阻滞、心房纤颤、心力衰竭等，可作为诊断的重要依据。

（3）除上述服药史及典型临床症状外，血及胃内容物的毒物分析可以作为主要诊断依据，并能判明患者服药量的多少及是否达到致死浓度范围，对抢救和治疗具有重要意义。

5. 抢救与治疗

（1）反复洗胃，不论服药时间长短，意识是否清楚，均应用1：5000高锰酸钾5000～10000ml反复抽洗，务求彻底。

（2）导泻和吸附，从胃管注入20～50g调成糊状的活性炭，然后再注入含硫酸钠20～30g的溶液。

（3）利尿促排泄，宜用渗透性利尿剂，如甘露醇及山梨醇等，除了可加速药物排泄外，尚有利于防止肺和脑水肿的发生。但需防止利尿过多而减少有效血容量，从而促发或加剧低血压性休克。一般先用葡萄糖氯化钠注射液补足血容量，血压稳定时才利尿。但输液量也不宜太多，以免加重心血管负担。此外，还应根据利尿情况、血钾含量及心电图T波状况补充钾盐。

（4）低血压的处理，在补充血容量血压仍不能回升时，可用多巴胺20～60mg，间羟胺（阿拉明）20～40mg或去甲肾上腺素2～4mg加入10%葡萄糖注射液500ml中静脉滴注，使血压维持在90/60mmHg，每小时尿量不少于30ml。注意不能使用肾上腺素，因抗精神病药阻断α受体，使得肾上腺素不能对α受体起作用，而β受体的作用占优势，从而使得血压更加降低。

（5）可用地西泮10～20mg缓慢静脉注射控制癫痫发作症状，如有呼吸抑制者则选用苯妥英钠0.1～0.25g肌内注射，4次/日。

（6）严重中枢抑制时可用贝美格50mg静脉滴注，哌甲酯（哌醋甲酯）20mg肌内或静脉注射，如伴有呼吸及循环功能不全者，可用咖啡因0.25g，尼可刹米0.375g，每1～2小时交替注射。但应注意中枢兴奋剂不宜多用，因可诱发癫痫。

（7）可试用纳洛酮、醒脑静注射液治疗。

（8）保护肝脏，在葡萄糖输液中加维生素C 1～2g及葡醛内酯600mg，既可促排泄又可解毒保护肝脏，也可以用还原型谷胱甘肽治疗和预防肝功能损害。

（9）血透或腹透治疗，对于中毒过深或血中浓度超过致死浓度者可以考虑使用。

（六）抗癫痫类药物中毒

1. 苯妥英钠中毒

（1）中毒原因　多见于用药过量及错用，有人将其加在中药制剂中，由于混合不均匀常导致患者过量中毒。

（2）毒性数据　成人口服 > 600mg/次即出现中毒症状，中毒血药浓度值 > 40μg/ml，致死血药浓度值 > 100μg/ml，最小致死量 2 ~ 5g。

（3）中毒症状　①轻度中毒时有恶心、呕吐，甚至呕血、上腹部剧痛、吞咽困难、头痛、眩晕、心悸、震颤、复视、视物模糊、言语不清、眼睑下垂等。②当服药过量血药浓度 > 40μg/ml 时，即可出现急性中毒症状，如眼球震颤、复视、共济失调等，超过 50μg/ml 时，则可发生严重的昏睡甚至昏迷状态。

（4）诊断　①患者有癫痫病并有服药史。②有上述典型的临床症状。③血液及胃内容物中检测出苯妥英，且血中浓度大于中毒浓度范围。

（5）抢救与治疗　①尽快催吐，然后用生理氯化钠溶液或 1% ~ 4% 鞣酸液洗胃，再用硫酸钠导泻。②静脉滴注 10% 葡萄糖注射液，以加速排泄。③有呼吸抑制者可用烯丙吗啡，先静脉注射 5 ~ 10mg，10 ~ 15 分钟后重复注射，但总量不应超过 40mg。④有心动过缓或传导阻滞时可用阿托品治疗，血压下降者可用升压药。⑤可用谷氨酸及 γ - 氨基丁酸对抗惊厥并促进大脑功能障碍的恢复。⑥可口服叶酸、维生素 B_6、维生素 B_4、利血生治疗，以防止对造血系统的影响。

2. 卡马西平中毒

（1）中毒原因　多见长期用药的癫痫患者自服过量或错用药物。

（2）毒性数据　中毒剂量 > 1.5g/d，中毒血药浓度 > 12μg/ml。

（3）中毒症状　①呼吸不规则及呼吸抑制。②心律不齐、血压升高或降低、休克或传导紊乱，一般不常见，只有当服用量达 60g 时才会出现。③意识丧失，昏迷或躁动，肌肉痉挛、震颤、窒息、角弓反张、共济失调、瞳孔散大、眼球震颤、先反射亢进，后迟钝。④胃肠道症状有恶心、呕吐。⑤其他有无尿或少尿、尿潴留、心电图可出现异常。

（4）诊断　①多数患者有癫痫史及长期服药史。②血液及胃内容物的分析是诊断的可靠依据。

（5）抢救与治疗　①应立即催吐和洗胃尽量减少毒物的吸收。②从胃管中灌入活性炭混悬液，以吸附肠道中的药物。③输液利尿，以加速排泄。④严重呼吸抑制者，需做气管插管给氧，并行人工呼吸。⑤患者出现血压下降或休克时，可抬高下肢，并用升压药。⑥惊厥者可用地西泮或巴比妥类药物。⑦严重中毒血浓度超过中毒或致死浓度者并有肾衰竭时，可考虑血液透析，儿童严重中毒者可能需要血液置换治疗。

3. 乙琥胺中毒

（1）中毒原因　多数为患者自服药物过量所致。

（2）毒性数据　中毒血药浓度 50 ~ 80μg/ml，致死血药浓度 100μg/ml。

（3）中毒症状　急性中毒时最早出现的为消化道症状如恶心、呕吐等。神经系统症状有嗜睡、欣快、眩晕、头痛、疲倦及呃逆，原有精神病史者可有不安、焦虑、冲动行为、注意力不集中。

（4）诊断　可根据患者服药史、临床症状初步诊断，体内毒物分析可提供直接诊断依据。

（5）抢救与治疗　立即洗胃，输液加速排泄，对症治疗。

4. 丙戊酸中毒

（1）中毒原因　多数系服药过量。

（2）毒性数据　中毒血药浓度值200μg/ml。

（3）中毒症状　急性中毒时可导致嗜睡、心肌梗死和深度昏迷、抢救不及时可发生死亡。

（4）抢救与治疗　丙戊酸口服后吸收极快，所以洗胃的作用根据服药时间的不同而有差异。立即采用一般对症的支持治疗是必要的，并应特别注意维持患者有足够的尿量。据报道，纳洛酮能扭转过量丙戊酸引起的中枢抑制作用，因为纳洛酮能拮抗丙戊酸的抗癫痫作用。

（七）H_1受体拮抗剂中毒

该类药物在临床广泛用于过敏性疾病，由于大多数药物均有较强的中枢镇静及抑制作用，因此临床上过量中毒的病例多见。

1. 中毒原因　多数为误服和用药量过大所致中毒，也见自杀吞服过量中毒病例。

2. 常见药物及毒性数据

（1）苯海拉明　中毒量>300mg，致死量>500mg，中毒血药浓度值>5μg/ml，致死血药浓度值≥10μg/ml。

（2）氯苯那敏　致死量5～10mg/kg，中毒血药浓度值20～60μg/ml。

（3）异丙嗪　成人口服致死量≥200mg/kg，中毒血药浓度值1μg/ml，致死血药浓度值≥2μg/ml。

（4）赛庚啶　成人经口服致死量为25～250mg/kg。

3. 毒理作用　其中毒机制主要为对中枢神经系统的先抑制后兴奋，最后产生难以逆转的衰竭性中枢抑制。部分药物还有阿托品样抗胆碱能作用和对平滑肌的直接兴奋作用。临床死亡的主要原因为呼吸衰竭。

4. 临床表现与诊断　中毒者有头晕、头痛、烦躁不安、失眠、口干、口渴、厌食、恶心、便秘、腹泻、尿频、排尿困难、尿潴留、血尿、胸痛、嗅觉错乱、瞳孔放大、视力障碍、复视、幻视、听觉障碍、精神错乱、恐惧、谵妄、嗜睡、手足徐动、肌肉震颤、运动失调、呼吸浅表、心动过速、心动过缓等心律失常、高血压或低血压。重症可出现惊厥（小儿多见）、昏迷、呼吸和循环衰竭，甚至死亡。

诊断：①服药史；②心电图示心动过速、心动过缓等心律失常的表现；③血、尿及胃内容物的定性、定量分析可以确证，并可以从血中浓度的分析了解中毒的严重程度。

5. 抢救与治疗

（1）立即停用本类药物　内服大剂量中毒者进行洗胃、催吐、导泻。洗胃液可用1∶4000高锰酸钾溶液或1%碳酸氢钠溶液。

（2）静脉输液　防止水、电解质和酸碱平衡紊乱，补充适当能量、维生素等。

（3）对症治疗　尤其应注意呼吸、血压、心电图、神志变化，发现异常做相应处理。

（4）预防感染　给予适当抗菌药物。

（5）神经系统抑制的处理　吸氧，呼吸抑制时采用人工呼吸。一般禁用中枢兴奋剂，以免诱发H_1受体拮抗剂的中枢兴奋作用而致惊厥，仅对深度的中枢抑制患者可酌情用小量中枢兴奋剂如安钠咖、苯丙胺、尼可刹米等，分次给药且给药期间密切观察，以防发生惊厥。

（6）中枢兴奋时的处理　因为H_1受体拮抗剂中毒所致中枢神经系统兴奋之后常继之有难以逆转的衰竭性中枢神经系统抑制，故一般不给镇静剂，以免诱发或加重抑制。一般只在发生惊厥时，用适量快速、短时作用的镇静剂，如10%水合氯醛10～15ml灌肠，用量一般小于40mg/kg。

（7）对小儿高热者以物理降温为主，勿用水杨酸类药物降温，以免诱发惊厥。

（8）部分 H_1 受体拮抗剂（如苯海拉明）中毒的危重患者，应做血液透析，从而迅速降低体内药物浓度，有利于患者生命的挽救。

（八）呼吸系统常用药物中毒

1. 氨茶碱中毒

（1）中毒原因　多见于医源性用药过量，也见自杀吞服过量者。

（2）毒性数据　中毒量≥0.5g，致死量15mg/kg，中毒血药浓度值30～40μg/ml，致死血药浓度值≥50μg/ml以上。

（3）毒理作用　大剂量口服、肌内注射、灌肠、静脉应用均可中毒。用药间隔时间过短，长期服用及静脉注射速度过快亦有中毒。部分患者有效血浆浓度和中毒血浆浓度有交叉，增加了对个体药物剂量掌握的难度。该药对中枢神经系统、血管运动中枢有兴奋作用，兴奋程度随血液浓度上升而增加，静脉注射过快或剂量过大，可致血压下降、心室颤动、心搏骤停。对脑血管有收缩作用，中毒剂量可致脑缺氧，对胃肠道有刺激作用，中毒剂量对肾脏有损伤。

（4）临床表现与诊断　①药物过量引起中毒：此情况临床最常见，早期表现为恶心、呕吐、厌食、失眠、烦躁不安，继之出现心动过速、腹痛、呕吐加剧或呕血，严重者可有躁动、谵妄、昏迷、高热、高血糖、低血钙、癫痫发作、心律失常、心搏骤停。②治疗剂量所致中毒：主要因静脉注射时速度过快或药物未加稀释，可立即引起心动过速、心律失常，重者血压骤降，不及时抢救可致猝死，神经系统方面的不良反应是步态不稳、震颤、惊厥或全身痉挛。③过敏反应：与应用的药物剂量无关，临床表现酷似症状加重，表现为突发的胸闷、气急，听诊可闻及两肺明显哮喘音，血压下降，重者可昏迷。④慢性蓄积中毒：见于用药10日以上的慢性患者，食欲下降、呕吐等消化道症状可以是早期中毒表现，继之可出现焦虑、烦躁不安、脑膜刺激征阳性等表现。

诊断：用药史；茶碱血浆浓度增高；脑电图检查，长期接受茶碱治疗的儿童脑电图可发生异常；呕吐物、尿中可发现黄嘌呤产物。

（5）抢救与治疗　①清除体内毒物：立即停止应用茶碱类药物，如系口服中毒而又不呕吐者，用清水或1∶5000的高锰酸钾液洗胃，用硫酸镁导泻；也可用胃管大量注入活性炭，使茶碱吸附于活性炭上而不被吸收，然后再予洗胃。中毒12小时以上不再应用上述措施。②镇静、止惊：中毒早期的恶心、呕吐和烦躁不安，可口服或肌内注射地西泮。有躁动、谵妄者可用10%水合氯醛灌肠（此药除镇静止惊作用外，尚可兴奋呼吸中枢，有利于痰的排除，很适合哮喘和慢性支气管炎应用）。严重惊厥病例可应用苯巴比妥钠、硫喷妥钠。③纠正心血管系统并发症：心动过速患者可给予镇静剂，也可用普萘洛尔（哮喘者禁用），严重心律失常要立即吸氧，需住院进行连续心脏监护，做好机械通气，必要时进行除颤或心电复律。如有休克出现，应立即抗休克治疗（要注意拟肾上腺素类药物应用会加重茶碱的毒性）。④过敏反应的抢救：应立即吸氧、输液、静脉注射地塞米松，严重气管痉挛可试用气雾剂型的 β_2 受体兴奋剂，必要时气管插管。⑤补液和纠正酸中毒：因呕吐、高热和氨茶碱的利尿作用，可短期内发生脱水，酸中毒，一般先输入5%葡萄糖注射液、生理氯化钠溶液，再根据血气分析补碱。尿多者一定要注意补钾。⑥脱水治疗：氨茶碱可使脑血流减少，相对缺氧，继而脑水肿出现，可表现为惊厥，呼吸衰竭，顽固呕吐。可选用20%

甘露醇200ml快速静脉输入，每日2～4次，也可用呋塞米静脉注射。呼吸衰竭时可应用尼可刹米。必要时可用阿托品。⑦血中茶碱浓度超过致死浓度者可考虑血液透析治疗。

2. 麻黄碱中毒

（1）中毒原因　临床用药过量或患者误服。

（2）毒性数据　2岁以下儿童最小致死量估计为0.2g，成人致死量约2g，最小致死量约0.6g。

（3）毒理作用　本品能兴奋α和β两种受体，直接发挥拟肾上腺素作用。可兴奋大脑皮质及皮质下中枢，亦可兴奋血管运动中枢及呼吸中枢，使心脏兴奋而使心肌收缩力增强，心输出量增加；还可抑制平滑肌，特别是支气管平滑肌。

（4）临床表现与诊断　①药物过量引起中毒：头痛、头晕、失眠、烦躁不安、大喊大叫、焦虑或谵妄、面部潮红、多汗、口干、寒战、发热、恶心、呕吐、软弱无力、不能吞咽、心率增快、血压升高、心律不齐、心前区疼痛、腹胀、便秘、少尿、排尿困难、血糖升高、震颤、痉挛、惊厥等。②严重中毒呼吸困难、发绀、血压下降、心室颤动、呼吸循环衰竭而死亡。③诊断：患者有用药史，血及胃内容物的分析可以确诊。

（5）抢救与治疗　①误服大量者应立即催吐，用1∶2000高锰酸钾液洗胃，后用硫酸镁导泻。②应用氯丙嗪对抗麻黄素的中枢兴奋、升压作用及抗心室颤动作用，抑制呕吐中枢及抗惊厥作用，拮抗麻黄素的主要毒性作用。一般成人用量为25～50mg，3次/日口服。中毒症状明显，可施行人工冬眠。③对症治疗：用地西泮、水合氯醛或异戊巴比妥等，以控制惊厥。四肢末端保温，以减轻末梢血管收缩。

3. 可待因中毒

（1）中毒原因　多数为用药过量中毒，也有吸毒者吸食过量引起的中毒。

（2）毒性数据　成人经口最小致死量为0.5～1.0g，致死血药浓度值0.2～0.6μg/ml。

（3）毒理作用　可抑制感觉神经末梢感受器，阻滞神经纤维冲动的传导。轻度中毒时，出现呼吸加快、变浅，血压及体温升高。重度中毒时，兴奋脊髓，而出现惊厥，最后可使心率加快或心脏抑制。

（4）临床表现与诊断　①早期中毒症状有面部潮红、头痛、头晕、恐惧感、欣快、乏力、恶心、呕吐、反射增强等。②严重中毒反应有腹痛、腹泻、里急后重、心悸、脉快、血压升高、呼吸不规则、潮式呼吸、胸闷、发绀、寒战、高热流涎、咽部灼热、吞咽困难、瞳孔扩大、反射消失，呼吸麻痹而死亡。③心肌直接受损害而出现中毒性心肌炎。④高浓度本品溅入眼内可发生急性结膜炎、结膜水肿、角膜溃疡、流泪、畏光及全身症状等。

（5）抢救与治疗　①口服中毒者立即催吐，用1∶5000高锰酸钾溶液洗胃，并用硫酸钠导泻。染及皮肤、黏膜或溅入眼内可用清水或生理氯化钠溶液冲洗。局部注射中毒者，用冰袋冷敷在注射部位上端，用止血带结扎（间断放松），减少吸收。②对症治疗：a. 惊厥者可用硫喷妥钠、地西泮或少量乙醚吸入。b. 输注高渗葡萄糖及大量维生素C，以促进排泄和加速破坏。c. 注意保温，预防发生吸入性肺炎。呼吸困难时给氧，并用尼可刹米、洛贝林等呼吸兴奋剂，必要时做人工呼吸。d. 过敏者用抗组胺药及肾上腺皮质激素。③严重中毒者可考虑血液透析治疗。

4. 碘化物中毒

（1）中毒原因　5%的碘化钾溶液常作为祛痰药，因此误服过量是中毒的主要原因。

（2）毒性数据　成人口服中毒量为1g，致死量为2～4g。

（3）毒理作用　大量碘化物可直接损伤胃肠道，出现胃肠炎，吸收后可致甲状腺的损害。

（4）临床表现及诊断　①临床表现：消化系统中毒表现常见，主要是恶心、呕吐、腹泻，呼吸道充血是长期接受碘制剂的特征性损害，此损害可引起咽喉痛、咳嗽，内分泌系统中毒表现是甲状腺功能减低、肿胀，皮肤可引起痤疮，口服碘化物致过敏反应少见。②实验室检查尿、唾液可发现碘化物的存在，如呕吐物有淀粉存在，则呈蓝色。

（5）抢救与治疗　①立即停药可使大多数症状缓解，一般不需药物治疗。②过敏性休克可立即用糖皮质激素、肾上腺素、抗组胺类药物。③停药后甲状腺功能仍不恢复者，需服用甲状腺素片，从低剂量开始试用。④大量误服者需用淀粉液洗胃，或用1%硫代硫酸钠溶液洗胃，洗胃后口服米汤、牛奶等保护胃黏膜。

（九）麻醉药和镇痛药物中毒

1. 乙醚中毒

（1）中毒原因　吸入或误饮入过量乙醚，或麻醉过程中用量掌握不好引起过量中毒。

（2）毒性数据　成人吸入最小致死量为25～30ml。致死血药浓度值1400～1800μg/ml。

（3）毒理作用　乙醚易通过血－脑脊液屏障，对中枢神经系统有强烈抑制作用，对神经－肌肉终板有箭毒样的阻滞作用。过量乙醚可直接抑制心脏传导系统，引起心搏骤停。使外周血管平滑肌松弛，血管扩张、血压下降。

（4）临床表现与诊断　①刺激症状：可有流泪、流涎、出汗、咳嗽、恶心、呕吐，误饮可出现口、咽、胃部灼痛等症状。②神经系统症状：首先出现兴奋，谵妄、狂躁，后转为抑制、瞳孔扩大、反射消失、四肢肌张力低下。③呼吸系统症状：呼吸浅表不规则，呼气中有乙醚味，呼吸道内分泌物异常增多，喉头痉挛而致呼吸困难，严重时才可出现肺水肿、肺出血，双肺有哮鸣音及中小水泡音，还可发生呼吸骤停。④心血管系统症状：脉搏快而弱，心律不齐，严重者血压下降，可因血管扩张而出现低血容量休克、循环衰竭。⑤泌尿系统：可出现急性肾功能不全。

少数患者发生阵挛性或强直性惊厥，角弓反张，牙关紧闭。少数对乙醚过敏，接触常规量乙醚时即可出现心悸、呼吸困难、皮肤弥漫性红肿、感觉异常。

（5）抢救与治疗　①终止继续中毒：将中毒者移至新鲜空气环境中，吸氧或吸含二氧化碳的氧气，有呼吸抑制时要进行人工呼吸，正压给氧。对误饮中毒者可催吐及用温水反复洗胃，再以硫酸钠导泻及温盐水灌肠。可饮牛奶200～300ml或生鸡蛋清10个，可减轻对黏膜的刺激。使用广谱抗菌药物，预防肺部感染。②维持呼吸功能：保持呼吸道畅通，应用呼吸中枢兴奋药，支气管分泌物多时，可注射阿托品0.5～1mg，有肺水肿时迅速治疗肺水肿。③维护肾脏功能：有无尿现象时，要立即按急性肾衰竭处理，控制液体入量、利尿，有条件时行血液透析，必要时可用血浆置换疗法。④镇静安神：出现惊厥，可用10%葡萄糖酸钙10ml加入20%葡萄糖注射液20ml内，静脉缓慢注入，并给予地西泮。

2. 三氯甲烷中毒

（1）中毒原因　吸入或误用过量。

（2）毒性数据　成人口服最小致死量10～15ml，中毒血药浓度值70～250μg/ml，致死血药浓度值500～700μg/ml。

（3）毒理作用　过量三氯甲烷可抑制血管运动中枢，使周围血管及内脏血管扩张，并直接抑制心肌及血管平滑肌，对心脏的毒害作用比乙醚大25～30倍，可使血压持续下降。三氯甲烷抑制下的心肌对肾上腺素敏感，若二者同时使用或未达到足够麻醉深度就进行手术时，常可出现心室颤动或心搏骤停。过量吸入三氯甲烷可抑制生命中枢，造成呼吸骤停，麻醉时间超过45～60分钟即可对肝产生毒害作用，并损害心、肾和其他实质器官。

（4）临床表现与诊断　①中毒史：有误饮或吸入过量三氯甲烷及其制剂史。②临床表现：中毒者中枢神经受抑制，最终出现昏迷、瞳孔散大、反射消失、中枢性呼吸心跳停止。吸入麻醉在诱导期偶可发生室颤或心搏骤停。中枢性呼吸抑制使呼吸缓慢、节律不整、发绀，有时因咬肌、舌肌痉挛而窒息。口服三氯甲烷对消化道有明显刺激作用，口、咽、食管、胃有烧灼感，并出现恶心、呕吐、腹泻。三氯甲烷对肝、肾也有明显损伤作用，造成少尿、无尿，甚至发生肝昏迷。

（5）抢救与治疗　①终止继续中毒：迅速将中毒者移至新鲜空气环境中。误服者可以刺激咽喉部或药物催吐，并用微温水洗胃，然后经胃管注入硫酸钠15～30g溶于200ml水中导泻，有心功能不全时，可用硫酸镁代替。②补液促排：静脉滴注高渗葡萄糖液促进排泄。纠正水电解质、酸碱平衡失调等情况。③呼吸、循环功能：使用呼吸中枢兴奋药及心血管药物。发生室颤时，可使用电除颤或利多卡因100～150mg静脉注射，如无不良反应，可每隔5～10分钟注射50～100mg，总量不超过750mg，如心搏骤停，应行胸外按摩及人工呼吸，静脉注射肾上腺素等。④维护肝、肾功能：给予维生素C、葡醛内酯、肌苷、能量合剂等静脉滴注。出现肝昏迷、少尿或无尿时则要选用降血氨药物和左旋多巴及脱水、利尿等药物。⑤防治感染：使用广谱抗菌药物。⑥对症治疗。

3. 普鲁卡因等局部麻醉药中毒

（1）中毒原因　误用或注射过量，多系医源性中毒。

（2）毒性数据　①可卡因：成人吸入中毒量20mg，平均致死量约1.2g，经口服最小致死量约0.5g，局部黏膜应用致死量约为30mg。中毒血药浓度值0.9μg/ml，致死血药浓度值1～2μg/ml。②普鲁卡因：中毒血药浓度值约10μg/ml。③丁哌卡因：中毒血药浓度值 > 4～5μg/ml。④甲哌卡因：中毒血药浓度值10μg/ml。⑤利多卡因：中毒血药浓度值6～14μg/ml，致死血药浓度值≥25μg/ml。

（3）毒理作用　该类药物中毒主要使中枢神经系统先兴奋而发生阵挛性惊厥，然后转入抑制，致呼吸麻痹而死亡。对交感神经有兴奋作用，使瞳孔散大、心跳加快及肠蠕动减弱等。严重时可抑制心肌兴奋性及传导系统，并使小动脉扩张，血压下降，造成循环衰竭。少数患者由于过敏反应而引起死亡。

（4）临床表现与诊断　①中毒史：有注射过量或误服普鲁卡因史。②临床表现：高浓度或大剂量普鲁卡因或其他局部麻醉药注入体内，数秒钟后出现中毒反应，如头晕、眼花、干呕、面色苍白、血压下降、神志不清，1～2分钟内死亡。但通常是在用药5～30分钟内出现中毒症状，如口干、恶心、呕吐、腹痛、眩晕、胸闷、心率异常、呼吸困难、血压下降、精神错乱、昏迷、谵妄、高铁血红蛋白症，可因呼吸循环衰竭而危及生命。③实验室检查：口服中毒者胃内容物内含普鲁卡因或其他各种局麻药，血高铁血红蛋白增高，心电图显示传导阻滞或心律失常。

（5）抢救与治疗　①终止继续中毒：口服中毒者应及时催吐，并用1∶5000高锰酸钾洗胃，内服药用活性炭悬液，继用泻剂。于注射部位置冰袋，以减少吸收。注射大量维生素C加速普鲁卡因的破坏。②镇静：用硫喷妥钠0.5g加入生理氯化钠溶液25ml，每1分钟注入1.0ml，惊厥控制后即停药（总量不超过1.0g）；亦可静脉缓注或肌内注射地西泮10～20mg。③抗休克可吸氧，给予肾上腺素及肾上腺皮质激素类药物。适当输液。④使用氧化还原解毒剂用1%亚甲蓝0.1～0.2mg/kg，加入葡萄糖注射液内稀释后静脉滴注，使高铁血红蛋白转变为血红蛋白。积极抢救呼吸循环衰竭。⑤对症治疗。

4. 阿片类中毒　阿片（opium）类药物具有强力镇痛作用，主要用于镇痛、止咳、止泻、麻醉及治疗心源性哮喘等。急性中毒表现为中枢神经系统先兴奋后抑制，以抑制为主。

阿片系来自罂粟未成熟蒴果的乳汁。其中含有25种以上的生物碱，统称为阿片生物碱类，其中含吗啡约10%左右，其次为可待因（Codeinum）含量为0.5%，罂粟碱约10%。

人工合成镇痛药，如哌替啶（度冷丁、Pethidine、Dolantin）、芬太尼（Fentanyl）、美沙酮（Methadone）、喷他佐辛（镇痛新、戊唑星、Pentazocine）和罗通定（Rotundine）等也常用。

（1）中毒原因　误用过量、吸毒者吸食过量。

（2）毒性数据　①吗啡：中毒量为0.06g，口服与皮下注射量分别为0.3～0.4g，0.15～0.2g。致死血药浓度值0.05～4μg/ml。②干阿片致死量为1.5～2g。③哌替啶：成人致死量约为1.2g，中毒血药浓度值5μg/ml，致死血药浓度值300μg/ml。④喷他佐辛：中毒血药浓度值2～5μg/ml，致死血药浓度值10～20μg/ml。

（3）毒理作用　阿片类生物碱主要有效成分为吗啡，过量或频繁使用可致中毒。口服后经胃肠道吸收，皮下注射吗啡的毒性较口服强2～4倍。药物进入体内通过与阿片受体结合，抑制大脑皮质高级中枢、延髓呼吸中枢、血管运动中枢、咳嗽中枢，兴奋脊髓，提高胃肠及其括约肌的张力，蠕动受抑，引起胆道括约肌痉挛收缩，增高膀胱括约肌的张力，支气管收缩，促进组胺释放，使外周血管扩张、血压下降，脑血管扩张，颅内压增高。

（4）临床表现与诊断　急性中毒：轻度中毒，头痛、头晕、恶心、呕吐、颜面潮红、心动过速、兴奋或抑郁、口渴、呼吸有阿片味，肌张力先增强而后弛缓、出汗、皮肤发痒、幻想、便秘、尿潴留及血糖增高等。重度中毒，面色苍白、发绀、肌肉无力、昏睡、呼吸深而慢、惊厥、牙关紧闭和角弓反张等，进一步出现呼吸浅慢、叹息样呼吸或潮式呼吸、肺水肿、发绀、瞳孔极度缩小，迅速进入昏迷状态，继而发生脉速弱而不规则、皮肤苍白、湿冷等休克现象及瞳孔扩大等，患者最终由于呼吸中枢麻痹而死亡。

诊断：服用过量阿片类药物史。出现典型症状，如昏迷、针尖样瞳孔及高度呼吸抑制等。胃内容物和尿中可检出阿片类药物。注意排除巴比妥类、氯丙嗪、一氧化碳等急性中毒及其他疾病所致的昏迷。

（5）抢救与治疗　①清除毒物：如误服中毒可用碘酊1ml加水500ml自胃管缓慢注入，用1∶2000～1∶5000高锰酸钾溶液或药用活性炭混悬液洗胃，然后用5%硫酸钠溶液60ml灌入导泻。②保持呼吸道通畅，必要时行气管切开或气管插管，使用人工呼吸机。可采取中枢兴奋剂尼可刹米、洛贝林、二甲弗林等联合应用或交替使用。③吗啡拮抗剂的应用纳洛酮（naloxone）肌内注射或静脉注射，每次0.4～0.8mg，具有极强的对抗吗啡的呼吸抑制和催醒作用；也可应用纳络芬（烯丙吗啡，Nalorphine），也有对抗吗啡的作用，肌内注射或静脉注射5～10mg，必要时间隔10～15分钟重复注射。总量不超过40mg。严重中毒时每次剂量可酌情增加。④对症及支持疗法：注意保温，应用抗菌药物控制感染，维持水、电解质及酸碱平衡，加强护理及其他对症和支持疗法。

（十）强心苷类药物中毒

强心苷是一类选择性地作用于心脏、加强心肌收缩力的药物。主要用于治疗慢性心功能不全（充血性心力衰竭）。临床常用的强心苷有：洋地黄、洋地黄毒苷、地高辛、毛花苷C（西地兰）及毒毛花苷K等。它们的主要作用是相同的，但有强弱、快慢、长短等差别。

强心苷类药物的治疗浓度与中毒浓度接近，所以临床上易发生中毒事件。

1. 中毒原因 误服或医源性过量。

2. 毒性数据

（1）洋地黄毒苷 中毒量 > 2mg/次，致死量，成人 5 ~ 15mg，中毒血药浓度值 >0.034μg/ml，致死血药浓度值 0.45μg/ml。

（2）地高辛 致死量，成人约 10mg，中毒血药浓度 > 0.24μg/ml，致死血药浓度值 >2.4μg/ml。

3. 毒理作用 洋地黄抑制 Na^+，K^+ – ATP 酶活性，使复极时细胞内钠离子堆积，钾离子丧失，难以保持细胞膜静息电位，此为形成异位性心律失常的基础。洋地黄中毒量则使窦房结自律性明显降低，下级起搏点自律性增强，窦房和房室间及房内传导减慢，心房结和心室肌不应期延长。

中毒量所引起的电生理改变可为冲动形成异常、冲动传导异常或二者联合的心律失常的基础。

4. 临床表现与诊断

（1）胃肠道反应 食欲缺乏、恶心、呕吐，应与心力衰竭本身或药物引起的胃肠道反应鉴别。

（2）心律失常 强心苷中毒可引起各种心律失常。应用强心苷过程中心律突然转变是诊断中毒的重要依据。

不同程度的窦房和房室传导阻滞也颇常见。应用强心苷过程中窦性心律转为房性心动过速，伴有房室传导阻滞是中毒的特征性表现。

（3）神经系统 可有头痛、失眠、忧郁、眩晕，甚至神志错乱。

（4）视觉改变 可出现黄视或绿视。

诊断：①应用强心苷药物史。②出现典型症状，如胃肠道反应及心电图的特征性改变。③血清强心苷含量测定可供参考。

5. 抢救与治疗

（1）停药 诊断后立即停药。

（2）洗胃及导泻 在服药 8 小时内必须洗胃。绝对保持患者静卧。

（3）寻找中毒的诱因 如系低血钾诱发的心律失常，除补钾外，应停用排钾利尿药。补充钾盐，降低血钙浓度，以控制异位自律性增高所引起的心律失常。根据中毒程度可口服氯化钾，每 4 小时 1 次，每次 1g；或静脉滴注氯化钾 1.5 ~ 3.0g，溶于 5% 葡萄糖注射液 500ml 中。用依地酸二钠 600mg 溶于 5% 葡萄糖注射液 250ml 内静脉滴注，以降低血清钙浓度，减轻洋地黄的毒性作用。

（4）特殊药物治疗 强心苷引起的房室传导阻滞、窦性心动过缓、窦性停搏等，可静脉注射阿托品 1 ~ 5mg，2 ~ 3 小时重复 1 次。强心苷引起的室性心律失常，以用苯妥英钠效果较好。对紧急病例，一般先静脉滴注 250mg，然后再根据病情继续静脉滴注 100mg 或肌内注射 100mg，此后可改口服，每日 400mg 分次服用。

二、天然药物中毒的救治

（一）常见动物药中毒

1. 斑蝥中毒

（1）中毒原因 误用或用药过量。

（2）毒性成分及毒性数据　主要致毒成分为斑蝥素（cantharidin），占1.2%～12%，又称斑蝥酸酐，为无色无味发亮结晶，毒性强烈。虫体中同时含有斑蝥及斑蝥酸的盐类（钾盐）。

外用引起水疱，毒素吸收后亦可引起全身中毒。斑蝥中毒量约为1g，致死量约3g，斑蝥素致死量为30mg。

（3）毒理作用　本品内服可引起胃肠炎症黏膜坏死，吸收后可引起肾小球变性，肾小管出血，心肌也有出血，肝脏轻度脂肪变性，肺淤血，并有小灶性出血，对毛细血管也有毒害作用，并可引起神经系统损害。

（4）临床表现与诊断　①皮肤接触时局部烧灼感、潮红，继之形成水疱和溃疡，且吸收后亦可引起全身中毒表现，约在2小时后发病。②内服可引起局部消化道症状，口腔咽喉烧灼感、口麻、口腔黏膜发生水疱及溃疡、食管黏膜剥脱、恶心、呕吐、呕血、腹部绞痛、便血，甚至严重出血、头晕、头痛、视物不清。毒素由肾脏排出可刺激泌尿道，引起肾炎及膀胱炎症状，表现为尿频、尿道烧灼感和排尿困难，尿内可有红细胞或肉眼血尿，尿少、尿闭及急性肾衰竭等。此外，可有阴茎勃起等性器官兴奋现象，子宫收缩或出血，孕妇可致流产。严重者有高热、休克和昏迷。③神经系统的损害，其发生有两种可能：毒素直接引起神经变性或髓鞘脱失；组织被破坏后自身免疫反应所致。可表现为多数周围神经及脊髓的损害，其征象为：发音困难、口唇和四肢远端麻木、眼球不能转动和复视、咀嚼无力、双下肢瘫痪、大小便困难、脑脊液出现蛋白－细胞分离现象。④入眼可导致流泪、眼睑浮肿、结膜炎、虹膜炎，甚至角膜溃疡。

（5）抢救与治疗　①立即洗胃，并内服牛奶、蛋清以保护胃黏膜，或以10%氢氧化铝凝胶5～10ml口服，半小时1次。②内服活性炭或盐类泻剂，减少毒素吸收。③补液，维持水、电解质平衡。发生休克及胃损害时对症治疗。④神经系统损害时可给予B族维生素，并适当给予辅酶A、ATP、肌苷、地巴唑、加兰他敏等，病情稳定后可配合针灸及理疗。⑤忌食油类食物。

2. 蟾蜍与蟾酥中毒

（1）中毒原因　误食或用药过量。

（2）主要毒性成分及毒性数据　蟾蜍的分泌液是一种复杂的强心作用的固醇混合物。目前对其全貌尚未完全清楚，主要成分有以下几种。①蟾蜍二烯醇化合物：包括蟾蜍配质及蟾蜍毒素。蟾蜍毒素水解则成蟾蜍配质、辛二酸和精氨酸，蟾蜍毒素是蟾酥的主要成分，化学结构中有六元不饱和内酯环的甾体母核。纯品为无色细针状结晶，熔点204～205℃，味苦，有麻舌感，溶于水和稀酸，微溶于乙酸乙酯和乙醚，易溶于50%乙醇、三氯甲烷、丙酮，极易溶于甲酸及吡啶。遇酸、碱、酶易水解。②儿茶酚胺类化合物：包括肾上腺素和去甲肾上腺素，有时含量可达10%，临床上这类中毒表现不甚明显，可能因为加热处理后肾上腺素、去甲肾上腺素多被破坏，所余部分又在胃肠道内被消化液破坏之故。③吲哚烷基胺类化合物：结构中含吲哚母核，有致幻作用，同时对周围神经有类似烟碱样作用。④内服蟾酥超过135mg即可引起中毒。

（3）毒理作用　蟾蜍配质的基本结构与强心苷元相似，因此对心脏的作用与洋地黄相似，但其作用不强，作用机制是通过兴奋迷走神经及直接作用于心肌，但静脉注射后6小时可全部排出，故无蓄积作用，有局部麻醉及引起惊厥的作用。

（4）临床表现与诊断　中毒常出现在用后0.5～2小时。①消化系统症状：上腹部不适，流涎、恶心、呕吐、口腔黏膜可发生白色斑块。部分病例尚有腹痛、腹泻、水样便。②循环系统症状：轻者心悸、心跳慢，也可呈窦性心动过速，并可互相融合，与洋地黄型ST－T波改变相似，重者可出现窦房阻滞、房室分离、心房颤动和室性心动过速等。严重的传导阻滞可导致阿－斯综合征。中毒时所发生的心律失常与洋地黄中毒稍有不同之处，即二联律，多源性室性早搏不规则。③神经系统症状：头晕、头痛、嗜睡、口唇和四肢麻木等。④呼吸系统症状：中毒早期，呼吸可无显著变化。中毒晚期，呼吸可变浅、变慢及不规则。⑤严重中毒病例，可呈烦躁不安、抽搐、昏迷、面色苍白、四肢厥冷、体温不升、出汗、脉细弱、口唇发绀、血压下降，最后呼吸及循环衰竭。⑥可发生剥脱性皮炎。⑦蟾蜍浆汁溅入眼内可致眼损伤，早期会感到剧痛难忍、流泪不止、眼睑肿胀、畏光、球结膜充血，并可导致角膜溃疡，损伤的性质类似于化学性损伤及异性蛋白质过敏。后期可引起球结膜下淋巴组织增生性慢性炎症改变。⑧鲜蟾蜍皮外敷时，除可发生全身中毒外，还可引起荨麻疹样皮疹。

（5）抢救与治疗　①催吐。催吐前可服活性炭混悬液，亦可服浓茶或鞣酸3～5g。②用1∶5000高锰酸钾溶液洗胃，口服硫酸镁导泻，禁用油类泻剂。③吐泻剧烈者应补充水和电解质。给予大剂量B族维生素及维生素C。④纠正心律失常：阿托品0.5～4mg肌内注射或静脉注射，每日3～4次，重者可每2～3小时1次，可解除迷走神经兴奋对心脏的作用，改善心脏传导功能，必要时用异丙肾上腺素1～2mg加入5%葡萄糖注射液500～1000ml中静脉滴注。⑤其他处理方法可参照洋地黄中毒处理。⑥对无禁忌证者可试用肾上腺皮质激素。⑦对症治疗。

（二）常见植物药中毒

1. 马钱子中毒

（1）中毒原因　服用过量中毒者多见，未经严格炮制的生马钱子入药后也易引起中毒。

（2）主要毒性成分及毒性数据　成熟种子含生物碱1.5%～5%，其中主要是士的宁（番木鳖碱，strychnine），占总碱的35%～50%；其次为马钱子碱（brucine），含量与士的宁大致相等。

士的宁的中毒量为2mg，致死量为30～100mg。马钱子碱的毒性为士的宁的1/8～1/30。

（3）毒理作用　士的宁和马钱子碱均可使中枢神经系统兴奋。首先，增强脊髓反射兴奋性，使之反射亢进。其次，兴奋延髓的呼吸中枢及血管运动中枢，并提高大脑皮质感觉中枢的敏感性。当毒物达到一定量后，产生惊厥，具有中枢性、脊髓性、反射性，以及泛化特征。由于引起强烈的脊髓运动冲动，使所有横纹肌都收缩。大量中毒时，造成中枢神经系统疲惫与麻痹而死亡。

（4）临床表现与诊断　早期为躁动不安、焦虑、头痛、头晕、呼吸加快、潮式呼吸，每10～15分钟发生一次，颜面部及颈部肌肉强直、吞咽困难，继之出现阵发性强直性痉挛，眼球突出、瞳孔放大、面色青紫、角弓反张，受外界光、声等轻微刺激即可引起上述症状发作。兴奋过后继而出现麻痹，可因呼吸肌痉挛性收缩致窒息或因呼吸麻痹而死亡。

对于马钱子中毒者应与破伤风加以区别。破伤风发作缓慢，并有潜伏期，同时有外伤史，痉挛常开始于下颌肌，在间隙期间肌肉仍是硬的而不放松，进程缓慢，很少在24小时内死亡。诊断：除上述典型的临床症状外，患者尚有用药史。体液中士的宁及马钱子碱的定性分析可以帮助确诊。

（5）抢救与治疗　①使中毒者静卧暗室，保持安静，避免声音、光线等刺激。②立即吸入乙醚做轻度麻醉，或选用中效、短效巴比妥类药物（如戊巴比妥钠0.1~0.2g，或硫喷妥钠0.2g）缓慢静脉注射，以迅速制止惊厥。必要时，在不使呼吸中枢受到抑制、血压不下降情况下可重复应用。也可使用10%水合氯醛20ml保留灌肠或其他镇静剂，如氯丙嗪、地西泮等。③惊厥期间应予吸氧。④惊厥停止后可选用1：5000高锰酸钾，1：250的碘酊水稀释液或2%鞣酸溶液、浓茶等解毒剂洗胃。⑤静脉滴注葡萄糖氯化钠注射液等，以促进排毒。⑥可用香油30g，黄糖30g，五倍子粉12g，调和后急灌。香油、黄糖内服可缓解马钱子毒，配合五倍子并可减缓机体对马钱子毒素的吸收。

2. 乌头中毒　本品为毛茛科植物乌头 *Aconitum Kksnezoffii* Reichb. 的块根。其栽培品名为乌头，野生品为草乌头，旁生块根（子根）称附子，独根称天雄，均含有毒成分乌头碱等。

（1）中毒原因　服用生品、服用炮制不当或服药量过大均可引起中毒。乌头碱可经消化道或破损皮肤很快吸收，故中毒迅速。

（2）主要毒性成分及毒性数据　致毒成分为生物碱，主要为乌头碱（$C_{34}H_{47}O_{11}N$）、中乌头碱（新乌头碱，$C_{34}H_{47}O_{11}N$）和次乌头碱（海帕乌头碱）$C_{34}H_{47}O_{11}N$）。乌头碱毒性极大，口服0.2mg即能使人中毒，口服3~5mg即可使人致死。此外，含乌头碱的植物药尚有雪上一枝蒿、落地金钱、搜山虎等，同为毛茛科植物。

中毒量：乌头碱0.2mg（致死量3~4mg）；草乌5.0~7.5g；川乌5~15g；附子50~100g；雪上一枝蒿2.5~5.0g；落地金钱0.9~2.4g；搜山虎3.0g。

（3）毒理作用　乌头碱能引起中枢神经系统及周围神经先兴奋后麻痹，还可以直接作用于心肌和因兴奋迷走神经中枢而使心律失常及心动过缓等，由于延髓中枢被麻痹而发生血压下降、呼吸抑制，又因麻痹运动中枢致使肢体活动障碍，最后可发生心搏骤停及呼吸衰竭。

（4）临床表现与诊断　①有服药史，一般在服药后0.5~1小时内发病，体液毒物分析可以确证。②临床表现：经消化道中毒者，首先口腔及咽喉部黏膜有刺痛及烧灼感，舌及口腔周围有麻木感。药物吸收后半小时即出现中毒症状，主要为神经系统方面，四肢麻木、特异性刺痛及蚁爬感，尤以指尖为甚，继而口舌及全身麻木，有紧束感。重者躁动不安、肢体发硬或肌肉强直而不能伸屈。迷走神经中枢受刺激表现先兴奋而后麻痹，中毒后迅速出现恶心、呕吐、流涎、腹痛、腹泻、肠鸣亢进等。由于心脏迷走神经兴奋，出现心悸、气急、心动过缓及心律失常，可有交界性心律，多源、频繁的期间收缩及二联律，房室脱节，窦性停搏等改变。③呼吸为先急后缓，可因呼吸肌痉挛而窒息。重者可发生呼吸循环衰竭。③心电图：提示室上性与室性期外收缩、房室传导阻滞、ST段改变。

（5）抢救与治疗　①内服中毒立即催吐，用1：2000高锰酸钾溶液或1%~2%鞣酸溶液洗胃，洗胃后，灌入活性炭或硫酸钠20g导泻。用2%氯化钠溶液高位结肠灌洗。②阿托品1~2mg，皮下或肌内注射，一日4~6次。重症加大剂量或缩短间隙时间，必要时可用0.5~1mg，静脉缓慢注射。③应用阿托品后，仍有室性早搏及室性心动过速等心律失常者，可用利多卡因、普鲁卡因胺、奎尼丁等治疗异位节律。④补液，注意保温。⑤中药汤剂治疗。⑥对症治疗，有呼吸衰竭及休克者，应及时吸氧、人工呼吸，给予呼吸兴奋剂及抗休克治疗。

3. 雷公藤中毒　本品为卫茅科植物雷公藤 *Tripterygium wilfordii* Hook. 的根、叶及花。

又名黄藤根、黄药、水莽草、断肠草、菜虫药、南蛇根、三楼花、旱禾花、黄藤木、红药、红紫根、黄藤划、蝗虫药、红柴根、黄藤、蒸笼草、三木棉、梨头刺藤、由花色、山砒霜。

(1) 中毒原因　多见于误服或药用过量而引起中毒。

(2) 主要毒性成分及毒性数据　雷公藤含多种生物碱成分，如雷公藤碱（wilfordine）、雷公藤次碱（wilforine）、雷公藤春碱（wilortrine）、雷公藤晋碱（wilforgine）、雷公藤增碱（wilforgine）等，此外尚含有蛇藤醇（celantrol）、卫矛醇、雷公藤甲素等。

内服雷公藤嫩芽7个或根皮50~100g即可致死。

(3) 毒理作用　本品对机体的作用有两方面：一为对胃肠道局部刺激作用相当强烈，二为吸收后对中枢神经系统（包括视丘、中脑、延髓、小脑及脊髓）的损害，并可导致心脏、肝脏出血性坏死和肾脏损害。有观点认为，本品主要毒害动物的心脏，但对其他平滑肌及横纹肌亦有毒性，此为中毒致死的原因。

(4) 临床表现与诊断　内服中毒一般在2小时后出现症状。若煎汁服或与酒同服则症状出现早且重。中毒初期出现恶心、呕吐、剧烈腹痛、腹泻、血样便，头晕、头痛、嗜睡，继而出现胸闷、气短、发绀、唇舌发麻、膝反射消失等症状，呼吸微弱、心跳无力、脉细弱、血压下降，2~3日后出现肾脏损害症状及脱发，重者可出现急性肾衰竭。绝大部分死亡多发生在中毒后1~4日内。多死于呼吸衰竭。

(5) 抢救与治疗　①用1∶2000高锰酸钾溶液洗胃，而后给予硫酸镁或硫酸钠导泻，意识清楚者可催吐。②低盐饮食。③输液、输氧，对症处理呼吸衰竭及休克。④严重中毒者可考虑血液透析治疗。

4. 钩吻中毒　钩吻为马钱科植物胡蔓藤的全草，别名黄藤、胡蔓藤、大茶叶、大茶药、猪人参、麻醉藤、断肠草、烂肠草、火把草、苦吻、水莽草、毒根、野葛等，为常年绿缠绕藤木，是一种常见的有毒植物。

(1) 中毒原因　误服或用药过量。

(2) 主要毒性成分及毒性数据　全株均有毒，以根和叶尤其嫩叶毒性最大，根含钩吻碱甲、子、丑、寅、卯等，叶中含钩吻碱甲、辰等。钩吻碱子为主要成分，含量最高，但钩吻碱寅的毒性最强。0.15~0.3g钩吻碱，或3.5ml流浸膏，或3g根皮或10个嫩芽均可致死。

(3) 毒理作用　钩吻碱易从消化道吸收，具极强烈的神经毒性，其毒性作用与烟碱及毒蕈碱相似，但其对中枢的作用更为强烈，主要抑制延髓呼吸中枢，当呼吸中枢严重抑制时可引起酸中毒。可因延髓呼吸中枢及呼吸肌的麻痹而死于呼吸衰竭。此外，还作用于迷走神经，直接刺激心肌引起心律失常和心率的改变；也可抑制脑和脊髓运动中枢而引起肌麻痹。

(4) 临床表现与诊断　误食本品后中毒症状出现的快慢与食入草药的部位有关，用根煎水或食入其嫩芽时，可立即出现中毒症状。中毒后首先出现口、咽、腹部烧灼样疼痛，流涎、恶心、呕吐、口干或吞咽困难等症状，大部分中毒者尚有腹痛、腹胀及腹部压痛，继而出现神经毒性症状，言语不清、眩晕、四肢麻木、肌肉软弱无力、舌硬、吞咽困难、共济失调、烦躁不安及肌肉纤维颤动等。中毒晚期可出现类似破伤风样痉挛，严重者可发生呼吸肌麻痹，出现呼吸困难、窒息、昏迷及休克。此外尚有复视、视物模糊甚至失明，并伴有眼睑下垂，瞳孔散大。迷走神经受刺激时，心跳缓慢而后心跳加快及心律失常，继而出现四肢冰冷、面色苍白、体温不升及血压下降等。但钩吻中毒的患者在临死时大多意识清楚。

诊断：①服药史；②典型的临床症状；③可进行毒物分析确证。

（5）抢救与治疗　①立即催吐及用3%～5%鞣酸溶液或1∶2000高锰酸钾溶液洗胃并导泻和输液加速排泄。②解毒剂治疗：可用阿托品或士的宁皮下注射，以对抗钩吻碱的迷走神经抑制作用；也可肌内注射新斯的明，每6小时1次，每次1mg。③羊血治疗：诊断为本品中毒后，可尽早用新鲜羊血200～300ml灌服，共1～2次。如无羊血也可用白鸭或鹅血灌服。④对症治疗：应针对抽搐、休克等采取相应措施。血压下降时可用升压落，呼吸抑制时可用洛贝林（山梗菜碱）及尼可刹米交替注射，输入含二氧化碳5%～7%的氧气，必要时人工呼吸。

5. 鱼藤中毒

（1）中毒原因　误食或用药用量过大。

（2）主要毒性成分及毒性数据　本品的根茎、叶均有毒。主要毒性成分为鱼藤酮及鱼藤素，两者为同分异构体。人服生药致死量为3.6～20g。

（3）毒理作用　鱼藤酮是一种神经毒素，人中毒时出现阵发性腹痛、恶心、呕吐、全身肌肉震颤与痉挛，呼吸减慢，最后由于呼吸中枢麻痹而致死亡。此外对消化道黏膜有强烈的刺激作用。

（4）临床表现与诊断　中毒后主要症状为口腔黏膜麻木、恶心、呕吐、腹痛、烦躁不安、呼吸缓慢、阵发性全身痉挛、肌纤颤、昏迷，甚至发生呼吸衰竭而死亡。

（5）抢救与治疗　①用4%碳酸氢钠溶液或1∶2000高锰酸钾溶液洗胃，并给予硫酸镁导泻。②对消化道的腹痛症状可用颠茄酊治疗。③呼吸衰竭者可用呼吸兴奋剂。④对症处理。

6. 白果中毒　白果为银杏科落叶乔木银杏树的种子。

（1）中毒原因　多因生食或煮食过量而中毒，尤以10岁以下儿童多见。

（2）主要毒性成分及毒性数据　白果肉及种皮中含白果酸，种仁中含白果二酸，吸收后可作用于神经系统引起先兴奋后麻痹作用。此外，果仁中尚含有微量氢氰酸，是引起中毒的重要成分。

中毒量，儿童食用7～150粒，成人40～300粒左右即可出现中毒。

（3）毒理作用　果仁中的白果二酸及果肉中的白果酸主要作用于神经系统，引起中枢神经系统的先兴奋后麻痹作用。氢氰酸的CN^-能迅速与氧化型细胞色素氧化酶的三价铁结合，形成氧化高铁型细胞色素氧化酶，从而抑制了酶的活性，使组织不能利用氧而产生“细胞窒息”，首先累及中枢神经系统，尤以呼吸及血管运动中枢为甚。严重时呼吸麻痹可导致死亡。

（4）临床表现与诊断　①早期出现消化道症状，表现为恶心、呕吐、腹痛、腹泻。继而出现中枢神经系统症状，嗜睡、昏迷、恐惧、惊厥、神志迟钝、呼吸困难、面色青紫、瞳孔散大或缩小、对光反射迟钝，重者可角弓反张，甚至呼吸麻痹。②诊断可根据食用白果的量或接触史。

（5）抢救和治疗　①催吐、洗胃、导泻：口服蛋清、活性炭悬液，以保护胃黏膜并减少吸收。②解毒剂的应用：在用10%硫代硫酸钠或1∶2000高锰酸钾溶液或3%过氧化氢溶液洗胃后，再给予硫酸亚铁溶液，每15分钟约10ml，使氰化物生成无毒的氰化亚铁。用依地酸二钴、组氨酸钴、谷氨酸钴等钴盐类解毒剂治疗。③对症治疗。

7. 苦杏仁中毒

（1）中毒原因　误食过量或药用过量。

（2）主要毒性成分及毒性数据　苦杏仁的主要成分为苦杏仁苷，当大量食入人体后该苷在胃酸及酶的作用下分解析出大量氢氰酸而发生毒性作用。

小儿误服苦杏仁 10～20 粒，成人 20～30 粒即可引起严重中毒。

（3）毒理作用　在体内苦杏仁苷分解出来的氢氰酸与细胞色素氧化酶结合，阻断 Fe^{3+} 还原成 Fe^{2+} 的携氧作用，使组织细胞无法利用氧而引起“组织窒息”，导致细胞中毒性缺氧症。

（4）临床表现与诊断　中毒后早期可有消化道黏膜的刺激症状，流涎、恶心、呕吐、腹泻，伴有头痛、头晕、乏力、心跳加快、血压升高，继而出现四肢远端触觉迟钝，腱反射减低或消失等。严重时可有意识丧失、瞳孔散大、对光反射消失、强烈痉挛、发绀、血压下降并有呼吸抑制，开始呼吸急促，以后变慢且不规则，最终因呼吸麻痹而死亡。

诊断：①有食用杏仁史；②可闻到呼出气中苦杏仁味；③典型的中毒症状；④胃内容物中检出杏仁或氢氰酸检测阳性。

（5）抢救与治疗　①误服过量时，应立即用 10% 硫代硫酸钠溶液或 1∶2000 高锰酸钾溶液，或 3% 过氧化氢溶液洗胃，而后给予硫酸亚铁溶液，每 15～20 分钟 10ml。②解毒剂的使用：亚硝酸盐能使已经和 CN^- 结合的高铁血红蛋白转化成具有携氧能力的血红蛋白，从而解除 CN^- 对细胞呼吸的抑制作用。用法：立即吸入亚硝酸异戊酯 1～2 支，每 2 分钟 1 次，连续使用 5～6 支，同时用亚硝酸钠注射液 6～12mg/kg，以每分钟 2～5ml 速度静脉注射，随后再注入 50% 硫代硫酸钠 25～50ml。必要时可在半小时后重复注射 1 次。在无亚硝酸盐注射液时也可静脉注射亚甲蓝注射液 10mg/kg。可用钴盐类注射液解毒。③对症治疗。

（三）常见矿物药中毒

1. 砒霜中毒

（1）中毒原因　用量过大、误服或刑事案件投毒等。

（2）毒性数据　中毒量 0.01g，致死量 0.1～0.2g。

（3）毒理作用　砒霜主要成分为三氧化二砷，能与细胞酶蛋白的巯基结合，使其失活，从而阻碍细胞的氧化功能，影响组织的新陈代谢，使糖代谢停止，蛋白质分解而导致细胞死亡。此外，砷还能破坏红细胞引起溶血，并造成组织营养障碍，以致坏死；并可破坏毛细血管和肾小球，也可引起中枢神经系统麻痹、循环衰竭、急性肾衰竭而死亡。

（4）临床表现与诊断　中毒者首先感到口咽部灼烧、干痛、口有金属味、恶心、呕吐、剧烈腹痛及腹泻，吐泻物中常有黏液和血性物，有葱蒜臭味，吐泻严重者出现脱水、血压下降至休克。严重中毒者可见烦躁不安、谵妄、惊厥、意识模糊和昏迷，并有高热、四肢疼痛性痉挛、多发性神经炎、心肌损害、循环衰竭等，出现肝、肾衰竭而死亡。

诊断：①有误用或用药史；②血及尿中砷化物的定性检查呈阳性可以确诊。

（5）抢救与治疗　①应立即催吐并洗胃。②口服氢氧化铁（12% 硫酸亚铁与 20% 氧化镁混悬液，临用时等量混匀），每 5～10 分钟灌服一匙，直到呕吐。③二巯丙磺酸钠、二巯丙醇或二巯丁二酸钠为特效解毒剂，应及时使用。④可用明矾 3g，大黄 24g，甘草 15g 煎水灌服。⑤静脉输注葡萄糖氯化钠注射液及维生素 C 等维持水、电解质平衡。

2. 硫黄中毒

（1）中毒原因　饮用硫黄酒或药用过量。

（2）毒性数据 中毒量>5～10g/次。

（3）毒理作用 内服后在肠道中生成大量的硫化氢及硫化物，被吸收进入血液后，可使血红蛋白转变为硫化血红蛋白，引起组织缺氧，从而引起中枢神经系统麻痹并出现突然死亡。

（4）临床表现与诊断 中毒后出现头晕、头痛、全身无力、恶心、呕吐、腹痛、腹泻、便血、体温升高、意识模糊、瞳孔缩小、对光反射迟钝、血压下降，继而出现昏迷甚至休克、死亡。

（5）抢救与治疗 ①用温开水反复洗胃，洗胃前可胃内注入饱和硫酸铁溶液100ml，加温开水200ml。洗胃后注入硫酸镁溶液导泻。②静脉注射1%的亚甲蓝10ml，加入50%葡萄糖液40ml中。或注射20%硫代硫酸钠40ml，以促进血液中血红蛋白的复能。③补充大量维生素B、C、K等。④用生绿豆粉15g，每日1～4次温开水送服。或用甘草15g，黑豆30g煎水服。

3. 水银及其制剂中毒

（1）中毒原因 大量误服含汞的化合物或药物。

（2）毒性数据 升汞中毒量为0.1～0.2g，致死量为0.3～0.5g，轻粉（甘汞）致死量为2～3g。

（3）毒理作用 汞盐进入人体后与酶蛋白的巯基结合，从而抑制多种酶的生理活性，阻碍细胞的正常代谢。

汞离子能与肠、血液及其他内脏组织形成疏松的蛋白化合物，从而使细胞发生营养不良性改变，甚至坏死。由肾脏排出时，可以抑制肾实质细胞巯基酶系统的活性，引起肾小管坏死。

（4）临床表现与诊断 ①神经系统：可出现困倦、嗜睡、头痛、头晕、心悸、全身极度虚弱，重者有痉挛，甚至昏迷。②呼吸系统：出现气管炎、支气管炎，出现剧咳、呼吸急迫、发绀、呼吸困难等。③肾脏：尿常规出现蛋白尿，红细胞及管型。少尿（尿量只有50～100ml），甚至尿闭。④消化系统：恶心、呕吐、食欲不振、腹痛、黏液便或血便。口腔黏膜出现肿胀、充血或溃疡。出血结肠炎甚至胃穿孔等。⑤心血管系统：血管扩张，有效循环血量减少，造成休克；中毒性心肌炎等。

诊断：①用药史；②上述典型的临床症状；③呕吐物、尿、胃内容物中检测到汞的存在。

（5）抢救与治疗 ①口服中毒者应立即给予2%碳酸氢钠溶液或温开水洗胃。②用5%甲醛、次硫酸钠溶液洗胃，使易溶解的高汞还原为不溶解的低汞，减少吸收。③用磷酸钠0.324～0.65g再加醋酸钠0.324g溶于半杯温水中口服，每小时1次，共4～6次。以使氯化高汞还原为毒性低的甘汞。④本品的特效解毒剂为巯基类药物，以二巯丙磺酸钠最有效，剂量可按5mg/kg，第1日每6～8小时1次，第2日每8～12小时1次，以后每日1次，7日为一疗程。⑤及时纠正酸中毒和水、电解质平衡。⑥可用土茯苓、甘草等煎水服。

扫码“练一练”

（原海燕）

扫码“学一学”

第八章　药学监护

第一节　药学监护的起源和概念

一、药学监护的起源

20 世纪 60 年代中期，随着临床药学在美国的率先兴起，促使医院药学实践得到迅速发展。20 世纪 80 年代中期，药学监护（pharmaceutical care，PC）的提出，赋予了临床药学新的模式，使其进入一个新的发展阶段。

药学监护的概念 1985 年首先由英国药学界提出，是指“药师通过与各个患者的直接联系，对其用药有关事项进行直接的和负责的监督保护，使获得改善生命质量的明确效果”。1990 年，美国明尼苏达大学药学院 Hepler C. D. 和 Strand L. M. 两位教授首次明确了药学监护就是“药师负责地提供与药物治疗相关的服务，其目的是帮助患者达到一个明确的治疗目标，进而改善患者的生命质量”。1993 年，美国药剂师协会（ASHP）发表正式声明，明确提出提供药学监护是药师不可推卸的义务与职责，并将药学监护定义为“药师为了获得改善病人生命质量的肯定结果而提供的直接和负责任的与药物治疗相关的服务”。1995 年国际药学联合会（FIP）在瑞典召开的“第 55 届世界药学学科大会”把药学监护作为会议的主题之一。1998 年美国药学会（APHA）组织举办了首届国际 PC 专题研讨会，交流 PC 实践的进展情况。PC 的理念如今已得到全球药学界的普遍认同。

二、药学监护的概念

药学监护是药师直接、负责地提供与药物治疗相关的服务，其目的是达到改善患者生命质量的确切结果。在这一概念中包括如下含义。

（1）药学监护是与药物治疗有关的服务。它是药师直接给患者的专业服务。

（2）药学监护的核心是关心和照顾——即保健（care），是药师对患者健康的关爱。在药学监护的实践模式下，药师与患者建立一种一对一的直接医患关系，药师通过与患者及其他专业人员进行直接的联系来设计、实施和监测治疗计划，让患者在知情的情况下参与到治疗中并获得确切的疗效，改善患者的生命质量。

（3）药学监护的目标是实现肯定的治疗结果，这些结果包括治愈疾病、消除或减轻疾病症状、阻止或延缓疾病进程、预防疾病或症状发生。

（4）实施药学监护要求药师承担对药物治疗结果应负的责任。在药学监护中药师与患者间直接的关系是一种职业契约关系，患者将安全与健康托付给药师，药师接受委托，通过胜任以患者最大利益为目标的专业实践来维护这种信誉，并承担责任。

第二节　药学监护的核心步骤

药学监护的核心步骤如下：①药师收集患者相关信息，发现并评估药物治疗问题；

②为解决这些问题设定治疗目标；③拟订并执行相应的药学监护计划；④在执行监护计划时和监护计划完成后，通过追踪与随访，了解药学监护是否完成目标。如没有达到预期效果或出现新的药物治疗问题，则再次对问题进行评估，进入新一轮药学监护循环（图8－1）。

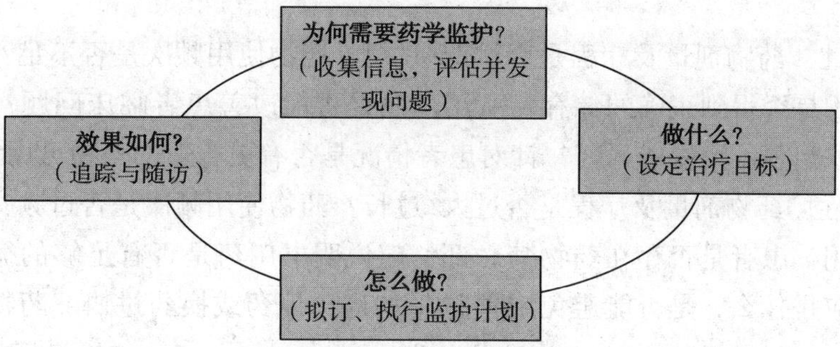

图8－1　药学监护循环

一、收集患者信息

药师应通过查房、问诊、查阅病历等方式收集患者信息，以便充分了解患者的用药情况、疾病状态等，为更好地实施药学监护打下基础。同时，收集信息的过程也有助于药师与患者之间建立互相信任、积极合作的关系。

需要收集的相关信息如下。①个人情况：包括患者的姓名、性别、年龄、职业、身高、体重、个人生活习惯或喜好、民族、住址、籍贯等。②病史：包括患者本次疾病的发生、发展过程及治疗经过，既往有何基础疾病、食物药物过敏史，有无特殊家族遗传病史等。③用药史：包括正在服用的和曾经服用过的药物、医生开具的和自行购买的药物、处方药和非处方药。药师应尽量收集详细的用药史，除药物名称外，剂型、用法用量、疗程等信息也同样重要；如有可能，维生素及中药使用史也应询问。药师应了解患者的用药方式、频次等是否正确，漏服药物的频率及补服情况等。同时，还应向患者了解药物疗效是否达到预期、是否出现不良反应等情况。④其他：如患者的医疗保险类型、经济状况、医疗费用支付能力等。

收集信息时，应注意保证信息的准确性和完整性，并在收集完成后及时记录。

二、评估与发现问题

药物治疗问题是指患者在治疗过程中由药物引起或需药物治疗的问题。药物治疗问题按照性质可分为真实问题和潜在问题；按照内容可分为七类：①不必要的药物治疗；②无效药物；③用药不足；④用药过度；⑤药物不良反应；⑥依从性不佳；⑦需要增加药物治疗。

在充分收集患者信息后，药师应对收集到的资料进行系统评估：是否每种药物都有明确的应用指征？药物治疗方案是否能覆盖患者需求？除此之外，药师应对用药的安全性、有效性和患者依从性进行评估，以此来明确患者的药物治疗相关需求。

药物治疗相关需求与药物治疗问题的关系如表8－1所示。

（1）是否每种药物都有明确的应用指征　患者是否存在与每种药物适应证相应的疾病或症状？是否存在其他解决患者临床问题的非药物手段（如饮食控制、生活方式调整、手术等）？是否存在不必要的联合用药？患者是否在使用对抗ADR的药物（可考虑停用或更换产生 ADR 的药物，以避免 ADR 发生）？

（2）药物治疗方案是否能覆盖患者需求　如患者是否存在未被处理的需求，为什么未进行处理？患者是否需要在目前用药的基础上联合使用其他药物？患者是否需要预防性用药？

（3）有效性　药物剂量及疗程是否过低/过短？药物使用频次是否不足？药物剂型选择是否适宜？药物是否得到正确的储存？所用药物是否能改善患者临床问题？患者是否出现病情难以缓解或治愈、反复或耐药？针对患者情况是否有更合适的药物可用？

（4）安全性　药物剂量及疗程是否过大/过长？药物使用频次是否过频？是否存在潜在的药物相互作用？患者是否存在药物禁忌证？超说明书用药是否有足够的循证依据？可能出现的不良反应是什么，是否能避免或预防（如避免停药或换药过快、药物给药方式不正确等）？

（5）依从性　患者既往对其药物治疗是否依从？如果不依从，原因是什么？患者是否能方便、稳定地获得药物？患者是否存在吞咽困难、操作障碍等导致不能正确应用药物的问题？患者是否理解治疗的意义及重要性？是否存在故意不配合治疗的其他情况（如认为药物无效、服药带来的麻烦比好处更多、治疗目标与医生及药师的期望不一致或单纯不想服药）？

表 8－1　药物治疗相关需求与药物治疗问题

药物治疗相关需求	药物治疗问题
有明确适应证	不必要的药物治疗
有效	无效药物（药物选择错误）
	用药不足（剂量、疗程）
安全	药物不良反应
	用药过度（剂量、疗程）
依从性	依从性不佳
未覆盖的情况	需要增加药物治疗

三、拟订监护计划

根据患者存在或潜在的药物治疗相关问题，要拟订监护计划来解决或预防药物相关问题，实现治疗目标。监护计划包括监护的具体举措及应达到的预期目标。

拟订监护计划的第一个前提是设定良好的药物治疗目标。药师应就药物能达到的效果及患者所需的治疗与医生和患者进行充分沟通，以确保医生和患者都能理解并接受此目标。拟订监护计划的第二个前提是评估药物治疗问题的轻重缓急。一个患者可能存在多个需要解决的药物治疗问题，药师应根据这些治疗问题的紧急性和严重性对问题进行排序。

拟订监护计划时，药师应设想多种可行的方案，对它们的有效性、安全性和经济性进行综合评估，并结合患者情况选出最优计划。监护计划一般可分为以下三种。

（1）针对患者的监护计划　其内容包括如何协助患者提高用药依从性、加强宣教、指导患者安排具体可行的非药物疗法如生活方式的改变、控制体重等。

（2）针对药物的监护计划　即调整用药方案，包括增加药物品种、停药、更换药物、改变药物剂量、改变给药频次及更换剂型。药师提出的调整意见应具体、明确、有可行性，给出包括用法用量在内的详细使用方法，并避免一次做出多项药物调整。

（3）观察性监护计划　仅当暂时无法判断及解决药物治疗问题时，药师才可采用非干预、观察性的监护计划。药师应积极解决药物治疗问题，不可把“观察”变成“不作为”。

在拟订药学监护计划时，应注意制定量化评估策略，以便判断治疗目标是否完成。必要时，药师应与医生、患者共同对监护计划进行讨论、修改、确认。

四、执行监护计划

拟订监护计划后，药师需与患者、医生共同协作才能保障监护计划的实施。这一过程中，药师必须确保三方都同意监护计划，对自己应当完成的任务有充分的了解，并且有能力执行监护计划。

（1）针对患者的监护计划　如果药师已经与患者建立了信任关系，并取得患者的合作意向，实施针对患者的监护计划往往难度不高。药师需要进行的工作内容如下。

确认患者理解用药方案：药师可采用文字说明、图解、视频等多种辅助方式向患者讲解用药方案，并在讲解后让患者复述或实际操作，以确保患者理解无误。

确保患者进行生活方式调整：包括减肥、戒烟、调整饮食、保证睡眠及健身等。药师应让患者理解生活方式调整的重要性及具体措施。对患者来说，生活方式调整往往难以坚持，药师需要持续与患者或其家属联系并确认实际调整情况。

确保患者参与指标监控：药师可通过药物浓度、血压、血糖及其他具体指标了解患者用药后的情况。实际工作中，药师应指导患者获取监控或检验设备，进行使用方法教学，并督促患者记录监控或检验结果。

确保患者能得到充足的药品供应：当患者所用药物不易取得或更换了药物来源时，尤其应予注意。同时，药师应根据患者的医保和经济状况进行评估，防止患者因经济原因无法遵从用药方案。

药师应协助并保障患者落实药学监护计划，如确认患者已安排必要的随诊、了解实验室检查结果应当反馈给谁以及确定药师随访的日期与时间。

（2）针对药物的监护计划　实施针对药物的监护计划必须得到医生的支持配合，为此药师应与医生建立良好互信的合作关系。药师与医生的沟通，面对面无疑是最直接、效率最高的方式。但如果情况不允许，可酌情采取文本、电话、信息等方式进行沟通。

五、追踪与随访

通过定期的追踪与随访，药师能够了解患者是否良好地遵从用药方案、是否达到预设的药物治疗目标，以及是否出现了新的药物治疗问题；如果预期目标未达到或有新问题出现，药师、医生和患者则需共同商讨对策。

药师进行追踪或随访的时机是：①预计出现疗效的时间；②可能出现不良反应的时间；③可能出现药物相互作用的时间；④疾病演进的时间；⑤疗程结束的时间；⑥可能出现其他药物治疗问题的时间。一般来说，急性和严重的疾病需要更频繁的追踪和随访，慢性疾病随访则可间隔时间较长。

常用的追踪或随访方式有电话联系和当面对谈两种。如选用电话联系，药师应确保患者的联系方式畅通无误，并了解患者何时方便接听电话。如采取当面对谈，药师应与患者设定具体时间。为防止患者遗忘，药师可在会面的前一天电话提醒患者。

如果确认患者没有好转或出现了新的药物治疗问题，药师应和医生、患者共同决定是否继续或修改原来的药物治疗方案及监护计划。如果问题出在患者的依从性不佳或药物治疗方案需要较长时间才能起效，通常可继续原药物监护计划。如果药物无效，出现了药物不良反应或相互作用，则应修改治疗方案。如果患者出现新的药物治疗问题或药物治疗方案发生变动，药师应就相关问题再次收集患者信息，开始新的药学监护循环。

第三节　实施药学监护的基本要素

一、合格的药师

临床药师是承担药学监护服务的主体和第一责任人。合格的临床药师应具备五大方面的素质或能力，即扎实的药学和医学专业知识、缜密的临床综合思维、良好的沟通技巧、较强的信息获取能力及较高的职业素质。

二、记录文件

（1）药历　当前，国内临床药师的工作记录主要以“药历”的形式呈现，且大多参照中国药学会医院药学专业委员会2012年版《中国药历书写原则与推荐格式》，采用SOAP格式进行记录。

（2）药学监护表　患者的药学监护表通常包含表8－2的三部分内容：①患者个人用药相关信息；②全部治疗药物汇总；③每种治疗药物的信息和使用说明。

表8－2　患者药学监护表

姓名：	地址：		日期：
药物相关需求（特殊说明、独特需求/偏好）：			
药物过敏史			不良反应
治疗药物汇总			
适应证/病症	药物	用法用量	用药时间
监护要点			
……			
其他建议：			
签名		日期：	

三、管理、评价及报酬补偿制度

国内很多医院已陆续开展了用药咨询与宣教、药学查房与会诊、药物浓度检测、临床用药监测与评价等服务内容，但有关药学监护的服务规范与标准并未明确和统一。因此，建立药学监护的管理制度及评价标准就显得尤为重要，如由天津市第一中心医院提出的“药学监护分级管理制度及评价标准”不失为对这一问题和模式的一次有效探索。参考其他医疗服务机构对该问题及模式的探索和尝试，建议药学监护的管理制度及评价系统应从以下方面来完善：①明确陈述药学监护实践的目标；②建立能激励药师提供药学监护并促使医生、药师和护士之间易于信息交流的外部组织环境；③阐明药学监护效果的认可、评价及奖励的方法；④设置促使专业人员关注具体患者及方便患者监护信息交流的内部组织结构；⑤确定药学监护的流程和方法；⑥建立健全相关法律法规，确立药学监护在患者药物治疗中的合法地位，从根本上强化临床药师在患者监护中的责任。

此外，药学监护作为一项直接面对患者的药学专业实践内容，使药师从过去的“以药品为中心”转向“以患者为中心”的临床实践，必然导致相关的薪酬或奖励机制有所变化。因此，有针对性地建立药学监护工作薪酬补偿机制，建立健全药学监护项目服务收费机制，不仅有利于保障患者得到优质的药学监护服务，也有利于促进药学监护的专业化、职业化发展以及社会化的推广。

第四节　药学监护中的伦理学

一、药学监护中的职业伦理

在药学监护的具体实践中，药师可能会遇到涉及伦理困境的潜在状况。当两个个体（患者和执业者）来自不同文化，具有不同的价值观和知识层次时就显得尤为突出。而随着经济社会的快速发展，人类文明交流的日益广泛，这种现象只会越来越多。因此，每位药师都应具备作为一个执业者应有的道德伦理标准：①执业者应维护患者的隐私和机密；②执业者作为患者权益的支持者和维护者，应帮助其节省医疗经费的支出；③执业者在执行药学监护的过程中应排除主观偏见及歧视的态度，并对患者的独特性保持尊重；④执业者应以维护/保护患者的自主性、尊严和权力的态度执行监护工作；⑤执业者应寻求资源来协助伦理道德相关决策。

二、药学监护中的患者权益

患者作为药学监护的对象，其应具有以下权利：①患者有权知晓与自己有关的药学监护信息，如监护计划、对其实施监护计划的人以及医疗机构名称等；②患者有权选择适合自己的药学监护计划方案和内容；③患者有权随时随地获得紧急医疗保健服务；④患者有权参与制订自己的药学监护计划方案和内容；⑤患者有权要求药学监护提供者保护自己的隐私以及查阅、拷贝自己的药学监护及相关信息。

扫码“练一练”

（徐　萍）

扫码“学一学”

第九章　循证药学

第一节　概　述

一、循证药学的概念

循证药学（evidence – based pharmacy）定义为遵循证据的药学服务，即系统检索、严格评价各类药学研究结果，以获得详细、明确的最佳药学证据，并将当前这些最佳证据适宜地应用于药学服务中（多指针对患者的药学服务）。循证药学的实践包括两个基本过程：首先要全面、系统且没有偏倚地检索有关文献资料，并且用严格的标准和科学的方法来判断、评价所得信息，从中剔除错误的内容，获得当前最佳、真实、可靠、适用的结果（论）；其次要将所得结论适当并准确地应用于临床实践。

在日常医疗实践过程中，医师、药师、护理人员等医疗工作者在解决有关药物治疗疗效、不良反应、药物间相互作用等问题以及如何制订既合理又经济的给药方案时，常用的方法有：设计并开展各种临床试验、调查研究；或者通过全面的文献检索，用一定的方法去评判所检索的证据，对符合一定标准的证据进行综合，以得出更真实、更可靠、更加适用的“最佳答案（证据）”；后者是临床实践中更为常用的方法。当前世界范围内已有的生物医学杂志约有25000余种，年发表有关药物疗效、副作用、经济学评价等方面的论著难以计数；相当数量的文献的质量参差不齐，一些结果（论）的可靠性、适用性和真实性值得怀疑，参考价值有限。让一名专业人员在有限的时间内把这些文献都读一遍，不仅没有可能，也没有实际意义。如何明辨这些文献信息质量，从中择取精华，并通过科学、严格的评价方法，得到回答临床问题的最佳答案，这是循证药学所要解决的问题。因此，掌握循证药学的理论和方法，不仅是医疗工作者必备的技能，而且还有利于科学、准确地评价药物的作用，促进临床合理用药，保证用药的安全、有效、经济和适用。

二、循证药学产生的历史

众所周知，传统的临床治疗是以经验治疗为主要特征的，在临床实践中，医生或药师往往以自己的理论知识、所拥有的经验为基础，经综合、分析和判断，制订治疗方案。评价药物疗效的指标常常是某些生理指标的变化，而许多指标常常不能从本质上体现药物作用给患者的生命质量带来的影响。如传统的评价降压药疗效的指标是血压降了多少，评价抗心律失常药物疗效的指标是心率快慢的改变等。这些指标在综合、全面评价药物及其治疗过程对患者的影响和价值来说，是片面的，也是不够准确的。众所周知，磷酸二酯酶抑制剂氨力农可以增强心肌收缩力，但在慢性心力衰竭患者身上，则不宜使用该药。原因是大量的临床实践表明，慢性心力衰竭的患者用药后，虽可暂时改善心脏功能，但从远期效果来说，却能增加患者的死亡率。此外，在评价药物疗效的方法上，传统的临床实践一般观察几十至几百例患者的药物作用后，即得出该药物的疗效和不良作用如何等结论；在观察、研究药物作用和疗效的方法上，也欠严谨和科学，在这种状况下得到结论的真实性和可靠性自然较差。从20世纪70年代后期以来，日益发展与完善的临床流行病学以其先进的科研方法学，推动了临床科学研究，为“循证”的科学化、规范化奠定了基础，促进了传统的“经验”医学模式向现代“循证”医学模式的转变。1992年，JAMA杂志上首次发表了循证医学总结性文章。1995年，英国牛津大学成立了全球第一个循证医学中心。1996年，在我国原卫生部的支持下，中国循证医学中心和Cochrane中国中心在原华西医科大学成立。

大量的循证医学实践表明，传统的药物疗效评价指标不能反映患者的预后，有些药物反而会增加患者的病死率。例如，一项名为CAST（cardiac arrhythmia suppression trial）的大规模、多中心的临床试验证明，I类抗心律失常药物虽然能减少心肌梗死后的室性早搏或非持续性室性心动过速的发作，但却明显增加了患者猝死和死亡的危险，而且这种危险存在于整个用药过程中。CAST的发现是过去小规模的临床研究不可能获得的。循证医（药）学的开展，使临床工作者重新认识到这类药物的作用和价值，对今后的临床用药产生巨大的影响。

由此可见，循证药学正是在药物流行病学和临床流行病学迅速兴起和蓬勃发展背景下应运而生的。它将药物流行病学、临床流行病学以及统计学的原理和方法应用于药物疗效、不良反应、药源性疾病、药物经济学和药物利用等研究的设计、实施及结果评价和分析中，从而保证了研究结果和结论的真实性、可靠性和适用性。利用好这些“最佳证据”，可极大提高药学实践和药学服务的水平，推动药学实践和药学服务的发展和普及。高质量的药学实践和服务离不开循证药学的开展和支持。循证药学源自循证医学，既可视作是循证医学在药学服务领域的应用，尤其是指导临床合理用药方面；又可因其特点鲜明、相对独立，视作循证医学在药学服务领域的延伸。

任何一项临床决策都是患者的临床资料及治疗目的和要求，医生的知识、能力和经验以及外部规定和科学证据的综合结果；其中科学的最佳证据对于决策起到至关重要的作用。药学工作者，尤其是临床药学工作者，要能依据循证药学的原则和方法，及时、有效地解决临床提出的问题；要经常开展文献证据的跟踪，及时了解有关学科和研究的动态和进展；对所检出的信息的价值要有正确的判断，通过系统评价，得出最佳证据，为临床治疗决策提供适用的药学服务。开展循证药学对于患者获得最佳的治疗方案，实施高质量的药学服务，促进合理用药，凸显临床药学工作的意义具有重要的作用，这是临床药学工作的重要内容之一。

目前，伴随着循证医学的快速发展，循证药学的基本原则和方法也逐步贯穿药学服务、药学实践、临床药学和药物治疗的决策过程。

第二节　循证药学实践的基本过程

循证药学作为药学服务、药学实践的重要原则和方法，尤其是在临床药学的很多领域中，需对现有的信息进行检索、利用和评价。一般来说，检索并综合得到最佳证据的过程可分为五步：①明确临床要解决的问题；②检索有关文献；③评价、综合文献证据；④适当地应用当前最佳证据；⑤在实践中，不断总结，逐步提高。

第一，以临床要解决的实际问题（problem）为基础，设计一个针对性强的提问（question）。提问应包括四个基本要素——PICO要素：①患者基本情况或问题（patient/problem，P）；②干预措施或暴露因素（intervention，I）；③对照方法（comparison，C）；④临床结果

（论）（outcome，O）。好的提问设计针对性强，切中问题要害和实质，有助于迅速、准确地检索到最佳证据，起到事半功倍的效果。例如，临床想知道甾体类药物治疗败血症的疗效如何，据此构建一个提问：“与*非甾体类药物治疗*（对照方法）相比，*败血症患者*（患者类型）用*甾体类药物*（干预措施）治疗后，*死亡率*（临床结果）有何改变?”斜体字部分是检索的关键词。如果要检索到更加具体，针对性更强的文献，还可继续完善提问：“与*非甾体类药物*相比，*败血症休克患者*用*甾体类药物*治疗后，可以降低*死亡率*吗?”“*重度败血症*成年患者用*甲泼尼龙*治疗，*死亡率*会降低吗?”等。

第二，根据提出的问题，确定检索的关键词，设计检索式，制订检索策略，利用计算机检索等各种检索途径和手段，尽可能全地找到文献证据。

第三，严格评价证据。应用科学的方法对所获得的各个证据加以整理、分析和综合，进一步评价证据的真实性、可靠性和临床适用性。

第四，在临床药学服务实践中，将经过评价的最佳证据应用于制订治疗策略和给药方案，或修正不合理的用药方案，或及时发现用药过程中出现的不良反应和不良事件，或开展药物利用的比较和经济学评价等方面的讨论。

第五，通过临床实践，对上述四步的实施效应进行分析、总结，以便为进一步优化证据，更好地指导临床实践提供经验和打下基础。

在以上过程中，第二步文献证据的检索效果对于整个循证过程有着至关重要的影响。为了保证证据的真实、客观、可靠、没有偏倚，应尽可能地兼顾证据的完整性和针对性；同时要知道，不同类型的文献证据的应用价值大小是不同的。

第三节　证据的来源和检索

一般证据检索的途径分计算机检索和手工检索两种。本节简要讨论药学服务证据常用的计算机检索途径和方法。

计算机信息检索始于20世纪50年代，是一种利用计算机系统有效存储和快速检索功能发展起来的一种计算机应用技术。计算机检索经历了脱机检索、联机检索，于20世纪80年代中后期产生了光盘数据库检索，90年代步入互联网检索时代。

计算机检索的基本过程是：在提出准确的问题基础上，确定检索词（关键词或主题词）、检索式和检索策略。在检索过程中，如果检出的文献太多，说明检索的敏感性高而特异性不足，不利于相关人员研读所检出的文献；反之，如果检出的文献偏少，说明检索的特异性过高，有可能漏检有价值的信息。此时，应通过主题词或关键词的增减、组合，修正检索式；或通过调整年限、限定语种等策略，适当调整检索的敏感性和特异性，以获得较好的检索效果。需要说明的是，由于各个数据库收集的文献各有侧重，特点不同，所以只检索一个数据库，有时可能会遗漏有价值的文献证据，造成检索过程偏倚，得出错误的结论。为了保证查全率，得到最佳证据，常需要了解常用数据库的特点和收录的范围情况，必要的话，可多个数据库联合检索，甚至联系作者和研究者本人，挖掘未发表的证据。下面就计算机检索的具体方法简要加以介绍。

一、检索与检索式

在检索前，首先要根据检索目的和要求，确定检索词（如关键词、主题词、作者等）。

为提高检索的准确性，常用多个检索词，并用一定的逻辑符号确定这些词之间的关系，这就是检索式。好的检索词和检索式，可极大提高检索的查全率和查准率。要构建好检索式，限定检索范围，必须掌握计算机检索的一些基本技术。

（1）布尔逻辑检索　运用逻辑运算符表达检索词间的逻辑运算关系。常用的逻辑运算符号有 AND（与）、OR（或）、NOT（不）。

AND：如 A AND B，表示命中文献中同时包含 A 和 B 两个检索词，是缩小检索范围的一种技术。

OR：如 A OR B，表示命中文献中至少含有 A 和 B 两个检索词中的一个，是扩大检索范围的一种技术。

NOT：如 A NOT B，表示命中文献中包含有 A 检索词，但不包含 B 检索词。

（2）位置运算符　利用逻辑运算符组配检索时，只表示检索词在命中文献中出现与否，并不能提示检索词间的位置关系。而位置运算符 WITH、NEAR、IN 可表示这种位置关系，是缩小检索范围的一种方式。

WITH：同字段检索，如 A WITH B，表示 A 和 B 两个检索词同时出现在同字段中即为命中文献，位置不分先后。

NEAR：同句检索，如 A NEAR B，表示 A 和 B 两个检索词同时出现在同一句子中即为命中文献，位置不分先后。

IN：限定字段检索，用于限定某一检索词必须出现在特定字段中。格式为“检索词 IN 字段名”。

（3）范围运算符　用于对文献出版年代及数据库中文献的唯一识别码进行限定，起到缩小检索范围的作用，共 6 个运算符，具体如下：

①“=”等于号。如 PY =2003 表示检索数据库中 2003 年出版的文献。

②“<”小于号。如 PY <2003 表示检索数据库中 2003 年以前出版的文献。

③“>”大于号。如 PY >2003 表示检索数据库中 2003 年以后出版的文献。

④“< =”小于等于号。如 PY < =2003 表示检索数据库中 2003 年以前（包括 2003 年）出版的文献。

⑤“> =”大于等于号。如 PY > =2003 表示检索数据库中 2003 年以后（包括 2003 年）出版的文献。

⑥“-”表示在某一范围内。如 PY =2000 -2003 表示检索数据库中 2000 年到 2003 年出版的文献。

（4）截词检索　包括截词符“*”和通配符“?”两个符号，是扩大检索范围的一种技术。在词干后面运用“*”，表示英文词的前方一致，即检索同词根、词尾形态不同的词。

“?”用于替代 1 个或 0 个字符。如用 neoplasm? 可检出含有 neoplasm 或 neoplasms 的文献。有的数据库允许多个通配符连用。

（5）优先检索　同时应用两个或两个以上运算符检索时，计算机会按一定的顺序处理各运算符。加括号为优先检索，不加括号时依次为：NOT、AND、NEAR、WITH、OR。

二、互联网检索

（一）互联网检索的搜索引擎

搜索引擎是 Internet 网上 www 环境中的信息检索系统，是在数据库系统中查找信息的工具。主要功能是自动搜寻 Web 服务器的信息，将信息进行整理分类、建立索引，然后存储到可供查询的数据库中，为用户提供信息检索服务。常用搜索引擎如下。

1. 中文综合性搜索引擎 百度（http：//www. baidu. com），目前是全球最大的中文搜索引擎及最大的中文网站，全球领先的人工智能公司。百度拥有目前世界上最大的中文信息库，总量达到千亿页以上，每天响应来自百余个国家和地区的数十亿次搜索请求。

百度首页简洁明了，设有检索框，支持中英文检索，并提供新闻、网站、网页、文库、知道、百科、百度学术、百度翻译、百度技术学院等功能查询服务，各种功能检索界面设置不同，各有特色，支持的检索功能也不相同，默认为网页搜索。百度搜索引擎不区分英文字母大小写，所有字母均当作小写处理。百度检索支持基本检索、高级检索等功能。

（1）基本检索 百度基本检索只需在检索框内输入查询内容的关键词，点击“百度一下”检索按钮或按“回车键”（Enter），即获得相关网站的信息。百度支持布尔逻辑应用，用“空格”或“+”表示“逻辑与”，不支持“AND”用法；用“-”（减号）表示“逻辑非”；用“|”表示“逻辑或”。

（2）高级检索 百度支持高级检索功能，利用高级检索界面可以在搜索结果、时间、文档格式、关键词位置、站内检索等方面对网页检索内容进行限定。百度高级检索界面将其常用的检索功能设置成 4 个检索框：“包含以下全部的关键词”“包含以下的完整关键词”“包含以下任何一个关键词”和“不包括以下关键词”。用户可根据需要在各个检索框中输入检索词，再限定要搜索的网页的时间（全部时间、最近 1 天、最近 1 周、最近 1 月、最近 1 年）、搜索网页的格式（所有网页和文件、. pdf、. doc、. xls、. ppt、rtf、所有格式）、关键词位置（网页的任何地方、网页的标题、网页的 URL 中）、站内检索（搜索某个特定网站）。

（3）特殊功能 百度支持在某些单词后面加上冒号。带有冒号的特殊操作符有：“site:”用于限制在某具体网站、网站频道或某域名内搜索，其格式为“关键词 site：网址”；“intitle:”用于限定在网页标题中搜索，其格式为“intitle：关键词”；“inurl:”用于限定在 URL 中搜索，其格式为“inurl：关键词”。

（4）网站搜索 百度网站是一种由编辑人工维护的目录搜索引擎，其将各种网站按主要内容进行分类，组织为一层一层的分类目录，其囊括了大部分重要的中文网站和大量特色鲜明的个人网站。当用户需要查找关于某类内容的资料或某个网站时，网站搜索引擎是最适用的。而查询一些比较具体的资料时，用网页搜索更好。

2. Google Google（谷歌）是一家位于美国的跨国科技企业，被公认为全球最大的搜索引擎公司。Google 搜索严谨细致，英文字母无大小写之分，所有的字母均当作小写处理；不使用词干法，不支持截词查询，自动忽略一些出现频率极高的单词及符号，能同时检索出简体和繁体网页，并将搜索结果的标题和摘要转换成与搜索界面相同的汉字系统，便于阅读。2010 年 3 月，Google 宣布关闭了在中国大陆市场的搜索服务。

（1）基本检索 Google 中文基本检索只要直接输入查询内容的几个说明性关键词，点击“Google”搜索按钮或敲“回车键”（Enter），即可获得相关资料的列表。如果检索结果较多，可利用检索结果下方的“在此搜索结果内再搜索”功能进行进阶检索，以缩小检索范围，获取更加准确的信息。在使用多个关键词检索时，Google 支持用“空格”表示“逻辑与”关系，用“OR”或示“逻辑或”关系，用“-”（减号）表示“逻辑非”关系，以有目的地删除某些无关网页。使用“”（双引号）来限定其中的词语作为一个整体进行搜索，这种方法在查找名言警句或专有名词时显得格外有用。Google 对于一些常用的、未被列入搜索范围的忽略词，提供了强制搜索功能，在需搜索的字词前加上“+”，即表示“+”后的字词必须搜索。

（2）高级检索　Google 支持高级检索功能，利用高级检索界面可以在检索词、语言、日期、字词位置、网域等方面对网页检索内容进行限定。Google 高级检索界面将其常用的检索功能设置成 4 个检索框：“包含以下全部的字词”“包含以下的完整字句”“包含以下任何一个字词”和“不包括以下字词”。用户可根据需要在各个检索框中输入检索词，再对检索语言（任何语言及 35 种语言）、限定显示时间（任何时间、过去 3 个月、过去 6 个月、过去 1 年）、限定检索结果数（10、20、30、50、100 个，默认值为 10）、限制搜索字词在网页中的位置（网页内的任何地方、网页的标题、网页的内文、网页内的网址、在网页的链接内）、限制或排除搜索某个特定网站或网页以及搜索类似网页和搜索与该网页存在链接的网页等。在搜索特定网页中，提供的“类似网页”搜索会帮用户找到其他收录类似选项的网站，网页越有个性，能找到的类似网页就越少；此外，还提供“搜索与该网页存在链接的网页”等功能。

（3）特殊功能　Google 中某些单词后面加上冒号，便具有了特殊功能。Google 支持带有冒号的特殊操作符有：“link:”用于搜索所有链接到某个 URL 地址的网页，其格式为“iink：网站”；“site:”用于限制在某个特定的域名、网站或网站类型中搜索，其格式为“site：网址关键词”或“关键词 site：网址”；“filetype:”用于文件类型搜索，其格式为“filetype：文件类型关键词”或“关键词 filetype：文件类型”。

（二）互联网检索实例——MEDLINE 数据库和 PubMed

美国国立医学图书馆 MEDLINE 数据库，是全球公认的、最具权威性的数据库。数据库收集了全世界 70 多个国家 40 多个语种，4600 多种生物医学期刊的题录。其 88% 的资料用英文发表。1997 年 6 月 26 日，美国国立医学图书馆开始利用 Internet 的 Web 方式提供免费 Medline 数据库、Premedline 以及最新医学主题词（Medical Subject Headings，MeSH）等检索服务，为全球的医药学工作者提供了极大的方便。美国国立医学图书馆（PubMed 网站）的网址是：https：//www. ncbi. nlm. nih. gov/pubmed。下面将详细介绍通过 PubMed 网站检索 Medline 数据库的技术与方法。其他数据库的检索大同小异，不再详述。

1. PubMed 网站的主要特点

（1）词汇的自动转换功能　PubMed 系统采用以下几种词表（索引）之间的相互转换，保证查全、查准率。

①MeSH 转换表　MeSH 转换表包含 MeSH 词和组成 MeSH 主题词和副主题以及统一医学词汇系统（Unified Medical Language System，UMLS）的同义词、英语变异词以及物质名称等词汇，如果键入的检索词与该表中的词相匹配，则检索词作为 MeSH 和文本词（Text Word）同时进行检索。例如输入检索词：vitamin H，PubMed 将转换为（“Biotin”[MeSH Terms] OR vitamin [Text Word] 进行检索，因为 vitamin H 与 MeSH 词表中的 Biotin 是同义词。）

②杂志名称转换表　该表包括杂志全称、Medline 杂志缩写形式和 ISSN 号。例如键入杂志名称为：“new England journal of medicine”，PubMed 将自动转换为：“N Eegl J Med”[Journal Name] 进行检索。

③短语表　如果输入的词在 MeSH 和杂志名称转换表中都没有找到合适的匹配词，系

统将在短语表中进行查找。该表中的短语来源于 MeSH、UMLS 以及物质名称等。

④作者索引　如果系统对输入的短语在以上表中检索都没有被命中，并且有一个或两个字母在词后，PubMed 将在作者索引中进行查找，如果仍然没有发现合适的匹配，PubMed 将用“AND”将单个词连接起来在所在字段中进行查找。

（2）截词检索　截词符“*”可代表多个字符，将“*”加在检索词后可以表示对所有以该词开头的词进行检索，例如键入“bacter*”，可以检出“bacter、bacteria、bacterium”等词。PubMed 一次最多可以检索出 150 个词形变异词。如果多于 150 个变异词，PubMed 将显示提示信息。

（3）强制检索功能　PubMed 首先将键入的检索词（词组）视为合理的短语在短语索引词表中进行查找。例如键入“single cell”，PubMed 将其视为词组进行查找。如果短语列表中没有该词组，系统将把两个词自动用 AND 连接起来进行检索。强迫 PubMed 进行同组检索的方法是将该词组用双引号括起来，即：“single cell”。

（4）逻辑检索功能　可以使用的逻辑运算符有以下几种。

AND：A AND B，表示检索同时包含检索词 A 和 B 的文献。

OR：A OR B，表示检索包括检索词 A 或 B 或两词同时存在的文献。

NOT：A NOT B，表示只检索含有检索词 A 但不含有检索词 B 的文献。

PubMed 对布尔逻辑运行符采用从左到右的顺序进行，可以用括号来改变检索顺序，括号内的检索式优先执行，例如“common cold AND（vitamin c OR zinc）”。

（5）限定字段检索　在检索词后边加上字段标识符为限制字检索，字段标识符必须用方括号括起来（表 9-1）。

表 9-1　字段标识符及含义

字段标识符	字段名称	字段释义
AB	Abstract	文摘
AF	Affiliation	第一作者单位
AU	Author Name	作者姓名
CN	Collection Name	合作作者
CY	Country	杂志出版地
DP	Publication Date	文章出版日期
EDAT	Entrez Date	文章被 PubMed 收录日期
GS	Gene Symbol	基因名称缩写（1991～1996）
ID	Identification Number	基因号、合同号、资助项目号等
IS	ISSN	国际标准刊号
LA	Language	文章出版语种
MH	MeSH Terms NLM	医学主题词
PT	Publication Type	出版物类型
RN	EC/RN Number	酶代码/化学登记号
RPF	Republished From	原文
SB	Journal Subset	专题杂志子集代码
SO	Source	出处
TA	Journal Title Abbreviation	刊名缩写
TI	Title Words	文章题目
UI	Medline Unique Identifiter	Medline 唯一流水号
URLF	URL Full - Text	连接到出版商站点获取文章全文
URLS	URL Summary	连接到文章摘要提供者站点
VI	Volume	杂志卷号

（6）链接功能　链接相关文献，PubMed 系统中的每条文献记录均有一个相关文献链接，在检索结果的显示状态下，每条记录的右边均有“Related Articles”超链。点击该链，系统按文献的相关度从高到低显示相关文献。

2. 检索途径

（1）主题概念检索　在检索框中键入一到多个单词，如键入“vitamin C common cold”，PubMed 将自动转换成 MeSH 转换表中的规范用词。如上例中，系统会将检索要求转换成（“Ascorbic Acid”［MeSH Tem］OR vitamin C［Text Word］）AND（“Common Cold”［MeSH Terms OR common cold［Text Word］）在多个字段中进行检索。

（2）作者姓名检索　按照姓 + 名缩写（不加标点）的格式键入作者姓名，如键入“Smith J，Jones K”，系统会自动在作者字段内进行检索。如果想进行更精确的检索，可以用双引号将作者名引起来，再加［au］（作者字段标识符），如“Smith J”［au］。如果只键入作者的姓（last name），PubMed 将在所有字段中进行检索，除非在 MeSH 转换表中检索到（如键入 Yang 将检索成 Yin－Yang［MeSH］或 Yang［Text Word］）。

（3）杂志名称检索　要在检索框中键入杂志全名，如键入“molecular biology of the cell”，系统的“自动词语匹配功能会自动将其转换成（“mol biol cell”［Journal］）进行检索；也可以直接键入 Medline 的期刊标准缩写形式，如“mol biol cell”，或者是键入刊物的 ISSN（国际标准出版物代码），如“1059－1524”进行检索。

需要注意的是：如果杂志名称恰好是 MeSH 中有的词，如 Gene Therapy、Science、Cell 等，PubMed 会首先将这些词转换成 MeSH 表中的主题词进行检索；此外，如果杂志名是一个单词，如“Scanning”，系统将会在所有的字段中进行检索。以上两种情况下，需要将检索请求进行标准化处理，即在杂志名后面加［ta］（杂志名称字段标识符）；还需要注意的是，在早年的文献中，没有 ISSN 号。

如果杂志全名中包括括弧和方括号，键入时应予以取消，例如杂志名为 J Hand Surg［Am］，检索时应转成 J Hand Surg Am。

3. 常见功能键

（1）“条件限定”（Limits）的用法　点击“Limits”，系统显示多条限定条件供用户选择。其中，“Search by Author”“Search by Journal”分别指在作者索引和杂志转换名表中检索；“Full text”“Free Full text”“Abstracts”分别指需要检索的是全文、免费全文或文摘等；“Published in the last”“Added to PubMed in the last”分别限定需要检索的出版日期范围和收录于 PubMed 数据库中的日期范围；“Subsets”指只检索 PubMed 下属的类别中的文献（包括杂志类别、主题及 Medline、Pubmed Central 数据库）。如果选择了“Limits”，其左边的选择框内则显示；若要取消选择，点击该框即可。

（2）“预览/索引”（Preview/Index）的用法　该特征的功能如下。

①在显示条目之前预览检索策略和检索结果的记录数　在提问框内键入检索词后，点击“Preview index”，显示检索策略和检索结果的记录数。点击记录数超链，系统显示检索后果。

②修改检索策略　在“All Fields”下拉菜单中选择一个检索字段，然后在提问框内键入词语，点击 Index 键，系统显示相应字段的索引词表。

用鼠标点亮其中一个检索词，然后，点击合适的逻辑运算符（AND、OR、NOT），被点亮的词会自动加进检索提问框中。如果使用运算符 OR，系统允许从索引词表中同意将其加到提问框中，然后点击“Preview”，系统显示新检索结果数。

此外，还可以从其他检索字段中选择词汇，不断增加到检索提问框中，直到满意为止。最后点击“Preview”，查看检索结果记录数；或点击“Go”显示检索结果。

（3）“检索史”（History）的用法　“History”主要用于查看检索策略，也可用于查看检索结果记录数量，点击“History”，显示检索史：检索号、检索策略、检索时间和检索结果数。要查看检索到的记录，直接点击“检索结果数”即可。

在“History”状态下，可以将检索式用逻辑运算符连接起来后再检索。如在提问框中键入“#6 OR（drug therapy OR diet therapy）”，然后点击“GO”。要清除检索史，请点击“Clear History”键。

注意事项：PubMed 最多可保留 100 个检索式，超过 100 个时，自动删除最早的检索式。

（4）“粘贴板”（Clipboard）的用法　“Clipboard”是在一次检索中存放检索结果的地方，以便于集中存盘、打印或订购原文时使用。“粘贴板”最多能存放 500 条记录，只要“粘贴板”中有记录，就可点击“Clipboard”查看其记录（记录为 Summary 格式）。“粘贴板”按记录存放的先后顺序显示记录题录。

要把检索结果全部存入“粘贴板”中，只需直接点击“Add to Clipboard”键。如果要把部分检索结果存入“粘贴板”，需要点击该记录左边的选择框后，再点击“Add to Clipboard”键。完成后，记录编号的颜色变绿。

①将“粘贴板”中的检索结果存盘　点击“Clipboard”，系统显示暂时存放在“粘贴板”中的记录，选择显示格式（显示格式有 6 种，系统默认 Summary 格式，即题录格式），然后点击“Display”键。以 Clipboard 格式显示时，记录按录入 PubMed 的日期降序排列。

检索结果可以按 Summary 下拉菜单中的某种格式全部显示或存盘（不需要选择记录），也可经选择后部分显示或存盘。方法：点击“Summary”下拉菜单，从中选择一种格式，点击“Save”键保存检索结果。

要打印检索结果，需使用网络浏览器的打印功能，打印内容仅限于 Web 页显示的内容。

如果只要提示检索结果，而不显示 Web 页边框菜单和工具条等，需点击“Text”键。当检索结果超过一页时，PubMed 系统允许从全部检索结果中挑选完记录后一次性存盘，不必选一页存一次。

②定购“粘贴板”中检索结果的全文　定购文献全文需要事先与有关文献外借（Loan－some Doc）成员馆签署有关协议，并需付一定的费用。

要求提供“粘贴板”中全部记录的文献全文时，可直接点击“Order”键。要求提供部分文献的全文时，应先选择文献记录（方法：点击该记录左边的“选择框”，使之显示“（”，再点击“Order”键。订购过程完成后，“粘贴板”中的记录仍保持原样不变。）

要删除“粘贴板”中的全部记录，直接点击“Remove from Clipboard”键。要删除其中部分记录，需要点击删除的记录左边的“选择框”，然后点击“Remove from Clipboard”键。

Details 用于查看 PubMed 的检索策略，即在提问框中键入的检索词被 PubMed 自动地转换成了哪些词，并使用了什么样的检索规则和检索语法。此外，使用“Details”键可以对检索策略进行编辑，然后再一次检索。在 PubMed Query 框内显示的是 PubMed 实际使用的检索策略和语法。该框下有四个区域：“Result 区”显示检索结果的记录总数，点击这个数字，可回到检索结果显示屏；“Translation 区”显示检索结果的详细情况；“Data－base 区”

显示检索的数据库；"User Query 区"显示用户键入的检索词或检索式。要对检索策略进行编辑，可直接使用鼠标点击"Pub Med Query 框"中的检索策略，将其增加、删除或修改后点击"Search"键。如在其后加上"AND 2000［dp］"，点击"Search"键。

用编号代表的检索策略，如"#1 OR #2 AND #3 NOT #4［sb］"，在检索史"（History）"被删除后，用编号代表的检索结果也会随之丢失。

4. 检索步骤

（1）登录 http：//www. ncbi. nlm. nih. gov/pubmed。

（2）选择检索词，编写检索式，进行检索。

（3）显示检索结果（Displaying）PubMed 系统可用 7 种不同的格式显示检索结果：Summary、Summary（test）、Abstract、Abstract（test）、MEDLINE、XML、PMID List，其默认 Summary 格式，打开"Summary"下拉菜单，从中选择一种预设格式并用鼠标点击，然后点击"Display"键，系统按所选择标记全部检索结果；如果只需要显示其中一部分记录，则可直接点击"该记录中的作者姓名超链接"，系统会自动显示该记录的文摘格式，在此界面，也可选择其他格式令系统显示。点击"Text"键，系统显示记录的纯文本形式；点击"Show"键，可选择每页显示的记录条数；点击"Select Page"的数字，显示相应的 Web 记录。

（4）保存检索结果（Send to）PubMed 系统可用不同的格式（同显示格式）保存检索结果，其默认 Summary 格式。要保存全部检索结果时，打开"Summary"下拉菜单选择其中一种格式，然后点击"Send to"键；要保存特定记录时，点击记录左边的选择框予以标记后，再点击"Send to"键。通过"Send to"的下拉菜单，可以将检索结果按照不同的方式进行保存：File、Collections、Order、Citation、Clipboard、E－mail、My Bibliography。

（5）打印检索结果（Printing）　使用浏览器的打印功能，可打印 Web 页上显示的检索记录，默认值为 20 条，系统允许每页最多显示 200 条记录。

（6）索取原文　①检索结果中一部分为"Free Article"和"Free PMC Article"，这类论文可免费下载，获取全文。②通过购买相应的数据库，获取全文。③通过文章的信息，直接联系作者本人，进而获取全文。

三、其他常用循证药学证据资源

（一）OVID 数据库

OVID 数据库由美国 OVID 技术公司（OVID Technologoes INC.）提供，该公司创建于 1984 年，并于 1998 年 11 月为 Wolters Kluwer 收购，成为 Kluwer 公司的子公司。该数据库包括 300 多种人文、社科、科技方面数据库；包括 60 多个出版商所出版的超过 1000 种科技及医学期刊的全文，其中 Lippincott、Williams & Wilkins（LWW）为世界第二大医学出版社；BMA & OUP 系列全文数据库共 76 种，BMA 即英国医学学会系列电子全文资料（BMA Journals fulltext），OUP 即牛津大学出版社医学电子全文数据库（OUP Journals fulltext）。

（二）Cochrane Liberary

Cochrane Liberary 是电子出版物，可通过互联网（http：//www. cochrane. org）检索。该数据库免费提供部分系统评价文摘，为临床实践和医疗决策提供可靠的科学证据和最新信息，是目前临床疗效研究证据的最好来源，而且也是开展循证医学、循证药学等工作必不可少的检索工具。目前 Cochrane Liberary 包括了 6 个高质量、独立证据数据库和 1 个介绍 Cochrane Collaboration 的数据库，现在有超过 7500 个 Cochrane 系统综述在 Cochrane 图书馆（https：//www. cochranelibrary. com/）发表。

1. Cochrane Database of Systematic Reviews（系统评价数据库，CDSR） ISSN：1469－493X，该数据库提供由 Cochrane 协作网系统评价专业组在统一工作手册指导下完成的严格审核的系统评价，包括全文和研究方案，内容涉及在某种医疗状况下为防治、治疗和康复而进行的干预的效果，旨在帮助面临医疗保健问题的医生、药师、患者、决策者和其他人士做出选择。

2. Cochrane Central Register of Controlled Trials（Cochrane 临床对照试验注册资料库，CENTRAL） 该数据库提供随机对照试验和半随机对照试验，CENTRAL 的大多数记录来自于书目型数据库（主要是 PubMed 和 Embase），也包括发表的和未发表的来自于 ClinicalTrials. gov 和 WHO′s International Clinical Trials Registry Platform 的数据。

3. Cochrane Clinical Answers（CCAs） 是基于 Cochrane 系统评价提供解决临床问题的容易阅读和理解的证据。每个 CCA 都包含一个临床问题、简短的答案、Cochrane 评价结果的数据、目标人群。结果以表格格式显示，包括文字叙述、数据和图形链接。

（三）Embase 数据库

Embase 数据库（Excerpt Medica Database）是由荷兰 Elsevier Science 出版公司建立的书目型数据库，以光盘数据库、国际联机数据库及网络数据库的形式为用户提供。Embase 数据库始于 1974 年，收录 70 多个国家/地区出版的 5000 多种期刊的医药文献，每年新增 60 多万条文献记录，80% 的文献带有文摘。内容涉及药学、临床医学、基础医学、预防医学、法医学和生物医学工程等。Embase 数据库与 PubMed 数据库相同，都是文献摘要索引引擎，它们只进行文献摘要和原文地址的收录，并不对文献全文地址进行直接收录，所以需要文献全文地址的时候需要进入相应的数据库进行下载。Embase 数据库中约 70% 条目未包括在 Medline 中。

（四）美国临床试验数据库

美国临床试验数据库（http：//clinicaltrials. gov/）由美国国立卫生研究院（NIH）组织美国国立医学图书馆（NLM）与美国食品药品管理局（FDA）合作开发，目的是通过互联网共享世界上所有涉及临床试验的报告，为患者、患者家属、医疗保健专业人员、研究人员和公众提供各种疾病和疾病的信息。

（五）中国学术期刊（网络版）和中国学术期刊网络出版总库

中国学术期刊（网络版）和中国学术期刊网络出版总库是中国国家知识基础设施工程（China National Knowledge Infrastructure，CNKI，中国知网）中最重要的数据库。CNKI 以实现全社会知识资源传播共享与增值利用为目标的信息化建设项目，由清华大学、清华同方发起，始建于 1999 年 6 月。CNKI 集团经过多年努力，采用自主开发并具有国际领先水平的数字图书馆技术，建成了世界上全文信息量规模最大的“CNKI 数字图书馆”，并正式启动建设《中国知识资源总库》及 CNKI 网络资源共享平台，为全社会知识资源高效共享提供最丰富的知识信息资源和最有效的知识传播与数字化学习平台。CNKI 是目前我国使用最广泛、最具权威性的全文数据库，也是目前世界上最大的连续动态更新的中国期刊全文数据库，收录了 1994 年至今（部分回溯到 1979 年和创刊年）国内公开出版的 8200 多种核心期刊与专业特色期刊的全文文献；资源包括期刊、博硕士论文、会议论文、报纸等学术与专业资料；覆盖理工、社会科学、电子信息技术、农业、医学、药学等广泛学科范围，数据每日更新，支持跨库检索。CNKI 检索方便，检索途径多、信息量大，已成为广大医学和药学工作者常用的检索工具。

（六）中国生物医学文献服务系统——SinoMed

中国生物医学文献服务系统——SinoMed，由中国医学科学院医学信息研究所/图书馆研制，2008 年首次上线服务，整合了中国生物医学文献数据库（CBM）、中国生物医学引文数据库（CBMCI）、西文生物医学文献数据库（WBM）、北京协和医学院博硕学位论文库（PUMCD）、中国医学科普文献数据库（CPM）等多种资源，是集文献检索、引文检索、开放获取、原文传递及个性化服务于一体的生物医学中外文整合文献服务系统。SinoMed 根据美国国立医学图书馆《医学主题词表（MeSH）》（中译本）、中国中医科学院中医药信息研究所《中国中医药学主题词表》以及《中国图书馆分类法・医学专业分类表》对收录文献进行主题标引和分类标引，以更加深入、全面地揭示文献内容。同时，CBM 还对作者、作者机构、发表期刊、所涉基金等进行规范化处理，标识第一作者、通讯作者，持续提升作者、机构、期刊、基金检索的准确性与全面性。2019 年 5 月，全新升级的 SinoMed 3.0 正式推出并上线服务；新版立足对生物医学文献进行题录数据、引文数据的深度揭示、规范及 DOI 等外部资源链接信息的有效整合，全面优化检索流程，拓展检索途径，提高检索的智能化程度，丰富扩展原文获取渠道。

中国生物医学文献数据库（CBM）：收录 1978 年至今国内出版的生物医学学术期刊 2900 余种，其中 2019 年在版期刊 1890 余种，文献题录总量 1080 余万篇。全部题录均进行主题标引、分类标引，同时对作者、作者机构、发表期刊、所涉基金等进行规范化加工处理；2019 年起，新增标识 2015 年以来发表文献的通讯作者，全面整合中文 DOI（数字对象唯一标识符）链接信息，以更好地支持文献发现与全文在线获取。

中国生物医学引文数据库（CBMCI）：收录 1989 年以来中国生物医学学术期刊文献的原始引文 2000 余万篇，经归一化处理后，引文总量达 640 余万篇。所有期刊文献引文与其原始文献题录关联，以更好地支持多维度引文检索与引证分析。

西文生物医学文献数据库（WBM）：收录世界各国出版的重要生物医学期刊文献题录 2900 余万篇，其中北京协和医学院馆藏期刊 6300 余种，免费期刊 2600 余种；年代跨度大，部分期刊可回溯至创刊年，全面体现协和医学院图书馆悠久丰厚的历史馆藏。

北京协和医学院博硕学位论文库（PUMCD）：收录 1981 年以来北京协和医学院培养的博士、硕士学位论文全文，涉及医学、药学各专业领域及其他相关专业，内容前沿丰富。

中国医学科普文献数据库（CPM）：收录 1989 年以来近百种国内出版的医学科普期刊，文献总量达 43 万余篇，重点突显养生保健、心理健康、生殖健康、运动健身、医学美容、婚姻家庭、食品营养等与医学健康有关的内容。

（七）中文科技期刊数据库

中文科技期刊数据库（VIP Journal Integration Platform，VJIP）是我国最大的数字期刊数据库，由科技部西南信息中心（其前身为国家科学技术委员会所辖中国科技情报研究所重庆分所）于 1989 年创建，2005 年起由重庆维普资讯有限公司承办。中文科技期刊数据库收录了中国境内历年出版的中文期刊 12000 余种，文献总量 3000 余万篇，分 3 个版本（全文版、文摘版、引文版）和 8 个专辑（工程技术、医药卫生、农业科学、自然科学、图书情报、教育科学、经济管理、社会科学）定期出版发行，中心网站日更新。中文科技期刊数据库已经成为文献保障系统的重要组成部分，是科技工作者进行科技查新和科技查证的必备数据库。

（八）其他

ACP（American College of Physicians）Journal Club，由美国内科医师学会出版，收录了电子版的美国内科医师学会杂志俱乐部 1991 年至今的文献，对临床研究论文或系统评价方法学的可靠性及临床的相关性进行了评价。

除了上述的循证医药学常用的数据库，实际工作中与循证药学相关的网站和数据库还有很多，需要循证药学工作者在实践中不断积累、摸索和体会，只有这样才能形成一套高效的检索策略和技巧。

四、选择循证药学数据库的标准

针对某一药学服务问题，快捷、高效检索相关信息，正确选择信息资源或数据库至关重要，可按照如下标准选择循证药学数据库。

1. 循证方法的严谨性 结果推论是否严格遵循证据；提出推荐意见时，是否给出支持其结论的证据强度；是否提供了证据链接，以便于阅读。

2. 数据库内容的全面性和特异性 证据是否包含了需要解决的药学服务问题的专业领域和内容范围；是否覆盖了药学服务提出的问题类型（诊断、治疗、预后、病因或不良反应）；是否针对药学实践的具体专业领域。

3. 数据库的可及性 是否能够在需要使用的任何场所均能方便获得；是否能免费获取全文；费用是否合理，支付方式是否便捷。

4. 数据库的易用性 能否快速、始终如一地提供需要的信息。

第四节 循证药学证据的质量评价

循证药学的目标之一就是要获得最佳证据。所谓最佳证据，就是用严格的评价标准、科学的评价方法，从证据的重要性、真实性、临床意义和适用性四个方面去评价证据，从中获得最有价值的证据。

一、证据的重要性

循证药学经常检索和利用的证据既可来自试验研究性的一次文献，也可来自综述性的二次文献。所谓证据的重要性，指其研究设计和研究方法的科学性、合理性，结果的可信度以及所产生的影响力。各类文献证据的重要程度由大到小，依次是：系统评价和有 Meta 分析的二次文献、随机对照试验、队列研究、病例对照研究、个案病例报告、系列病例报告等。现分述于下。

（1）系统评价（systematic reviews，SR）和 Meta 分析（Meta－analyses，MA） 系统评价和 Meta 分析属于二次证据，其重要性按级别划分，属于一级证据，临床参考价值最大。系统评价常就临床实践中遇到的问题的某一方面，在全面检索、充分获取文献的基础上，由独立的评价者用严谨、规范的综述方法和规定的步骤对文献进行整理、分析和评价，最后将各个评价结果（论）加以综合而成。Meta 分析是一种用统计学的方法对多个文献证据进行定量合成并加以评价的方法（具体内容见本章第五节）。由于这两种方法具有严格的评价实施原则、要求和方法，所以其结果的信息量大，可信度高，代表性强，参考价值较大，一般可作为临床首选证据。

（2）随机对照试验（randomized controlled trials，RCTs）　采用随机化的方法，将符合标准的研究对象随机分配到试验组和对照组，接受相应的试验措施，在条件或环境一致的情况下，同步进行研究和观测试验的效应，并采用客观的效应指标对试验结果进行科学的测量和评价。此类研究广泛用于新药和上市药物疗效的评价和比较，药物的某些不良反应和药源性疾病的病因学研究等方面。这类研究的特点是遵循随机化原则，将研究对象随机分组；遵循对照原则，设有各种对照组；遵循盲法原则，采用单盲试验、双盲试验、三盲试验和开放试验的方法，消除各种偏倚。由于试验方案设计合理、严密，受偏倚（bias）因素（系统误差）干扰较少，结果经统计学处理，故结果说服力强，真实度高。优点是属于前瞻性的对照设计；各组间可比性好；可有效地控制偏倚；诊断和实施方案标准化，结果可推广价值高；资料统计分析效能高。缺点是实施条件受限，成本高；纳入标准和排除标准严格，结果的外部真实性受限；存在医学伦理学问题。

（3）队列研究（cohort studies，CS）　将特定的一群研究对象（队列）按是否暴露（exposure）于某研究因素（如药物）分成暴露于药物和不暴露于药物两个组，通过前瞻性和回顾性调查，比较两组之间所研究事件（疾病或不良反应）发生率或死亡率的差异，从而判断暴露因素（如药物治疗）与事件（疾病或不良反应）之间的关联性及其大小。这种方法常用于药物不良反应、药源性疾病的原因监察，暴露因素的预防效果，药物疗效的比较及预后研究。优点是资料收集较全面，符合药物 - 反应的时间顺序，验证暴露因素与事件（疾病或不良反应）之间的因果关系论证强度高，可计算发病率、死亡率或估计相对危险度和绝对危险度，可更直接、更有利地判断病因假设和确定事件（疾病或不良反应）的危险因素。缺点是成本高，人力、物力投入大，样本量大，时间长，容易产生失访偏倚。

（4）病例对照研究（case control studies，CCS）　选择一组具有所研究事件（疾病或不良反应）的人作为病例组，不具有所研究事件（疾病或不良反应）的人作为对照组，通过比较病例组与对照组暴露于药物或其他危险因素的百分比，验证暴露因素与所患疾病（事件或不良反应）的病因关系。这种方法常用于探索事件（疾病或不良反应）的病因和危险因素、评价药物筛检的试验效果、评价药物干预和治疗的效果。优点是样本需要量少，研究对象易获得，工作量小，花费时间不多，适用于罕见病例和潜伏期较长的药物不良反应和药源性疾病的病因学研究。缺点是容易发生病例或对照选择性偏倚和回忆性偏倚，难以确定暴露因素与疾病（事件或不良反应）时间的先后，无法统计发病率和相对危险度，只能计算近似的比值（比值比）。

（5）横断面调查（gross sectional surveys，CSS）　在某一特定人群中，在某时间点或短时期内评价疾病（事件或不良反应）及其影响因素（暴露）的情况，从而提供某病的频率和特征的信息。药物上市后的安全性研究、药物利用研究、药物不良反应研究和药政管理研究等常用这种方法，该方法可描述疾病（事件或不良反应）的分布，提供病因线索，确定高危人群，评价防治效果和药学服务需求。优点是容易实施，科学性较强，研究对象代表性好，一次能够研究多种疾病（事件或不良反应）和多种可能的影响因素（暴露）。缺点是投入的人力、物力较大，一次横断面调查难以确定暴露因素（如药物治疗）与事件

（疾病或不良反应）之间的因果关系。

（6）个案病例报告和系列病例报告（case reports and case series） 个案病例报告是详细报告单个或少数几个病人发生的事件（疾病或不良反应），系列病例报告是将一组或一系列病人类似事件（疾病或不良反应）集合在一起报告的过程。这类方法常用在罕见病例的记录和警告，在药学服务中应用最为广泛。优点是容易实施，节省人力、物力，短期内容易得到结果。缺点是没有对照组，无法做有效的统计学处理，只能提供"轶闻式"证据。

（7）专家意见和经验。

二、证据的真实性

原始研究证据的真实性评价包括以下几个方面。

（1）研究设计的科学性程度 一个设计合理，执行可靠，干扰因素少，数据完整的研究所得证据的真实性和可靠性必然很高。

（2）研究对象的严格筛选和控制 试验对象的诊断标准、纳入标准、排除标准、随机分组、试验过程的依从性、试验的样本量大小、假阳性概率 α 和假阴性概率 β（把握度 $1-\beta$）大小以及是否存在影响结果的混杂因素等，都是评价中要考虑的因素。

（3）试验终点指标的选择和确定 由于用于观测药物效应的实验室指标很多，要注意所选择指标的合理性，即指标对研究结果的敏感性、针对性和特异性；还应注意指标的检测方法和所用试剂的标准、检测结果的重复性和精确度等。

（4）研究数据的收集与整理 研究数据要完整地、如实地收集和整理，避免依主观愿望取舍数据；要注意各组间基线特征的可比性。

（5）数据的统计分析 研究数据资料分为三大类，即计量资料、计数资料和等级资料。应根据不同类型的数据资料采用不同的统计处理方法。例如计数资料组间率的比较应采用卡方检验，计量资料的组间比较应采用 t 检验或方差分析，等级资料的组间比较应做秩和检验，配对资料应与成组资料相区别，各种检验的结果应做相应的 95% 可信区间分析等。此外，将多个独立的同一问题研究结果进行系统评价和 Meta 分析，可提高结果的统计效率，加强结论的说服力。

三、证据的临床意义

在严格评价并肯定了研究证据真实性的基础上，需判断证据对临床实践的重要性和价值的大小。常用于评价临床意义的指标如下。

（1）事件发生率 如治愈率、有效率、不良反应发生率等。这些事件按组别可表示为试验组事件发生率（experimental event rate，EER）和对照组事件发生率（control event rate，CER）。

（2）绝对危险降低率（absolute risk reduction rate，ARRR） ARRR = CER − EER。

（3）相对危险降低率（relative risk reduction rate，RRRR） RRRR = ARRR/CER。

（4）绝对危险增高率（absolute risk increase rate，ARIR） ARIR = EER − CER。

（5）相对危险增高率（relative risk increase rate，RRIR） RRIR = ARIR/EER。

（6）相对危险度（relative risk，RR） 药物暴露组引起某种不良作用的发生率和对照组相同事件的发生率的比值比，通常 RR > 2 才有临床意义。

（7）比值比（odds rate，OR） 暴露组与非暴露组事件发生比值的相对比。OR 值大于1说明暴露组事件（如药物不良反应）发生的可能性大；反之，则小。

（8）预防一例不良事件的发生，需治疗的总例数（number needed to treat，NNT），NNT = 1/ARR。

四、证据的临床适用性

通过前三方面的严格评价后，证据能否应用于临床，还应根据医疗条件、社会经济状况、人们价值观念，特别是患者本人的意愿、医师的医疗技术水平等因素综合考虑。只有适当地应用证据，才能发挥出证据的最大价值。所以，开展循证药学，利用最佳证据离不开医、药、患三者的密切配合与协调。

第五节　循证药学证据的系统评价

在检索某一用药问题的证据时，经常会发现同一问题有多个独立的研究证据。如果能用科学的方法，把符合一定标准和要求的多个证据加以综合，则既充分利用了现有的研究证据，又大大提高了研究结果的统计效率，得出代表性更好、真实性更强、可信度更高、适用性更广的最佳证据。目前，常用的文献综合方法有系统评价法和Meta分析法。本节分别对系统评价和Meta分析的原理和方法做以简要介绍。

一、文献证据的系统评价

（一）系统评价的概念

系统评价（systematic review，SR）是以一个具体的临床问题为基础，系统、全面地收集所有已发表或未发表的临床研究证据，应用严格、规范的评价文献的方法，选择符合纳入标准的文献证据，进行定性或定量的综合分析，得出最佳的证据。

在药学服务和药学实践中，临床药师经常就临床治疗中提出的某个问题检索到多篇文献。这些文献都是不同国家、不同地区、不同单位的研究人员在特定环境下独立研究的证据，临床药师要用严格的科学方法，通过所检文献的筛选、整理和分析，减少甚至是消除假象的干扰和影响，突出客观、真实的结果和结论，使证据达到“最佳”。

（二）系统评价的方法

Cochrane系统评价方法是目前国际公认的系统评价方法。系统评价主要分五个步骤：①提出要解决的问题；②文献检索、筛选和质量评价；③提取数据资料；④对各研究证据进行综合、评价，得出综合的最佳证据；⑤系统评价应用和更新。下面分别简要介绍。

1. 确立系统评价的题目，制订系统评价方案　系统评价的题目常是临床上尚不确定的问题，需要对已有的多个独立研究证据进行系统评价才能得到答案。如临床上过去对高血压患者理想的降压目标到底是多少一直没有定论。通过一项有26个国家参加的，名为HOT（hypertension optimal treatment）的多中心随机对照临床试验，得到的综合研究结果是，使主要心脑血管事件发生的危险性降至最低的血压最佳值为130～140mmHg/80～85mmHg左右。若将血压降至该目标值，可使每年每1000名患者中，预防5～10起主要心血管事件发生。据此，美国关于预防、检测、评估与治疗高血压全国联合委员会第六次报告，WHO/ISH高血压防治指南（1999年），中国高血压防治指南（1999年）都把最佳血压水平定为120/

80mmHg，130/85mmHg 为正常血压，大于 140/90mmHg 为高血压。

在确定系统评价的题目时，应考虑到四个要素，即研究对象、干预措施或对照措施、研究结果指标和研究设计方法。在确定研究对象时，要明确要研究的疾病和患该病的人群、背景，要考虑将来系统评价的结论是否适用于当前临床要解决的问题；在比较试验干预措施和对照措施时，要尽量避免混杂因素或其他因素的干扰。在纳入研究设计的方法类型时，要结合研究的目的和特点，尽可能选入设计科学、结果可信度高的研究类型，如治疗性研究选用随机对照试验的结果比较可靠，病因或危险因素则采用病例对照研究或队列研究。

在实施系统评价以前，要制订系统评价的方案，其构成部分有：题目、背景、目的、纳入标准、检索策略和方法、评价的方法、参考文献等内容。

2. 文献的检索、筛选和质量评价 首先，为克服文献收集和发表的偏倚，应系统、全面地检索相关文献。既要全面检索发表的文献，又要尽可能采用多渠道、多手段收集未发表的资料。其次，对所收集的文献，要根据事先确定的纳入和排除标准，逐一筛选，留下符合标准的文献供评价用。第三，文献质量评价除了要评价各个研究结果受各种偏倚因素（如选择偏倚、实施偏倚、随访偏倚和测量偏倚等）的影响程度，以此评价研究结果的真实程度外，还要注意研究结果的临床推广价值和实用价值。质量评价时应注意对影响文献质量的一些重要因素，如是否随机分组、随机分组方案是否隐藏、组间基线特征是否相似可比、是否采用盲法等方面进行的评价。为避免选择文献或评价文献质量者的偏倚，可以采取一篇文献多人或盲法评价。

此外，在对确定的题目进行系统评价前，应全面检索有无针对同一问题的系统评价或 Meta 分析，避免重复工作。如果原有系统评价时间久远，已过时，可以结合新的研究结果，重新评价。

3. 收集数据 收集数据就是将纳入的各个独立研究的有关数据抽取出来，进行汇总。临床药物研究常见的数据有：①一般性数据，主要有题目、原始文献编号、来源等；②研究数据，研究对象特征、研究地点、研究设计方案、实施方法、主要研究结果等；③测量指标，计数资料应收集每组人数及事件发生率，计量资料应收集每组研究人数、均数和标准差等。

4. 对各研究证据进行综合，报告结果 定性分析将每个研究按研究对象、干预措施、结果、研究设计方法等进行总结，列在表格里。定量分析方法包括齐性检验、Meta 分析和敏感性分析（具体内容见 Meta 分析一节）。

5. 系统评价的应用和更新 最后，对系统评价的结果就其临床适用性和意义、对干预措施的利弊进行分析和总结。随着更多的研究证据的出现以及对已有证据的修正，系统评价应定期更新，以保证系统评价的质量和参考价值。

（三）系统评价质量的判断

系统评价能够有效地减少偏倚和随机误差，能够提供医疗卫生领域最高水平的证据，因此，一个系统评价的质量高低直接影响到其结果（论）在临床决策上的参考价值。循证药学工作者在计划采纳某个系统评价的证据或对检索的文献证据进行系统评价以前，要注意系统评价的质量。一般来说，系统评价的质量主要从以下三方面加以考察。

1. 系统评价结果的真实性 供系统评价的文献证据是否来自随机、对照的临床试验；检索策略、方法是否恰当，检索效果是否理想等；系统评价的原则、标准、方法是否合理、规范；各个研究结果是否同质等。

2. 系统评价结果的重要性 系统评价的结论对临床药物评价和利用是否有足够大的影响力。

3. 系统评价的适用性 系统评价的结论是否对自己的临床实践有帮助，是否可以推广到更大的范围。

（四）系统评价与传统的叙述性综述的区别

系统评价与传统的叙述性综述（narrative review）不同之处在于，叙述性综述常由某个领域的专家对该领域的研究进展进行多方位、多角度、多层面的归纳、综合描述，反映某一专题研究的概况和发展方向，综述的内容涉及面广，内容的取舍在一定程度上反映了综述者个人的观点，易受作者本人的知识结构以及对文献占有量等因素的影响；而系统评价是对某一具体问题制订检索策略，进行全面、无偏倚的检索，并对纳入的各个独立研究进行综合，对同质性的各个研究证据进行归纳，以得到对这个问题的更加准确、真实的结果。系统评价的原则、方法和程序有明确、严格的规定，所得结论的客观性较强，偏倚较小。传统的叙述性综述多为定性归纳、总结，而系统评价既可以定性，也可以定量综合分析。需要指出的是，虽然系统评价的价值和重要性是肯定的，但它们并不是完美无缺，因为无论评价方法多么严谨、科学，充其量只能反映当时的研究成果和结论。随着科学研究的深入，应当阶段性地加入新的研究成果，重新评价。另外，现有的系统评价所得出的结果或结论，会因在文献收集、文献纳入、文献排除、数据摘录等方面因某种原因（各类偏倚的存在、统计方法不当、应用性局限等）而使结果（论）的可靠性、真实性受到影响。

二、文献证据的定量综合分析——Meta 分析

Meta 分析又称荟萃分析，是 Beecher 1965 年最先提出，Glass 在 1976 年首先命名的。Meta 分析的原理是：应用特定的设计和统计学方法，将已有的针对某一具体问题的多个独立的研究资料进行定量合并分析，以获得对所研究问题的综合性结果（论）。它是一种科学性强、可行性好、统计效率高的文献汇总分析方法。1989 年美国国立医学图书馆将“meta - analysis”作为医学文献检索主题词收录到 Medical Subject Headings（MeSH）中。近 20 年来，应用和涉及 Meta 分析的医学文献呈逐年增长的趋势。检索并参考 Meta 分析证据，掌握 Meta 分析的方法是做好循证药学工作的重要基础。

（一）Meta 分析的原理

首先将摘录的各个研究的结果数据进行同质性检验（homogeneity test）。若为同质性，则认为这些研究结果是一致的，可按固定效应模型（fixed effect model）合并效应量。所谓固定效应模型是指各结果差异较小，全部研究结果的方向和总体效应相同。若存在异质性，应探讨异质性的原因，可通过亚组分析（即根据异质性的来源，将所有纳入文献按设计方案、研究质量、发表年代等因素分成不同的亚组，进行分析）、敏感性分析（考察排除可疑产生异质性的研究前后，合并效应的改变，判断可疑结果对合并效应的影响程度）或按随机效应模型（random effect model）合并效应量。所谓随机效应模型，就是假定各项研究结果分别是来自一个总体的随机样本，各研究效应值是以一个总体为中心的随机分布值。若异质性较严重，则 Meta 分析无意义，可考虑只做统计学描述。其次，根据选定的效应模型，计算各项研究的平均效应和总体平均效应 95% 的置信区间（confidence interval，CI）。最后，结合临床意义，根据统计结果下结论，做解释。

（二）Meta 分析的基本步骤

（1）提出一个好的研究问题。所谓“好的研究问题”，是指问题必须由四个基本要素

组成，即患者、干预措施、对比方法以及研究方案和指标。问题要有适度的范围，太窄不利于结论的推广，太宽则针对性差。

（2）全面、系统地检索，尽可能收集到所有的随机、对照临床研究。

（3）制定严格的纳入和排除标准，据此筛查所检文献。

（4）从纳入的文献中摘取需要的数据资料。

（5）对符合纳入标准的随机、对照临床研究文献进行质量评价（RCT 的质量评价见第六节有关内容，在此不再赘述）。

（6）统计学分析。根据齐性检验的结果，选择合适的统计分析模型，定量估计合并效应量。

（7）敏感性分析。敏感性分析可以发现异常结果对综合结果的影响大小，从而判断结果是否可靠。

（8）对 Meta 分析的结果做出结论。对 Meta 分析的结果要结合临床实际，判断其临床有无意义。

（三）Meta 分析的注意事项

（1）在齐性检验 $P<0.05$ 时，应先分析原因。如果某些研究存在偏倚导致非齐性，则选用随机效应模型是不合适的，不然，可选用随机效应模型。

（2）一般“阳性”结果易于发表，所以易出现发表偏倚。检查是否存在发表性偏倚的一种方法是漏斗散点图法。具体做法是：以效应值为横坐标，样本含量为纵坐标绘制散点图。如无发表性偏倚，散点图会像倒置的漏斗，因为小样本量的效应差异一般较大，而大样本量的效应差异较小。如存在发表偏倚，则漏斗图有缺失。如果漏斗左侧缺失，说明存在有“阴性”结果未发表的可能。

（3）在文献检索、文献纳入、数据摘录和各研究效应值的权重确定等方面，均会因为检索策略不当、纳入标准失当、数据信息不准确等原因而产生偏倚。因而必须在 Meta 分析前，制订好严密的方案。

（4）Meta 分析的结论推广应用时应注意干预对象特征、干预场所、干预措施以及其他因素等是否相同或相近。

（5）Meta 分析的结论不是一成不变的，随着新的研究变量的不断收集，应当重新分析，更新结论。

（四）Meta 分析的统计学方法

1. 某项研究中两组均值之差的齐性检验与合并　设 K 项研究报告中，第 i 项研究中的对照组和实验组的连续变量的均值分别为 $\overline{X}_{1i}$ 和 $\overline{X}_{2i}$，方差分别为 S_{1i}^2 和 S_{2i}^2，两组合并方差 S_i^2，则该项实验的效应值 d 为：

$$d_i = (\overline{X}_{2i} - \overline{X}_{1i}) / S_i \quad i=1, 2, 3, \cdots, K$$

$$\bar{d} = \sum w_i d_i / \sum w_i$$

$$S_d^2 = \frac{\sum w_i (d_i - \bar{d})^2}{\sum w_i} = \frac{\sum w_i d_i^2 - \bar{d}^2 \sum w_i}{\sum w_i}$$

式中，w_i 为权重系数，通常为第 i 项研究对照组与实验组的总例数或合并方差的倒数，也可以是表示各研究的可靠性评分。

假定第 i 项研究的总体效应为 δ_i，随机效应为 e_i，则

$$S_e^2 = \frac{4K}{\sum w_i}\left(1 + \frac{\bar{d}^2}{8}\right)$$

$$S_\delta^2 = \begin{cases} S_d^2 - S_e^2, S_d^2 > S_e^2 \\ 0, S_d^2 \leqslant S_e^2 \end{cases}$$

（1）齐性检验　H_0 表示各研究结果的 d 的总体平均数相等；H_1 表示各研究结果的 d 的总体均数不完全相等。

$$\chi^2 = \frac{KS_d^2}{S_e^2}, f = K - 1$$

查 $\chi^2_{\alpha,f}$，比较 χ^2 值大小，判断 K 项结果是否齐性。α 值一般取 0.1 以上即可。

（2）合并效应量，估计效应综合值

①固定效应模型　$\bar{d} = \sum w_i d_i / \sum w_i$　95%CI：$\bar{d} \pm 1.96 S_{\bar{d}}$

②随机效应模型　$\bar{d} = \sum w_i d_i / \sum w_i$　95%CI：$\bar{d} \pm 1.96 S_\delta$

例 1　为比较某降脂药物降低血总胆固醇水平的疗效，收集了 11 个随机、对照的临床试验研究，结果如表 9－2 所列，试对此资料进行 Meta 分析。

表 9－2　11 项 RCT 降低血总胆固醇水平（mmol/L）结果

研究编号	试验组			对照组			合并标准差 S_i
	n_{1i}	$\bar{X}_{1i}$	S_{1i}	n_{2i}	$\bar{X}_{2i}$	S_{2i}	
1	26	4.24	0.32	42	4.31	0.33	0.324
2	55	3.85	0.31	40	4.01	0.32	0.313
3	46	4.16	0.30	50	4.34	0.35	0.325
4	45	3.74	0.26	50	3.85	0.45	0.370
5	52	3.82	0.35	45	3.91	0.36	0.353
6	52	4.03	0.46	55	4.13	0.37	0.414
7	46	4.54	0.39	42	4.71	0.48	0.433
8	45	4.21	0.46	51	4.34	0.54	0.501
9	45	4.07	0.38	45	4.15	0.40	0.388
10	42	4.18	0.41	45	4.32	0.42	0.413
11	44	4.32	0.56	30	4.48	0.41	0.502
合并	491			495			

解：表 9－2 中数据处理见表 9－3。

表 9－3　11 项研究结果的加权合并

研究编号	效应 $d_i = (\bar{X}_{1i} - \bar{X}_{2i}) / S_i$ (1)	权数 $w_i = n_{1i} + n_{2i}$ (2)	加权和 $w_i d_i$ (3)	加权平方和 $w_i d_i^2$ (4)
1	−0.216	68	−14.70	3.178
2	−0.512	95	−48.63	24.895
3	−0.533	96	−53.12	29.294
4	−0.297	95	−28.21	8.378
5	−0.255	90	−22.94	5.849

续表

研究编号	效应 $d_i=(\overline{X}_{1i}-\overline{X}_{2i})/S_i$ (1)	权数 $w_i=n_{1i}+n_{2i}$ (2)	加权和 w_id_i (3)	加权平方和 $w_id_i^2$ (4)
6	-0.241	107	-25.83	6.237
7	-0.393	88	-34.67	13.582
8	-0.259	96	-24.89	6.451
9	-0.206	90	-18.56	3.828
10	-0.339	87	-29.51	10.007
11	-0.319	74	-23.61	7.532
合计		986	-324.58	119.332

效应的加权均数 $\bar{d}=\sum w_id_i/\sum w_i=-324.58/986=-0.3292$

$$S_d^2=\frac{\sum w_i(d_i-\bar{d})^2}{\sum w_i}=\frac{\sum w_id_i^2-\bar{d}^2\sum w_i}{\sum w_i}$$

$$=\frac{119.332-(-0.3292)^2\times 986}{986}$$

$$=0.0127$$

$$S_e^2=\frac{4k}{\sum w_i}\left(1+\frac{\bar{d}^2}{8}\right)$$

$$=\frac{4\times 11}{986}\left(\frac{1+(-0.3292)^2}{8}\right)$$

$$=0.0452$$

(1) 齐性检验　H_0：各研究效应的总体均数相等；H_1：各研究效应的总体均数不完全相等。

$$\alpha=0.20$$

$$\chi^2=\frac{KS_d^2}{S_e^2}$$

$$=11\times 0.0127/0.0452=3.091$$

$$f=11-1=10$$

查 $\chi^2_{0.50,10}=9.34$，$P>0.50$，不拒绝 H_0，可认为 11 项研究总体效应相同，可按固定效应模型估计综合效应。

(2) 加权合并

$$\bar{d}=\sum w_id_i/\sum w_i=-0.3292$$

$$S_d=S_e/\sqrt{K}=\sqrt{0.04523/11}=0.06412$$

总体效应 95% CI：$\bar{d}\pm 1.96S_{\bar{d}}=-0.3292\pm 1.96\times 0.06412=-0.455\sim -0.204$

结论：综合 11 项某药降低血总胆固醇临床研究，可认为该药平均降血总胆固醇幅度为 0.329mmol/L，95% 的置信区间为 -0.204 ~ -0.455mmol/L。

2. 随机对照试验中两组率差的齐性检验与合并　在药物疗效评价的随机对照试验中，常常要用药物的有效率和治愈率指标来评价药物的疗效。

设有 K 项研究结果，第 i 项研究的试验组与对照组的率分别是 $p_{1i}=r_{1i}/n_{1i}$，$p_{2i}=r_{2i}/n_{2i}$，合并率为 $p_i=(r_{1i}+r_{2i})/(n_{1i}+n_{2i})$，第 i 项研究的效应值及方差为

$$d_i=p_{1i}-p_{2i}$$

$$S_i^2=\frac{1}{n_{1i}}p_{1i}(1-p_{1i})+\frac{1}{n_{2i}}p_{2i}(1-p_{2i})$$

第 i 项研究的权数 $w_i=1/S_i^2$

效应值的加权均数：$\bar{d}=\sum w_i d_i/\sum w_i$。

（1）齐性检验

$$Q=\sum w_i(d_i-\bar{d})^2, Q \text{ 服从 } f=K-1 \text{ 的 } \chi^2 \text{ 分布。}$$

（2）合并效应值，估计综合效应值

①固定效应模型

$$\bar{d}=\sum w_i d_i/\sum w_i$$

$$95\%\text{CI}:\bar{d}\pm 1.96/\sqrt{\sum w_i}$$

②随机效应模型

设总体效应的估计方差为 S_u^2，则

$$S_u^2=\frac{Q-K+1}{\sum w_i-\sum w_i^2/\sum w_i}$$

调整权数 $$w_i^*=(S_u^2/w_i)$$

合并效应值及其95%的置信区间分别为

$$\bar{d}^*=\sum w_i^* d_i/\sum w_i^*$$

$$95\% \text{ 的 CI}:\bar{d}^*\pm 1.96/\sqrt{\sum w_i^*}$$

例2　有7项关于某药预防心肌梗死后死亡的随机对照研究，结果见表9－4，试进行Meta分析。

表9－4　某药预防心肌梗死后死亡的7项随机对照研究

研究	药物组			安慰剂组		
编号	观察人数 n_1	死亡人数 r_1	死亡率 p_1	观察人数 n_2	死亡人数 r_2	死亡率 p_2
1	615	49	7.97	624	67	10.74
2	758	44	5.80	771	64	8.30
3	832	102	12.26	850	126	14.82
4	317	32	10.09	309	38	12.30
5	810	85	10.49	406	52	12.81
6	2267	246	10.85	2257	219	9.70
7	8758	1570	18.30	8600	1720	20.00
合计	14177	2128	15.01	13817	2286	16.54

解：首先计算各效应量、方差和权重，结果见表 9－5。

表 9－5　各研究结果的效应值及权数

研究编号	效应	S_i^2	w_i	w_i^2	w_i^*	$w_i^* d_i$
1	－0.02770	0.000273	3665.35	13434800.22	2614.82	－72.4227
2	－0.02496	0.000171	5853.69	34253976.96	3565.42	－88.9986
3	－0.02564	0.000278	3599.33	12955173.95	2581.05	－66.175
4	－0.02203	0.000635	1573.96	2744359.33	1342.37	－29.5738
5	－0.02314	0.000391	2557.42	6540400.03	1997.49	－46.2229
6	－0.01148	0.000081	12271.11	150580184.81	5232.80	60.0830
7	－0.01697	0.000036	27749.88	770056105.09	6865.95	－116.5403
合计			57269.75	990298000.40	24199.91	－359.851

（1）齐性检验

H_0：7 项研究结果的总体效应相同；

H_1：7 项研究结果的总体效应不完全相同。

$\alpha = 0.20$

加权均数

$$\bar{d} = \sum w_i d_i / \sum w_i = -763.871/57269.75 = -0.013338$$

$$Q = \sum w_i (d_i - \bar{d})^2 = 10.3820$$

查 χ^2 值表，$x^2_{0.25,6} = 7.84$，所以拒绝 H_0，认为 7 项研究结果不完全一致。

（2）按随机效应模型，总体效应的估计方差为

$$S_u^2 = \frac{Q - K + 1}{\sum w_i - \sum w_i^2 / \sum w_i}$$

综合效应及其 95% 置信区间是：

$$\bar{d}^* = \sum w_i^* d_i / \sum w_i^* = -359.8513/24199.91 = -0.01487$$

95% 的 CI

$$\bar{d}^* \pm 1.96/\sqrt{\sum w_i^*} = -0.01487 \pm 1.96/\sqrt{24199.9106} = -0.02747 \sim -0.00227$$

结论：综合该 7 项研究结果，综合效应表明，该药可以使心肌梗死死亡率平均降低 1.49%，95% 的置信区间为 0.23% ~2.75%。

3. 多个队列研究和病例对照研究的结果齐性检验与合并　在药物不良反应的判断和某些药源性疾病的病因学研究中常会用到队列研究和病例对照研究，这两类方法的效应指标一般用比值比（OR）和相对危险度（RR）。现以病例对照研究为例，说明统计量的齐性检验与合并。

设 K 项针对某药物引起转氨酶水平升高的研究中，第 i 项的结果见表 9－6。

表 9－6　第 *i* 项结果表

	服用药物人数	未服用药物人数
转氨酶升高人数	a_i	b_i
转氨酶正常人数	c_i	d_i

$$OR_i = a_i d_i / b_i c_i \quad y_i = \ln (OR_i)$$

y_i 的方差为：$S_{yi}^2 = 1/a_i + 1/b_i + 1/c_i + 1/d_i$，第 i 项研究的权数为：$w_i = 1/S_{yi}^2$

K 项研究的平均效应为

$$\bar{y} = \sum w_i y_i / \sum w_i$$

均值方差为：

$$S_{\bar{y}}^2 = \frac{1}{\sum w_i}$$

（1）比值比对数的齐性检验

设 H_0：各项结果完全相同；

H_1：各项结果不完全相同，$\alpha = 0.2$

$$Q = \sum w_i (y_i - \bar{y})^2$$

Q 服从 $f = K - 1$ 的 χ^2 分布。一般若 $P > 0.5$，则认为接受 H_0，用固定效应模型合并各项研究结果；反之，拒绝 H_1，用随机效应模型合并各项研究结果。

（2）固定效应模型

合并的 OR 值为：$\mathrm{OR} = \exp(\bar{y})$

合并 OR 的 95% 置信区间为：$\exp(\bar{y} \pm 1.96 S_{\bar{y}})$

（3）随机效应模型

各项研究的权数

$$w_i^* = (w_i^{-1} + S_u^2)^{-1}$$

$$S_u^2 = \frac{Q - K + 1}{\sum w - \sum w_i^2 / \sum w_i}$$

其余计算与固定效应模型相同。

第六节　药物疗效证据的质量评价

大规模的随机对照的药物临床试验研究（RCT）是评价药物疗效的金标准。临床药师全面检索、正确地评价治疗药物的 RCT，是循证药学的基本内容。本节简要介绍一下对药物疗效证据严格评价的有关内容。

在评价一项 RCT 时，要注意发表 RCT 的杂志。那些专业性强，在医药学领域享有较高声誉，SCI 收录因子较高的专业期刊杂志上发表的 RCT 研究可认为是药物治疗的疗效和安全性的金标准。如果某项研究是由药商赞助的，或者研究者来自于生产该药的某制药公司，那么多半会对结果产生偏向性的影响，因为药商赞助或参与的研究常有对自己的产品持肯定态度的倾向。

研究的方法学部分是整篇文章中最为重要的部分，它决定着结果的可靠性。如果这部分有缺陷，那么其他部分就令人怀疑。在评价研究方法时，首先，要找出该研究要解决的问题是什么，以判断研究方法能否最终达到研究的目的。其次，要注意研究在设计和执行过程中，采取何种步骤来消除可能存在的偏倚，具体内容包括：①受试者是否是严格按标准纳入随机入组；②是否对受试者和研究人员实施双盲，如果无法实施盲法，应当评估开放试验对研究结果的影响大小；③各组受试者除干预因素不同外，其余因素应相同。要仔细阅读了解基线指标内容，判断各组受试者基线特征（如性别、年龄范围、种族、有无合并症、生活习惯、文化背景等）是否一致；如果受试者在此期间接受了任何其他干预，各组应相同。第三，要注意研究对象的纳入和排除标准是否适当。因为受试者的纳入或排除标准很大程度上影响到研究结果的适用性。第四，各组样本大小和研究的时间是否合理。样本的大小和研究观察时间的长短常会因研究的目的、检测指标、某些反应出现的早晚和疗程的长短而异。第五，研究药物的阳性对照是否为金标准。第六，所选检测指标是否是药物疗效的特异性指标。检测指标必须能反映临床治疗的终点事件，选定的指标应能回答研究所要解决的问题。

研究的结果部分应注意的内容是：①统计学方法是否应用正确。习惯上研究结果假设检验的概率设为 $\alpha=0.05$，当 P 值 $<\alpha$ 时，认为结果具有统计学显著意义。研究结果的统计学描述常用95%的置信区间来表示。此区间越窄，结果越可靠。如果两药的置信区间重叠，则无法判断两药疗效的优劣。②受试者的脱落数。部分受试者会因无法耐受和药物的副作用而终止试验，如果忽略这部分脱落者，往往会高估药物的疗效。结果分析包括全体受试者更能反映药物作用的真实情况。一般要求患者不依从性小于20%，失访率小于10%。③临床终点事件比替代的检测指标更可靠。譬如，评价二磷酸盐药物降低骨折发生率的疗效时，用骨折发生率的变化比用骨密度的改变更能说明药物的疗效。④注意统计结果要与临床知识相结合，判断结果有无临床意义。如一降压药比对照药多降压1～2mmHg，统计学检验有显著性差异，但临床上却毫无意义。⑤研究结果是否适用于自己的病人。

研究的讨论部分应注意本研究的实际结果（结论）是什么，为什么与研究之初确定的目标有距离，有什么不足和进一步的研究是什么等。

除了以上研究本身的评价外，一个药物到底是否有临床应用价值，还应当参考：①药物的安全性。单从疗效研究的试验常无法得到药物长期应用后产生的作用以及药物严重的不良反应的信息。②患者对药物的耐受性。比较研究药物与类似药物临床试验中受试者的退出率，可反映药物的耐受性好坏。③药物的效能。评价研究药物与临床最受欢迎的同类药的等效剂量。④药物价格。患者能否负担得起用药，药物的成本－效益关系等因素在指导临床用药方面也是必须考虑的。有关这方面证据的收集与研究也是循证药学的内容之一。

第七节　药品不良反应证据的质量评价

据调查，近年来因药品不良反应入院治疗的患者占总入院患者的5.0%，有10%～20%的住院患者容易患药源性疾病，约有近1/3死亡病例是由于药品不良反应造成的。药品不良反应的临床现象复杂多样，在临床药物治疗过程中，医师、药师和护理人员既要密切观察所用药品引起的不良反应，同时要注意全面、系统地收集有关信息，并对这些信息加以严格而科学的评价，以得到准确、可信的药品不良反应证据。这对于临床安全、有效、合理地用药，减少药害事件的发生，是十分重要和必要的。

药品不良反应的评价主要有三个标准，即：①药品不良反应证据的真实性，②药品不良反应的重要性，③药品不良反应证据的适用性。

药品不良反应的真实性评价可从四个方面考虑：①药品不良反应的结论是通过哪类研究方法得出的。一般来说，随机对照研究设计合理，混杂因素少，而且在各组间均匀分布，样本基线特征一致性强，数据经严格的统计学处理，结论比较真实可信。不过，发生率很低的不良反应，单个临床随机对照试验很难发现，即使发生了不良反应，因样本量过少，难有统计学意义。发生率低的不良反应也可通过检索系统评价类文献来收集，但要注意系统评价的质量。如果从以上两类研究文献中都没有确实的证据，可参考队列研究的证据。由于队列研究的研究对象不是随机分配，一些影响药物不良反应发生的混杂因素应通过统计学方法校正（如用分层分析或多元分析的方法处理）。对于罕见或潜伏期长的不良反应，也可采用病例 - 对照研究的证据。对于特别严重而特异性高的不良反应，即使证据来自于系列病案报告或个案报告，也有参考价值；但要进一步采用更可靠的研究予以证实，或保持对同一问题的文献跟踪，以获得更多的证据支持。②在开展不良反应的观察和研究过程中，要注意各研究组间是否采用同样方法测量观察指标，消除衡量性偏倚对结果的影响。③重视研究对象的随访率。如果失访率 > 20%，该研究结果缺乏普遍性，值得怀疑。④药品不良反应与药品应用之间的因果关系是否符合病因学研究的一般规律。病因学分析涉及药物治疗措施与不良反应发生的时间先后关系，剂量 - 效应关系，药物使用、再次使用与不良反应出现、再现的关系，不同人群、场所、研究方法以及药物与不良反应之间的关系是否一致等。

有关药品不良反应证据的重要性和适用性可参阅本章其他部分的内容。

（宫　建）

扫码“练一练”

扫码“学一学”

第十章 药物利用评价

第一节 概 述

20 世纪 60 年代以来，以“反应停事件”为契机，世界各国对药物使用的安全性和有效性日益重视。各国政府对新药上市制定了更为严格的管理措施及上市后药物不良反应监测。这些措施对保证用药安全起到了良好作用。但是，这种监测方法也存在一定的局限性。在医疗卫生工作中，特别在门诊患者的就诊中，药物使用频率很高，药物成本在医疗费用中占有很重要地位。药物的不合理使用，一方面增加了药物不良反应及药源性疾病的发生，另一方面浪费了有限的医疗卫生资源。随着医疗费用的上涨，对药物使用的合理性进行监督和评估，在医疗管理机构对医院用药行为的管理和提高医疗质量中的作用也日益显得重要。

一、药物利用评价的由来和发展

随着 20 世纪 60 年代以后美国个人健康保险计划的逐渐实施和 1965 年《医疗照顾方案》和《医疗补助方案》法案的通过和实施，医疗保健管理机构对药物利用和医疗审计的控制日趋严格，以保证医疗卫生资源的合理利用。

药物利用评价（drug use review，drug usage review，drug utilization review，DUR）又称药物利用回顾。1970 年以来，DUR 在美国医疗机构中的应用日渐普遍，已成为美国医院药房开展临床药学服务的必设项目，成为改进医院治疗用药、保证医疗保健质量的重要手段之一。药物利用评价方法正式产生于 1974 年，在美国当年的社会保障修正方案中，将药疗过程评估作为质量保障项目（quality assurance program）的一个部分，以提高医疗补助方案（Medicaid）受益者的保健质量。1976 年 DUR 开始在医院实施。美国学者为 DUR 做了一个较为完整的定义：DUR 是一个按照特定的标准评价、分析、解释特定医疗机构中的用药模式的结构的良好、不断发展的评价体系。此后的近 30 年里，实践结果不断地证明了开展 DUR 的正确性和重要性。DUR 本身也通过不断的实践和改进，在深度和广度都有很大的发展，内涵日益丰富。1990 年美国颁布公共预算调整方案（The 1990 Omnibus Budget Reconciliation Act OBRA’90），要求从 1993 年起，各州在医疗补助方案（Medicaid）中进行门诊患者药物利用评估。首先要求药师对治疗过程进行监测，并向患者提供咨询辅导，进行药物利用的回顾性评估，以确定药物滥用情况。在发现问题后，起草教育干预措施，以提高医生的处方合理性和药师的配药合理性。

目前，在 DUR 的基础上美国医疗机构评审联合委员会（The Joint Commission on Accreditation of Healtheare Organization，JCAHO）提出了“药物利用评估”（drug usage evaluation，DUE）的概念，要求各个医院建立相应的“药物利用评估”方案。美国药学协会（American Pharmaceutical Association，APA）也大力宣传与推荐。DUE 由 DUR 发展而来，具有 DUR 的性质，注重药物使用的质量和数量的双重特性。所谓注重药物使用的质量，是指以药物使用评估为手段，注重治疗效果的改进和完善。注重药物使用的数量，即指对药物治疗过程中药物的用量和所消耗的费用所做的比较和评估。DUE与DUR的区别在于：DUR更多注重药物使用后数量的评价，即用药量和用药费用等指标是否合理，具有一定药物经济学性质，它经过30年的发展，较成熟并已成为独立系统。DUE则更多注重对药物使用质量的评价，即是否合理使用的问题，亦即是否用适当的药物、经过适当的用药途径、以适当的剂量和疗程用于有明确适应证的患者，并且强调治疗效果的改进，其应用范围更广泛。尽管DUE和DUR的功能相似，但执行这些项目的策略是不同的，其基本目的都是提高保健质量与提供合理的药疗过程。实施的结果都体现在通过降低不合理用药、减少多用药及避免重复用药来降低医疗费用和提高医疗质量。

近年来，药物利用评价有了进一步发展，主要表现在两个方面：一是利用药物流行病学方法对药物利用进行客观评价，主要采用的流行病学方法有群体研究和横断面研究。药物流行病学方法有助于说明一个医院或一个地区药物利用情况，也有助于从理论和实践的结合上阐明药物的使用与效应之间的因果关系，在药物安全性研究方面尤其重要，这对于医疗卫生决策具有重要意义。二是应用药物经济学方法对药物利用的经济性进行评价。如应用最小成本法、成本效益分析、成本效果分析、成本效用分析等方法，比较和选择最好或较好的药物利用方案。

二、药物利用评价的定义、性质、目的和意义

（一）药物利用评价的概念

世界卫生组织将“药物利用”定义为“药品在社会上的销售、分布、处方及应用的情况，特别是由此而引起的医疗、经济的决策”。DUR或DUE就是按照预先制定的标准，评价、分析和阐明在一个指定的卫生保健系统中药物利用的模式。

（二）药品利用评价的性质

卫生保健系统中的药物利用评价，具有以下基本性质。

1. 评价的对象　药物利用评价的着眼点在于“药物使用模式”，即处方医师针对特定的疾病，根据用药指征、药品的种类、药物的特点等进行药物治疗的方法和过程。药物利用评价通过评价和分析用药模式是否符合规定的标准，达到改善患者治疗质量的最终目的。

2. 方案的设计　一个特定的药物利用评价方案只适用于一个特定的卫生保健系统。每个卫生保健系统的药物利用评价方案都是根据这个系统质量保证（quality assurance，QA）的总目标而设计的。

3. 方案的实施　药物利用评价的实施必须有充分的计划。在药物利用评价方案实施前，必须对衡量用药模式的标准加以周密的制定、检验和修订，并得到权威部门的批准，有计划、有组织地实施。

4. 评价的连续性　药物利用评价是一个连续性的方案，具有完善的纠正和衡量机制。药物利用评价实施并非仅是对用药模式进行一次回顾性的评价、分析和阐明，而是将评价结果用于用药模式的改进上，然后进行再评价、再改进。通过药物利用评价的连续实施，最终达到改善患者治疗质量的目的。

（三）药物利用评价的目的和意义

1. 目的

（1）保证患者用药的安全性，即合理处方，是在卫生保健系统中实施药物利用评价的

主要目的。

（2）提高药物治疗的质量。是评价药物利用评价方案有效性的主要衡量标准之一。在促进合理处方的同时，药物利用评价方案的有效实施，往往能明显改善药物治疗的质量。

（3）减少不必要的费用。卫生保健系统实施药物利用评价的重要经济目的是使不需要的药物消费支出降到最小。即在保证治疗质量的前提下，用价格较低的药品代替价格昂贵的药品；或用非药物治疗代替药物治疗；或用较好、较昂贵的药物缩短治疗疗程，从而降低总体医疗费用。

2. 意义 药物利用评价把合理用药扩展到一个更广泛、更深的领域。一方面，它把研究对象从个别患者的合理用药扩展到一个医院、一个地区甚至全国。即从药物使用的宏观角度考察药物使用的状况。另一方面，它根据经济学原理，把研究领域扩展到对整个社会药物资源的最佳利用上。不仅考虑个别患者的用药是否合理，而且从药物资源的社会分布、处方用药的频度、数量等考察药物是否达到物尽其用，以避免滥用药物、用药过度或用药不足等问题。因此，药物利用评价的研究不仅有助于患者的药物治疗，而且有助于与此有关的医疗、社会和经济的管理决策。

（1）药物利用评价研究可以揭示药物消耗的基本状况，了解药物临床应用的实际消耗，如哪些药物在临床上受到欢迎，哪些药物处于淘汰之中，哪些药品正在取代现有的常用药品等。因而，可以为新药的开发、新品种的引进、老药的淘汰以及医疗费用管理提供决策依据，对促进形成适合我国国情的科学合理的药品消费结构有重要价值。

（2）药物利用评价研究可以揭示药物应用规律和模式，如给药方式、药物使用频率、药物使用剂量、药物使用成本等，观察药物治疗方式随时间的进展情况，确定对药物治疗安全性、有效性和经济性的进一步研究领域。

（3）药物利用评价研究可以揭示药物消耗分布与疾病谱的关系。了解药物消耗的客观规律，估计社会对药品的需求量和需求结构，并以此作为药品选择、供应和分配的基础，为国家的药品研发、生产和进口计划等提供依据。

（4）反映人口素质和健康状况，从另一个侧面反映国家的社会、经济、文化等方面的情况。

（5）药物利用评价研究可以监测药物应用情况，如对药品不良反应及药物相互作用进行及时和全面监测，特别是可以监测药物滥用情况，或将成为监测药物滥用的重要手段。

（6）为政府制定调整医疗卫生健康政策及法规提供客观资料和依据。

此外，药物利用评价不仅仅是搜集数据，更重要的是评价、分析和解释数据，以达到改进卫生保健的目的。近年来在用药分析中，药物利用研究已经发生了改变，从单纯研究药品消耗扩展到研究药品消耗结构、处方行为等，在药物经济学分析和药物流行病学研究中也发挥了一定作用，成为医院、药品市场了解药物使用规律的重要手段之一。

第二节　药物利用评价的方法

一、定性评价和定量评价

定性评价主要侧重于药物使用的质量，如安全性和有效性，一般是事先制定有权威的或公认的药物使用标准，如规定每种药品的剂量范围和处方量、药物使用的适应证等。定量评价主要是通过处方分析进行，通常它要计算每个患者的平均处方额，每张处方的平均成本，某种药物的处方频度等。定量药物利用评价的研究可以产生这样的信息，即某段时间内某种（类）药品的消耗量，从而确定某种（类）药物是否存在滥用或过度使用等现象（表10－1）。

表10－1　药物利用研究类型的比较分析

研究类型	异同点	
	研究方法差异	作用效果差异
定性研究	围绕药物利用的合理性展开，对药物的利用质量、必要性和恰当性进行评价	定性分析的核心是临床合理用药，其最终是提供一个可供对照的、明确的、超前决策性的技术规范
定量研究	运用统计学的方法，对研究数据做量化分析	获得药物利用情况的量化数据，可用来估计人口结构的药物利用，识别可能的药物过度利用或利用不足等

二、回顾性、现时性和前瞻性评价

目前，药物利用评价主要是做回顾性评价，是对已经完成的治疗用药、处方或住院病历用药等资料进行分析，以了解与标准是否相符。回顾性评价研究处方的目的在于预防滥用和不合理用药再发生。由于现在多用计算机进行药品管理，进行回顾性评价相对容易，如数据资料充分、时间有保障等。常用的评价指标有药品使用总体历年变化趋势与特殊药品（如抗菌药物）使用的几年内变化趋势，不合理用药、滥用药、重复用药、相互作用药物、过低用药处方的比例，不合理药物使用量占总药物使用量比例的变化趋势与不合理药物费用占总药物费用比例的变化趋势。回顾性研究不直接影响已经完成的治疗，也不推迟治疗进程，其结果可用以改善同类患者的治疗。

现时性评价亦称同步性研究，主要监测正在执行的药物治疗的疗效、不良反应等。其优势是现时性评价对患者有很大好处，其可以通过述说治疗的感受参与研究，对发现的问题可以及时进行纠正。

前瞻性评价是根据药物的临床用途与禁忌，在治疗实施之前拟订用药规范，评价处方中药物剂量、用药指征及药物之间的相互作用或药物不良反应。常见的评价内容有选药是否合理（从疗效与费用等多方面考虑）、用药剂量是否恰当，不同药物之间是否有拮抗作用、相同功效的药物是否同时使用等。其优点是可预先调整治疗方案，从而提高治疗效果、安全性和患者的依从性，缺点是可能延迟启动治疗。

三、药物消耗量的统计分析

根据不同的需要，统计的指标主要有药品金额、药品消耗量、总限定日剂量数（the defined daily dose statistic，DDDs，总DDD数）和每1000居民每天某药品的消耗量（DDD per 1000 inhabitants per day，DID）等。目前，多采用联合国世界卫生组织（WHO）推荐的以DDD为指标的方法。但金额法比较成熟，两者各有其实际应用价值。

1. DDD法　WHO建议用“限定日剂量”（defined daily dose，DDD）作为测量药物利用的指标。定义为：用于成人主要适应证药物的假定每日平均维持剂量。对于DDD值的确定，WHO建议世界各国均采用统一的治疗药物解剖学分类（the anatomical therapeutic chemical classification of drug，ATC）/DDD体系，以使得在国际范围内药物利用信息能够标准化和具有可比性，ATC/DDD体系定期进行更新，目前已更新到2019年6月。如某药品在该体系中尚未收录DDD值，一般参考厂家药品说明书及相关参考资料。该方法作为药品消耗统计的计量数据，已被各国广泛应用。通过DDD可以计算出DDDs，即表示每单位人群使用药物的DDD量；亦可以算出DID，即每1000名居民每天的DDD。

（1）DDDs = 年消耗某药品量/DDD值，含义是以限定日剂量为单位的全年某药品用药次数，以评价该药品在临床上的地位，估算药物不良反应发生率，判断药品实际消耗量的变化趋势。DDDs具有加和性，同类药品的DDDs可以进行加和，用以比较不同种类药品的用药频度及不同阶段药物使用频度，使得不同地区、国家以及不同阶段的药物利用指数具有可比性，以便进行长期监测，连续进行药物利用评价。

DDDs越大，说明用药频度越高，反之越低。但其也有一定的局限性，主要是DDD值只考虑药物的主要适应证的用药剂量，不包含病程不同时期的药物剂量；当某种药物（如抗菌药物）剂量变异较大时，或一种药物可用于一种以上适应证，或存在合并用药情况，以及患者存在依从性差等因素时，DDD值的确定就存在一定的困难。此外，由于DDD值是基于成人的限定日剂量，所以不适用于儿童及特殊人群的药物利用研究。

下面的表10-2是沈贤等对上海市8家基层医疗机构采用DDDs方法统计的2015~2017年口服降糖药用药频度及3年的变化趋势。

表10-2　2015~2017年口服降糖药的DDDs、年增长率及排序

药品名称	DDD/mg	2015		2016			2017			2015~2017年
		排序	DDDs/万日	排序	DDDs/万日	增长率/%	排序	DDDs/万日	增长率/%	总DDDs/万日
格列美脲	2	1	163.00	1	173.94	6.71	1	173.36	-0.33	510.29
二甲双胍	1500	2	50.20	2	51.53	2.63	2	56.20	9.06	157.93
吡格列酮	30	3	41.87	3	46.88	11.96	3	50.03	6.71	138.78
格列吡嗪	10	4	32.98	4	27.89	-15.42	4	26.02	-6.73	86.89
格列齐特	160/60	5	30.59	5	26.94	-11.94	5	24.71	-8.29	82.24
阿卡波糖	300	6	15.66	6	19.56	24.92	6	22.84	16.74	58.06
伏格列波糖	0.6	7	13.35	7	14.34	7.46	7	13.46	-6.16	41.14
格列喹酮	60	8	3.66	9	3.94	7.57	9	2.67	-32.21	10.27
瑞格列奈	6	9	2.06	8	4.00	94.48	8	7.35	83.91	13.40
那格列奈	360	10	1.68	10	1.33	-20.88	10	1.01	-24.25	4.01
消渴丸	3750	11	0.17	11	0.27	60.95	11	0.28	2.66	0.72
格列本脲	10	12	0.14	-	-	-100.00	-	-	-	0.14
西格列汀	100	-	-	-	-	-	12	0.14	-	0.14
沙格列汀	5	-	-	-	-	-	13	0.06	-	0.06
合计	-	-	355.35	-	370.62	4.30	-	378.10	2.02	1104.07

注：格列齐特片DDD值为160mg，格列齐特缓释剂型DDD值为60mg；“-”表示无相关数据

（2）DID =（年消耗某药品量×1000）/（DDD值×365天×居民数），含义是以限定日剂量为单位的每1000居民每天某药品的消耗量，用于某地居民用药的整体评价。DID与DDD的评价目的不同，评价范围也不同。若进行地区间比较，可以通过统计不同地区、同时期、同种药物的DID进行比较。若进行同一地区、不同时期的用药动态比较，可以通过统计数年的DID，发现其变化规律。

表10-3是Farooqui等采用DID方法对印度社区2008~2012年抗菌药物使用情况5年

变化趋势的分析。

表 10－3　2008～2012 年印度全身抗生素使用情况（按抗生素类别划分）

抗菌药类型（J01）	2008 DID（%）	2009 DID（%）	2010 DID（%）	2011 DID（%）	2012 DID（%）
喹诺酮类（J01M）	4.0（30.7）	4.1（28.8）	4.2（27.7）	3.9（24.9）	3.7（23.4）
头孢菌素类，碳青霉烯类和单杆菌类（J01D）	1.7（12.7）	2.0（14.1）	2.3（15.2	2.5（16.1）	2.6（16.3）
大环内酯类和林可酰胺类（J01F）	1.3（10.1）	1.6（11.1）	1.8（11.8）	1.9（12.4）	2.0（12.3）
其他抗菌药物（J01X）	1.6（12.4）	1.8（12.5）	1.9（12.2）	1.9（12.0）	1.9（12.1）
青霉素类（J01C）	1.4（10.9）	1.6（10.8）	1.7（11.1）	1.8（11.6）	1.9（11.6）
四环素类（J01A）	1.1（8.2）	1.1（7.9）	1.0（6.7）	0.9（5.9）	0.9（5.6）
复方抗菌药物（J01RA）	0.5（3.9）	0.5（3.7）	0.6（4.1）	0.7（4.8）	0.9（5.5）
磺胺类和甲氧苄啶，包括衍生物（J01E）	0.6（4.9）	0.7（4.8）	0.7（4.3）	0.6（3.9）	0.6（3.6）
链霉素和氨基糖苷类（J01G）	0.4（3.3）	0.5（3.3）	0.4（2.8）	0.4（2.7）	0.4（2.5）
酰胺醇类（J01B）	0.1（0.6）	0.1（0.6）	0.1（0.6）	0.1（0.6）	0.1（0.6）
其他	0.3（2.4）	0.4（2.6）	0.5（3.5）	0.8（5.1）	1.1（6.6）
总计	13.1（100）	14.3（100）	15.4（100）	15.6（100）	16.0（100）

（3）药物利用指数法　DDD 法只能从宏观上测算药物利用状况，不能反映医生的用药习惯，因此 1985 年 Ghodse 对 DDD 方法进一步补充，提出药物利用指数（drug utilization index，DUI）分析方法，即采用 DUI 作为分析指标，通过用总 DDDs 除以患者总用药天数（即：DUI = DDDs/实际总用药天数）来测量医师使用某药的日处方量，对医师用药的合理性进行分析。若 DUI > 1.0，说明医师的日处方剂量大于 DDD；若 DUI < 1.0，说明医师的日处方剂量低于 DDD。通过 DUI 的测算，可以了解医师的用药习惯，发现用药的流行趋势，估计用药可能出现的问题，监测用药的合理性，防止药物滥用或误用。

表 10－4 是张啟智等采用药物利用指数法对某院某月住院患者质子泵抑制剂临床应用的评价与分析。

表 10－4　该院 2017 年 6 月住院患者 PPIs DUI 排名表

DUI 排名	药品名称	数量（支/片/粒）	限定日剂量（DDD）/mg	药物使用频度（DDDs）	实际用药天数/d	药物利用指数
1	埃索美拉唑粉针［40mg］	2920	60[a]	1946.67	1419	1.37
2	奥美拉唑镁肠溶片［20mg］	2379	20[b]	2379.00	1983	1.20
3	泮托拉唑肠溶胶囊［40mg］	5506	40	5506.00	4937	1.12
4	雷贝拉唑钠肠溶片［20mg］	623	20	623.00	561	1.11
5	泮托拉唑粉针［80mg］	6027	120[a]	4018.00	3718	1.08
6	奥美拉唑粉针［40mg］	4833	60[a]	3222.00	3120	1.03
7	兰索拉唑肠溶胶囊［30mg］	1282	30	1282.00	1242	1.03
8	雷贝拉唑肠溶片［10mg］	3088	15[a]	2058.67	2149	0.96
9	泮托拉唑粉针［40mg］	8416	60[a]	5610.67	6034	0.93
10	兰索拉唑粉针［30mg］#	16017	60	8008.50	9705	0.83
11	兰索拉唑肠溶片［15mg］	1320	30	660.00	866	0.76
12	艾普拉唑片［5mg］	11031	10	5515.50	7315	0.75

注：#相同剂型和规格的 2 个不同厂家品规进行了合并处理。WHO 与说明书提供的 DDD 值不一致，a 为说明书提供值，b 为 WHO 提供值

（4）处方日剂量法　处方日剂量（prescribed daily does，PDD）是用作论证 DDD 合理性的另一种计量单位。其是指治疗主要适应证时实际处方平均日剂量，相当于 DDD。PDD 可包含患者的具体情况及疾病状态等更多信息，如年龄、诊断等。其来源于实际处方样本或病例记录，将 PDD 与基于剂量的诊断相联系十分重要。由于 PDD 是实际的处方平均日剂量，较 DDD 更能准确反映人群药物暴露情况，但其可能因为处方缺少明确的指示剂量而在推算时发生问题。如胰岛素的处方，由于胰岛素的剂量因人而异或因病情变化发生改变，使其剂量在处方与处方之间，每次处方之间发生改变。

2. 金额法　亦是药物利用研究的计量数据，通过按药品的购药金额排序、分析和整理，研究药品消耗的金额大小、比例和分布。金额指标不受药品种类、剂型、规格的差异限制，可以使不同性质、不同规格的药品具有量的可加性和可比性，对药物经济学、药品市场信息等有相当参考价值。常用方法有：购药金额排序分段比较、购药金额增长率分析、购药金额前 100 位药品分析、日用药金额等。

（1）购药金额排序　选取某区域一段时间内一定样本数的药品，按照药品金额大小排序，以此数据为基础做统计处理，分析社会或医疗机构用药特点和用药趋势，供医疗机构、生产企业和经营部等机构参考。目前我国已有多个地区和部门在组织做这方面的工作。如全国医药信息网、上海医院用药分析系统研究等，这些工作有助于推动我国深入开展药物利用研究。

表 10－5 是沈贤等对上海市 8 家基层医疗机构采用金额法统计的 2015～2017 年口服降糖药用药金额排序及变化趋势。

表 10－5　2015～2017 年口服降糖药的用药金额、年增长率及排序

药品名称	2015		2016			2017			2015－2017 年
	排序	用药金额/万元	排序	用药金额/万元	增长率/%	排序	用药金额/万元	增长率/%	用药总金额/万元
格列美脲	1	239.89	1	303.54	26.54	1	345.74	13.90	889.16
阿卡波糖	2	168.98	2	206.10	21.97	2	244.87	18.81	619.95
吡格列酮	3	168.49	3	187.60	11.34	3	211.87	12.94	567.95
格列吡嗪	4	110.44	4	96.18	－12.91	4	128.89	34.01	335.52
二甲双胍	5	61.42	5	74.19	20.79	5	93.34	25.81	228.95
格列齐特	6	59.26	6	54.32	－8.34	6	54.52	0.36	168.11
伏格列波糖	7	50.35	7	53.90	7.04	8	49.81	－7.58	154.05
瑞格列奈	8	16.92	8	30.96	82.99	7	52.06	68.14	99.94
那格列奈	9	9.64	10	7.63	－20.88	9	5.78	－24.25	23.05
格列喹酮	10	8.34	9	8.73	4.63	10	5.60	－35.85	22.66
消渴丸	11	0.31	11	0.76	143.96	12	0.90	19.52	1.97
西格列汀	－	－	－	－	－	11	1.06	－	1.06
沙格列汀	－	－	－	－	－	13	0.45	－	0.45
格列本脲	12	0.02	－	－	－100.00	－	－	－	0.02
合计	－	894.06	－	1023.91	14.52	－	1194.89	16.70	3112.86

注：“－”表示无相关数据

（2）日用药金额　对相同治疗类别的药品，用治疗类日用药金额作为用药费用的参考指标，以此来考察某些类药品用药费用的社会平均水平，为医疗保险制度改革提供参考数据。其计算公式为：

治疗类日用药金额 = 某类药的用药总金额/DDDs。

3. 销售数量排序法　销售数量是以销售包装为单位进行研究的计量指标，它比用金额描述药品消耗更加精确，可以排除单价昂贵的药品在金额排序分析中以销售金额为标准得出的偏性结论。其能直接反映市场用药情况，但同一产品的剂型规格和包装在不同的厂家有较大差别，而且随时代的发展，包装和剂型都将会更新，所以，以此为单位进行不同地区或不同时间的比较研究意义不大。但仍能反映某一时期的药品销售情况，为医药工业的生产、经营提供一定的依据。

总之，药物利用评价可以以处方为中心，评估一个医院或社区药物利用情况，了解药物使用的合理性；也可以以药物为中心，评价某种药物的利用情况，了解该种药物使用的合理性；也可以以患者为中心，评估一个患者的用药情况；也可以以医生为中心，评估一个医生的处方行为。因此，在评价时，可以根据评价的目的选择评价重点。

第三节　药物利用评价的步骤

一、成立药物利用评价委员会

评价委员会一般由临床医生、药师与医院及相关管理机构的人员组成，医生可以占到1/3～1/2，药师占1/3左右。它的职能是：制定评价标准；根据评价结果制定改善处方行为的干预措施；对典型不合理用药事例提出调整建议；起草并向有关管理部门呈交评价报告。

二、确定评价的范围

鉴于人力、物力的限制，药物利用评价可以不包括医院使用的全部药物，而是首先从药理作用方面考虑，对那些最有可能产生不良反应和在最佳利用上最易出现问题的药物，或者通过评价最可能带来有益影响的药物如抗菌药物、心血管药物和抗肿瘤药物等进行评价。其次，评价药物的选择也可以根据药物消耗金额大小的顺序排列来确定。

三、建立评价质量标准

建立评价质量的标准是极其重要的，但也是最为困难的。因为药物利用评价是一种综合性评价，不可能用一个单一的指标来判断。在评价药物使用质量时要使用的指标涉及用药的各个方面，包括适应证、给药途径和给药过程、给药后的结果以及处方医生的教育背景、专业训练、工作年限、对药物情况的了解等。药物利用评价的标准应该清楚明了，便于操作。

四、收集资料

药物利用数据是药物利用评价的基础，数据的完整性和准确性十分重要。通常收集的数据包括处方医生的资料如医生的年龄、受训情况、工作年限和专长等；患者的资料如患者的年龄、性别、社会经济状况；疾病的资料，如疾病的诊断、治疗的情况及治疗时间等。

五、评价结果

在对收集的数据作了整理分析之后，与预定标准作比较，就可进行评价。评价的重点是揭示一定时期、一定卫生保健制度下药物使用的模式。为此，通常根据数据的特点和分析要点将数据按处方医生分类、按疾病分类、按医疗保健方式（如自费、公费、劳保等）分类或者按患者特点（能够为解释结果提供线索的情况）分类，在分类的基础上进行分析评价。例如医生的用药习惯和医院的用药习惯，对某一特定疾病治疗用药方案的特点等，把这些结果与预先制定的标准进行比较，可得出评价结论。

六、改进用药方式

对评价中发现的问题，要提出并实行干预措施，使用药模式得到纠正和向合理化方向改进。干预措施可分为管理性措施与教育性措施。管理性措施包括制定处方行为标准、行政或经济奖惩等。教育性措施包括对医生、药师及患者的培训班、宣传资料、评估结果的反馈、药物使用通讯及专家咨询等。

七、进行药物利用的再评价

在干预措施实施3～12个月后，需要通过对药物利用模式进行再评价，以确定是否有效。再评价的常用指标有：药品总体使用趋势变化；不合理用药处方的比例；相互作用药物处方的比例；滥用药物处方的比例；过低用药处方的比例；治愈率、有效率、药物不良反应发生率、药物使用差错率、药物费用比例的变化趋势；净节省费用以及卫生管理人员、医务人员、患者服务满意度的变化等。

扫码“练一练”

药物利用评价是一个连续的长期过程，应当根据卫生事业的发展，修改评价标准，使药物利用评价达到更高水平。

（任　耘）

第十一章　药物经济学评价

扫码"学一学"

第一节　药物经济学的含义及研究内容

药物的安全性和有效性在临床实践中至关重要，但成本较高的新药上市后，或许仅能提供比现有治疗手段有限的优势，甚至没有优势。诞生于20世纪60年代美国的药物经济学作为一门新兴的交叉学科，试图找出一种评估干预带来的额外好处是否值得该干预所产生额外成本的方法。目前，无论是在新药研究开发领域，还是药物临床应用领域，乃至于药物上市后再评价领域，药物经济学评价都已成为被日渐关注的重要项目。与其他方面的药物评价不同，药物经济学评价是通过对一个药物项目的经济性与产出的结果进行比较和分析，评价该项目的可行性和有效性，从而优选最佳方案。这些与药物相关的项目包括药物开发决策、药品生产经营决策、药物治疗方案决策等。

一、药物经济学的含义

药物经济学（pharmacoeconomics）是应用现代经济学的研究手段，结合流行病学、决策学、生物统计学等多学科的研究成果，全方位地识别、测量、比较分析不同药物治疗方案间、药物治疗方案和其他方案（如化疗、手术治疗、放疗）以及不同医疗或药学服务项目（如新药研发、个体化给药监测等）的成本与结果（效益、效果及效用）的一门学科。药物经济学常被称为"健康经济学"，当它与非药物治疗或预防策略（如外科手术、医疗设备或筛查技术）进行比较时也被称作"健康结果研究"。

药物经济学研究是从个体患者、整个医疗保健系统或全社会角度出发，通过采用一系列描述性和分析性技术，评估如何合理选择和利用药物，使能够以最低的治疗成本，得到最好的医疗保健效果，使有限的医药卫生资源得到最佳的、合理的分配，以最高的经济效率实现人类最大的健康改善。

二、药物经济学的研究内容

药物经济学工具在分析个体患者和全社会的潜在价值方面都发挥着至关重要的作用。具体来说，药物经济学的研究内容可以归纳为以下几个层面。

在患者个人层面，医疗保健专业人员可以根据人口统计学、临床情况以及经济因素确定每位患者的最佳药物治疗方案。如果一种被FDA批准上市的新药被证明优于另一种价格较低的已上市药品，此时则需考虑药物经济学问题。例如，如果新药每月需耗费100元（40元由患者支付，60元通过健康保险报销），而已上市的同类药品每月仅需20元（5元由患者支付，15元通过健康保险报销）。那么，每月额外35元的自付费用对患者来说是否值得？如果这种优势是轻微的（如与每天两次给药相比，新药每天一次给药更方便），患者可能不会愿意为增加的这种便利性每月多支付35美元。但如果新药的优势是减少副作用（如没有腹泻或没有白天嗜睡），增加的优势则可能是值得增加成本的。

在机构层面，如果医疗机构或社区药房想要实施临床药学服务或聘请临床药师，需要将成本与提供这些服务所产生的价值进行比较。服务的价值可以表现为货币化的利润，改善患者的治疗结果，以减少对其他服务的需求，或维持更好的医疗服务质量（如临床药师帮助机构达到认证指南要求，持续许可或有关质量措施的法律要求）等。

在医疗保健系统层面，医药管理和研究组织、协会或其他专业团队可以通过制定药物使用指南（如除非首先尝试使用较便宜的药物，否则不推荐可由保险支付的更昂贵的药物），并确定处方集中列出推荐药物的品种以及医保支付水平，从而为患者提供最具成本-效益的选择参考。

在国家或社会层面，药物经济学可以协助资源分配决策，促使由政府提供资金的医疗保健服务更有动力产生额外的价值。同时，将其贯穿在国家医保药品价格谈判、药品招标采购或处方集管理，也可以达到提高医疗资源使用效率的目的。

第二节 药物经济学主要评价方法

一、药物经济学评价的关键指标

在药物经济学评价中，“成本”和“产出”是两个十分关键的指标。

（一）成本

1. 定义 在药物经济学中，成本（cost）系指社会在实施某项卫生服务方案（药物治疗方案）的整个过程中所投入的全部财力资源、物质资源和人力资源的消耗。成本一般用货币值衡量。如在对某一种药物治疗方案的药物经济学评价中，成本就是每一种治疗方案所消耗的平均医疗费用（检查费、药费、注射费、护理费、住院费、治疗费等）、相关非医疗费用（交通费、营养费等）及因治病导致的误工损失等的总和。

2. 分类 药物经济学的成本通常可以分为直接成本（direct cost）、间接成本（indirect cost）和隐性成本（intangible cost），其中直接成本中又包括直接医疗成本（direct medical cost）和非直接医疗成本（indirect medical cost）。具体见表11-1。

表11-1 不同类型的常见成本

成本的类型	常见成本
直接医疗成本	药品
	治疗药物监测
	药事服务费
	诊断、检查
	住院
	救护车服务
	护理服务等
直接非医疗成本	交通费
	与疾病有关的非医疗援助（如膳食、家政服务）
	为患者子女提供的托儿服务
	患者的误工费等

续表

成本的类型	常见成本
间接成本	患者生产力的下降 无薪护理人员（如家庭成员、邻居、朋友） 因过早死亡导致生产力的下降等
隐性成本	疼痛 悲伤 疲劳 焦虑等

除了上述分类方法外，还可分为医疗成本、非医疗成本、疾病自身成本、疾病治疗成本等。

3. 成本的确认 药物经济学评估中的成本确认需要与所选定的研究角度一致。药物经济学评价的角度一般包括全社会角度、卫生系统角度、医保支付方角度、医疗机构角度和患者角度。从全社会角度出发，应该纳入所有的直接医疗成本、直接非医疗成本和间接成本，同时，所有应用于公共决策的药物经济学研究都应提供全社会角度的研究结果；从卫生系统角度出发，应纳入所有直接医疗成本；从医保支付方角度出发，应纳入医保支付范围内的所有直接医疗成本；从医疗机构角度出发，应纳入本医疗机构承担的直接医疗成本；从患者角度出发，应纳入患者自己负担的医疗成本、非医疗成本以及隐性成本。

此外，成本的确认还应与研究时限一致。若患者因实施干预措施而延长了生命，则应该将生命延长期间产生的、与目标疾病发生和发展以及该项干预措施有关的成本都纳入分析。如果发生了药品不良反应（adverse drug reactions，ADRs），则应确定因 ADRs 而耗费的成本。基于临床试验收集数据的药物经济学评估应该排除为进行临床试验而发生，但在实际临床治疗中不会发生的成本。

（二）产出

疾病或干预措施可能对患者的经济产出（economic outcomes）、临床产出（clinical outcomes）以及人文产出（humanistic outcomes）方面产生影响。药物经济学评价中通常将经济产出归为成本范畴，将临床产出和人文产出归为健康产出（health outcomes）范畴。狭义的健康产出通常用疗效/效果、效用和效益三类指标测量。

1. 疗效/效果 疗效（efficacy）/效果（effectiveness）是指研究所关注的特定卫生服务（如药物治疗方案）的临床结果，即一项干预措施在一定人群实施后，达到预期目标的程度。其中，效果是指干预措施在真实世界的临床环境，即自然状态下所表现出的治疗结果；而疗效源于经过严格控制的随机对照临床试验。疗效/效果指标通常包括人群健康的期望寿命，疾病的治愈率、好转率，细菌转阴率等。效果指标适用于成本 - 效果分析方法。

2. 效益 效益（benefit）是用货币单位来量化的健康产出，即干预措施采取后相对于不采取任何措施所挽回的损失或节省的费用。具体来说，就是在检查、诊断和治疗等资源消耗过程中被节约的资源。干预方案的效益包括直接效益（因干预措施的实施而节省的卫生资源）、间接效益（实施某项干预措施后所增加的患者健康时间或劳动生产力恢复带来的收益）和无形收益（实施某项干预措施后患者身体或精神上痛苦的减轻或康复后带来的舒适及愉悦等）。效益指标适用于成本 - 效益分析方法。

3. 效用　效用（utility）是基于患者或社会对某种干预措施所带来健康结果的偏好程度（preference）；具体指一个人在占有、使用或消费某种产品和服务（接受药物治疗方案）过程中得到的快乐或满足。效用是一种主观结果，不同决策者对同一期望值各有其独特的看法或态度。效用指标往往适用于成本－效用分析方法。

二、药物经济学评价的主要方法

（一）最小成本分析

1. 方法　最小成本分析（cost－minimization analysis，CMA）是在结果完全相同的情况下比较两个或多个治疗方案间的成本差异。在证实临床结果相同的情况下，其成本最低的治疗方案就是最理想的方案。

药物经济学分析方法中，最小成本分析最为简单易行。由于成本以货币单位（我国单位为“元”）计量，参与的比较组是等效的，因此不必计算效果或效益值，只是对两种或多种治疗方案所花费成本进行比较、分析，即可确定哪种方案最为理想。例如三种感冒症状控制的药品、规格、价格、用法等，见表 11－2。若均可在 24 小时内缓解症状，那么选用哪种药物最好？由于三种药物均可在 24 小时内缓解症状，因此，在预期效果一致的前提下，其成本分别为 2.4 元、0.52 元和 0.60 元。比较三药成本可知，在相同效果下，选用感冒清最为理想。

表 11－2　三种感冒药的规格、价格、用法与成本计算

药品	规格	价格（元）	用法	成本计算
康泰克	10s	12.61	q12h	12.61 ÷ 10 × 2 = 2.4 元
感冒清	100s	4.38	3～4s × tid	4.38 ÷ 100 ×（4 × 3）＝0.52 元
感冒通	24s	2.46	2s × tid	2.46 ÷ 24 ×（2 × 3）＝0.60 元

2. 适用范围　最小成本分析是以结果一致为前提的，因此，只适用于已知两种或多种治疗方案结果一致的情况。由于临床实践中，不同治疗方案之间往往难达到治疗结果的完全等效，所以，最小成本分析虽然简便易行，但适用受限。一般而言，最小成本法常用于比较不同来源或不同剂型的同种药物成本差异，或比较已知能产生相同治疗效果的等效药物的成本差异。在实际运用中，只有首先证明两个或多个药物治疗方案所得结果之间的差异无统计学意义，方可应用此分析方法。

（二）成本－效益分析

1. 方法　成本－效益分析（cost－benefit analysis，CBA）是经济学的基本分析方法之一，它是将单个或多个药物治疗方案或其他干预措施所耗费的全部资源成本的价值和由此产生的结果的价值（效益）均以货币形态进行比较，进而衡量该方案的可行性或优选较佳方案。

成本－效益分析的主要特点是成本和结果均以货币单位测量。实际上，成本－效益分析中效益值可被看作为一种投入的“产出”，研究一个治疗方案所产生的效益是否将超过完成此方案的成本，以及哪个治疗方案将产生出最大的净效益。

以成本为 C，效益为 B，成本－效益分析常用方法有三种。

（1）净现值法（net present value，NPV）　又叫净效益法，它是计算计划期内方案效

益的现值总和与成本现值总和之差的一种方法。即

$$NPV = B - C = \sum_{t=1}^{n} [(B_t - C_t)/(1+r)^2]$$

式中，B_t为时间段 t 内的总效益；C_t为时间段 t 内的总成本；r 为贴现率；n 为时间段的数目。净效益为正数时，效益大于支出，表示费用有节省，该方案的实施有益；反之无益。净效益法是较常用的一种成本－效益结果分析方法。

（2）效益－成本比值法　指方案的效益现值总额与方案的成本现值总额之比，即 B/C。

$$B/C = \frac{\sum_{t=1}^{n} [B_t/(1+r)^2]}{\sum_{t=1}^{n} [C_t/(1+r)^2]}$$

效益－成本比值可出现三种情况：

B/C >1，说明效益超过成本；

B/C =1，说明效益与成本相等；

B/C <1，说明成本超过效益。

就一个方案来说，只有当效益－成本比值≥1，才可以接受；反之则不可接受。多方案比较时，按照效益－成本比值大小顺序排列，比值高的方案为优选方案。

如对一些流行性疾病的预防和治疗有多种方案：接种疫苗预防；预服药物预防；未预防给药，发现时治疗等。通过分别测定不同方案的疾病发生率、疫苗副反应发生率、治疗疾病的成本等，比较分析采取各方案能够减少的损失（效益），最终评价判断哪种方案最为合适。例如，某预防机构就采取何种措施预防小儿秋季腹泻进行成本－效益分析。假定如果不采取预防措施，秋季腹泻的发生概率平均为 55%；发生腹泻后平均住院治疗费用为 1600 元；每例患儿父母在治疗期间减少的平均收入为 1000 元。分析过程见表 11－3。最终可判断，口服糖丸具有更高的成本－效益值，可采用它。

表 11－3　不同方案预防和治疗小儿秋季腹泻的成本及效益分析

项目	接种疫苗	预服糖丸
成本		
人均预防用药费用（¥）	120	50
不良反应发生率	0.15	0.05
每例不良反应治疗费用（¥）	200	100
人均不良反应治疗费用（¥）	30	5
人均总费用（¥）	150	55
效益		
预防给药后腹泻发生率	0.15	0.35
腹泻发生率下降数	0.4	0.2
可避免的平均工资损失（¥）	400	200
可避免的平均腹泻治疗费用（¥）	640	320
人均总效益（¥）	1040	520
效益－成本比	6.9 : 1	9.5 : 1

效益－成本比值法可用于比较具不相关的、多重结果的不同方案，从而对有限资金的投入计划进行决策。如在开展临床药学服务的决策方面，医疗机构在经费有限的前提下，

首先能够开展的临床药学服务取决于哪项服务能够获得更大的经济和社会收益。因此，研究者可对开展各项目的预期成本、收益进行分析，具体见表11－4。通过分析可以预期，建立合理用药监测系统可获得最大的效益－成本比（2.5：1），具有最大的潜在优势。

表11－4　几种临床药学服务项目三年内的预期成本－效益

临床药学项目	成本（万元）	效益（万元）	效益－成本比
血药浓度监测	15	27	1.8：1
合理用药监测系统	10	25	2.5：1
药物信息服务	8	15	1.9：1
药物利用评价	12	20	1.7：1
静脉混合给药	9	19	2.1：1

（3）投资回收率法　以净现值（净效益）与成本比值的百分率作为评价指标，即

$$(B-C)/C\times100\%$$

所得百分数越大，方案的实施越有益。

如某企业对开发某一新的中药注射制剂的前景进行评估，通过对此类产品的市场分析和定位，估计其可能的市场价格底限，根据其预期投入的经费，可运用成本－效益分析对其几年内的预期收益进行分析，结果见表11－5。由表11－5的成本－效益分析可知，该药在投产第一年将处于负盈利状态，但到第三年即可收回投资。

表11－5　某药在未来五年内的成本－效益分析(单位:元)

成本（C）	时间	效益（B）	效益－成本比（B/C）	净效益（NPV）（B－C）	投资回报率（B－C）/C
100 000	1年	80 000	0.8：1	－20 000	－20%
	3年	150 000	1.5：1	50 000	50%
	5年	400 000	5：1	300 000	300%

2. 适用范围　成本－效益分析方法是药物经济学评价中较为经典的一种方法，当待评价方案的结果可以用货币单位计量时，就可以采用成本－效益分析方法。因此，与其他分析方法相比，成本－效益分析方法适用面很宽，应用也较为广泛，尤其适用于从全社会的视角出发评价方案的经济性，以及对单个方案进行评价（不需要与其他方案进行对照）。但是，其结果单位必须用货币值衡量的要求也在一定程度上限制了成本－效益分析方法的应用。很多药物治疗方案或药物决策的结果是非经济性的，如某些临床结果：血压降低的千帕数、细菌转阴率等，以及生命价值、健康状况、生活质量等，将这些结果转换成货币形式并非易事；另外，用货币值衡量生命价值及质量往往也难以让人接受。尽管目前已有一些方法可将某些非经济结果转化为货币形态，如人力资本法（human capital approach）等。当结果可以用临床效果直接衡量时，使用另一种药物经济学分析方法——成本－效果分析更为适当。

（三）成本－效果分析方法

成本－效果分析（cost－effectiveness analysis，CEA）是药物经济学应用最早的评价方法之一。

1. 方法　成本－效果分析是一种用于对所有有治疗意义的、可供选择的治疗方案或干预措施的成本和效果进行鉴别、衡量和比较的方法，其目的在于通过分析寻找达到某一治

疗效果时成本最低的治疗方案。它是分析和评价所有备选治疗方案的安全性、有效性和经济性的重要方法。成本－效果分析的特点是治疗结果采用临床指标，如抢救病人数、延长生命年限、治愈率、预防并发症数量等。

成本－效果分析的基本方法有如下两种。

（1）成本－效果比值法　成本－效果比（C/E或E/C）是成本－效果分析的一个具有重要参考价值的非经济学指标，它通过衡量单位效果所花费的成本（C/E），如每延长生命一年所需的费用、每治疗一例胃肠溃疡患者的费用、每确诊一种疾病的费用等，或每一货币单位所产生的效果（E/C），如每花费一元钱所获得的血压千帕下降数等，可对某些治疗方案做出评价。一般C/E值越低，即产生一份效果所需的费用越低，该方案的实施越有益。或者E/C值越大，即每一货币单位获得的效果越大，该方案越有益。

如一个三种方案治疗泌尿生殖道感染的成本－效果分析的研究中，将纳入研究的泌尿外科门诊患者96例随机分为3组，A组：克拉霉素，po. 250mg，bid，连续7天，B组：罗红霉素，po. 150mg，bid，连续7天。C组：阿莫西林，po. 500mg，tid，连续7天。效果指标包括临床疗效及细菌清除两方面。三种治疗方案临床疗效及细菌学疗效结果见表11－6。

表11－6　三种方案治疗泌尿道感染的疗效

	A	B	C
例数	36	29	31
治愈（例）	23	18	20
显效（例）	7	5	5
总有效率（%）	83.33	79.31	80.65
细菌株数（株）	36	29	31
清除（例）	29	21	24
清除率（%）	80.56	72.41	77.42

所有费用均按当年的价格计算。所有药物均为口服，不影响正常的劳动和工资收入，故间接费用为0。$C_{总} = C_{检} + C_{药}$。$C_{检}$：每个病例均按接受尿常规检查（8元/次）和病原菌检测（28元/次），$C_{检} = 72$元。$C_{药}$：A组6.57元/250mg，$C_{药} = 6.57 \times 2 \times 7 = 91.98$元；B组3.28元/250mg，$C_{药} = 3.28 \times 2 \times 7 = 45.93$元；C组0.37元/0.25g，$C_{药} = 0.37 \times 6 \times 7 = 15.54$元。

成本－效果分析结果见表11－7。

表11－7　三种治疗方案成本效果分析

治疗方案	总有效率（%）	总费用（元）	成本－效果比（C/E）	增长的成本－效果比（$\Delta C/\Delta E$）
A	83.33	163.98	1.97	28.52
B	79.31	117.93	1.49	－22.67
C	80.65	87.54	1.09	－

药物经济学研究中所用变量通常较难准确地测量出来，而且每个治疗方案在不同人群或不同医疗单位中的费用及效果可能不同，很多难以控制的因素对分析结果都有影响，所以必须采纳某些假设或估算数据。敏感度分析就是为了验证不同假设或估算对分析结果的影响程度。

比如上述案例中，治疗泌尿生殖道感染的总费用$= 58.47\% C_{检} + 41.53\% C_{药}$。随着医药发展趋势，将药费下降15%，将检查费上涨15%，拟定新的费用配比公式为 $C_{总}=73.47\% C_{检}+26.53\% C_{药}$，详见表11-8。由成本/效果值可见，A方案是三种治疗方案中疗效最好，但成本最高，且在C方案的基础上每增加一个效果，却要付出28.52元。B方案与C方案相比较，成本高，疗效低。C方案与A方案的临床疗效及细菌学疗效无显著性差异，且成本最低，故从药物经济学方面考虑，建议C方案为最佳治疗方案。根据表11-8的敏感度分析也得出同样的结果。同时，敏感度分析结果亦验证了三种药物受参数的影响不大。

表11-8　三种治疗方案评价的敏感度分析

治疗方案	总费用（元）	成本/效果（C/E）	增长的成本-效果比（$\Delta C/\Delta E$）
A	160.98	1.93	24.24
B	121.83	1.53	-19.27
C	96.00	1.19	-

（2）额外成本与额外效果比值法　也称增量成本-效果分析法。它是在两方案均可接受，也即两方案的成本-效果比值，即产生一份效果所需的平均费用相等或相近的情况下，结合额外成本（ΔC）与额外效果（ΔE）的比值，对方案进行评估的方法。一般额外成本与额外效果的比值（$\Delta C/\Delta E$）越低，则表明产生一份额外效果所需的追加成本较低，该方案的实际意义越大。

例：对某一疾病，可用A、B、C三种药物治疗，其中A为老药，B、C为新药，三药的年治疗成本与平均寿命延长年限分别如表11-9所示。

表11-9　A、B、C三药的成本-效果分析

干预方案	每位病人年花费（C，美元）	平均寿命延长年限（E，年）	每延长一年生命的费用（C/E）
A药	35 000	5	7 000
B药	54 000	9	6 000
C药	45 000	7.5	6 000

从表11-9可以看出，从成本-效果比，即延长一年寿命花费的费用来看，与A药相比，B药和C药均有治疗价值，C/E（B）$=C/E$（C）$=6000$。那么，比较B药与C药的经济有效性，则需采用增量成本-效益分析方法，以A药为参比，B药和C药额外延长的寿命，与所增加单位费用，结果见表11-10。从增量成本-效果分析的结果看，每额外延长一年寿命，C药需额外花费的费用较B药少，因此，C药的开发应用价值最高。

表11-10　B、C两药增量成本-效果分析比较

干预方案	额外年花费（ΔC，美元）	额外寿命延长年限（ΔE，年）	增量成本-效果比（$\Delta C/\Delta E$）
B药	19 000	4	4 750
C药	10 000	2.5	000

2. 适用范围　从方法上看，成本-效果分析适合于安全性和有效性不同的治疗方案间的比较，只要治疗方案或干预措施可用相同的临床结果指标衡量，就可采用此法。因此，成本-效果分析可用于比较不同的药物治疗方案，包括两种或多种不同的药物或同一药物的多种不同剂型；也可用于特定条件下对药物治疗与一种或多种非药物治疗方案进行比较。

由于成本-效果分析的目的在于寻找将成本与效果进行最佳结合的方案，因此，在药物研制和药物治疗决策时，常采用此方法。如药品生产企业在研制新药时，常需评估药物在成本或效果方面的竞争优势，以减少风险。成本－效果分析法可以帮助生产者明确待开发药物适应证的社会成本和个人成本，现有药物或治疗方案的成本与效果，疾病和现有药物方案对病人生活质量的影响等，从而减小不确定性。

成本－效果分析的衡量目标在于成本效果优化统一，同时评价各方案的成本与效果，从中寻找最合理的方案。成本效果最佳的治疗方案，不一定费用最小。

确定某治疗方案是否可获得最佳成本－效果，通常可从以下几个方面来衡量：

（1）该方案与其他方案取得的效果相当或更好，但所花费成本最少，即效果相等或相近，成本降低；

（2）该方案与其他方案所花费的成本相当或更少，但取得的效果更好，即成本相等或相近，效果提高；

（3）该方案比其他方案所花费的成本多，但给予额外成本能产生额外效果，即成本稍有提高，效果大幅提高；

（4）该方案比其他方案所花费的成本和取得的效果均少，但进行追加治疗时，产生的额外效果比额外成本少，即成本大幅下降，效果稍有下降。

（四）成本－效用分析方法

1. 方法　成本－效用分析（cost－utility analysis，CUA）是成本效果分析的一种发展，与成本—效果分析不同的是，其结果是以社会效益来衡量的，是综合考虑治疗效果、病人的满意度，以及生活质量的提高等多种健康效用指标而进行的一种分析方法。

成本－效用分析的结果是健康效用，与成本－效果分析中采用延长生命年、细菌转阴率等客观的临床结果指标不同，健康效用需考虑生活质量，采用的是一种反映疼痛减轻、精神好转、生活质量提高等主观衡量指标，如生活质量调整年。如对两种肿瘤的药物治疗方案进行评价时，方案 A 的人均延长寿命为 3 年，方案 B 的人均延长寿命为 5 年。但方案 A 治疗后所达到的人均生活质量指数为 0.5，方案 B 治疗后的生活质量指数为 0.25（假设完全健康人的生活质量指数为 1）。如果用成本－效果分析方法，得到的结果见表 11－11。

表 11－11　两种药物治疗方案的成本－效果分析

	方案 A	方案 B
成本：总费用（人民币元）	15000	18000
效果：延长的生命年（年）	3	5
成本－效果比（元/年）	5000	3600

由表 11－11 可知，每延长一年的寿命，方案 B 所需的费用（3600 元）较方案 A 低（5000 元），因此，方案 B 具有更高的应用价值。但是，很多疾病，如精神疾病、肿瘤疾病、慢性疾病的治疗，人们往往更关注生存或者生活质量的改善，而不仅是单纯的生理寿命年的延长。在本例中，如果考虑到患者在治疗后的生活质量，就需要用健康效用值作为结果，将患者治疗后的生活质量指数与延长的生理寿命年相乘，得到生活质量调整年，即与治疗后患者的生存年相当的完全健康生活年。以此指标进行成本－效用分析，结果见表 11－12。结果表明，如果考虑患者治疗后的生活质量，A 方案获得一个完整生活质量调整年所花费的费用（10000 元）比 B 方案更少（14400 元）。因此，从效用角度考虑，A 方案才是最佳方案。

表 11－12　两种药物治疗方案的成本－效用分析

		方案 A	方案 B
成本：	总费用（元）	15000	18000
	延长的生命年（年）	3	5
	生活质量指数	0.5	0.25
效用：	生活质量调整年（QALYs，年）	1.5	1.25
	成本－效用比（元/年）	00	00

2. 适用范围　通过对治疗方案临床结果、生活质量和社会效益的评价，成本－效用分析能够全面分析医疗保健服务的功效，具有其他分析方法不具备的优点。但由于效用往往是一个主观指标，度量效用具有一定难度，而且目前对效用值测量可靠性的评价还没有建立完善的标准，因此，成本－效用分析应用受到一定限制。目前的药物经济学评价中，在以下几种情况中往往需要运用成本－效用分析。

（1）对可延长生命，但伴有严重副作用的治疗方案的评价，如对癌症治疗方案的评价。

（2）对不影响死亡率，但会影响发病率和生活质量的治疗方案的评价，如对关节炎、青光眼的预防或治疗方案的评价。

（3）对有广泛潜在结果的卫生干预计划的评价，如推广脐血保存计划以防治白血病的可行性评价。

（五）模型分析

1. 概述　药物经济学评价模型通常采用图形、结构、公式等方式，分别对疾病的在自然状态下和采取干预措施状态下的转归过程进行模拟，通过关注此过程中发生的干预措施和重要临床事件以及由此引起的健康变化和资源消耗情况，对不同干预方案之间的经济性进行比较。典型的药物经济学评价模型通常包括疾病或健康问题的发病率或患病率、疾病诊断和治疗的措施、干预方案对某些临床事件发生风险的影响、患者生存时间和生存质量以及干预方案的成本等信息。

药物经济学评价模型的优势在于：可以提供一个清晰的决策分析框架；将各种不同来源的健康产出和成本数据在模型中进行数据整合；方便进行不确定性分析；对疾病干预方案的经济性做出定量判断；明确相关药物或非药物治疗手段在相关疾病治疗中的位置。

2. 适合应用模型的情况　在药物经济学评价中，遇到如下情况时有必要建立模型进行分析：①需要同时比较多个干预措施的经济性，而在单个临床试验中都没能同时包含所有干预措施；②药物经济学评价中主要数据来源的 RCTs，没有收集评价所需要的所有数据或数据不完整，还需要其他来源数据；③药物经济学评价中主要数据来源的 RCTs，只收集了中间效果指标（intermediate endpoint）（如血压、HbA1c 等），没有收集终点效果指标（final endpoint）（如急性心肌梗死、卒中发生率等）；④药物经济学评价中主要数据来源的 RCTs，对患者随访时间有限，或随访时间不够长，不能观察到干预措施对患者的健康产出和成本带来的长期影响；⑤药物经济学评价中主要数据来源的 RCTs，其临床试验方案中规定的操作或者定义与现实决策应用环境中的操作或者定义之间存在重要差异而需要校正；⑥不同的有效率或复发率等因不同地区、医疗环境或不同特征亚组患者中收集的数据存在差异，需要进行差异性分析或者需要进行校正。

3. 模型类型的选择　药物经济学评价中使用的模型有多种类别，且仍然在不断发展过程中，如包括决策树模型（decision tree）、马尔科夫模型（Markov model）、离散事件模拟模型（discrete events simulation model，DESM）、分区生存模型（partitioned survival model）、流行病学模型（epidemiologic model）、系统动力学模型（system dynamics model）和多主体模型（agent based models，ABM）等。其中，比较常用的模型是决策树模型、马尔科夫模型、DESM、分区生存模型和动态传染模型（dynamic transmission models）。

（1）决策树模型　决策树模型是一种用来模拟干预方案对疾病影响的静态模型，通常有一个可视的树形结构。模型的构成要素通常包括模型结构、模型参数和模型假设。其中，模型结构主要通过健康状态和各种节点进行定义，常用的节点包括决策节点（decision nodes）、机会节点（chance nodes）和最终节点（terminal nodes）。模型参数主要包括概率（probabilities）、成本（costs）和效果（effectiveness）等。决策树模型适用于研究时限很短或短暂疾病的药物经济学评价，如急性感染。

（2）马尔科夫模型　马尔科夫模型是一种特殊的循环决策模型，可以将临床事件和相关干预实施的时间因素系统纳入模型进行动态模拟。马尔科夫模型是对现实环境中缓和健康状态连续变化的一种粗略模拟，是一种离散时点状态转移模型。在该类模型中，研究时限被划分为等长的循环周期（cycles length）。模型中的患者被定义并划分为有限个健康状态（health states/markov states），模拟中的每一个患者在每一个循环周期中必须且只能处于其中一个状态。用初始概率（initial probabilities）定义模拟开始时一组患者在各种健康状态态中的人数分布，并通过转移概率（transition probabilities）矩阵定义每一个周期内患者，从一种状态转移到另一种状态的可能性，通过定义每一个状态下在一个周期内的成本和产出，累积计算整个研究时限内的总成本和总产出。马尔科夫模型适用于包含有限个健康状态的疾病转归过程的模拟，在满足相关假设的情况下，可以比较方便地进行慢性疾病患者长期健康变化的模拟。

（3）离散事件模拟模型　离散事件模拟模型（discrete event simulation model，DESM）是一种可以用来表现个体行为、个体与个体、个体与群体以及个体与环境之间互动关系的模型方法。

DESM 的核心构成要素包括实体、属性、事件、结果、资源和队列。实体是指模拟的对象，它带有属性、经历事件并且消费资源，在医疗资源限制的情况下会形成等待列队。在卫生保健模型中，实体通常指患者，但也可以是其他人（如医生），甚至是器官。属性是关于实体的特点，这些特点携带实体的特定信息，比如年龄、性别、健康状态、既往病史以及生活质量等。这些属性值会决定下一个发生的离散事件，且会在模拟过程中发生变化。事件是指任何发生在治疗过程中的情况，比如疾病发作、药物副作用或者死亡等，事件发生通常用 time - to - event 表示，事件可以在模拟过程中任何合适的时间点发生，事件的发生可以是互斥的，也可以是并行的。结果是需要从实体得到的信息，可以用最终治疗结果表示，比如最终成本及效果，也可以用中间治疗效果表示，比如疾病指标值的大小。资源为实体提供医疗服务，包括医生、药品和手术等。当实体需要资源但资源被占用时，实体就会形成等待队列。

离散事件模拟的应用范围很广，大部分可以用 Markov 模型的事件都可以使用该模型，并且它不需要固定的状态和周期，可以更灵活地处理现实中的问题，特别是在限制医疗资源的情况、治疗效果受患者自身或环境因素影响，需要记录患者治疗历史等情况。同时，DESM 可以自动进行概率敏感度分析，进而分析模型的有效性，这点马尔可夫模型很难做到。虽然DESM模拟相比马尔可夫模型有优势，但由于DESM需要大量且高质量的临床数据支持才能获得各个离散事件发生的时间概率密度函数，因此，其应用普及率远不及马尔可夫模型。

（4）分区生存模型　分区生存模型属于成本－效果分析模型范畴。分区生存模型在概念上类似于状态转换模型，它们的特征是利用生存曲线定义一系列不同健康状态进行成本和产出的估计。例如，在恶性肿瘤的经济学评价领域，通常利用恶性肿瘤临床试验中普遍报告的无进展生存（progression free survival，PFS）和总生存（overall survival，OS）两条曲线，将患者健康状态分为未进展（preprogression）、进展（postprogression）和死亡（death）三个区域。模型根据PFS和OS两条生存曲线计算患者在某确定时间点上的各状态人数比例，并根据这些比例来计算模拟时间范围内产生的健康产出和成本。分区生存模型适用于可以划分有限个健康状态且需要长期模拟的疾病的经济学评价。

（5）动态传染模型　动态传染模型中，被模拟个体特定时间感染疾病的风险通常不是恒定的，而是该种群（或环境）中的感染个体数量的函数。如果干预减少了感染个体数量，那么未受感染的易感个体的风险也会降低。动态传染模型主要用于模拟可在人群中传染的疾病的发生、发展过程，也能够模拟传染病控制计划可能对该过程产生的直接或间接的影响。

4. 模型结构构建（model development）　模型结构是指由模型中的疾病转归、临床治疗路径、相关临床事件和因果关系等构成的逻辑框架结构。在基于模型的药物经济学评价中，模型结构决定了模型中所需的参数和模拟的精细程度，并且不同研究者对同一项药物经济学评价构建的模型结构可能存在差异，这将最终影响模型分析结果。

模型是对现实治疗中疾病转归和干预措施影响的适度简化。模型结构应当避免过于复杂，否则所需要的参数很可能难以获得，模型的透明度也将降低，读者和研究报告的评审专家也难以明白整个模型分析过程，从而模型分析的结果也可能会明显偏离现实。对模型结构的说明应表达清晰，建议用模型结构图，如气泡图（bubble diagram）或树形图（tree diagram）进行展示。同时，研究者应当对模型结构进行验证，说明验证的过程和结果。

5. 模型参数来源（data sources）　研究者应当系统地识别、收集和评价模型中使用的数据，详细说明模型中所有参数的来源和选择依据。当模型参数有多个不同来源时，应当综合考虑参数的质量等级、数据来源的人群特征、数据收集的国家或地区、数据收集的医疗环境、数据收集时间等因素进行综合权衡，数据来源特征尽量与模型模拟环境一致。必要时，建议咨询临床专家，并进行敏感性分析或差异性分析。在模型中各干预措施之间，临床参数来源尽可能保持可比。首选各干预措施之间直接比较（head－to－head）的临床试验结果作为参数来源；当没有直接比较的临床试验时，优先选择各干预措施有相同对照的间接Meta分析或网状Meta分析作为参数来源；当各干预措施没有相同对照的临床试验存在时，需要对各数据来源研究中患者基线人口经济学特征、疾病特征、治疗环境、治疗周期、研究设计类型等特征进行详细比较，只有这些特征都比较接近时才适合使用。

6. 模型假设（model assumptions）　研究者应对模型中的各种因果关系、使用的外推技术、模型范围、结构及数据等方面的假设进行解释和说明。对于重要的假设，应当进行不确定性分析。数据的外推应当建立在能够反映科学合理证据的有效的技术基础之上，并通过敏感性分析检验。

7. 模型验证（model validation）　模型验证是指采用一系列方法对模型模拟或预测结果的准确性进行判断的方法。模型验证提供了模型分析和预测结果是否有效准确的重要信息，是模型构建和分析中不可缺少的一个步骤。只有经过验证为有效的模型，模型的使用者和决策者才能充分相信模型分析的结果。研究者应当对所构建的药物经济学评价模型进行验证，包括表面效度（face validity）、内部效度（verification or internal validity）、交叉效度（cross validity）、外部效度（external validity）和预测效度（predictive validity）等。模型验证的具体方法、过程、结果、验证不理想的原因解释、依据验证结果模型、模型进行的调整等信息都应记录清楚，并建议包含在基于模型的药物经济学评价报告中。

8. 模型透明度（model transparency）　模型透明度是指对于一个已经建立好的模型，他人能够评价该模型的结构、计算公式、参数值和假设的程度。模型应该具有足够的透明度，从而使得研究报告的读者、评审专家和卫生决策者判断该模型结果是否可信，以及根据实际面临的决策环境来判断模型研究结果是否适用于当前的决策。一方面，提高模型透明度可以让非专业学者能够明白该模型模拟的问题、逻辑以及是如何运行的；另一方面，也可以让更加专业的模型评审者或同行能够根据报告和模型文件重现模型结果，甚至对模型进行调整。

提高模型透明度的方法主要包括：①研究者应当尽量详细表述模型中模拟的问题、模型结构、模型假设、参数来源和估计方法、分析方法、分析结果等，提高模型的透明度；②研究者针对每一个模型都需要建立一个独立的模型说明文件。

9. 模型本土化与模型改编　药物经济学评价证据在我国医疗卫生系统中的重要性越来越高，对国外环境建立的药物经济学评价模型的本土化或改编（model localization or adaptation）的需求也越来越多。模型本土化和模型改编需要解决的一个主要问题是，模型的可外推性（generalizability）问题，即采用跨地区临床数据、成本数据等进行模型的修改，使得模型研究结果适用于本地医疗卫生决策。

在进行模型本土化和改编之前，研究者首先需要对原模型的有效性进行判断。如果原模型没有经过验证，研究者至少需要邀请专家对模型的表面效度进行初步验证，只有具有表面效度的模型才可以进行本土化或者改编。

在模型本土化和改编过程中，主要关注原模型中设定的医疗环境、患者特征和模型方法与本地区的相关特征是否一致，包括流行病学数据、死亡率、疾病严重程度、人口经济特征、风险因素、存在的治疗方案、贴现率、卫生资源价格、健康效用值以及临床路径等。

为了进行模型本土化和模型改编，研究者应尽可能获得原模型的完整模型文件以及模型说明文件。

三、药物经济学评价的步骤与内容

根据中国药物经济学评价指南的要求，进行药物经济学评价一般要包括以下几个步骤及内容。

第一步，明确研究的问题。药物经济学评价的首要任务就是明确研究的问题，包括了研究背景、研究目的与问题、研究角度、目标人群、干预措施与对照、研究时限等内容。研究背景应该包括与干预方案相关的疾病的流行病学及其经济负担，主要干预手段的疗效及安全性，国内外有关该疾病的诊疗指南或其他证据、文献等。研究者应该首先明确其研究目的及待解决的问题，并与研究视角保持一致。研究需要明确药物经济学评价的目标人群，及其纳入和排除标准，具体至目标人群的患者类型，如年龄、性别、疾病类型及严重程度、有无其他合并症或危险因素、社会人口学特征等。干预措施和对照的描述应该包括剂型、规格、用法用量、治疗方式、合并用药和治疗背景等信息。对照的选择应尽可能采用适应证相同的标准治疗方案或常规治疗方案。如果某些疾病目前仍然无有效治疗方案或不建议干预，可与安慰剂进行比较，但需阐述合理性。如果为单臂研究，可考虑使用真实世界的标准治疗作为对照。

第二步，进行研究设计。通常，研究方案的设计按照不同时间及方式，可以分为前瞻性研究（包括前瞻性试验研究和前瞻性观察研究）、回顾性队列研究、混合研究；按照不同的数据来源可以分为文献资料、数据库、医院病历记录等；按照是否可以模拟，可以分为模型研究和非模型研究。对于研究设计或模型估计中的关键假设，研究者应充分说明其依据和合理性。

第三步，确定备选方案。根据特定的目的选择能够达到相同目标的若干干预措施，并对备选方案的成本和健康产出进行识别与分析。通常情况下，干预方案的成本既包括了显性成本，也包括了各种隐性成本，药物经济学评价指南中建议成本包括所有直接的医疗成本，也建议包括直接非医疗成本和间接成本；对隐形成本可以灵活处理或者不予以考虑。对产出的识别往往根据研究评价的方法不同而采用不同的形式。产出可以是用货币计量的效益、用各种临床效果的指标或用治疗方案带来的效用等。此外，还需明确给出各个干预方案的治疗措施、成本和收益的内容及计量形式、措施中的治疗路径和概率等。如果干预方案寿命期超过一年，还要考虑资金的时间价值，对各个时间点上发生的成本和产出进行折算或者贴现。

第四步，确定评价的方法并实施研究。根据研究人群、研究角度、干预方案中措施的特点、数据的计量形式、评价的目的和用途等具体情况选择适当的评价指标体系和方法。一般情况下，可以优先使用传统的评价方法，如成本－效益分析、成本－效果分析、成本－效用分析、最小成本法等对干预方案进行经济性评价。对于更为复杂的干预方案和治疗措施，可以采用决策树和马尔可夫模型分析法、不确定性分析法、敏感性分析法等进行进一步的评价，得出的结论可作为传统评价结论的有益补充。在具体的评价过程中，可以采用单一的方法进行评价，得出结论，往往也可以采用多种方法联合评价，形成全面立体的评价体系，从不同角度出发，得出相互补充的、一致性的客观结论。

四、药物经济学评价指南

药物经济学评价指南（pharmacoeconomic evaluation guidelines）是开展药物经济学研究和报告的工具。指南通过提供统一的框架对研究进行标准化，有助于增加研究结果的科学性以及研究结果之间的可比性，从而推动药物经济学研究结果应用于卫生决策过程。自20世纪90年代以来，全球已有40多个国家/地区发布了由官方机构、官方机构联合相关协会/学会/高校或相关协会/学会/高校自发颁布了药物经济学评价指南。2011年，发布了第1版国内《中国药物经济学评价指南》。2019年，国内高校、科研机构以及医药卫生行业的专家学者又发布了新版指南，对医药技术经济评估的方法学进展进行了更新。

多数国家/地区的评价指南一般包括研究角度、对照选择、研究设计（研究假设、研究时限、成本）、健康产出（效果与功效的选择、首选产出指标）、贴现、评价方法（分析方法、增量分析）、模型分析、敏感性分析、公平性、外推性和预算影响分析等内容。此外，指南中有推荐标准的报告格式，有利于研究具备一致性和可比性，更便于决策者做出决策。研究者还需披露经费来源，并对作者的利益冲突问题进行披露和说明。

一般来说，由官方机构参与制定的评价指南，要求是强制或者推荐执行，而由相关协会、学会或者高校自发制定的指南主要是自愿执行。从全球来看，评价指南的使用有由自愿逐渐转为推荐、强制执行的趋势。其目的是指导和规范各个国家、地区药物经济学评价研究，以增加研究结果之间的可比性。

第三节　药物经济学的应用

一、药物经济学在药品遴选中的应用

为控制医疗费用的不合理增长，有效分配和利用医疗资源，降低药品费用，确保基本医疗，提高公众药品需求的可及性，引入药物经济学等科学遴选方法已经成为近年社会各界共同关注的问题。

1. WHO 基本药物示范目录遴选　WHO 要求基本药物的申请调入或调出示范目录，首先要由药物的申请人（包括 WHO 部门、个人或组织）向专家委员会秘书处提出申请并提交包括药物可及性、安全性、经济学证据的信息。之后，经秘书处对申请审阅获得初步评价。对于同意进行全面评价的药品，技术顾问将检索申请药品的相关证据，评价相对有效性、安全性、经济学证据，提交专家委员会。随后，专家委员会根据技术顾问对申请药物的建议、证据支持及收到的评价进行讨论决议，形成最终意见并上报 WHO 总干事。最后，总干事批准药品调入或调出申请，并将专家委员会总结报告等信息公布上网，接受公众监督。

2. 英国国家医疗服务局报销药品遴选　英国新药是否可以纳入国家医疗服务局的报销范围，需先由英国国家卫生与临床优化研究所（National Institute for Health and Clinical Excellence，NICE）会对该药品进行经济学评估，后由卫生部最终决定。NICE 的技术评估由独立的评估委员会负责。NICE 评估工作开始前，评估组委员们需澄清本人及家属与评估技术的生产企业没有利益关系。委员会任命相关专家撰写评估范围探查报告，确定评估实证的范围。评估委员会将组建评估小组，审核由医药企业或大学等数据收集分析机构提交的临床及成本效果数据，并对其进行综合分析后撰写出分析报告。NICE 评估委员将根据成本－效果界限值来决定是否对药物进入 NHS 服务系统做出推荐。通常，成本效果小于 20000 英镑/QALYs，推荐广泛应用；20000 ~ 30000 英镑/QALYs，建议有限使用；大于 30000 英镑/QALYs，建议严格限制使用。在完成经济学评估之后，NICE 会将审议及修订结果公布在网站上，并向 NHS 公布正式指南。

3. 澳大利亚药品福利计划遴选流程　澳大利亚药品申请纳入药品福利计划（pharmaceutical benefits scheme，PBS）需要澳大利亚治疗产品管理局（therapeutic goods administration，TGA）、药品福利咨询委员会（pharmaceutical benefits advisory committee，PBAC）和卫生和老龄化部（ministry for heath and aging，MHA）的审批和推荐。专利药品纳入 PBS 的申请人可以是制药企业、非政府组织或临床医生。申请人首先向 TGA 提出申请，进行药品质量、安全和疗效评估和检测。经评价和检测符合要求后，申请人方能向 PBAC 提出评价申请，并报送临床疗效及药物经济学评价相关资料。PBAC 根据申报资料给出是否推荐其进入

PBS 的结论，并就药品在何种价格范围内具有成本效果提供建议。获得积极推荐评价的药品，将由 PBAC 向 MHA 提出推荐新列入 PBS 的药品及建议价格区间，随后即可进入价格谈判环节。MHA 根据 PBAC 建议的价格范围、企业递交的成本及花费资料、国外价格以及 PBS 中已有的可替代药品及其价格，牵头与医药企业谈判商定最终价格并作出报销决策。

4. 泰国基本药物遴选流程 泰国国家基本药物目录遴选过程为：首先，医药公司、医药协会、保健机构及其他个人或组织提出药品纳入基本药物目录申请。其次，基本药物秘书处，即泰国 FDA 进行申请筛选，并起草“按治疗用途比较药物评分表”，此表为药物遴选核心依据。而后，15 个专家工作组分别进行遴选工作，每组 10～24 人，人选主要来自不同级别医疗机构的内科医生、药剂师等。自 2003 年起，每个工作组会包括一名经济评估专家，协助药品遴选。专家组负责协调和整合意见，兼顾重点药品，如高价药，高技术含量药品的成本、有效性、公平性和国家支付能力。最后，商议确定的药品由国家基本药物委员会及国家药品委员会逐层审核确认，之后颁布正式目录。泰国致力于建立清晰、透明、不受商业影响的循证选择系统，药物经济学评价并非强制执行。

5. 我国药物遴选相关流程

（1）基本药物的遴选流程 2004 年原国家食品药品监督管理局组织修订国家基本药物目录时，要求在临床必需、安全有效的前提下，筛选出与同类药品单价及整个疗程费用相比价格合理的品种。之后的数次调整，价格合理均在遴选原则之内，说明药物经济学的概念已经引入我国基本药物遴选程序，但主要关注药品成本，对于成本－效果的评价还有所欠缺。

2009 年，原卫生部等九部委发布了《关于建立国家基本药物制度的实施意见》及《国家基本药物目录管理办法（暂行）》（以下简称《办法》），其中多处明确提出了药物经济学在基本药物目录管理中的应用。这是我国在正式官方文件中首次肯定了药物经济学的地位和作用，对我国药物经济学的研究、发展起到积极的推动作用。该目录共收录化学药品、中成药共计 307 个品种。《办法》明确规定，国家基本药物目录在保持数量相对稳定的基础上，实行动态管理，原则上每 3 年调整 1 次。在此过程中，《办法》从以下几个方面明确了药物经济学的应用：一是在国家基本药物专家库中要有药物经济学方面的专家，负责国家基本药物的咨询和评价工作；二是在制定国家基本药物目录的程序中，咨询专家组要根据循证医学、药物经济学对纳入遴选范围的药品进行经济评价，提出遴选意见，形成备选目录；三是在国家基本药物目录调整中，要考虑已上市药品循证医学、药物经济学评价的资料；四是根据药物经济学评价，目录中可被风险－效益比或成本－效益比更优的品种替代的品种，应当从国家基本药物目录中调出；五是鼓励科研机构、医药企业、社会团体等开展国家基本药物循证医学、药物经济学评价工作。

2018 年，国务院办公厅发布《关于完善国家基本药物制度的意见》，要求对已有的基本药物目录进行调整完善。该意见提出，基本药物的遴选以满足疾病防治基本用药的需求为导向，强化循证决策，突出药品临床价值。具体在完善目录调整管理机制方面，要求优化基本药物目录遴选调整程序，综合药品临床应用实践、药品标准变化、药品新上市情况等因素，进行动态调整。对新审批上市、疗效较已上市药品有显著改善且价格合理的药品，可适时启动调入程序。坚持调入和调出并重，优先调入有效性和安全性证据明确、成本效益比显著的药品品种；重点调出已退市的，发生严重不良反应较多、经评估不宜再作为基本药物的，以及有风险－效益比或成本－效益比更优的品种替代的药品。

（2）国家谈判药品的遴选流程　为了确保部分临床价值高、疗效确切，但处于专利保护期或独家生产、价格较为昂贵的药品能够纳入国家医保目录，2017 年，原人力资源和社会保障部根据国务院在《深化医药卫生体制改革的意见》中提出的“积极探索建立医疗保险经办机构与医疗机构、药品供应商的谈判机制”的要求组织全国各省市近 4000 名专家以“票决制”方式遴选产生了 44 个药品进入拟谈判范围。

此次国家药品谈判包括申报、评估、谈判三个阶段。在申报阶段，由企业自主申报与临床疗效有关的评价资料与数据，如国内外权威治疗指南、循证医学评价数据、目录内同类药品临床疗效比较分析报告等，将产品临床疗效价值作为形成药品支付标准的核心判断依据。接着，由临床医学、药学、药物经济学、医保经办机构、行政机构的人员共同进行审核评估。现场谈判阶段，工作组以专家审核评价结果为基础，按照既定规则现场确定医保方预期支付标准；企业有两次报价机会，第二次报价仍超过医保预期支付价格的 15% 即终止谈判，反之，可以继续协商；双方能接受的价格小于等于医保预期价格即成交。

二、药物经济学在新药研发中的应用

新药研究存在着巨大的风险，如何进行风险控制，是制药企业最关注的问题。在新药研发过程中应用药物经济学进行评估，有助于加强制药企业对研发资源的使用率，使制药企业的生产率和投资回报率得到相应的提高。

（一）药物经济学在新药研发中的作用

1. 研发项目的选择　在研发新药的过程中，为了优化药物的研发资源，提高研发过程的技术效率与分配效率，确保实现利润的最大化，制药企业可以通过药物经济学对成本和效益进行估计与分析，从而明确新药研发的目标项目。

2. 研发项目的终止决策　药物经济学可以从一定程度上对研发失败或最终亏损的药物做出评估或预测，及早终止项目能有效地提高药物的经济性；同时能够避免后期投入更多的成本，并将节省下来的机会成本合理分配到具有市场吸引力、高效益的项目上。由于大部分上市后的新药其收入会少于成本，药物经济学能为制药企业分析该药物上市后最终是盈利模型，还是亏损模型，使企业能有更多的选择方案，以实现盈利。

3. 为新药研发提供新的思路　研发新药不仅是指研发出具有新的治疗效果或是更好的治疗作用的药物，而且要降低药物的成本，为新药的开发提供新的思路，这样才能提高药物的治疗效果与使用率，避免资源的浪费。制药企业以盈利为主要目的，经济性应该是制药企业考虑的首要因素。广义的经济性包括了药物的有效性和安全性，它从药物的自身价值和市场价值两方面进行综合评价。目前，在新药研发过程中应用药物经济学研究的制药公司比例逐年增加，而且越来越向早期临床研究阶段（Ⅰ期和Ⅱ期临床）延伸。

4. 为药品注册审批提供经济学支撑材料　国内外药品审批政策已逐渐鼓励或者强制新药提供药物经济学评估材料。目前，美国、英国、法国、德国、澳大利亚等国都采用了不同形式的药物经济学评估方法，并设立了专门机构来完成具体的评价工作，比如英国的国家临床规范研究院和德国的药物评估局等，他们对上市后的药品进行药物经济学评估，确定药品临床效益，并与现有治疗方式比较疗效改善程度，从而考虑药品价格的制定情况。目前，药物经济学评价虽然在大多数国家还不是新药申报要求的必需条件，但药物经济学评价的结果为药品监管提供了大量参考信息，有助于新药审评的通过。

5. 新药价格的确定　新药的价格有可能制定过高而使新药不具有成本优势，很难打开市场，也有可能制定的价格过低，无法实现企业利润最大化的商业目标。有了药物经济学评价，就可以同时考虑新药和主要竞争产品的情况，从而确定更为合理的新药价格，这样更易于企业预测市场和进行财务评价。

（二）不同新药研发阶段中的药物经济学评价

1. Ⅰ期临床试验阶段的药物经济学 此阶段主要针对药物背景进行研究，并做出决策分析模型，通过流行病学、疾病费用和现行治疗有关费用的评价说明新药的潜在价值等。Ⅰ期临床试验阶段药物经济学的具体工作主要包括以下几方面。①新药的目标治疗疾病的目标市场的流行病学数据分析，用于估计市场容量大小以及未来可能的变化趋势；②该治疗领域目前的主要竞争态势，包括药物治疗和非药物治疗的竞争，每种不同药物治疗之间的竞争，可能的变化趋势等；③现存治疗方案的成本和效益，包括直接成本、间接成本和无形成本，健康产出测量的主要方法等；④初步建立分析模型，进行模拟分析，为下一阶段的临床试验设计提供建议。Ⅰ期临床对于药物经济学所需要的成本和产出结果的数据都是预估的，相关信息较少，因此该阶段的重点在于开展药物经济学评价前期准备工作。

2. Ⅱ期临床试验阶段的药物经济学 此阶段依然是药物经济学评价的准备工作，主要是搜集药物经济学中所需的成本和收益信息，同时可以把该阶段所收集的数据引入到最初的决策分析模型，从而使分析模型变得更加可靠。具体而言，该阶段开展的药物经济学工作主要包括：①观察临床治疗效果和不良反应等情况，收集新药治疗成本和产出方面的初步资料；②修正前一阶段的分析模型，进行模型分析；③进行初步的药物经济学评价，并为是否继续进行试验提供建议；④若继续进行临床试验，为下一阶段的临床试验设计提供建议。

3. Ⅲ期临床试验阶段的药物经济学 该阶段的试验组一般≥300 例，采用随机双盲对照试验，Ⅲ期临床试验阶段已充分具备开展药物经济学评价的条件。药物经济学通常在以下几个方面开展工作：①根据药物经济学评价要求完善临床试验设计；②收集新药治疗的成本和疗效方面的数据；③完善药物经济学评价模型，并为是否继续进行试验提供建议；④总结新药的药物经济学评价，为新药上市申请、新药定价和进入保险报销目录等提供支持。在该阶段采用药物经济学方法必须明确采用了什么方法（通常是成本－效果分析或成本－效用分析），集中了哪些重要数据的收集，并将其应用到决策模型中，使分析的结果更有说服力。最终的成本和健康产出的比较可能会得出四种情况：①新药所花费成本较低，治疗效果较低；②新药所花费成本较高，治疗效果较低；③新药所花费成本较高，治疗效果较高；④新药所花费成本较低，治疗效果较高。对第②、④种情况，可以直接做出判断，因为根据新药与对照药品的疗效和成本效果的实际状况，可以决定是否继续进行研发。但对①、③种情况，研究者不能直接做出决定，还不能直接做出决定，需进一步采取增量分析方法作药物经济学分析。此外，为使结论更具有说服力，还应进行敏感性分析。该阶段要考虑到经济评价所应采用的方法和中间健康结果的客观、准确，在统计上具有意义。很多研究活动都会在该阶段采用，并把该阶段的数据应用于决策模型中。目前常采用的模型有决策树、Markov 模型、蒙特卡罗模拟、Meta 模型等。一般来说，急性疾病的药物经济学模型常采用决策树模型，慢性病首选 Markov 模型。

4. Ⅳ期临床试验阶段的药物经济学 该阶段是新药上市后的技术监测阶段，为了考察在更广泛的使用条件下药物的有效性、安全性和经济性，这一阶段可以获得更为完整的信息，并进入实际应用状态。药物经济学的评价也可以获得更可靠的成本-效果或成本-效用分析数据，从而帮助企业判断前期新药市场机会分析的准确性以及评估新药在市场中的情况。此阶段主要是完善药物经济学评价结果，主要的应用体现在：①收集真实环境新药治疗的成本和产出方面的数据；②完善药物经济学评价结果，为市场决策提供信息支持。

三、药物经济学在药品定价中的应用

药品作为一种十分特殊的商品，其复杂性决定了仅从成本内容方面难以准确反映其价值，需要全面考量各个角度、各类因素，以药品价值为基础开展定价工作。药物经济学作为衡量药品价值的一门学科，其核心就是通过综合评价药品疗效与成本的关系，全面反映药品价值。

（一）药物经济学在药品定价中的作用

1. 有利于保护新药的市场竞争力　依据我国现行药品定价制度，除第一类精神药品仍暂时由国家发改委实行最高出厂价格和最高零售价格管理外，对其他药品由市场形成价格。在市场经济中，药品的需求取决于药品的价值和质量属性。药品作为一种特殊商品，上市前的临床研究中还应该与同类竞争品进行药物经济学对照研究，获取相关数据，尽可能研制生产出成本-效果较好的药品，并在此基础上制定一个适当的价格，使该药品与主要竞争品保持一定的药物经济学优势，具备竞争力。

2. 有助于保护传统好药　传统的药品定价依据是药品在研发、生产、流通等环节的成本，但是单纯依据成本制定的药品价格，无法准确而全面地反映其价值。对于质优价廉的传统好药，通过药物经济学评价，合理提高这些药品的价格，既有助于保护传统好药，也有助于实现低水平广覆盖的医疗保障制度的目标。

3. 有助于减少低水平重复　我国制药产业长期以来以仿制药为主，但仿制药竞争力仍然不强。对于所含有效成分一样而剂型不同的药品，通过药物经济学评价，将其价格定在已有药品价格的合理范围之内，限制企业利润，从而使企业从低水平重复生产转向创新研究，促进我国迈向创新药物大国。

4. 有助于控制药价虚高　药物经济学作为既考虑药品的价格又考虑药品价值的一门学科，将药品价格和药品价值联系起来，将药品的价格建立在效果基础之上，可以减少药价虚高的情况，形成更加合理的药品价格机制。

5. 协助医保报销目录和药物支付水平的制定　医保基金是有限的，卫生政策的决策者和制定者常常需要在资源有限的情况下，借助药物经济学判断应该对哪些药品进行支付。医疗保险制度的服务对象是所有的参保人群，进入报销目录中的药品除了需要提供安全性、有效性以及经济性证据外，为了保证参保人群的利益最大化，还应考虑其进入目录后对整个医疗保险费用支出的影响。因此，即使一个物美价廉的新药，也未必能够被列入医保报销目录中。对于新药，还需要借助预算影响分析评价新药应用后对每年医保支出的影响。

（二）国外药物经济学在药品定价中的应用

1. 英国　自2014年11月起，英国宣布推行以药品价值为基础（value-based pricing，VBP）的定价制度，替代原有的药品价格管制计划（pharmaceutical price regulation scheme，PPRS），由国家卫生与临床优化研究所（National Institute for Health and Clinical Excellence，NICE）通过开展药物经济学评价，确定具有成本效果优势的药品价格水平，再由卫生部

（Department of Health，DOH）与医药企业基于该价格水平进行谈判，确定 NHS 报销目录内的药品价格。申请进入 NHS 的专利药企业，需按照 NICE 的指南要求提交申请档案，档案内容主要包括执行总结、药品信息、疾病信息、临床疗效、成本效果及补充信息六大方面。收到申请档案后，NICE 将组织专家委员会对申请的药品开展药物经济学评价，以确定其相比于参照药品的价值优势，评估药品给患者带来的益处、药物需求情况以及给整个社会带来的效益等。依据增量成本 - 效果分析结果，NICE 将向 DOH 提交是否推荐进入 NHS 的建议，同时通过给出药品具有成本效果优势的定价范围，为 DOH 组织的专利药谈判提供可参考的价格标准。随后，DOH 将牵头与医药企业展开报销与定价谈判，谈判就专利药的价格与报销政策达成一致后即正式纳入 NHS。

2. 法国 法国对纳入医疗保险报销范围的药品进行价格管理，政府确定创新药的出厂价，同时对批发和零售价实行累退性加成。具体来说，就是依据临床效益改善程度评价（Amélior ation du service medical rendu，ASMR）结果对药品创新等级进行划分。其中，高创新门诊药包括所有 ASMR Ⅰ级、Ⅱ级、Ⅲ级药品以及 ASMR Ⅳ级中治疗成本低于对照药的药品，非创新门诊药品为 ASMR Ⅴ级的药品，其他药品为低创新门诊药品。对高创新药实施快速定价法（外部参考定价），对低创新药实施常规定价法（内部参考定价）。创新等级不同，定价也不同，一个 ASMR 等级的价格相差 30% 左右。同时，法国还会根据临床效益评价（service médical rendu，SMR）等级和疾病严重程度具体确定药品报销比例。

3. 德国 德国药品定价使用的药物经济学评价方法是成本 - 效益评估和效率边界分析，并用效率边界来表示评价结果。成本 - 效益评估的内容不仅包括经济性评价，还包括预算影响分析。效率边界分析是用纵坐标计量生理指标等自然单位，用横坐标来计量某一药物治疗的净成本，通过某一治疗领域内所有药品的成本 - 效益坐标点的连线，形成该领域药品的效率边界，来作为判断新药经济性和预算影响的依据，从而进一步作为新药价值判断的依据。

德国 2011 年开始实行《药品行业改革法案》（AMNOG），在 2011 年后上市的最畅销的前 25 个创新药价格平均下降了 23%，这些药物在德国的价格比在法国平均便宜 4. 5%，不再远超欧洲其他国家。据估计，在 AMNOG 指导下的支付价格协商在 2014 年为德国医疗保险节约 2. 98 亿欧元的支出，2013 年这一数字为 1. 5 亿欧元。

4. 加拿大 加拿大的处方药价格由政府制定，非处方药价格通过市场竞争形成。对于新专利药品，政府先要做科学审查，依据药品的创新程度及与同类药品的比较，根据疗效改善程度，将新专利药分为“具有突破性疗效、具有显著的疗效改善、具有中度疗效改善和轻微或没有改善”四大类。加拿大专利药定价主要采用比较定价的方法，比较国内治疗同种疾病的其他药品的价格，或是比较国际上该药品的价格。

加拿大主要采用居民价格消费指数（consumer price index，CPI）法调整药品价格，同时，药品价格审查委员会以封顶价的形式管理专利药出厂价格。根据专利药分类和超额价格指南每年定期审查专利药价格是否过高，依据价格决定因子，通过与同类中不同疗效的类似品价格或国际价格进行比较审查。如经调查确认价格过高，制药企业需要以书面方式承诺降低药价，并偿还超额收益。

5. 瑞典 瑞典对纳入医疗保险目录的药品确定国家层面的补偿价格，并对批发和零售加成率进行管理。在定价方法上，2002 年以前采用以成本加成为基础的协商定价；2002 年后对创新药采用以药物经济学评价为基础的政府定价，取消谈判环节，在定价中考虑对人群健康和保险基金的影响。

在瑞典，不管是提高还是降低药价均由制药商提出申请，同时必须将先行申请的已有产品从报销目录中删除，之后的程序和普通的申请报销资格程序相同。由于不能确保政府将药品重新纳入目录并接受价格。因此，制药商提价申请有一定的风险。对于不可替代的创新药，申请提价的条件被严格限制为：①该药品是病危患者非常重要的治疗药品，市场上没有可替代的类似药品，若此药品从瑞典市场上消失，则可能危及患者的生命；②如果提价申请不被通过，该药很有可能从瑞典市场上消失。

6. 韩国 韩国于2001年首次将药物经济学证据引入卫生决策，2006年官方公开出版药物经济学评价指南，2006年5月政府宣布“药品支出合理化计划”的新政策，要求新药纳入医保补偿范围时必须提供经济学评价数据。

“药品支出合理化计划”规定，在比较新药和参照品的效果时，当新药和参照品效果相同时，应使用最小成本分析；当申报药物和对照药物的效果不同时，可以使用成本－效果分析和成本－效用分析。使用增量成本－效果比（ICER）表示最终的评价结果。政府还规定应当提供新药和对照品的ICER结果，并分别提供两个方案的总成本和总效果，这样能够从整体上确定具有成本－效果的方案，也能够将新药与对照品进行对比。

实施新政策之后，药品费用的增长速度明显降低，2006～2011年，药品费用占NHI总支出的比例一直维持在30%以下；年均增长率则从2001～2005年的14.6%下降到2007～2009年的11.5%。

7. 日本 日本虽然没有具体将药物经济学作为价值衡量的重要因素，但对新药实行类似药效比较的方法定价，新上市的药品要与已上市类似药物进行比较，结合药品创新程度定价。具体来说，是通过与类似药品进行比较，判断新药的创新性、实用性和市场性，来作为新药加价的依据；并以类似药品的价格为基础，进行加价调整之后再与国际价格水平进行比较并做出调整，最终形成新药的支付价格。

四、药物经济学在医院药事管理中的应用

（一）药物经济学在医院药事管理中的作用

1. 提供医院临床药学服务 随着医疗模式的转变和医疗制度的改革，医院药学人员的职能逐渐转化为“以患者为中心”“以合理用药为核心”的临床药学服务，从注重“药品”的管理转向注重“患者”的合理用药管理。医院药师要直接为患者提供用药咨询，参与药物治疗方案的制订；监护用药后的疗效、不良反应和相互作用；开展药物利用研究，保证药物治疗安全、有效、经济、合理，最大限度地降低卫生资源的消耗，使药物治疗发挥最好的价值效应。

2. 协助临床合理用药 药物经济学可为临床合理用药和制定科学的治疗方案提供决策依据。对于临床药物治疗方案的评价，只考虑效果，不顾成本消耗是不可取的，只考虑成本，不考虑效果是无意义的，关键在于成本与效果的权衡。在多个治疗方案中，一个治疗方案即使成本较高，但临床效果显著，仍不失为较佳的治疗方案。成本－效果最佳的治疗方案未必是实现特定治疗目标费用最低的。

3. 指导患者合理使用药品 药师可以利用成本－效益分析、成本－效用分析比较药物间及药物与其他医疗措施之间的经济效果，在保证药物治疗安全、高效的基础上，通过药物经济学评价对同一药物的不同来源（国产、进口）、不同剂型、不同给药途径，同类药物

的不同品种及不同药物配伍方案等进行比较分析，从中选择比较合理的药疗方案，最大限度使用药者使用质价比最好的药品，有效降低治疗成本。

4. 开展治疗药物监测 由于药物剂量和药理作用强度间的关系存在着个体差异，有些药物的常用剂量，对某些患者可能疗效甚微，而对另一些患者则可能导致严重中毒。通过治疗药物监测（therapeutic drug monitoring，TDM）可提供给患者最佳用药方案参考，以最合适的剂量，降低药品费用，充分发挥药物的作用，减少不良反应，提高药物治疗的价值效应。同时，TDM 也需要成本，并非患者服用的所有药物均需要进行 TDM。对 TDM 进行成本－效益分析，确定需开展 TDM 的药物和患者人群，有助于有效降低治疗成本。

5. 制定医院处方集 随着医疗制度改革的深入、全民医保的实施以及药品生产和流通体制的改革，医院里的药品目录必须随之变化。通过对常见病、多发病药物治疗方案的药物经济学进行比较，成本－效果好的药物可以脱颖而出。管理者应尽可能将临床使用疗效好、价格低（即成本－效果好）的药物纳入医院处方集中，使进口药品和国产药品保持在合适的比例，规范医生的用药行为，防止不合理用药的现象，以使药品费用的增长幅度控制在一定的范围内。

（二）药物经济学在国外医院药事管理中的应用

国际上，英国、法国、德国、澳大利亚、加拿大等国家受各自国家的医药政策的影响，在医院药事管理中应用药物经济评价技术较多。澳大利亚、加拿大等国在确定一个药物能否进入药物保险目录时，需提供药物经济学研究的相关数据。美国对药物经济学虽没有明确的要求，但在其按人头收费的医疗保障下，医院在选择药物时必须要考虑药物的经济学效果。英国由国家卫生服务系统（NHS）负责支付医疗保险人群的医疗费用预算受到不断增长的治疗成本的冲击，临床存在着大量无效的、定量配给的和各种不同的治疗方法；另外，由于新治疗方法进入市场太快，导致还来不及进行很好的药物经济评价。为了使有限的卫生资源获得更大的产出，需要评估卫生服务的货币价值，监督医生的购买行为和处方行为，NHS 和医生都需要有一整套标准的经济学评估技术来指导临床。在英国，大多数获得批准上市的药品被自动纳入报销目录，国家所做的更多工作是鼓励处方药具有成本－效果优势。随后，NHS 会根据经济学评估结果，决定是否从报销目录中划掉不具有成本－效果的药品，从而为医生选择合理的药品和治疗方案提供推荐意见。此外，NICE 还会通过对新药和现存治疗方法的经济学评估，制定并公布 NHS 内的《临床治疗指南》；提供 NHS 目录内特殊疾病治疗的“临床治疗指南”；通过临床审计促进对“临床治疗指南”的依从性。1994 年，法国健康产品卫生安全局就开始引入药物经济学评价，健康产品经济委员会根据药品功效、安全性和质量制定报销比例。药物经济学评价更多地被应用于临床，而法国区域医院管理局和评价认可局的首要任务是将药物经济学评价用于制定临床治疗规范和提供卫生技术报销建议，提高付费并决策水平。

扫码“练一练”

（杨　男）

第十二章　药品上市后再评价

扫码“学一学”

由于药品上市前的研究存在明显的局限性，而药品自身在治疗疾病的同时也存在一定的风险，药品上市后仍然存在用药安全性问题。这意味着药品获得批准上市后，对其评价并没有结束，而是具备了在社会范围内对其更深入研究的条件。开展药品上市后再评价，可以提高药品监管水平，促进临床合理用药，保障人民用药安全。

第一节　概　述

一、药品上市后再评价的概念

药品上市后再评价是指根据医药学的最新学术水平和成果，从药理学、药剂学、临床医学、药物流行病学、药物经济学及药物政策等方面，对已批准上市的药品在社会人群中的疗效、不良反应、用药方案、药品质量的稳定性及费用等是否符合安全、有效、经济的合理用药原则做出科学的评价和估计。

二、药品上市后再评价的必要性

新药在经过了严格的动物实验和临床研究后才被批准上市，但新药在上市前的实验研究存在明显的局限性。

1. 试验例数少　我国《新药审批办法》规定，Ⅰ期临床试验 20 ~ 30 例，Ⅱ期临床试验病例 100 例，Ⅲ期临床试验病例 300 例以上。这使得一些发生率低于 1% 的不良反应难以发现。

2. 研究时间短　上市前药品的临床试验过程一般较短，观察期相应较短，难以发现迟发性或者某些需要长时间应用才能发现的不良反应。

3. 试验对象范围窄　上市前药品不具备在特殊患者人群中使用的经验，不能反映老人、儿童、孕妇及兼有其他疾病的特殊人群。

4. 用药条件控制严格　有心、肝、肾功能异常，妊娠，精神异常，造血系统功能异常的患者不参加试验。

5. 目的单纯　药品上市前的临床研究主要考察疗效，临床试验的观察指标只限于试验所规定的内容，未列入试验内容的一般不予评价。同时，药品上市后，存在超剂量用药、合并用药、不合理用药、疾病多样化等异常情况，这些不是临床试验所能预见的。因此，药品上市后再评价越来越受到重视，报告系统和操作规范日趋完善，药品评价和监管的重点也逐渐由药品上市前审批转移到上市后再评价。

三、药品上市后再评价的目的

（1）为医药行政管理部门在制订政策时提供依据，提高我国临床药物治疗水平。

（2）为最佳药物疗法提供咨询，指导和规范临床合理用药。科学技术与管理水平决定着合理用药的水平，除了在临床上要大力推广“国家基本药物”的使用外，也要用新的科学技术通过再评价的方式对一个药品的实际情况进行调研与分析评价，使得该药在临床上得以准确的应用，使患者在治疗中以最小的代价获得最大的利益。

（3）通过临床大样本的应用评价发现罕见的药物不良反应。

四、药品上市后再评价的主要内容

重点应包括以下4个方面。

1. 药品的有效性研究（疗效评价） 鉴于上市前研究的局限性，药品上市后在广大人群中应用的有效率，长期效应和发现新的适应证以及临床疗效中存在的可影响药品疗效的各种因素（如治疗方案、患者年龄、生理病理状况、合并用药、食物等）的研究是上市后再评价的重要内容，也称为药品的有效性再评价。

2. 药品不良反应研究（安全性评价） 药品安全性再评价主要是指在广大人群中考察经长时期应用发生的不良反应，以及停药后发生的不良反应，同时研究不良反应发生的因素（药品、给药方法、合并用药的药物相互作用等）。通过开展利益－风险评估，对上市后药品采取撤销、限制使用和修改说明书等手段，以保证安全用药。药品安全性再评价是药品上市后再评价的主要内容，其核心在于利益－风险分析。

3. 药物经济学研究与评价 药物经济学从社会角度出发，运用药物经济学的理论与方法通过对成本和相应效益两方面进行鉴别、比较，决定出最佳医疗服务方案，以最大限度地合理利用现有药物资源，让患者以最小的代价享受到最好的医疗服务，因此这也是再评价的重要内容之一。

4. 药品的质量评价 通过不断地提高药品的质量控制标准和检测方法的准确性与精确性，对已经上市的药品进行质量的跟踪与比较评价，为临床提供安全、有效的药品也是药品上市后再评价的重要任务。

第二节　药品上市后再评价的实施方式与研究方法

一、药品上市后再评价的实施方式

药品上市后的再评价可以由政府发起，也可以由药品使用单位、药品生产企业或专业学术团体发起。药品上市后再评价的组织形式可由国家药品监督管理部门组织实施，药品生产企业组织实施并由政府监督管理或由各发起单位自行组织实施。

（1）一般情况下对有严重药品不良反应报告、临床疗效不确切、国际上已采取管理措施或已限制使用的品种由国家药品监督管理部门发起组织并实施。

（2）对于国内外上市不足5年的国家一类、二类新药，治疗性生物制品，进口药，确定不良反应发生率的药品，临床使用中有严重不合理用药现象的药品，临床使用疗效不确切的药品等的评价一般采取由国家药品监督管理部门或卫生行政管理部门发起，企业组织实施，药品监督管理部门进行监督的方式。

（3）对于由药品生产单位、使用单位或专业学术研究机构提出的以评价上市后药品安全性和有效性为目的，并有科学的试验设计和方法学，经国家药品监督管理部门审查备案后，由各发起单位实施，国家药品监督管理部门对其进行监督管理。

（4）其他药品上市后再评价工作由各发起单位自行组织实施，结果可提供给国家药品监督管理部门。

二、药品上市后再评价的研究方法

药品上市后再评价的技术方法很多，往往根据不同的评价目的而采用不同的评价方法，通常采用药物流行病学和临床试验相结合方式。药物流行病学方法包括描述性研究和分析性研究，临床试验则要按照《药品临床试验质量管理规范》（GCP）的要求进行。

无论用哪种评价方式都有其优点和局限性，且评价的目的不同时，评价方式也存在不同的要求。如在评价药品有效性和安全性时，其评价方法有很大差异。有效性评价一般应确定疗程，安全性评价则希望在长期使用下发现问题；有效性评价往往采用假设性试验（严格的临床试验设计），而安全性评价常用的是进行广泛筛选方式（流行病学方法）；有效性评价研究一般为个别性研究，而安全性评价研究则采用集中性研究。因此，药品上市后再评价方式可根据不同要求而采用不同的评价方式。

药品上市后安全性再评价常用的方法包括文献评价、回顾性研究、前瞻性研究、生态学研究等；药品上市后有效性再评价常用的方法因研究目的而异：①针对原有适应证的进一步评价，常采用随机对照试验、成组序贯试验、适应性试验、队列研究等设计方法；②对于临床中新适应证的发现，常采用队列研究、病例对照研究等设计方法；③对于临床用药剂量和疗程的进一步明确，可以采用随机对照试验、成组序贯试验、适应性试验、队列研究、病例对照研究等设计方法；④对于药物间相互作用研究，常采用随机对照试验、成组序贯试验、适应性试验、队列研究、病例对照研究等设计方法。

由于儿童和老年人是一个特殊用药群体，多数药品上市前的临床研究将儿童和老龄患者作为排除标准，使得药品上市后在该用药群体的安全性评价非常重要，尤其是儿童用药群体，应单独建立一套儿童用药群体的安全性评价体系。

三、药品上市后再评价结果的管理

对于不同发起形式、不同的组织实施形式的评价结果，采取不同的管理措施。对于由国家发起并实施的再评价和由国家发起或制药企业、使用单位、专业学术团体发起，制药企业或其他单位实施，在国家药品监督管理部门备案并对其进行监督的药品再评价结果，可以作为药品管理政策实施的依据。而由各发起单位自行组织实施的再评价结果，只作为药品监督管理的参考。

国家药品监督管理部门根据评价结果，通过对药品使用的风险和效益比，对其综合评价后可采取以下相应的管理措施。

（1）停止药品的生产和流通　包括对临床疗效不确切的品种。

（2）修改药品适应证　对某些适应证的疗效不确切或无充分数据证实时，则应修改“适应证”项下内容或对已批准的适应证、剂量和服用方法等部分修改。对于上市后研究取得新的适应证证据，疗效确切的也可以增加。

（3）修改注意事项等。

总之，通过各种有效管理可以使药品上市后处于监控之中，及时发现有害和不良事件，及时分析和管理，减少卫生资源的浪费，保证人民用药安全有效。

第三节　真实世界的药学研究

一、真实世界药学研究的概念

真实世界药学研究是指药物上市后开展的研究，通过收集药物在临床使用中的实际效果数据，用于回答药物在不同人群中“该怎么用”等问题。起源于实用性临床试验，属于流行病学研究范畴，在真实无偏移或较少偏移的人群中，根据患者的实际病情和意愿，非随机选择药物治疗措施，并开展长期评价，以进一步评价干预措施的外部有效性和安全性。

二、真实世界药学研究的方法

1. 研究人群和样本量　真实世界药学研究纳入广泛，排除标准较少，通常只需要获得一组无选择性偏倚或选择性偏倚较小的受试者。通常情况下，倾向于大样本含量和广泛的受试者人群基础；然而对于一些新上市药品，小样本也具有一定说服力。乐伐替尼是一种口服的酪氨酸酶抑制剂，2017 年被美国 FDA 批准用于治疗不可切除的肝细胞癌，但是其在真实世界的安全疗效等信息并没有得到验证，因此 Shuntaro 等人纳入 18 例肝细胞癌患者，验证乐伐替尼在真实世界患者中的反应，结果发现乐伐替尼治疗的肝细胞癌患者有较好的安全性和治疗效果。疲劳、高血压是其最常见的不良反应，但可以通过降低剂量而控制。

2. 研究周期与指标　在真实世界药学研究中，研究者通常不以一个特定的症状作为评价目标，而是用具有广泛临床意义的指征作为结局测量。例如 Mossello 等人为了评估胆碱酯酶抑制剂（ChEI）对轻、中度阿尔茨海默病（AD）患者的认知状态和残疾方面的功效，共纳入 407 名受试者进行 ChEI 治疗，在患者入组后第 1、3、9 个月及其后的每 6 个月通过精神状态检查量表、日常生活活动量表、工具性日常生活能力量表等对患者的总体进行评估，权衡患者的疗效。

3. 研究设计方法　真实世界药学研究中研究人员通常是根据患者的实际病情和意愿选用药物或者其他治疗措施，而不是采用随机分配的方法，这是不同于常规的随机对照试验的地方。研究方法具有多样化，在广义上可分为试验研究和观察性研究，其评估的真实性和可信度由高到低依次为：实用性临床研究、前瞻队列研究、回顾队列研究、病例队列研究、横断面研究、单纯病例研究。其中，最具代表性的试验研究方法为实效性试验，最具代表性的观察性研究方法是回顾性队列研究和病例队列研究。他汀类药物的使用中，人们逐渐认识到使用他汀类药物后，糖尿病新发风险增加；但是缺乏现实临床实践的证据。于是，2016 年韩国学者 Dukyong Yoon 等人对此展开调查，他们采用了回顾性队列研究的方法，收集 1996 年 1 月到 2013 年 8 的临床研究数据库的电子健康记录，结果发现，使用他汀治疗的受试者，新发糖尿病风险比为 1.872，其发生率显著高于非暴露组。

除了常规临床研究方法外，医疗管理信息数据库的信息分析与大数据挖掘也成为真实世界研究的一个重要发展方向。2010 年 Kreutz 等人依据国家医疗和药房福利索赔数据库，收录 2005 年 10 月 1 日至 2006 年 9 月 30 日期间 16690 名接受支架植入的患者，研究者基于数据库构建了两个队列，单独接受氯吡格雷治疗的患者（9862 名患者）或同时接受氯吡格雷和质子泵抑制剂治疗的患者（6828 名患者），结果发现，冠状动脉支架置入术后 1 年内，联合用药比单用氯吡格雷心血管不良事件发生率增高 50%。

4. 真实世界药学研究的伦理问题　真实世界药学研究领域中的伦理学问题主要包括以下几个方面。①明确研究的价值和科学有效性：一项研究的价值不在于统计结果是否有意义，而是为了解决实际问题。②在不同情形下的知情同意：知情同意的重要性已经在所有相关的法律、法规和指南中得到了强调，它是保护受试者的一种方法，真实世界药学研究的实施基于临床科研信息集成系统，获得每个人的知情同意是困难的。但是，可以通过针对不同的条件设置不同的要求来获得知情同意。③受试者完全自主参与。④研究的透明度。⑤隐私及公平性问题（是否纳入弱势个人和群体，促进研究负担和利益的公平分配）。⑥信息安全和隐私保护，以及研究产生的资料使用权，虽然真实世界药学研究不会改变受试者的实际临床实践过程，但将真实世界药学研究纳入研究并收集其生物样本数据会给受试者带来潜在的心理和社会风险。因此，应加强信息安全和隐私保护，以保护主体。

5. 数据采集与统计方法　真实世界药学研究的统计分析方法和其他临床研究应用的方法本质上是一样的，但是由于其纳入广泛，没有较为严苛的排除标准，可能会造成数据偏倚和混杂，这也是其局限性。基于此，真实世界的研究通常需要使用分析混杂因素的方法，其中最为常用的是倾向指数分析。倾向指数分析相对于“事后随机化”的方法，它根据倾向指数对研究对象进行匹配、分层、加权或将倾向指数引入模型进行调整，最终达到均衡组间协变量分布的目的。值得注意的是，在真实世界药学研究中，通常不是单一病症单一用药，需要运用关联规则分析，主要用于分析临床实践中的联合用药情形，可以较好反映药物之间应用的频度。

第四节　中药上市后的再评价

中药上市后的再评价，是药品上市后再评价的重要组成部分。具体是指运用最新的中医药成果，从临床、中医理论、现代医学、中药药理学、药剂学、药物流行病学、药物经济学、质量等方面对已批准上市的中药在临床应用中的疗效、不良反应、用药方案、复方药物的配伍、中药的长期效应以及费用效益比等是否符合安全、有效、经济的原则做出科学评价，以促进临床合理用药。

一、中药和中药再评价的正确认识

1. 认清中药现状　中药是我国传统医学的特色和重要组成部分，其应用有几千年的历史，中成药对人民的防病治病起到巨大作用，尤其在一些慢性病、疑难杂症和某些急症方面疗效确切，发挥了不可替代的作用。

我国于1985～1998年共批准上市1065个中药，其中中成药936个。这些中成药多数是在古方、临床验方和秘方基础上进行的二次开发，这类中成药具有一定的临床背景，如清开灵注射液是古方二次开发的一个典型代表，它是在《温病条辨》安宫牛黄丸的基础上研制成的中药复方针剂，主治高热神昏、肝胆湿热、中风痰迷等；少数中成药源于单味中药或药用植物，有别于传统中医临床，尽管1985年以后中成药上市数量不少，但大多数为低水平重复，剂型虽然突破了“丸、散、膏、丹”，代之以胶囊、片剂、口服液、注射剂等，但能参与急诊抢救的中药很少。

2. 对中药安全性的认识　人们普遍认为中药安全无毒、有益无害，这是认识上的误区。实际上，随着各种新剂型的增加，中成药不良反应呈逐年增加趋势。据报道，中成药的主要不良反应发生在皮肤黏膜系统、心血管系统、消化系统、泌尿系统、呼吸系统等；据报道，在收集到的403例不良反应病例中，过敏性休克44例，占全部病例的11%；死亡病例11例，占全部病例的3%；中成药不良反应发生的剂型分布依次为注射剂占31%、片剂占24%、丸剂占10%，充分说明中成药不仅会发生不良反应，而且会引起严重后果。

3. 中药再评价的必要性 ①中药在上市前临床研究过程中，存在研究时间短，受试例数少等与化学药品相同的问题；②中药本身的特点区别于化学药品，比如含多种成分，煎煮时易发生物理或者化学反应；药效表现为多环节、多层次、多靶点、多效应等；③中药在上市后的临床应用过程中因为患者和疾病的多样化存在不合理用药现象，主要表现在用药指征不明确、违反禁忌证、疗程过长、联合用药过多等；④中药相关产业发展迅速，而相关的管理制度不够完善。

我国上市的中成药品种繁多，数量庞大，有些已经使用几百年。由于当时所依据的中医药学理论已有较大发展，原来的知识水平已不能很好地适应现在的临床用药情况，因此有必要采用先进科学标准对现有中成药的安全性、有效性和经济性及用药合理性给予科学评价。

二、中药再评价的意义

（1）通过中药再评价工作，可以为医药行政管理部门的政策制定提供科学依据，以促进药品监督管理水平的不断提高。

（2）通过中药再评价工作，可以了解中药在社会人群中的供给、销售状况，处方类型及社会对其的需求及质量要求，从而指导制药企业研制、开发和销售既有市场前景，又能满足社会人群健康需求的药物，为新药研究开发提供选题依据。

（3）应用新的科学技术通过再评价方式对中药的实际应用情况的调研与分析评估，可使中药在临床得以更准确的应用，保障患者利益。

（4）通过再评价收集中药在社会人群的用药、疗效、不良反应的情况，并通过分析评价，对疗效不确切、不良反应大的药品给予淘汰。药品生产、经营单位可以根据再评价信息，合理安排药品的生产、供应，既能满足临床需要，也能尽可能避免药品的积压浪费，提高社会效益和经济效益，也为管理部门加强药品市场管理提供依据。

三、中药再评价的内容和方法

1. 中药安全性再评价 可采取回顾性或前瞻性方法对中成药的不良反应病例进行分析，必要时采用流行病学方法进行研究，以便得出准确的评价结论，然后根据评价结果采取必要措施。采取的管理措施应包括：①停止药品的生产和（或）流通；②对已批准的适应证、剂量和服用等部分进行修改；③修改注意事项等。其中，修改注意事项这个环节应是最常用的管理办法。例如，壮骨关节丸的注意事项为："本品未发现明显的不良反应，但肝功能不良者慎用。"经检索1981～1999年间有关壮骨关节丸不良反应的期刊报道，收集到不良反应病例198例，其中对肝脏损害的病例占81%，如果通过准确的评价，该药对少数肝功能正常患者会产生这方面不良反应，则药品说明书应做相应的修改。感冒通系中西复方制剂，临床应用广泛，经检索1981～1999年间国内期刊，收集到不良反应病例752例，主要不良反应为血尿，且儿童占多数，如果经因果关系调研和分析，表明感冒通与血尿存在因果关系，且儿童发生率远高于成人，感冒通的药品说明书的注意事项应做相应修改。

2. 中药有效性再评价 中药上市后的有效性再评价可充分补充上市前研究的不足，对全面认识药物的性质，掌握应用规律，具有重要意义。其再评价的内容应包括对现有临床适应证疗效的再评价、服用剂量验证和新适应证疗效的再评价，并根据具体情况采取相应措施：①对临床疗效不确切的品种予以撤销；②产品适应证过宽，对某些适应证的疗效不确切或无充分数据证实，则应修改“适应证”项下内容；③如果对新适应证疗效确切，则应考虑在产品说明书中加入该适应证；④对服用剂量设置不准确者，进行重新调整。

3. 中药经济学评价　中药经济学评价的目的是如何合理地选择和利用药物，以高效、安全又经济节省地提供医疗保健服务，使患者得到最佳的治疗效果和最小的经济负担，从而合理地分配有限的医疗资源。由于中药的特殊性，加大了药物经济学研究的难度，中药经济学评价的模式还有待于逐步探索。

4. 中药质量再评价　由于中药本身具有的特殊性、复杂性及各种原因，使中药质量检测工作有一定难度。现行中药质量标准中，多数还处在经验检查和常规检查水平，缺乏有效的检测指标。为了依法对药品生产、经营实行监督管理，保障人民用药，应对中药质量标准进行再评价，逐渐完善标准，增强质量的可控性。通过再评价，增加用现代科技方法和手段进行检测的内容，准确客观地反映药品的内在质量，对药品中的主要药味、毒药、贵重药应有含量测定。由于中药成分复杂，对无法定量的药品应建立专属性较强的薄层色谱鉴别等方法，以增加质量可控性。

5. 中西药合用评价　中药一直被认为比较安全、无毒副作用，对其不良反应及与西药合用时所产生的化学反应和拮抗作用极易被忽视，中西药不合理联用情况较多，直接影响着治疗水平和用药安全，据报道，中药蟾酥结构与地高辛相似，具有洋地黄强心作用，二者合用可导致地高辛样中毒，如与血栓心脉宁（含蟾酥）合用就可引起地高辛样中毒，与六神丸（含蟾酥）合用能引起频发性室性期间收缩。中西药不合理配伍问题亟待整顿解决，以保障合理用药，可考虑从以下几方面入手：①对不合理中西药合用的机制或因果关系已明确者，在药品说明书上增加配伍禁忌栏目；②对临床应用中未明确是否属不合理配伍范畴，继续观察，并做深入调研；③定期对临床医生和药师进行培训。

总之，中药再评价是一项涉及面广、技术操作难度大的工作，需要社会方方面面的协作，需要依托于完善的法规制度。中药再评价可通过试点品种再评价工作，依靠专家，总结经验，逐步扩大再评价品种和评价范围；并借鉴国外药品上市后监测制度，针对中药特点，建立起中药系统再评价和专题再评价模式，在较短时间内建立健全具有特色的中药再评价制度，使药品监督管理上一个新台阶。

扫码“练一练”

（赵　娣）

扫码“学一学”

第十三章　中药临床药学

第一节　概　述

一、中药临床药学的概念

中药临床药学是中医药与现代科学结合，在中医药理论指导下，研究中药临床治疗安全性、有效性、合理性的科学，是临床药学的一个新的分支学科，是医院药学的重要组成部分。中国传统医药学具有数千年的悠久历史，为中华民族的繁衍做出了巨大贡献。其在发展过程中形成了以经验为基础的、独特的理论体系和医学哲学思维方式，医与药始终紧密结合在一起，许多老中医既能辨证施治，也能采药炮制，医药精通，但随着社会的发展，新科学知识和新学科的大量涌现，中药品种变迁，疾病谱变化，社会人文现状变化，中药、西药理论更新，医药分业成为不可避免的趋势，中医、中药也逐渐分离。同时，由于中西医的日渐结合，中西药合用现象频繁，大量新的中成药的出现也加剧了临床用药的复杂性，使临床用药的安全性、有效性、合理性面临更大的挑战，因此，自20世纪80年代，中药临床药学应运而生。中药临床药学虽然发展的时间很短，但对于丰富中药学科知识，特别是解决临床用药中一些更大的问题显然具有十分重要的意义。它与西药临床药学既有共同点，即都是以解决临床用药的安全、有效、合理性问题为核心任务，都以患者为服务对象，但又有明显的区别，即中药临床药学是以中医药理论为指导，有自己的特殊内涵，研究的对象主要是中药（包括中成药），其变异性和难度更大，任务更艰巨、复杂。中药临床药学遵循中医药基本理论，配合中医临床，根据中医临床实践，紧紧扣住辨证施治、理法方药的法则。

二、中药临床药学的研究内容

1. 建立信息情报系统　应广泛收集有关中药（饮片、中成药）、中西药联用、中西药临床药学研究方向的资料。药学情报工作是沟通医与药、医药与患者的重要途径，是在药品评价及临床用药咨询等工作中起着重要作用。特别是中药临床药学刚刚起步，可借鉴的国外研究资料、模式较少，充分共享国内医药情报信息，显得尤为重要。将收集到的资料分类，如中成药、饮片、不良反应、中西药、配伍、剂量等，并归纳、提高，从而上升为理性的共识。

2. 中药复方配伍相互作用研究　复方用药是中药区别于西药的一个重要方面。中药复方用量不是单味药物的简单堆砌，而是在中医药理论的指导下的辨证施治过程，其处方组成、用法用量是否合理，对临床有何影响，其组方的机制是什么，有无规律可循等都是亟待解决的问题。

3. 中西药联合用药合理性研究　我国采用的中西医并重的政策，无论综合性医院还是专科医院均是中西药兼备，治疗疾病时中西药并用已越来越普遍，由于中西药在临床中各具特色和优势，使得中西药联用在临床用药中十分广泛。这种联用有无必要，是否合理，怎样才能更加合理，合用对病情影响怎样，都是今后中西药临床前研究的课题。若合理并用，则能增强疗效，降低或消除毒副作用；如配伍不当，不仅影响药效，反而降低疗效，出现毒副作用，产生不良反应甚至严重威胁患者生命。

4. 中成药合理用药研究　中成药是以临床有效的特定方剂为基础，经过合理的制备工艺制成的具有固定形式可供使用的药品，具有处方固定，质量相对可控，有明确的功能主治、用法用量，可以工业化生产，使用覆盖面广，方便携带服用的特点。这些品种日益增多，在整个中药（饮片、中成药）的比重也呈上升趋势。近年来出现的中成药副作用增加，部分中成药临床疗效下降都与中成药用药不合理有密切的关系。医药分业，医不知药，中成药处方不公开或公开不全（药味组成、剂量、方解等），使中成药在使用过程中出现不少问题，直接影响到中药的临床效果。中成药辨证施治，是亟待开展的研究课题。我国已经开始实施非处方药（OTC）制度，如果没有中成药合理用药的相关知识，中成药将难以适合 OTC 市场。

5. 中成药不良反应监测　中药大多来源于天然成分，尤其是天然植物药居多，一般情况下与化学药物相比作用缓和，毒副作用相对较小，且有几千年的临床用药历史，安全范围较大，但“是药三分毒”，使用不当同样会产生毒副作用，甚至危及患者生命。因此，作为医药工作者应摆脱“纯天然药物无毒副作用”的错误观点，对中药引起的药源性疾病、不良反应等进行观察，科学地监测，并寻求预防、控制、消除不良反应的方法，在各大型综合性医院建立中药不良反应监测中心，收集不良反应的个案病例，分析原因，归纳总结，使中药能更安全有效地为人类的健康服务。

三、中药临床药学的现状

中药临床药学起源于 20 世纪 80 年代初，发展 30 多年来，目前已经取得一些进展。比如部分医院中药师深入临床查房和开展药历书写、中药不良反应监测、中药处方点评，中药药动学研究和治疗药物监测等工作也有部分医院开展。同时，中药临床药学也存在不容忽视的问题，主要包括国家法规政策尚未规定中药临床药学的具体任务，国家和行业并未充分认识和足够重视该学科的建设，高层次的人才培养缺乏合理体系，致使中药临床药师不仅在数量上急需增加，而且在质量上也亟待提高。总的来讲，目前我国中药临床药学整体层次低、地区发展不均衡。

四、中药临床药学的发展方向及展望

由于中药临床药学是在中医药理论指导下进行的，具有自身独特的性质，在研究和开发过程中要充分借鉴西药临床药学的经验、方法、手段，但又不能照搬其模式，必须结合自身特点、现有的条件有针对性有重点地开展，从无到有，由浅入深地进行，逐步积累经验和研究成果，国家应通过政策倾斜，有目的地首先在一般大型综合性中西医院建立中药临床药学研究机构，配备必要的人员和设备，作为医院建设的必备条件，承担起中药临床药学的前期工作，更好地推动中药临床药学发展，促进中药在临床中的合理使用。今后应着重进行以下工作。

1. 临床药学人才培养　作为中药临床药学研究人员，除了具备应有的中医药知识如方剂学、中药化学、药剂学、中医基础理论、中药药理学等方面知识外，尚需了解药理学、药物治疗学、解剖生理学等相关学科，具备对信息资料的综合归纳和运用能力。此外，还需要各中医药高校及大型三甲中医院的中药临床药学骨干组织编写诸如《中药临床药学》《中药药源性疾病及不良反应》《中药药动学及治疗药物监测》等教材供从事中药临床药学工作的中药学专业本科生、研究生学习。而且，在国家的相关政策的大力扶持下，应在一些大型三甲医院积极开拓中药临床药师培训基地，努力培养合格的中药临床药学服务人员。目前医院中药从业人员结构不合理，具有本科以上学历的人较少，所学知识不适应医院药学尤其是中药临床药学工作的需要。因此，培养高素质的既熟悉药学知识，又具有一定临床经验的中药临床药学人员，是中药临床药学深入开展所必需的。

2. 广泛宣传动员 应进一步做好中药临床药学研究的宣传动员，争取政策支持。要从药政管理机构、卫生行政部门、医院等多途径入手，宣传中药临床药学的重要性、临床药学在医院医疗实践中的作用，争取使开展中药临床药学研究的内外环境得到改善，逐步改变医院“重医轻药”的面貌，转变药学工作的职能和工作重点，获得必要的人员、仪器、设备条件。

3. 中药临床研究的重点 应该是合理用药及不良反应监测。这两项工作对仪器、设备条件要求相对较低，易于尽快实施，与临床治疗密切相关，容易得到医院和患者的两方支持，尤其是加强 OTC 药品的合理用药研究、中成药与西药联用等方面研究。而合理用药工作包括合格的临床中药师深入临床查房、参与处方开具及处方点评工作等。目前中药饮片处方点评工作已经形成基本工作框架，但是点评内容大多停留在规范性点评上，较少落实到用药合理性方面。因此有必要细化处方点评规则，深入开展处方点评工作，切实做到合理用药。

4. 加强中药临床药学与中药临床药理学的结合 临床药学是研究合理用药，药师参与用药监护，保障用药安全的科学；而临床药理学是研究药物在人体内作用规律和人体与药物间相互作用过程的一门科学。两者间相互渗透，有着交叉不可分割的关系。由于中药成分复杂，干扰因素多，且受自身状况限制，开展药动学、生物利用度等方面的研究难度较大，为了临床用药安全、合理、有效，提高整体治疗水平，开展中药临床药学和临床药理学研究十分必要；如何利用现代科技手段和方法，在中医药理论指导下，创立具有中医药特色的研究方法，促进中药用药科学化是今后的一项重要课题。

5. 医院中药制剂研究与中药新药开发相结合 中药应用于临床总是以一定剂型出现的。医院中药制剂源于临床的有效经验方、科研方、单方、秘方，由于疾病谱的变化以及人们对疾病研究的深入，对药物研究取得的最新成果总是最先应用到临床，中药制剂从其发展过程看，走的是临床 - 制剂 - 临床的循回过程。临床药师通过对临床疗效好、有特色的单方、验方、秘方、科研方的整理、提高，制成医院成方制剂，既方便患者服用，又能稳定处方，减少可变因素，更好地观察其对疾病的影响，从而为中药新药的研究、开发创造最直接的来源。临床中药师应及时将药学研究的最新成果引入到医院中药制剂的发展利用中，开发高效、安全的中药制剂，以满足临床需要，架起医与药之间的桥梁。应加强与临床医生协作，开发目前西药尚无法解决或疗效不佳的常见病、多发病、疑难杂症的治疗药物。据预测，今后 10 年世界性医学研究重点为：肿瘤、病毒性疾病、老年性疾病（阿尔茨海默病、卒中、骨质疏松症、肺心病等）、心脑血管疾病、神经精神疾病等，中药研发为临床提供更多的治疗药物。

6. 中药临床药动学和生物利用度的研究 中药药动学和生物利用度研究的开展已有 30

年历史，取得不少成绩，中药成分复杂，研究难度大，但多数均采用动物研究，今后应开展常用品种、注射剂、单味药制剂的临床人体药动学和生物利用度的研究，使中药用药逐步摆脱“一日三餐”的经验式用药模式，以临床药动学研究成果指导合理用药、中药剂型设计和制备工艺研究，进一步促进中药制剂研究和临床用药的科学化；同时也有助于探讨中医的脏腑理论、经络学说、君臣佐使等中医药理论的研究。

第二节　中药合理用药

一、中药复方配伍的相互作用

1. 中药复方的配伍研究概述　中药复方的配伍同其功效密切相关，同时又是中药理论的精华和特殊性所在，因而加强中药复方配伍研究对新药开发以及中药现代化具有重要意义。中药复方配伍研究可从功效及化学成分两方面分析。选择与功效相关的药理指标，拆方考察复方药味的配伍关系是揭示中药配伍规律的重要手段。常用的拆方方法大致有撤药分析法、简单拆方法和正交设计法。撤药分析法是在全方药效评价的基础上，从方中撤出一味或一组药物后分别进行试验，判断撤出的药味对原方功效的影响。简单拆方法是在全方药效评价的基础上，对方中每一味药物进行平行试验，或按君、臣、佐、使关系，药物功效、性味关系，“药对”关系等分为几组药物进行试验。正交设计法是将方剂药味（因素）和剂量（水平）按适宜的正交设计表研究复方药物最佳配伍关系、最佳剂量。

HPLC、MS 等方法是研究中药复方配伍与体内化学成分的相关性及揭示中药配伍规律的现代手段。服药前，血中无中药成分，服药后，血中中药成分的浓度随时间上升，在临床有效时间内，血中一定存在复方中药的某些成分，包括方内各单味中药的某些原有成分和复方在制剂过程中可能形成的成分，以及经过消化道后化学结构发生变化的成分。这些成分或全部或部分在体内作用于靶点而产生复方中药的独特疗效。经过 HPLC 或 LC－MS 分离鉴定后，再反向追踪它们各来自何种中药或如何形成的，设计最佳制备方案或提取分离方案对复方中药或单味中药进行定向提取分离，将分离出的各化合物，参考它们在血清中的含量、配比和复方中药剂量，用正交设计法研究复方化学成分的配伍与活性关系，用一个或多个模型跟踪，或利用计算机自动控制和图像分析处理技术结合摄影、跟踪扫描、显微成像等手段，从动物的整体行为到细胞水平进行药理实验跟踪，从而筛选出药效最佳的、由不同的中药化学成分配伍而成的新药。以抗肝纤维化中药“扶正化瘀胶囊”中 4 种已知的有效组分或成分（虫草多糖、丹酚酸 B 盐、苦杏仁苷、绞股蓝总皂苷）为研究对象，采用均匀设计法分别在两种大鼠模型上进行实验，以获得“最佳配方”。发现中药配伍不是简单堆砌，而是药效存在量变（如增效）与质变（如拮抗）。从“祛湿化瘀方”中 5 个有效成分（绿原酸、栀子苷、姜黄素、虎杖苷和白术多糖）筛选出新的复方配方，经动物模型验证，其对非乙醇性脂肪肝的疗效与原方相当。这些研究结果对新药开发具有积极作用。

2. 中药复方配伍的合理性　复方用药是中药的最大特点，复方组成是按中医药理论组织起来的药味群。复方有大有小，《中国药典》（2020 年版一部）收载的最大复方含药 70 味（七十味珍珠丸），而最小的复方仅二味药（二冬膏，二至丸，二妙丸），复方尤其是大复方组方是否合理，减少药味是否仍然有效，其作用机制是什么，各药味间的相互关系如何等都是复方研究的重点课题，也是中药现代化的重要任务之一，存在现代药理的配伍选择，常用的方法是拆方研究法，常用的观察指标是临床效应、药理效应和化学成分变化。

（1）临床效应　临床直接观察复方配伍相互作用。水蛭与不同中药（黄花、贝母、蟹甲、磁石）配伍，治疗各种血瘀症，其疗效显著优于单用水蛭治疗；四逆汤（附子、干姜、甘草）的毒性较单用附子低，而若三味药分别单煎后混合则不能降低其毒性。又如《和剂局方》收载的苏和香丸，是中医药界熟知的成药名方，该方最早见于唐代《外台秘要》，转引自《广济方》，全方共45味药，该方对中风猝死昏厥、牙关紧闭、不省人事等寒闭症，有温通开窍之功；对胸腹胀满冷痛、时疫霍乱之吐泻等，亦有温中祛寒、行气止痛、和中止呕、化湿止泻等功效；而且对寒凝血瘀之症，还有温经活血、化瘀止痛之功效。现代用该方治疗冠心病、心绞痛属于气滞血瘀、寒凝者，确有较好的疗效，但根据该证的病因病机，减去原方2/3的药味，仅留苏合香、冰片、乳香、檀香、木香组成冠心苏合丸，治疗相同症型的冠心病、心绞痛者，其效尤佳；进而减去针对性不很强的次要药乳香、檀香、木香，研制为苏冰滴丸，药虽仅有2味，但同样有效。这样精减了的处方，能节约资源，便于制剂和质量控制，又提高了疗效。

（2）药理效应　观察不同配伍导致的药理效应的变化，从而可找到复方配伍规律。如黄芪、当归以5∶1的量配伍能增强抑制血小板聚集，并明显增强当归的补血作用。正柴胡饮全方具有抑制流感病毒的作用，但构成该复方的各单味药仅赤芍具有此作用，主药柴胡作用不明显，而全方作用最强，减去方中任何一种单味药均削弱其作用。

（3）化学成分变化　其原理是复方效应的物质基础是复方中所含有效成分，成分的变化必将引起药理效应和临床疗效的变化。借助现代高、精、尖的仪器分析手段，研究复方配伍过程中化学成分的动态变化，即有无原复方中药味不含的新的化学成分产生，原有成分量的增减等。如对生脉散（人参、五味子、麦冬）的研究表明，全方药材的共煎液中产生了一种新的成分5-羟甲基-2-糠醛（5-HMF）。该新化合物具有抗心肌缺血的作用，而该方各味药分煎后合并却没有发现该成分，从而为该方共煎及作用机制提供了新的依据。

乌头配甘草，则汤剂中的乌头生物碱含量降低，大黄和黄芩配伍，水煎液中蒽醌类成分、黄芩苷的溶出率均提高一倍。二陈汤中人参皂苷的溶出率为单味药人参的74.14%，均说明复方配伍可以改变单味药在复方中化学成分的种类、数量，从而影响临床疗效。

二、中西药合用的相互作用

（一）中西药物相互作用概述

中西药物相互作用是指中药（单味、复方制剂、中成药或汤剂）与西药合用或先后序贯使用时，所引起的药物（中药、西药或两者）作用与效应的变化。中西药物相互作用，可使治疗作用增强或减弱，毒副反应减少或增加，作用的持久性延长或缩短，从而导致有益的治疗作用或者有害的不良反应。

在临床上，中西药物并用最早见于张锡纯的石膏阿司匹林汤，此方由石膏、阿司匹林二味组成，治疗温病周身壮热，心烦热而渴，苔白欲黄，其脉洪滑；或尤觉头痛，周身尤有紧束之感者。当前，随着中西医结合的深入发展，中西药物并用，在诊疗上日益被广泛应用。从某中医院各科室抽取2015年处方共700张，其中除极少部分患者由于病情或自身原因拒绝服用中药外，基本都予中西药联合治疗，比例高达99.4%。其中以西药+中成药+中药汤剂合用为主，占70.9%，西药+单纯中药汤剂25.1%，西药+单纯中成药占3.4%。可见中西药并用的概率是相当可观的。中西药并用是中西医结合的必然趋势，也是中西医结合的有效途径之一。

目前，越来越多的临床和药理实验证明，中西药物合理并用或组方制剂具有提高疗效、降低毒副反应、扩大适应证范围、缩短疗程、标本兼顾、减少用药量、节省药材以及有利于剂型的研制、改进的特点；并能发挥单独使用中药或西药所没有的治疗作用，显示了合理并用药物的优越性。相反，不合理的中西药物并用，可使药效降低或消失，毒副反应增加或引起药源性疾病，甚至死亡。例如中药黄连、黄芩等清热解毒药与西药乳酶生联用会使后者所含的乳酸杆菌失活而失效。因此，研究中西药物之间的相互作用，合理并用中西药物，最大限度避免盲目并用所产生的不良后果，对保障患者的用药安全，无疑有着重要的临床意义。

合理的中西药物联合应用的选择与发挥疗效，应建立在临床和药理的基础知识上，这样才可能预见或早期发现相互作用与预防毒性。由于西药与大部分常用中药的化学成分、理化性质、药理作用与效用、毒副反应等已有所了解；两者之间有着相同点和不同点，彼此之间存在着一定的内在联系；而且可借鉴的西药相互作用的知识也逐渐丰富起来，这些对熟悉和掌握一些中药和西药相互作用的原理及配合应用的规律，提供了有利条件，有助于指导临床，合理地并用中西药物。

（二）中西药合用相互作用的临床表现

1. 合理配伍

（1）相互协调，增强疗效　如中成药双黄连口服液和西药诺氟沙星同时使用时，在治疗小儿急性菌痢方面药效可以提高12%左右。中药鱼腥草同西药青霉素G合用于治疗化脓性扁桃体炎时，临床效果显著，而且治愈率显著提升。

（2）相互制约，降低毒副作用及不良反应　如研究证明，甘草根提取物、异甘草酸镁以及异甘草素与中药雷公藤的主要活性成分也即主要毒性成分雷公藤甲素（triptolide，TP）合用后，TP引起的肝毒性显著降低。珍菊降压片与西药配伍用药，具有完全或部分对抗源于化药组分所致的毒性作用，其程度与化药组分的剂量密切相关。

2. 不合理配伍

（1）生成新的化合物影响疗效及增加不良反应

①含有朱砂（主要含 HgS）成分的中药，如牛黄千金散、牛黄抱龙丸、人丹、保赤散、苏合香丸等，不宜与具有还原性的西药（如溴化钾、溴化钠、碘化钾、碘化钠等）联用，因朱砂中的汞离子可与溴、碘生成溴化汞或碘化汞沉淀物，从而严重地刺激肠壁，引起赤痢样大便，导致药源性肠炎。

②含有槲皮素成分的中成药不宜与含有铝、镁、钙、铋、亚铁盐类的西药（如硫糖铝、氢氧化铝、胃铋镁、三硅酸镁、钙镁片、碳酸钙、硫酸钙、硫酸亚铁等）配伍。因为槲皮素为五羟基黄酮类，多羟基黄酮可与上述金属形成螯合物，从而改变其性质和作用，使疗效降低。

（2）产生拮抗作用，使疗效降低，毒副作用增强。

①含有麻黄的中成药，如半夏露、通宣理肺丸、气管炎咳喘丸等不宜与抗肾上腺能神经药，如利血生、降压灵、氯丙嗪合用，因麻黄碱的药理作用与肾上腺素相似，故二者会产生拮抗作用。

②含鹿茸、犀角、珍珠成分较多的中成药，如鹿茸胶、参茸片、牛黄镇惊丸、犀角丸、珍珠粉等不宜与降血糖西药（胰岛素、苯乙双胍）、小檗碱等配伍，因鹿茸中含有糖皮质激

素样物质，可使血压升高，从而减弱降血糖药的疗效；犀角、珍珠中所含有的胶原蛋白及其水解产物（多种氨基酸），可使小檗碱的抗菌作用降低或消失，因此临床上不得同用。

（3）产生中和反应，降低疗效　含有酸性成分的中药（如山楂、五味子、乌梅、山楂丸、保和丸等）在治疗泌尿系统感染时，不宜与氨基糖苷类抗生素如链霉素、庆大霉素、新霉素等合用，因为这类抗生素在碱性尿液中抗菌活性强，在酸性尿液中，抗菌效力下降；治疗消化道溃疡时不宜与制酸西药、复方氢氧化铝（胃舒平）、胃必治、鼠李铋镁（乐得胃）等同服，因会发生中和反应而影响其疗效。

（4）产生不良反应　水肿患者服用利尿中药萹蓄、泽泻、白茅根、金钱草、丝瓜络等中药时不宜合用西药，如螺内酯、氨苯蝶啶等，以免发生高血钾等副作用。

含颠茄类生物碱的中成药，如胃痛散与地高辛同服，可使洋地黄药物在肠道停留时间延长，吸收增加。

（三）中西药物相互作用机制

中西药物相互作用可发生在药物吸收之前的体内转运过程中，亦可发生在体内生物转化及排泄过程中，或发生在体外配伍过程中。

中西药相互作用对药动学的影响：指中药（或西药）能使西药（或中药）的体内过程（即药物的吸收、分布、代谢和排泄）一个或多个环节发生变化，从而影响药物（中药或西药）在体内的浓度，从而导致药效方面产生一定程度的变化。现依其机制分述之。

1. 中西药物相互作用对吸收的影响　中西药物在胃肠道的吸收速度和吸收过程均受药物相互作用的影响，影响因素有胃肠道 pH 值的变化、胃肠蠕动、胃排空时间的长短，以及在胃肠内发生螯合、吸附作用等。

（1）胃肠道 pH 值的变化　大多数药物在胃肠道是经过被动转运方式吸收，遵循药物跨膜简单扩散规律，即非离解型易跨过生物膜吸收，离解型则不易吸收。解离型吸收的多少又受到胃肠道 pH 值的影响。一般来说，弱酸性药物（阿司匹林、巴比妥、双香豆素和呋喃妥因等）容易在胃吸收，因其在酸性环境中非解离型部分多；而弱碱性药物（奎宁、奎尼丁、苯丙胺、氨茶碱、安替比林等）在胃酸性环境中，解离型部分极多，故不易吸收，在碱性的肠道才能吸收。抗酸中成药陈香露白露片（含甘草、陈皮、大黄、木香、石菖蒲、氧化镁、碳酸镁、碱式硝酸铋、碳酸氢钠等，呈碱性）或乌贝散，可提高胃肠道 pH 值，与弱酸性药物同服，由于弱酸性药物（阿司匹林等）在碱性环境中解离型部分增多，故吸收减少；但若与弱碱性药物（奎宁、氨茶碱等）同时服用，则有利于其吸收。此外，胃肠道 pH 值的改变，容易影响药物溶解速度，干扰药物的吸收。有时对溶解速度的影响比对解离度的影响更突出。例如弱酸性药物阿司匹林与中成药大黄苏打片（大黄、碳酸氢钠）合用，则吸收更快，起效迅速，因碳酸氢钠可增加阿司匹林的溶解速率，促进胃排空和肠吸收。弱碱性药物四环素与抗酸中成药陈香露白露片合用，则吸收减少。因四环素在 pH 值为 1～3 时，溶解度最大，约为 pH 值 5～6 时溶解度的 100 倍。陈香露白露片服后可使胃液 pH 值上升到 4，从而妨碍四环素的完全溶解，不溶的四环素进入小肠（pH 值 5～6），仍不利于溶解，于是相当部分的药物（约 50%）因不溶解而不能被吸收，故药效降低。

（2）胃肠蠕动和胃排空时间的变化　胃肠蠕动和消化液的分泌，是药物吸收的重要条件。胃肠蠕动增加，内容物停留时间缩短，可减少某些药物的吸收；反之，胃肠蠕动减慢，使胃内容物停留时间延长，可增加某些药物的吸收。例如，地高辛与中成药华山参片合用，后者具抗胆碱作用，抑制肠道蠕动，可增加地高辛在肠内停留时间，增加药物与肠黏膜接触的时间。因此，能促进难溶性地高辛的吸收。相反，与中药大黄、番泻叶（或大承气汤、麻仁丸等）等泻药合用，则由于胃肠蠕动加快，使地高辛不能充分溶解，从而吸收减少，血药浓度降低。缩短胃排空时间的药物能使胃内药物提早进入小肠吸收；反之，则会延缓吸收。抗胆碱中成药洋金花片，可延长胃排空，故能降低西药的吸收速度。

（3）生成螯合物或复合物 四环素类抗生素与含钙、镁、铝及铁等二、三价金属离子中药（石膏、代赭石、海螵蛸、赤石脂、滑石、磁石、自然铜、明矾、瓦楞子、龙骨、石决明、牡蛎、阳起石等）、中成药（防风通圣丸、牛黄上清丸、牛黄解毒丸、鹭鸶涎丸、明目上清丸、白金丸等）及汤剂（白虎汤、桂甘龙牡汤、旋覆代赭汤）等同服，易形成不溶解的螯合物，使吸收减少，血药浓度下降，并增加对胃肠道的刺激。据报道，多西环素、美他环素与铁剂同服，血药浓度下降 80% ~90%。因此，中成药绛矾丸（主药绛矾的主要成分为硫酸亚铁）与四环素应间隔 3 小时服用，但多西环素因有肝 - 肠循环，即使分开服用仍会发生相互作用，故不宜合用。四环素类、红霉素、利福平、灰黄霉素、制霉菌素、林可霉素、铁剂（硫酸亚铁等）、钙剂（氯化钙、乳酸钙、葡萄糖酸钙等）、银剂（矽碳银）、钴剂（氯化钴、维生素 B_{12}）、生物碱（奎宁、士的宁等）、苷类（洋地黄类强心苷）等，与含鞣质的中药（大黄、五倍子、诃子、石榴皮、地榆、枣树皮、四季青、虎杖、老鹳草、萹蓄等）、中成药（四季青片、虎杖浸膏片等）及汤剂（大承气汤、养脏汤、八正散等）同服，可结合生成鞣酸盐沉淀物，不易被吸收。维生素 B_1 与含鞣质中药服用，两者可以永久结合，使其从体内排出，失去疗效。

2. 中西药物相互作用对分布的影响 中西药物合用，可影响相互的体内分布，从而使疗效增强或减弱，甚至产生毒副反应。例如氨基糖苷类抗生素（链霉素、卡那霉素、庆大霉素、新霉素等）与中药硼砂（碱性，可碱化尿液）及含硼砂中成药（如痧气散、红灵散、行军散等）合用，能使前者排泄减少，抗菌作用增强，并可以增加脑组织中药物浓度，使耳毒作用增强，如长期使用，可产生前庭功能紊乱的毒性反应，形成暂时性或永久性耳聋。理气中药枳实，与庆大霉素合用于胆道感染时，由于枳实能松弛胆总管括约肌，可使胆道内压力下降，从而大大升高胆道内庆大霉素浓度，提高疗效。

3. 中西药物相互作用对代谢的影响 大多数中西药物在肝脏代谢，降解为水溶性强的、通常是无活性的代谢产物后，从肾排出。中药或西药可抑制或增强肝微粒体酶的含量和活性，对体内许多物质的代谢、作用时间和作用强度均有影响。

（1）酶的诱导 肝微粒体酶是混合功能氧化酶系统（下简称为肝药酶），专一性较低，而且活性易受一些中西药物的影响。使其活性增强的药物称为肝药酶诱导剂。西药巴比妥类、水合氯醛、格鲁米特、灰黄霉素、保泰松、苯妥英钠等反复服用，可使肝药酶活性增加。其原因是使微粒体细胞色素 P450 酶蛋白合成增多，以及此酶的破坏速率降低。结果，不但使诱导剂代谢加速，而且也加速了许多药物或机体内源性物质（如氢化可的松、性激素、胆红素等）的转化，使它的半衰期缩短，血中浓度降低，药效减弱。中药生甘草亦是肝药酶诱导剂；实验表明，生甘草可使小鼠肝匀浆细胞色素 P450 含量明显提高，使异戊巴比妥钠诱导的小鼠睡眠时间缩短。当生甘草及其制剂与部分西药（巴比妥类、苯妥英钠、安替比林、D860、苯乙双胍、胰岛素、双香豆素、华法林等）合用，有可能使后者代谢加速、半衰期缩短、药效减弱；亦可能使合用的三环类抗抑郁药（丙米嗪、阿米替林、多塞平）代谢产物增多，增强其不良反应。实验证明，甘草酸（GL）可浓度依赖性地诱导 CYP3A 与 TP 合用，加速其外排，并且甘草提取物、GL 或异甘草素（ISL）或甘草次酸

（GA）可通过诱导 Nrf2/ARE 通路上调Ⅱ相代谢酶尿苷二磷酸葡萄糖醛酸转移酶（UGTs）和谷胱甘肽巯基转移酶（GSTs）、抗氧化酶人血红素氧化酶 1（HO－1）和醌氧化还原酶（NQO－1）以及Ⅲ相转运体 P－gp、多药耐药相关蛋白 2（MRP2）、胆汁酸外排转运体（BSEP）等，起到降低 TP 肝毒性的作用。

（2）酶的抑制　某些药物可能抑制肝药酶活性使其活性降低，通过降低肝药酶的活性或竞争同一酶或辅酶而改变其他药物的代谢。使肝药酶活性降低的药物称为肝药酶抑制剂。例如，西药氯霉素、西咪替丁、华法林、异烟肼、对氨基水杨酸、阿司匹林、哌甲酯（利他林）和口服避孕药等均能使肝药酶活性减低。可使某些药物代谢延缓，血中浓度升高，半衰期延长，疗效提高，也可发生严重的毒性反应。据报道中药补肾复方（黑附片、生熟地、补骨脂、淫洋藿、菟丝子、山药）汤剂的大、中、小三种剂量皆对大鼠肝药酶有抑制作用，均能明显的延长安替比林血浆半衰期；大、中剂量都能抑制小鼠肝药酶而减缓戊巴比妥的代谢速度，明显地延长小鼠睡眠时间。西药帕吉林、呋喃唑酮、异烟肼、甲苯肼、异丙肼、苯乙肼、苯异丙肼、反苯环丙胺等对单胺氧化酶有抑制作用，能延缓巴比妥类、吩噻嗪类及口服降血糖药代谢。高血压患者服帕吉林期间，不宜合用中药麻黄及含麻黄的中成药（麻杏石甘片、解肌宁嗽丸、哮喘冲剂等）或汤剂（麻杏石甘汤、小青龙汤、麻黄汤等），因帕吉林可抑制体内单胺氧化酶，使去甲肾上腺素、多巴胺、5－羟色胺大量释放。因此，可使血压升高，严重者可以出现高血压危象甚至脑出血。

有少数药物具有双向作用，既是肝药酶诱导剂，又是酶的抑制剂。例如，西药格鲁米特和羟基保太松，在用药的起初阶段呈酶抑作用，其后在连续剂量下呈酶促作用，这两种药物在环已巴比妥的代谢作用中起上述作用。中药补肾复方汤剂大、中剂量对小鼠肝药酶有抑制作用，说明补肾复方汤剂对小鼠肝药酶亦有双向作用，且与剂量有关。

4. 中西药物相互作用对肾脏排泄的影响　药物及其代谢产物主要经肾脏排泄出体外，排泄方式为肾小球滤过、肾小管细胞对滤过液中药物的重吸收和肾小管细胞对药物的主动排泄。

大多数弱酸性或弱碱性西药均以解离型或非解离型两种状态存在于肾小管滤液中，脂溶性高的非解离型药易透过肾小管上皮细胞膜的类脂质层，所以它们易被肾小管重吸收而排泄较慢。反之，水溶性高的解离型药物难于透过肾小管上皮细胞的类脂质层，则不易被肾小管重吸收而排泄较快。肾小管内尿液的酸碱度对药物的解离有明显影响。许多中药及其制剂能酸化或碱化肾小管内尿液，从而影响西药的解离，使其重吸收增加或减少，可致排泄较慢或较快。酸性中药（如硼砂、乌梅、山楂、女贞子、山茱萸、五味子等）、中成药（大山楂丸、保和丸、乌梅安胃丸、五味子丸等）及汤剂（养心汤、地黄饮子、安蛔汤、九味散、生脉散）等可酸化尿液，增加酸性的西药呋喃妥因、对氨基水杨酸、阿司匹林、水杨酸钠、吲哚美辛、磺胺、青霉素、先锋霉素、苯巴比妥、苯妥英钠等在肾小管的重吸收，提高血浓度。据报道山楂（生山楂 3 两，冷水煎，每日服 500ml）煎剂口服可使尿液酸化，pH 在 4.5～5.5 之间，其治疗肾盂肾炎有一定疗效。与呋喃妥因合用可产生协同和增效作用，因为呋喃妥因在尿液呈酸性时比在碱性环境下杀菌力增强 100 倍。中药硼砂为含水四硼酸钠。口服用于尿道杀菌，特别当尿为酸性时，可使之成碱性。由硼砂组成的中成药（红灵散、痧气散、行军散、通窍散等）及其他碱性中成药（肝胃气痛片、陈香露白露片、胃乐片、胃散、健胃片、龙胆合剂等）等皆可碱化尿液，可增加酸性西药（同上）的排泄，减少其重吸收，减低疗效。但磺胺类与碱性中药同服，可防止在尿中析出结晶。

（四）中西药物相互作用对药效学的影响

中西药物相互作用的药效学，包括中西药物相互作用发生于药物作用部位，它们可改变效应器官对相同浓度药物的敏感性，表现在同一受体部位或相同的生理系统上作用的相加、增强或拮抗。就拮抗作用来说，第一种药物的作用被第二种药物减弱或取消（$1+1<1$）；而相加作用，即$1+1=2$；增强作用，即$1+1>2$（超过相加）。

1. 相同受体上的中西药物相互作用　相同受体上的相互作用是受体激动剂和受体拮抗剂间的拮抗作用。例如中成药洋金花片、华山参片的主要成分为东莨菪碱、莨菪碱及阿托品等，可拮抗 M 胆碱受体激动剂，中药鸦片（出自《本草纲目》）主要成分有吗啡，故纳洛酮可拮抗鸦片的作用。药物也能改变受体的敏感性，例如长期服用胍乙啶后使肾上腺素受体敏感性增高，去甲肾上腺素的升压反应大为增强，此种情况类似于“去交感神经后的增敏”现象。

2. 在生理系统的中西药物的相互作用　属于这类的药物在合用时可产生效应的降低或增强，例如催眠药的作用可被中药药酒所含的乙醇增强。

3. 在肾上腺素能神经末梢的中西药物相互作用　如果中药和西药利用同一转运机制，那么中药（或西药）影响西药（或中药）的摄取和转运，因而阻止其达到作用位置。如中药麻黄及其制剂等含麻黄碱，可与胍乙啶竞争胺泵而阻止其进入肾上腺素能神经元，从而使胍乙啶的降压作用逆转。

4. 在中枢神经系统的中西药物相互作用　中药麻黄及其制剂常用于哮喘，疗效较好，但有中枢兴奋作用（麻黄碱易引起失眠），与中枢神经系统抑制药（如巴比妥类）合用，则中枢作用相互拮抗。利用中药麻醉时，中药洋金花所含主要有效成分东莨菪碱可拮抗哌替啶（杜冷丁）的呼吸中枢作用。氨基糖苷类抗生素可增强和延长中药制剂汉肌松的作用。

5. 在肾脏的中西药物相互作用　留钾利尿药螺内酯、氨苯蝶啶与富含钾的中药（如昆布、旱莲草、青蒿、益母草、五味子、茵陈、牛膝等）或汤剂（如柴朴汤、人参养荣汤等）合用，易诱发高钾血症。

三、中成药的合理用药

中成药是在中药煎剂基础上发展起来的成方制剂，具有处方、给药形式固定，功能主治及适应证明确，有稳定的生产工艺和可控的质量标准等特点，服用方便。在《新药审批办法》实施以前，中成药多为沿袭古方，依古法制作而成，一般为临床长期使用的验方，对工艺、质量标准、药理、毒理等方面未经系统研究。1987 年《新药审批办法》颁布实行后，新上市的中成药均需经过处方筛选的剂型工艺质量标准稳定性药效毒理及临床研究，由国家统一审核批准。目前我国中成药已有数千种，现行版《中国药典》一部收载单味制剂和成方制剂 1407 个。目前我国每年新批准生产的中药在 50 个以上。所有这些中成药组方各具特色，功能主治各不相同，既有组方严谨科学、功能主治明确、临床疗效颇佳的良方，也有组方不合理、疗效欠佳的。目前综合性西医院中成药的使用约占门诊处方量的 1/5 ~ 1/10，综合性中医医院则占到了 1/3 以上，且呈快速上升趋势。

面对如此众多的中成药品种，如何对证（症）下药，辨证施治，合理使用中成药是中药临床药学急需研究的课题。

如六味地黄丸及其衍生方杞菊地黄丸、归芍地黄丸、知柏地黄丸、桂附地黄丸、麦味地黄丸及七味都气丸七个处方，功效相似，但因各自添加不同药物，使各自的适应证亦有不同的侧重，表现出各自的特长。六味地黄丸：方中以熟地黄、山茱萸、山药、泽泻、牡丹皮、茯苓等六味药组成，特点为甘淡性平，补而不滞，能滋补肾阴、填精益髓、涩精、补脾、清肝，用于治疗肝肾阴亏、虚火上炎所致的眩晕、腰痛、消渴等症。杞菊地黄丸：在六味地黄丸原方中加入枸杞子和菊花，主治肝肾阴虚所致的眩晕、视物模糊、枯涩、眼痛等症，起补精、清肝明目的目的。归芍地黄丸：方中加入养血柔肝之品当归、白芍，故为填精益血剂，对血虚所致的头晕、崩漏临床疗效显著。知柏地黄丸：独到之处是，对肝肾阴虚火旺所致腰膝酸软、遗精、血淋等症，能滋阴降火，因方中知母、黄柏性寒，故脾虚便溏者慎用，避免挫伤脾胃之气。桂附地黄丸：含肉桂、附子，为温补肾阳之剂，用于肾阳虚的四肢厥冷、小腹冷痛、小便清长等症。麦味地黄丸：在六味地黄丸基础上加五味子和麦冬，增强养阴生津、敛肺、涩精之效，补阴祛邪，主治肺肾阴虚的肺痨、喘咳、遗精等症。七味都气丸：在六味地黄丸基础上加五味子，重清补止涩，用于肾阳不足所致的虚咳、气喘、遗精等症。

四、中药不良反应及药源性疾病监测

（一）中药不良反应的概念

不良反应是指合格药品在正常用法用量时出现与用药目的无关或意外的有害反应。中药不良反应包括中成药和饮片的不良反应；中药药源性疾病是指因药物不良反应致使机体器官或局部组织产生功能性或器质性损害而出现的一系列临床症状与体征，包括药物正常用法用量情况下所产生的不良反应，也包括因超量、超时等非正常使用药物所引起的疾病。

（二）中药不良反应的临床表现分类

（1）心血管（循环）系统的中药不良反应及药源性疾病。

（2）呼吸系统的中药不良反应及药源性疾病。

（3）消化系统中药不良反应及药源性疾病。

（4）泌尿系统的中药不良反应及药源性疾病。

（5）神经系统的中药不良反应及药源性疾病。

（6）造血系统的变态反应性疾病。

（7）其他方面的中药不良反应及药源性疾病。

（8）中药引起的药物依赖性。

（三）中药不良反应的产生原因

1. 剂量不当 剂量过大或疗程过长，尤其是使用有毒中药或有毒成分的中成药时，剂量过大或疗程过长是常见的引起中药不良反应或药源性疾病的因素。

2. 炮制不当 如许多药酒中毒就是因为其中的川乌没有经过炮制。

3. 组方或配伍不合理 如忽略了中药的“十八反”“十九畏”。

4. 使用不合理 如使用马兜铃，引起的肾毒性。

5. 个体差异 过敏体质的患者易引起变态反应，是引起中药不良反应的因素。此外，患者年龄、性别、体质等情况的差异，婴幼儿因肝、肾功能发育不全，老年人因肝、肾功能衰退，对某些药物易发生中毒。

（四）中药不良反应的防治原则及措施

（1）提高对中医药的正确认识。

（2）坚持合理用药。

（3）严格药物炮制。

（4）合理配伍用药。

（五）中药不良反应的具体实例及其处理办法

（1）含丹参成分的注射液在临床应用时常有不良反应发生，可涉及免疫、心血管、消化、泌尿和神经等系统，其中尤以变态反应为主。丹参制剂中鞣质以及丹参成分丹参酮进入机体后作为半抗原与血浆蛋白结合，引起变态反应。此外，不合理用药如药证不符、联合用药不合理、溶媒选用不当以及注射剂质量不过关等也是引起不良反应的重要原因。处理办法：首先要在药品来源上把关，医院应购进质量过关的注射液；临床医生应严格把握适应证，做到药证相符；用药前必须备好急救药品和抢救设备，且必须做过敏皮试，对过敏体质患者用药时应谨慎，用药过程中密切观察，一旦出现变态反应，应采取综合对症治疗和紧急抢救措施，可以用肾上腺素、糖皮质激素和抗组胺药，心脏病患者首选糖皮质激素。注射用药必须控制滴注速度和药物剂量。另外，必须加强不良反应上报工作。

（2）参麦注射液引起过敏性休克。一案例中患者为首次用药，在静脉滴注约 1 分钟时突然出现面色苍白，全身大汗淋漓，视物模糊，听力下降，意识不清，脉搏细弱，血压测不出等临床表现。参麦注射液是以红参和麦冬为原料制备而成的中药制剂，辅料为聚山梨酯 80、氢氧化钠、注射用水。具体由何种成分导致过敏性休克尚需进一步研究。案例中药物浓度过高，可能是发生不良反应的原因之一。处理方法：出现过敏性休克时按照规定积极抢救。总之，对首次使用者应仔细询问药物过敏史，应严格按照药品说明书使用，杜绝超说明书、超剂量、超浓度用药，输注速度不能过快。对于初次使用者在开始输注后 30 分钟内必须严密观察，以及时发现不良反应发生。

（3）清开灵注射液导致 6 岁患者过敏性休克，后经抢救无效死亡。清开灵注射液严重不良反应主要为过敏性休克，其他为呼吸系统、神经系统、心血管系统、皮肤及其附件损害。死亡案例中有超过 80% 存在合并用药的情况，其中 8% 为多种药物混合静脉滴注的情况。死因主要为过敏性休克、多脏器衰竭等。其中 27% 为 14 岁以下儿童，这是因为儿童体质弱，个体脏器未发育完善，对药物反应敏感。究其原因，其中不乏超剂量用药、混合用药和过敏体质用药等情况。

（4）对国家药品不良反应监测中心提供的 1012 例生脉注射液不良反应事件分析，发热及全身性损害占 38%，也有相当一部分为皮肤及附件损害（11%），其次为心血管损害、胃肠系统损害等。不良反应大都发生在注射过程中。发生在注射后 10 分钟内的占到 47%，其次为发生在注射后 10 ~ 30 分钟的占到 29%，再次为发生在 60 分钟至 2 天的占到 17%。另外，中药注射剂本身成分复杂，若多种中药注射剂合用或与其他注射剂联用，易引起微粒数增加而导致不良反应发生。因此中药注射剂宜单独使用，以免发生配伍禁忌。而且，中药注射剂质量标准亟待提高。制造工艺落后导致中药注射剂杂质残留、颗粒过大也是不良反应频发的原因之一。据文献报道，在生脉注射液溶媒选择上，氯化钠比葡萄糖所产生的微粒少，且氯化钠 pH 值更接近人体血液，所以建议生脉注射液的溶媒应使用氯化钠 250 ~ 500ml。

（5）据文献分析，注射用血塞通引起的不良反应以全身性损害为主，其次为皮肤及附件损害，其中频次最高的为过敏性休克（32%）。不良反应出现在 15 分钟内的占比最高，其次依次为 15 ~ 60 分钟以及 60 分钟至 1 天等。从年龄分布来看，50 岁以上中老年人占比最高。在出现不良反应时，应及时停药并对症治疗。根据症状表现给予吸氧、抗组胺药物、糖皮质激素等进行抗过敏、抗休克及对症支持治疗。目前不良反应在停药以及积极治疗后均可好转，未见死亡报道。

第三节　中药药动学研究

中药药动学是将药动学原理应用于中药体内过程研究形成的学科，是研究中药及其复方制剂在体内吸收、分布、代谢、排泄等过程的速率规律的科学。进行中药药动学研究，可为揭示中药药性理论、组方原理、开展新药开发、剂型改革、提高质量控制水平和临床合理用药等提供理论指导。但是，由于中药及其复方组分复杂，干扰因素繁多，又缺乏明确的定量对象与适宜方法，且有中医理论组方用药的背景，不宜单纯用一般化学药物的药动学方法研究。

与现代医学相比较，中医药以整体观念、辨证施治和复方用药为特点。千百年来，中药复方一直是中医治疗疾病的主要手段，随着中药化学和中药药理学的发展，人们认识到中药复方治疗疾病的物质基础是复方中所包含的各种化学成分。但是由于中药复方纷繁复杂，每一复方都包含成百上千种化学成分，究竟是哪一种或几种主要成分起作用？它们的作用方式有何差异？各种成分之间协同或拮抗作用如何？在煎煮和服用过程中吸附、络合、分解、沉淀等物理、化学变化怎样？这一系列问题均未得到确切答案，也是西方医学难以接受中药的症结所在。药动学是一门借助先进仪器设备、利用动力学原理，用数学模型反映药物在体内过程的定量化科学，具有整体、综合、动态的特点，与中医药的整体观念和辨证施治有异曲同工之处，特别是时辰药动学、移植器官药动学、群体药动学、对映体和代谢物药动学、药动学－药效学（PK－PD）结合模型的研究等使药动学更具整体、微观特征，成为药理学研究的重要组成部分。因此，运用药动学方法研究中药复方，定量表达复方中各种化学成分的相互作用与变化，不但是中药现代化的重要途径之一，也可能是回答上述问题的前提和基础。

一、血药浓度法

对于化学成分或指标成分明确，并且已建立了精确可靠的分析方法检测此成分在生物体液中含量的中药及其制剂，可采用血药浓度法。其原理、方法与化学药物的动力学研究相同，即测定血、尿或其他体液、组织中指标成分含量，建立药－时曲线，进行模型拟合，求算药动学参数。要求指标成分的测定方法灵敏度高、选择性强、准确度高、重现性好。

血药浓度法过去多用于某一中药提纯所得有效成分（单体）在体内药动学的研究，近年来已逐渐用于含某一明确、可检测的指标成分的单味中药或中药复方的药动学研究。由于某一单一指标成分在体内的药动学性质并不能完全代表含此指标成分的中药或复方制剂的药动学特征，因此在实际工作中不能完全指导单味药及复方制剂的临床应用。使用LC/MS/MS法测定给药后10分钟、20分钟、30分钟、45分钟、1小时、1.5小时、2小时、6小时、8小时、10小时、12小时各时间点大鼠血浆脱水穿心莲内酯和穿心莲提取物浓度，比较所得的药动学参数，发现穿心莲提取物比单体更易吸收，生物利用度提高以及在体内滞留时间延长。对此，黄熙、文爱东等提出了方剂化学成分药动学的名称，并通过使用高性能的分析方法对体内方剂化学成分定性定量，即利用方剂体内化学成分含量与构效关系的研究，证明方剂来源的有效成分可代表整方药效，论证了方剂化学成分代谢动力学研究可以进行。

此外，近年来应用血药浓度法研究中药及其复方的药动学过程，阐述了机体状态或方剂配伍对药动学的影响，提出了证治药动学的概念，包括辨证药动学和复方效应成分动力学。辨证药动学指同一药物在不同病证的动物或人体内的药动学参数差异有统计学意义；复方药动学主要反映复方中君、臣、佐、使和剂量的加减对药动学参数的影响，并与临床疗效和毒副反应密切联系，可用以验证中医药理论。熟地黄醇提取物灌胃后，比较毛蕊花糖苷在正常大鼠和血虚模型的药动学差异，发现模型组 AUC、MRT（平均驻留时间）和消除半衰期明显延长。比较莪术醇在正常孕大鼠和血瘀证孕大鼠体内的药动学差异，发现二者莪术醇血药浓度差异有统计学意义。

此外，在方剂配伍对药动学影响方面，也有很多实验报道：如桂枝、白芍不同比例配伍和单药白芍灌胃给予大鼠后测定药动学参数，发现各比例组与单药白芍组之间药动学参数（C_{max}、AUC_{0-t}、$AUC_{0-\infty}$）差异有统计学意义。枣仁安神方和丹参单药灌胃给予大鼠后测定丹参素等成分血药浓度，发现两组部分药动学参数（C_{max}、V/F、Cl/F、AUC_{0-t}）差异有统计学意义，即枣仁安神方组 C_{max} 和 AUC_{0-t} 均明显增大，V/F 和 Cl/F 均降低。

而对于复方，可根据中医药理论，运用现代化的分析测试技术与方法，选定复方中所含一种或数种已知化学成分，对用药前后的受试对象（人或动物）进行动态定时的血药浓度监测，使用药动学软件进行数据处理，确定药动学模型、计算药动学参数，拟合药－时曲线。这是目前普遍采用的一种方法。这一方法虽能定量表达一种或几种成分在体内的动态过程，客观反映它们对机体的作用及在机体内的命运，但由于所测化学成分只是复方中众多化学成分的几种，因而只能部分反映“母方”，不能完全代替复方药动学。

二、生物效应法

对有效成分不明确或缺乏灵敏可靠的化学定量方法，用血药浓度法难以测定其体内含量的药物，可采用生物效应法测定其药动学参数。生物效应法直接以中药方剂的综合性药效为基础测定药动学参数，从整体观点出发研究中药药动学，进而用数学方程式模拟体内过程，符合中药方剂特点和中医整体思想，但生物效应法测得的参数具有表观性。目前应用的有以下一些方法。

（一）药理效应法

此法由 Smolen 等人提出，是以药理效应指标来测定参数。对于中药及其复方来说，虽然某味药或复方可有多方面功效，药理作用类型很复杂，一种药物可有多个指标，且影响指标因素很多。但可选择某些能定量地、可逆地反映出药物体内的动态变化的药理指标，使体内药量与药理效应存在某种对应关系。

基本原理：当药物在体内呈线性配置时，药物在作用部位（生物相）的药量（Q_t）与药效强度（E）有对应函数关系；而作用部位的药量（Q_t）又与给药剂量（D）成正比，则在给药后某一时刻，给药剂量 D 与该时刻药效强度 E 也存在函数对应关系，即：

$$E(t)=f[Q_t];\ Qt\propto D;\quad E(t)=f[D]$$

从量－效曲线上查出与时－效曲线上各时间药效相当的剂量值，用此值将效应－时程曲线改绘成剂量－时程曲线，与血药浓度－时间曲线类同，可求得各药动学参数。

（1）建立剂量－效应曲线　将实验动物分组，以相同途径给予不同剂量（D），常选择

4~5种有效剂量。记录各剂量组的药物效应（常取峰值E），绘制$E-D$（或$\lg D$）曲线。

（2）建立时间-效应曲线　选择一适宜的有效剂量，一次给药后，在不同时间测定药物效应；或将实验动物分组，在不同时间一次给药后，在某一相同时间测定药物效应强度。绘制$E-t$曲线。

（3）建立时间-剂量曲线　从$E-D$（或$\lg D$）曲线上查出$E-t$曲线上与各时间点效应相当的剂量，绘制D（或$\lg D$）$-t$曲线。

（4）计算药动学参数。

药理效应法选取合适的效应指标非常关键。应当选择与该药的主要作用以及用药目的相一致，同时要满足客观、可量化、准确、重现性好且与中医证的特点接近等要求。比较淫羊藿生品及不同炮制品作用于肾阳虚小鼠的药动学参数，结果发现AUC、MRT（平均驻留时间）、C_{max}的差异均有统计学意义。选择MDA（丙二醛）作为淫羊藿药效评价指标。研究表明，自由基导致脂质过氧化造成生物膜损伤，这与肾阳虚的病理原因有密切关系，因此选择氧化应激反应水平指标—MDA作为肾阳虚客观评价指标。而淫羊藿具有补肾阳的功效，能够降低MDA发挥药效。所以选择MDA作为药效评价指标是合理的。

（二）药物累积法

基本原理是利用药动学中血药浓度多点动态测定的原理，与用动物急性死亡率测定蓄积性的方法结合起来，即用多组动物按不同时间投药，求出不同时间药物体存百分率（量）的动态变化情况，据此计算药动学参数。

（1）测定半数致死量LD_{50}，绘制出剂量对数-死亡概率单位（$D-P$）直线。

（2）根据$D-P$直线斜率（K）确定用药剂量，K值大，剂量小，反之亦然，一般用$D-P$直线求出LD_{90}，剂量用$1/2LD_{90}$，或取LD_5~LD_{35}范围内剂量。

（3）选用性别、体重等组间一致的多组实验动物，于首次ip给药后，各组按不同间隔时间第二次给药，一般给药剂量与第一次相同，观察各组两次用药后的死亡率（不再出现死亡为止）。

（4）药物体存百分率计算：由表查出各死亡率的概率，按$D-P$直线找出死亡率的相应剂量，按下式计算药量或药效的体存百分率。

体存百分率＝［（死亡率相应的函数剂量－第二次用量）/第一次用量］×100%

（5）绘制体存百分率对间隔时间曲线，即得第一次用药后体存百分率的动态变化。

（6）计算药动学参数。

（三）LD_{50}补量法

应用药物累积法时，D-P直线的精确度对结果影响较大，尤其在直线两端取值，误差更大，因此提出LD_{50}补量法加以改进。

其方法是，先测小鼠ip的LD_{50}和LD_{10}，另取小鼠ip约相当于所测药物LD_{10}的剂量，再分若干时间组，每个时间组分为4~5个剂量组。不同时间组的动物在间隔不同时间T后第二次给药，同法测定LD_{50}（T），LD_{50}（T）代表首次给药T小时后使T时间组动物死亡50%所应追加的药量，则首次注入的药物T小时后在体内的存留量为：$R_T=LD_{50}-LD_{50}$（T），用R_T或R_T对数值对首次给药后的间隔时间作图，可得药物体存量-时间的药-时曲线，由此可计算有关药动学参数。

采用LD_{50}补量法测定附子、川芎、四逆汤的表观药动学参数，由体存量$R_T=LD_{50}-$

LD_{50}（T）对间隔时间作图得药－时曲线，经拟合符合二室模型。

药物累积法适用于有毒且产生毒理效应与药理效应的组分一致的中药及其复方制剂。本法以药物毒性为指标，直接测定死亡率，较药理效应法简便易行，但毒性指标不一定与药效平行，不能完全代表该方的药动学特点；中药制剂毒性通常很小，以致测不出死亡率，试验时常使用较大剂量，此时应注意剂量超出机体消除能力的极限，表现出 0 级动力学特征，有时为了增加药物浓度而采用将中药制剂提取浓缩的方法制样，应注意此时样品与原中药制剂的差异和制剂过程对活性组分的破坏；药物累积法所需试验动物量大，一般达 200 只左右，耗费大；此外药物累积法的给药途径多为 ip 给药，与复方中药制剂临床给药方式有差异，因而对结果的阐述和应用应予重视。

三、微生物法

适用于具有抗菌活性的中药及其复方制剂。其方法是：选择适宜的试验菌株，根据待测体液样品在琼脂板上产生的抑菌圈直径，用对照品的浓度与抑菌圈直径大小作标准曲线，可推算出体液浓度。此法简便易行，需体液量少（3～5μl），可不经分离提取，测定的指标可直接反映药效。

如用微生物法测定家兔体内鹿蹄草的药动学参数，其中鹿蹄草素为抑菌有效成分，应用对鹿蹄草素敏感的金色葡萄球菌作指示菌，在已接种菌的琼脂平皿中加不同浓度的标准药物血清液，以抑菌圈直径 D 对血清浓度 $\lg C$ 回归，标准曲线方程为：$\lg C = 0.3666 + 0.1462D$（$r = 0.9967$），测定样品浓度后经 MCPKP 模型拟合符合双室模型。

四、中药药动学的新方法、新理论

（一）药动学－药效学结合模型

药动学（Pharmacokinetics，PK）和药效学（Pharmacodynamics，PD）是两门相邻的学科，按照时间、浓度、药效三相同步的原则，将二者结合起来研究的模型称之为 PK/PD 模型。传统的结合模型认为药物效应作用于中央室或周边室，即直接与血药浓度有关，但已有实验证明，药理作用强度跟中央室或“组织室”浓度是不同步的，因此 1979 年 Sheiner 等人提出作用于效应室的 PK/PD 模型，即除中央室、周边室外，建立一个与中央室相连的效应室，将效应与血液浓度相联系。用 k_{1e} 表示药物由中央室向效应室转运的速率常数，k_{eo} 表示药物从效应室中消除的速率常数，因而药物的效应直接与其在效应室中的浓度有关，两者之间的关系可用 S 型 E_{max} 模型表达。其房室模型的效应参数可通过计算机采用随机模式搜索寻优估算的方法，对给药后血药－时间和效应－时间数据拟合得到。

用 PK/PD 结合模型研究辛芎组方（12.5mg/kg，相当于灯盏甲素 0.015mg/kg）口服后在缺血再灌注损伤大鼠体内的药动学和药效学，首先采用液质联用法大鼠缺血再灌注损伤模型给药后的不同时间点所得血浆样本中灯盏甲素的浓度，获得药－时曲线。同时测定了不同时间点所得血浆中的两种药效指标 SOD 和 LDH 浓度，获得时－效曲线。再利用 WinNonlin 软件对数据拟合获得灯盏甲素在效应室的浓度－时间数据，进而使得灯盏甲素与药物效应之间具有明显的量－效关系，最终建立灯盏甲素的 PK/PD 模型，从而可以测定体内灯盏甲素的浓度，再利用该模型预测辛芎组方抗脑缺血再灌注损伤作用的强度。

利用 PK/PD 结合模型除能获得一般药动学参数、药物在体内变化规律等信息外，还能对血药浓度与效应的关系、药物进入血液后如何发挥效应以及影响效应有哪些因素等问题有更清晰的认识。

（二）生理药动学模型

生理药动学模型是一种整体模型，它依据生理学、化学、解剖学的知识，模拟机体循环系统的血液流向，将各器官或各组织相互联系。用一个房室来代表一种或一组特殊的器官或组织，每一房室又包括血管亚室、细胞间隙亚室和细胞内部容积亚室。每一房室在实际血流速率和组织/血液分配系数以及化合物性质的控制下遵循物质平衡原理进行药物的转运。因此，应用生理模型研究药动学，与实际的生理环境十分接近，比传统的房室模型更为精细、生动、准确。它可描述任何器官或组织内药物及其代谢物的浓度的经时变化，从而提供其体内分布资料；它可模拟肝脏等器官的代谢功能，从而提供药物转化的资料，了解药物对靶器官的作用。由于各种哺乳动物的多数生理参数都是体重的函数，生理药动学模型可将不同种属的动物实验结果外推到人类，称为种属间外推；也可将同一动物健康个体的实验结果外推到生理条件改变或不正常生理条件下的个体，称为种属内外推。

对苦参碱在大鼠体内过程建立了生理药动学模型。模型由10个组织室和2个血液室（动脉和静脉）组成，给药方式为灌胃。设定此模型为线性、血流限速。根据文献报道进行模型的建立，然后利用GC－MS联用技术测定大鼠血液和组织分布浓度，计算机模拟结果表明，大鼠灌胃15mg/kg苦参碱后，各组织室的药物浓度预测值与实验值非常接近。

生理药动学模型和PK/PD结合模型较之传统的房室模型更注重机体整体对药动学性质的影响，符合用药整体观念的中医理论，对于物质基础不是很明确的中药复方制剂的药动学研究，从宏观上进行研究具有积极的意义。但生理药动学模型和PK/PD模型的建立和数据的处理较为烦琐、复杂，目前多用于有效单体的研究，对复方制剂建立模型，还需进一步探索。

（三）中药胃肠道药动学

中药复方制剂成分复杂，理化性质各异，在制剂过程中和进入体内后，各成分之间、各成分与机体内环境之间会发生相互作用，产生物质基础的变化。对药材、制剂成分的分析鉴定及制剂过程中的配伍试验，均着重于体外各成分间物理、化学性质的变化，而这些有效成分进入胃肠后，与胃肠道环境的相互作用，在胃肠道内吸收、代谢的方式，各成分之间在胃肠道中相互作用的规律，都未给予足够重视。对这一环节认识的模糊，将会阻碍中药复方生物药剂学与药动学的研究。而中药胃肠道药动学结合血清药理学，能揭示有效成分在机体内的动态变化、相互作用及其与药效的相互关系，对中药复方制剂在胃肠道中的变化机制有明确的认识，指导其生物利用度的评价研究。

五、中药复方药动学的研究实践

表13－1收集了近10年来已进行过药动学研究的部分中药复方，从该表可以发现，随着仪器分析技术的发展，使直接测定生物样本中指标（有效）成分变成现实，故如今研究以血药浓度法为主。

表 13-1　近10年来中药复方药动学研究实例

复方或制剂名称	药动学研究方法	观察指标
复方丹参滴丸	血药浓度法	丹参素
复方丹参片	血药浓度法	丹参酮 $Ⅱ_A$、丹酚酸 B、人参皂苷 Rg_1
SPG 复方	血药浓度法	丹酚酸 B、芍药苷、甘草酸
葛根桂枝汤	血药浓度法	
丹红注射液	血药浓度法	丹参素、原儿茶酸、香草酸、丹酚酸 B、HYSA
雷公藤微乳凝胶	血药浓度法	雷公藤甲素
复方苦参注射液	血药浓度法	苦参碱、氧化苦参碱、槐果碱、氧化槐果碱
水飞蓟宾-丹参素钠复方注射剂	血药浓度法	水飞蓟宾、丹参素
注射用复方葛根素粉针	血药浓度法	葛根素、牛磺酸
复方脑得生片	血药浓度法	羟基红花黄色素 A
复方天麻颗粒	血药浓度法	天麻素
三黄片	血药浓度法	大黄素

六、中药复方药动学的研究与中医药理论的关系

（一）复方药动学与中医“证”的关系

随着中医“证”本质研究的深入，日本学者已证实“证”动物模型有基因异常的特点，人类不同中医“证”也存在遗传基因异常。有人认为遗传是造成不同“证”药动学参数可能存在差异的重要依据。那么，复方药动学与中医“证”是否存在某种微观的联系呢？曾明飞等人研究了正常大鼠、脑缺血大鼠灌胃黄连解毒汤后的药动学特征。结果：模型组与对照组比较，栀子苷在脑缺血模型大鼠体内的 AUC、$t_{1/2}$、K_e及 C_{max}要高于正常大鼠。结果表明，脑缺血状态下栀子苷在体内的吸收效果较正常状态要好，并且在病理状态下栀子苷在体内的驻留时间更长，消除较慢。黄熙博士等在此基础上提出了“证治药动学”新假说的理论。证治药动学（syndrome and treatment pharmacokinetics）包括辨证药动学和复方药动学两个概念，前者指同一药物的不同证的药动学参数经统计学处理，有显著差异，这种差异明显影响药物疗效和毒副反应，经辨证施治后这种差异可减小或消失。该理论的主要依据是人体与中药复方之间存在相互作用的规律。

（二）复方药动学与中医药配伍的关系

配伍是中药复方用药的理论基础，按君臣佐使理论组成的复方具有“七情”的配伍效应，即有协同或拮抗作用，可表现为血药浓度的增减、吸收快慢等。郑勇凤等人研究了痰热清方中君药、臣药、使药及全方灌胃大鼠后的药动学特征，结果全方组能显著促进黄芩苷的吸收，AUC_{0-24h}较其余各组显著增加（$P<0.05$），表明痰热清全方配伍可显著促进黄芩苷的吸收，方中其他药味对黄芩苷的吸收和消除具有不同程度的影响；陈永财等人研究了不同比例桂枝-白芍配伍对芍药苷体内药动学的影响，结果发现桂枝-白芍为 1∶1 时血药浓度最高，单芍组的 C_{max}、AUC_{0-t}、$AUC_{0-\infty}$与其他三组之间差异有统计学意义（$P<0.05$ 或 $P<0.01$）。汪宝琪等人用化学发光法研究证明了牡丹皮和徐长卿中丹皮酚药动学参数有显著差异，从而提出同一化合物处于不同中药（环境）中受不同成分协同、拮抗而吸收、代谢不同。黄熙博士等人在此基础上又提出了“复方效应成分药动学”新假说，认为中药复方的君臣佐使（配伍）可明显影响彼此化学成分在体内的药动学，并与疗效和毒副

作用密切相关。

七、中药复方药动学研究中的问题

（一）中药复方组成的复杂性

中药复方由数味生药组成，每味生药含多种化学成分，本身就是一个小“复方”。多味生药组成的复方所含成分更是多达几十甚至几百种，对每种成分都进行研究既无必要也不可能，选择何种（类）成分为指标成分才能“代表”整方，能否代表整方显得尤为关键。以大黄为例，它含极性小的数种游离型蒽醌类成分，数种极性较大的结合型蒽醌苷类成分以及数十种极性大的鞣酸类成分，如此众多且性质各异的成分给指标成分的选择造成困难。于飞等研究了大黄蒽醌在大鼠体内的药动学，发现大黄酸、大黄素以及芦荟大黄素等成分 C_{max}、AUC、Cl、V 等药动学参数差异很大。复方的复杂性还表现在处方中药味功能的差异，在用效应法时可能涉及多个药理指标。另外，多数中药复方药效温和，需长时间用药才能表现药理效应，也给药理指标的选择带来困难。

（二）复方中有效（指标）成分含量低，难以检测

多数中药有效成分含量低，只有少数成分在药材中含量较高，但经制剂处理、服用时胃肠道的吸收等损失，最终进入血液的种类和数量都大为减少，难以检测。这也是目前复方药动学研究局限于少数药味（成分）的主要原因。但随着微量和超微量检测仪器的发展，这一问题有望解决。

（三）处方环境不确定，药动学研究难具规律性

除中成药外，中药复方大多辨证施治，处方因证而异，同一药味可处于不同处方环境中，起不同作用，受影响因素多，这是与西药显著不同之处。再加上一证多病、一病多证等复杂辨证，用药动学诠释药效、寻求宏观与微观的切合点不一定有规律可循。因此仍有部分学者对中药复方药动学研究的可行性和意义持怀疑甚至否定态度。

八、中药复方药动学研究的展望

中药复方药动学研究已开展30多年，对多个复方进行了探索性研究，并取得一定进展。尤其是“证治药动学”“复方效应成分药动学”理论的出现，让人耳目一新，这是将药动学与中医药理论结合的有益尝试。但从总体上看，上述理论仍未脱离化学药物（西药）药动学范畴。鉴于中医理论对“证”的重视和中药复方用药的特点，笔者认为今后的研究应集中在“证”动物模型基础上的多指标化学成分药动学研究方面，用多个指标从不同侧面反映在中医药理论指导下的复方多成分的药动学特征，并研究各个指标性成分药动学参数的差异及与中医理论的内在联系，特别应注重采用新技术、新方法，如GC/MS、LC/MS、LC/MS/MS等先进的检测分析设备与技术，建立多维方法；针对单一成分药动学方法的不足，尝试研究复方中主要药物有效部位或有效部位群（总黄酮、总蒽醌、总生物碱等）的药动学特征；积累同一药物（或指标成分）在不同处方环境、针对不同证的药动学参数，以便寻求是否存在规律以及存在怎样的规律。

扫码“练一练”

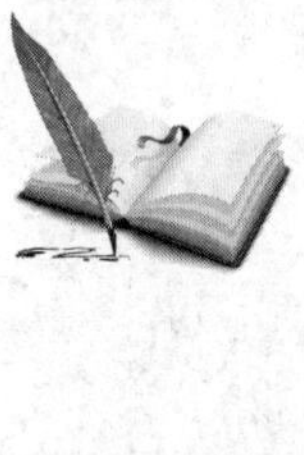

色谱质谱联用技术用于中药复方的多组分定性定量研究已有报道，为定量研究体内复方来源化学成分提供了可借鉴的方法。如果复方药动学研究能与解决复杂体系的数学方法如模式识别、人工神经网络技术等相结合，中药复方药动学研究就一定能有所突破。

（颜　苗）

参考文献

[1] 文爱东，杜光，张幸国. 综合技能 [M]. 全国临床药师规范化培训系列教材. 北京：人民卫生出版社，2017

[2] 姜远英，文爱东. 临床药物治疗学 [M]. 4 版. 北京：人民卫生出版社，2016

[3] 李俊. 临床药理学 [M]. 6 版. 北京：人民卫生出版社，2018

[4] 陈新谦，金有豫，汤光. 新编药物学 [M]. 18 版. 北京：人民卫生出版社，2018

[5] 魏敏杰，杜智敏. 临床药理学 [M]. 2 版. 北京：人民卫生出版社，2014

[6] Ryan J. Beechinor，Patrick A. Thompson，Michael F. Hwang，et al. The population pharmacokinetics of high – dose methotrexate in infants with acute lymphoblastic leukemia highlight the need for bedside individualized dose adjustment：a report from the children's oncology group [J]. Clinical Pharmacokinetics，2019，58 (7)：899 – 910

[7] Hou Z，Chen L，Fang P，et al. Mechanisms of triptolide – induced hepatotoxicity and protective effect of combined use of isoliquiritigenin：possible roles of nrf2 and hepatic transporters [J]. Front Pharmacol. 2018，16 (9)：226

[8] 王瑞华，王思媛，鞠浩爽，等. 茶碱在老年慢性阻塞性肺疾病患者中的群体药动学 [J]. 中国医院药学杂志，2017，37 (11)：1069 – 1073

[9] 陈权耀，黄品芳，林翠鸿，等. 基于 NONMEM 法建立紫杉醇群体药动学模型 [J]. 中国医院药学杂志，2017，37 (18)：1831 – 1835

[10] 蒋新国. 生物药剂学与药物动力学 [M]. 北京：高等教育出版社，2009

[11] 魏敏洁，杜智敏. 临床药理学 [M]. 2 版. 北京：人民卫生出版社，2014

[12] 刘克辛. 临床药物代谢动力学 [M]. 2 版. 北京：人民卫生出版社，2014

[13] 马广立，许羚. 新药研发中群体药动学/药效学研究的一般考虑 [J]. 中国临床药理学与治疗学，2019，24 (11)：1201 – 1220

[14] Dirks，N. L.，B. Meibohm. Population pharmacokinetics of therapeutic monoclonal antibodies [J]. Clinical Pharmacokinetics，2010，49 (10)：633 – 659

[15] Audel BB，Quaranta V. Dynamics of drug response informs rational combination regimens [J]. Sci Signal，2019，12 (595) pii：eaax9742.

[16] 李有花. 临床药学的个体化用药的应用 [J]. 中国药物经济学，2013，(01)：321 – 322

[17] 孙增先，刘乃丰. 循证临床药学实践 [J]. 中国新药与临床杂志，2014，33 (09)：639 – 645

[18] 高胜男，刘国强. "经济合理用药" 概念的提出 [J]. 中国药物经济学，2017，12 (09)：5 – 6 + 16

[19] 姜剑波. 心血管疾病患者的临床用药合理性探析 [J]. 临床医药文献电子杂志，2019，6 (78)：175 – 177

[20] 李焕德，许树梧. 急性中毒毒物检测与诊疗 [M]. 长沙：湖南科技出版社，2000

[21] 李紫薇，颜苗，彭风华，等. 伏立康唑在肾移植患者中的群体药动学研究 [J]. 中国

医院药学杂志．2017，37（3）：221－226
[22] Bertram G. Katzung. Basic & Clinical Pharmacology [M]. New YorK：McGraw－Hill Education，2018
[23] 吴永佩，蒋学华，蔡卫民，等．临床药物治疗学总论 [M]，北京：人民卫生出版社，2017
[24] Alaattin Sen，Holger Stark. Role of cytochrome P450 polymorphisms and functions in develo－pment of ulcerative colitis [J]，World J Gastroenterol，2019，25（23）：2846－2862
[25] 郑金琪，杨希，王前，等．药物转运体介导的抗肿瘤药物毒性反应的研究进展 [J]，药学学报，2017，52（10）：1496－1504
[26] 李瑛．浅谈药品不良反应与医疗器械不良事件监测 [J]．中国计划生育学杂志，2016，24（02）：139－141
[27] 刘圣娣，何斌，张劲松，等．我国2012－2016年急性中毒流行病学概况分析 [J]．临床急诊杂志，2018，19（8）：528－532
[28] 2016 Annual Report of the American Association of Poison Control Centers´National Poison Data System（NPDS）：34th Annual Report. Clinical Toxicology，2017，55（10）：1072－1252
[29] 韩兆欢，王庆阳，赵兴辉，等．我院儿童药物中毒特点与药学服务 [J]．儿科药学杂志，2019，25（4）：45－48
[30] 罗伯特J. 奇波利，琳达M，斯特兰德，著，药学监护实践方法 [M]．康震，金有豫，朱珠，等译．北京：化学工业出版社，2016
[31] 官建，郭凤，李翠英，等．预防医学理念在临床药学多维实践考核评价体系构建中的作用 [J]．中国公共卫生，2016，32（11）：1602－1604
[32] 潘雯，官建．3D可视化、3D打印、虚拟现实、增强现实在医学中作用的研究进展 [J]．实用医学杂志，2017，33（17）：2969－2971
[33] 吴明智，姜洋，官建．“证据”在临床药学研究领域的可视化引文分析 [J]．中国药师，2015，18（3）：503－505
[34] 李丹，官建，孙晓辉，等．住院高血压患者的药物利用研究 [J]．中南药学，2017，15（10）：1470－1472
[35] WHO药物统计方法合作中心．https：//www. whocc. no/，2019－06－12.
[36] 袁浩宇，林勇，胡明，等．药物利用评价标准建立的方法探讨及实践 [J]．中国药房，2010，21（22）：2101－2104
[37] 沈贤，汤兆奇，翟巧利，等．2015－2017年上海市8家基层医疗机构口服降糖药物利用评价 [J]．安徽医药，2019，23（06）：1258－1262
[38] Farooqui HH，Selvaraj S，Mehta A，et al. Community level antibiotic utilization in India and its comparison vis－à－vis European countries：Evidence from pharmaceutical sales data [J]．PLoS One，2018，13（10）：e0204805
[39] 张啟智，张郁葱，向大雄，等．质子泵抑制剂临床应用的药物利用指数评价与分析 [J]．中南药学，2018，16（04）：548－552
[40] 张方，郭莹，李九翔．药物经济学应用与案例 [M]．北京：化学工业出版社，2018
[41] 常峰，罗修英，崔鹏磊．典型国家基于价值的新药定价机制及对我国的启示 [J]．中国新药杂志，2015，18：2047－2051

[42] 乔家骏，曾旖旎，傅鸿鹏．基于经济性评价的药品遴选经验介绍及对我国的启示［J］．中国卫生经济，2018，37（10）：96－98

[43] 唐密，赵亮，杨燕，等．中国大陆与其他国家（地区）药物经济学评价指南的比较研究［J］．中国药物经济学，2018，13（09）：7－12

[44] 许扬扬，马爱霞．国外药物经济学评价应用于专利药价格谈判制度的研究［J］．中国药物评价，2016，33（3）：184－187

[45] 李洪，魏来，郭晓蕙，等．真实世界研究伦理审查初探［J］．中国循证医学杂志，2018，18（11）：1198－1202

[46] 张春平，段静雨，么焕开，等．中药临床药学发展现状及展望［J］．继续医学教育，2018，32（02）：86－88

[47] 江川，黄玉芳．中药临床药学工作的难点与措施［J］．中医临床研究，2016，8（02）：119－120

[48] 赵建彬，陈菲菲．从文献视角探讨中药饮片处方点评的发展［J］．中国医院药学杂志，2019，39（10）：1095－1098

[49] 曾明飞，潘林梅，朱华旭，等．黄连解毒汤中栀子苷在正常及脑缺血大鼠体内药动学研究［J］．中草药，2010，41（04）：617－620

[50] 郑勇凤，王佳婧，刘绍勇，等．痰热清方药物配伍对黄芩苷药动学的影响［J］．中国新药杂志，2016，25（01）：113－117